权 威 推 荐

这本书几乎包含了与早产儿相关的所有问题，对中国的医生和家长互相理解和交流，更好地养育早产儿，有重要的参考价值。特别是对早产预后的了解，有利于认识早期干预的改善预后意义。

——鲍秀兰，北京协和医院儿科主任医师

"对于那些孩子正在新生儿重症监护室接受治疗的家庭来说，这本书是实用且可靠的信息来源。"

——莉莎·库珀，LMSW，NICU家庭支持基金会主任

"这本书涵盖了所有早产儿救治的基础知识。作为一名临床心理学家和早产儿的父亲，我非常喜欢这本书。因为它既介绍了医生的观点，又表达了对早产儿父母的理解，使父母们意识到自己的恐惧和担忧是普遍和正常的。"

——迈克尔·T.海南，美国围产期协会主席

"这本书是一个无价的资源，一个全面、权威的参考，用容易理解的语言解释了一系列有关早产儿的问题……无论是从头读到尾，还是作为参考书，早产儿父母都将从这本书提供的临床建议中得到启发。"

——弗兰克·A.切尔韦纳克，医学博士，纽约威尔康奈尔医学中心
妇产科基金教授兼主席

"早产常常是突如其来、计划之外的，这本书以非常清晰的方式满足了读者对信息的需求，还可以作为一个有用的工具，帮助你与医护人员更好地沟通。"

——《出版人周刊》

早产儿养育
必备指南（第二版）

〔美〕米娅·韦克斯勒·多伦　〔美〕达娜·韦克斯勒·林登
〔美〕艾玛·特伦特·帕罗利◎著

张若莹　等◎译

李月萍　李秋平　等◎审定

北京科学技术出版社

著作权合同登记号 图字：01-2017-3259

图书在版编目（CIP）数据

早产儿养育必备指南：第二版 /（美）米娅·韦克斯勒·多伦，（美）达娜·韦克斯勒·林登，（美）艾玛·特伦特·帕罗利著；张若莹等译. — 北京：北京科学技术出版社，2019.1
　　ISBN 978-7-5304-9706-7

Ⅰ.①早… Ⅱ.①米… ②达… ③艾… ④张… Ⅲ.①早产儿—哺育—指南 Ⅳ.①R174-62

中国版本图书馆CIP数据核字（2018）第112864号

早产儿养育必备指南（第二版）

作　　者：〔美〕米娅·韦克斯勒·多伦　〔美〕达娜·韦克斯勒·林登
　　　　　〔美〕艾玛·特伦特·帕罗利
译　　者：张若莹　等
策划编辑：潘海坤
责任编辑：路　杨
装帧设计：艺琳设计工作室
责任印制：吕　越
出 版 人：曾庆宇
出版发行：北京科学技术出版社
社　　址：北京西直门南大街16号
邮政编码：100035
电话传真：0086-10-66135495（总编室）
　　　　　0086-10-66113227（发行部）
　　　　　0086-10-66161952（发行部传真）
网　　址：www.bkydw.cn
电子信箱：bjkj@bjkjpress.com
经　　销：新华书店
印　　制：三河市华骏印务包装有限公司
开　　本：710mm×1000mm　1/16
印　　张：36.75
字　　数：730千字
版　　次：2019年1月第1版
印　　次：2019年1月第1次印刷
ISBN 978-7-5304-9706-7 / R · 2490

定　　价：128.00元

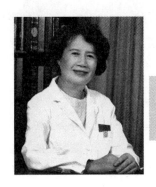

中文推荐序1

全球都在关注早产儿，因为早产的发生率越来越高。我国的早产儿出生率已达8%，而美国是10%。医学的发展使早产儿可以存活的胎龄越来越小，但相应的早产儿住院的时间也越来越长，需要治疗的疾病以及早产儿发育中遇到的问题明显增加。早产儿出生后，除了需要医生、护士的积极治疗与护理外，还需要靠自身的努力适应新的环境。从开始保胎到早产儿出生后住进新生儿重症监护室（以下简称NICU），父母的担心与焦虑与日俱增："我的宝宝这么小，在NICU住了那么久，我好心痛！""我的宝宝怎么会早产？""早产宝宝有那么多问题，我真的不知道该怎么办！"作为在新生儿医学领域工作了近40年的医生，我经常会听到父母们这样说。为此，北京医学会早产与早产儿医学分会自成立以来，就把帮助家长了解早产发生的原因、早产儿住院

治疗的过程、早产儿院内院外支持体系以及成长中的问题作为重要的工作之一，使家长能够有信心、有计划、有方法、有目标地呵护早产儿健康成长。家长沙龙、家长学校、手机APP、科普图书在我们和家长之间架起了沟通的桥梁。

早在2000年我就看到了这本书，被它的内容吸引，并向部分家长推荐了这本书。这本书从医生和家长两个不同的视角介绍了早产及早产儿相关事件，对事件发生后的处理过程进行了详细的讲解，让早产儿父母感受到自己在与宝宝一起努力。这本书的另一个特点是心理支持与人文关怀。在早产儿父母处于焦虑、紧张状态的时候，它会陪伴他们，并帮助他们从中获得知识、抚慰与力量。其实，在养育早产儿的过程中，父母也在和早产儿一起成长！值得注意的是，当早产儿安全过渡到稳定的生长发育期后，除了提供充足、

合理的营养以确保其体格健康发展外，培养健康的人格与社会行为也是一项重要任务，这本书在这些方面也提供了可参考的信息。

早产儿是早萌的蓓蕾，愿这本《早产儿养育必备指南》与早产儿家长同行，祝早萌的蓓蕾如期绽放！

北京医学会早产与早产儿医学分会主任委员

张 巍

2018年6月

中文推荐序2

2014年4月，我的女儿小D提前3个月来到了这个世界。

纽约的NICU是可以探望的，我记得当时自己每天都在小D的暖箱旁哭。她那么小，只有我的两个手掌那么大；她那么可怜，全身插满了管子，暖箱旁的警报器还不停地响。我们每天都过得提心吊胆，只要没接到医院的电话就说明今天又平安度过了。

可是，每天都会接到医院的电话，每次去医院探望也总是有很多坏消息等待着我们。呼吸窘迫综合征是什么？上呼吸机会痛吗？小D需要输血，但医生告知我们输血会有风险，怎么办？脑出血意味着什么？

一个接一个的医学名词把我们砸晕了、吓蒙了。我当时能做的就是利用网络进行搜索，但每次搜索出来的词条都让我双腿发软，每一种小D面临的状况都有非常可怕的后果。记得有一次我和医生沟通时提了一句："我在网上看到她这种情况意味着……"话还没说完就被医生打断了。

医生告诉我们："不要上网查，网上的是信息不是知识。那些信息只会让你们焦虑和害怕，你们现在更需要的是知识，去看书吧。"于是，他推荐了这本书。

这本书伴随我们度过了小D住院的115天。出生后的第一天、第一周、第一个月，孩子在NICU都会发生什么，家长可能会遇到什么问题、心情如何，这本书都有详细的介绍；这本书也成了我们每次听到坏消息后的工具书，书中列举了早产儿常见的并发症，而且是用普通父母就能看得懂的语言表述的，一点儿都不生涩；这本书更成了我们的力量源泉，书里不仅有医生的专业讲解，更有很多过来人的分享，让我们有了一种"自己并不孤单"的感觉，还有对不确定的未来的希望。

我曾经在自己的微信公众号里分享过：当我们被告知自己的孩子是早产儿时，请记住这不应该是绝望的哀号，而应该是战斗的号角。因为如果我们都放弃了，还有谁可以帮助我们的孩子呢？！但我知道，作为早产儿的父母，很多焦虑和害怕来自未知和无助，而这本书全面细致的讲述和真实温暖的分享，让我慢慢有了底气，和医生的沟通也更有效了。

这种掌控感，让我有勇气面对小D一个又一个不好的消息；让我意识到，早产儿住院期间都是"进三步退两步"螺旋式发展的；让我明白了，哪些问题说明她生病了，需要医学干预，哪些问题只是因为发育不成熟，需要时间让她慢慢长大；更让我懂得，出现问题不可怕，发现问题就解决问题。

因此，2018年年初，当北京科学技术出版社联系我，说准备将这本书引进国内时，我特别开心，欣然答应作序，把它推荐给更多国内的早产儿父母。这本书介绍了早产的原因，预防早产，早产儿分娩时、出生后和刚刚出院回家养育时的各种常见问题，尤其重点介绍了早产儿在NICU的常见问题，这对国内大部分无法到医院探望孩子的家长，是极大的安慰和及时的帮助。

我曾经被告知，每个孩子出生前都会在天上选父母，早产的孩子们选中了我们，就是因为我们更有能力照顾他们。所以，我想把这本书推荐给你们，让我们更好、更有准备地做有能力的早产儿父母。

祝福所有早来的天使们！

更多早产知识
可扫码阅读

成长型家庭教育引领者，
"在家早教系列"三部曲（《跟美国儿科医生学育儿》
《跟美国幼儿园老师学早教》《跟早教专家学儿童潜能开发》）

作者大J

2018年6月

微信公众号：大J小D

致　谢

我们深深地感激我们的家人，他们为这本书作出了牺牲，尤其要感谢拉里、列奥纳多、斯科特、苔丝、玛雅、路易吉和莉莉的大力支持；感谢凯瑟琳·克鲁利、乔埃尔·马斯特、巴尼·斯芙尼和马克·苏维丹医生，他们以精湛的医术和爱心照顾达娜和艾玛的孩子；感谢在书中分享他们喜悦和恐惧的早产儿家庭，他们是勇气和力量的典范；感谢那些慷慨地贡献了自己的时间和专业知识的专家：

- 哈佛医学院的海德里希·阿尔斯
- 哥伦比亚大学的玛丽·安桑乔
- 斯坦福大学医学院的罗纳德·阿里亚诺
- 北卡罗来纳大学医院的黛安娜·阿斯比尔、格雷斯·巴拉内克、简·巴洛、朱迪·鲍曼、帕特里夏·J.贝克尔、卡罗尔·基尔默、卡罗尔·哈伯德、托马斯·伊万斯特、利亚·麦克米兰、黛安·马歇尔、乔尼·麦克曼、M.凯瑟琳·曼纳德、珍妮弗·瑞伯恩、罗伯特·施特劳斯、斯达特·泰伯林、史蒂文·威尔斯、艾妮丝·沃思克莱克、兰德尔·惠特利、凯伦·伍德
- 丹佛长老会圣路克医疗中心母乳银行的拉雷恩·伯尔曼
- 纽约长老会医院的R.V.保罗·陈、伊迪斯·萨德勒
- 纽约长老会医院的弗兰克·切尔维纳克
- 马萨诸塞州总医院的玛莎·科勒特
- 北卡罗来纳大学的迈拉·柯林斯
- NICU家庭支持基金会的莉萨·库珀
- 宾夕法尼亚印第安纳大学的罗萨琳·本杰明·达林
- 纽约的莎伦·K.戴维斯、凯瑟琳·唐金
- 缅因州波特兰的斯泰西·埃马克
- 斯坦福大学医学院的白瑞·弗雷舍尔
- 杜克大学眼科中心的莎伦·弗里德曼
- 意大利科摩罗圣安娜的米里亚姆·马佐尼·弗里基利奥
- 南佛罗里达大学公共卫生学院的斯坦利·格雷文
- 凯斯西储大学的维克托·格雷扎
- 加拿大不列颠哥伦比亚省儿童医院的露丝·埃克斯坦·格鲁诺
- 爱荷华大学医院的温迪·汉森
- 北方大学的希克曼先生
- 来自北卡罗来纳州罗利市韦克默的梅丽莎·约翰逊

- 史泰登岛大学医院的劳拉·J.肯尼迪
- 儿童电视节目的主持人艾米丽·珀尔·金斯利
- 北卡罗来纳州伯灵顿美国实验室公司
- 北卡罗来纳州罗利市莫尔黑德州长学校的苏珊·斯尔·劳瑞
- 纽约贝丝以色列医疗中心的简·艾贝尔
- 纽约州瓦尔哈拉市布里特戴尔儿童医院的乔勒·玛斯特
- 纽约眼耳医院PSA医疗中心的弗罗伦斯·米尔奇
- 梅奥诊所的分子遗传学实验室
- 纽约的麦德琳·里波多

- 科罗拉多州丹佛市凯撒医疗机构的乔纳森·罗斯
- 纽约西区儿科的巴尼·索福特尼思
- 北海岸/长岛犹太健康系统的林恩·斯皮瓦克
- 纽约儿科眼科咨询师马克·斯蒂尔
- 北卡罗来那州罗利市母乳银行的玛丽·塔利
- 美国教育部特殊教育和康复办公室的郎达·韦斯
- 美国陆军的杰森·威廉姆斯
- 纽约瓦尔哈拉布莱斯戴尔儿童医院的艾达·怀斯

我们还要感谢纽约长老会医院的特蕾西·杰曼,感谢她帮助我们和其他早产儿父母;感谢丽莎·古柏尼克,她总是给我们指明正确的方向;感谢北卡罗来那大学医院的其他医生和护士,他们的经验充实了这本书,特别要感谢卡尔·博斯的坚定支持;感谢丽莎·沃格尔不知疲倦地打字,丹尼尔·波茨将堆积如山的手稿整理成书;感谢我们的文稿代理人克里斯·达尔;感谢杰出的编辑南希·米勒,她从一开始就看好这本书;感谢阿比·瑞德尔,她一直督促我们到最后一分钟,这才有了最好的第二版。

第一版介绍

这本书是几年前构想出来的，那时我们的生活发生了从未预料到的转折。

达娜和米娅是职业生涯从未有过交集的一对姐妹：达娜是纽约一家商业杂志的记者，米娅是北卡罗来纳大学教堂山分校早产儿医生。艾玛住在离达娜几英里远的地方，也是一名记者，为意大利的主流出版物写医学方面的文章。

达娜已经有一个两岁的女儿了，这次她怀的是双胞胎。艾玛是第一次怀孕，之前接受了6年的不孕不育治疗。她终于让自己相信，她可以成为一个母亲。

怀孕应该是生命中的美好时光，我们希望能安全地度过9个月的孕期，我们想象着：躺在沙发上，宝宝在肚子里踢来踢去，巨大的肚子和肿胀的脚随着宝宝的踢打抖动。然而我们最喜欢的怀孕书还没有读到最后一章，就突然分娩了——达娜突然破水了，艾玛是因为感染——我们在几天内就跳过了怀孕的最后3个月，提前3个月分娩了。

我们站在新生儿重症监护室（NICU）的耀眼灯光下，我们的孩子在那里度过了他们不成熟的第一个月。我们在NICU相遇，那是一个满是高科技医疗仪器的世界，脆弱的、微小的婴儿被连在仪器上，每当呼吸或心率不稳定时，仪器就会发出响亮的警报，我们的孩子就在那里为自己的生命而战。

我们并不孤单。在美国，每10个新生儿中就有1个是早产儿。

一开始，我们对早产儿一无所知。我们必须学习很多知识来了解我们的孩子发生了什么，以及这对他们的未来意味着什么。我们问了医护人员一些问题。我们打电话给我们的医生朋友，请他们做进一步的解释。达娜的姐姐米娅是一个新生儿专家！在达娜的双胞胎女儿住院的最艰难的日子里，米娅离开了家庭和工作，陪伴达娜一家。

但我们每天都需要更多的信息，与医生和护士的对话永远是不够的。有时候照顾孩子的医护人员会给我们一些互相矛盾的答案。有时他们以冷酷或可怕的方式告诉我们一些信息，使我们产生了很多不必要的担忧。有许多次，我们都痛苦到被告知的一些非常简单的事情，几个小时后居然记不起来了。

艾玛的儿子路易被诊断出脑出血，很快就发展为脑积水（脑脊液异常积聚），需要进行外科手术。他那么小，怎么能承受？这对他的发展意味着什么？达娜的一个女儿埃琳娜出生后呼吸有力——这是否意味着她脱离危险了？另一个女儿玛雅的耳朵为什么以一种有趣的方式折叠起来？她们是否像看起来那样有意识？她们痛苦吗？我们有数百个问题，有些是重要的，有些似乎是一些小事，所以我们不敢问。

作为一名新生儿专家，米娅解答过许多父母关心的早产儿的问题。她知道，即使是最善解人意的医生，当他在NICU照顾几十个危重婴儿时，也没有足够的时间给父母所有他们迫切想知道的信息。她买了一本关于早产儿的书，作为生日礼物，送给达娜和她的丈夫，这本书是她所知道的唯一的早产儿父母指南。尽管她和他们在一起的时候解答了很多问题，给了他们很多建议和安慰，但这本书还是让达娜和她的丈夫感到恐惧，因为这本书强调了早产儿可能出现的所有问题（但大多数父母真的不用担心）。达娜和艾玛请孩子的医生推荐一本书，医生遗憾地说，他们没有可以推荐的书。

几个月后，曾经在NICU的经历和回忆让我们走到了一起。米娅希望能写一本书，给像我们这样的早产儿父母一个全面的解答和实用的指导，真实但令人放心。这本书，父母可以放在他们的床头柜上，或者在他们往返于医院的时候，随时随地、简单而反复地解答几乎每天都出现的新问题。这本书是写给所有早产儿父母和他们身边的人的，他们会因为孩子的早产而痛苦和欣喜。

我们的孩子在NICU和之后发生的事情，已经成为我们的个人财富。路易做了手术，恢复得很好，他比以前更坚强，几天后就回家了；玛雅有过一些严重的起起伏伏，包括回家后几天突然生病和住院，但是她逐渐变得更健康了，并且在预产期前就回家了；埃琳娜虽然刚出生的时候比她的双胞胎姐姐稍大一点儿，但她的痛苦要大得多。她的肺部破裂，随后出现了一系列并发症。她死在医院里。她的父母非常想念她。

我们写作这本书的灵感来源于米娅的小病人和他们的父母，她欣赏他们的勇气，并且不断从他们身上发现生命的奇迹，包括达娜和艾玛的早产宝宝：埃琳娜·林登虽然夭折了，但我们非常怀念她；玛雅·林登和路易·特伦特·卡罗尔，已经成长为健康漂亮的学龄前儿童，他们非常快乐。

第二版序言

这本书的第一版已经出版10年了，医学进步和早产儿护理方法的改变，使我们觉得应该对这本书进行修订了。我们回顾了第一次用热情写作的岁月。

达娜和艾玛一边照顾自己的高危早产儿玛雅和路易，一边写关于早产儿的文章。她们试图站在早产儿父母的角度：此时他们需要知道什么？向他们传达信息的最好方式是什么？米娅则一边在医院里为她的小病人提供医疗帮助，一边为早产儿家长们写作。任务如此艰巨，以至于我们对那段时光仍然记忆犹新，就像昨天一样。现在，玛雅和路易非常健康，我们很高兴地说，他们虽然是早产儿，但和足月出生的孩子一样健康地长大了。我们意识到，我们的书也已经出版很长时间了。

这本书非常成功，获得了医学专家的好评，成为许多早产儿父母的养育指南。所有的感谢信和评论，都是对我们的鼓励，让我们知道我们实现了写作这本书的初衷：达娜和艾玛希望能写一本早产儿父母所期望的、对他们有实际帮助的书，而米娅则希望能有一本书推荐给她的小病人的家长。

如今，早产儿的数量比以往任何时候都多：仅在美国每年就有超过50万名早产儿出生，大约占新生儿的12.5%。这本书出版后，早产儿家庭从中得到了很多帮助。自2003年以来，NICU家庭支持基金会投入了大量资源，以应对早产及其给家庭带来的危害。由于他们的努力和妇幼保健项目协会的努力以及两党代表的支持，一项被称为《早产儿法案》的法律于2006年12月22日由国会通过。这部法律支持医学研究、医学调查、医学教育和相关项目，旨在帮助减少早产的风险和危害。

在这种正能量的支持下，我们和出版商决定修订这本书，将最近几年在医学研究和实践领域的新发现和其他变化补充进来，同时保持这本书原有的风格：写给早产儿父母的一个实用而可靠的指南，和一个全面但不是压倒性的信息来源。我们希望第二版会像第一版一样得到肯定。

在过去的10年，我们的书成为其他父母的指南，而我们正忐忑地看着自己的孩子长大。现在，路易和玛雅已经上中学了，学习很认真。他们的平均身高与他们的年龄相符，玛雅身材瘦削，路易却像他的外祖父一样身材魁梧。他们都喜欢狗。玛雅正在训练一只她养大的小狗，准备让它成为一只导盲犬。路易只是喜欢带着他的狗玩。路易在学钢琴，每天练习。他是一个有天赋的年轻乐手，从古典音乐到摇滚乐，再到电子音乐，涉猎广泛。我们有时很想知道他们的哪一个心理特征或生理属性来自他们人生的艰难起点，但事实是，你永远不会知道他们是早产儿。当一个新认识的人得知玛雅出生时的体重还不到1000g，路易出生时的体重只有1530g时，他们通常难以置信。对达娜和她的家人来说，失去埃琳娜的痛苦现在不那么强烈了，但有关她的记忆对他们所有人，包括玛雅来说，同样重要。

致我们现在和未来的读者们：我们热切的愿望是你们能享受与早产儿的所有美好时光，虽然这中间会有困难和阻碍。宝宝的头几个月和几岁是非常珍贵的礼物，你只能经历一次。我们希望我们能回到过去，在我们自己的经历中更加快乐。我们谨向您致以我们的爱心，并祝您万事如意、前程似锦。

如何使用这本书

作为一个读者，你需要知道一些事情。这本书不能也不打算取代你与医生的交谈。每个婴儿都是不同的，每个病例都有其特殊之处。事实上，我们希望这本书通过给你提供背景知识，帮助你知道该问什么问题，鼓励你与医生进行更有意义的对话。

非常重要的一点：不要从头到尾读这本书！我们故意把内容拆分成很小的部分，每一个问题和答案都是单独的主题，这样你就能读到与你和你的孩子相关的具体问题，而忽略其他问题。每一个早产儿的故事都是不同的，如果你读到不同孩子身上出现的各种各样的问题，就会十分担心自己的孩子。今天，大多数早产儿能成长为健康、快乐、正常的孩子，这本书中描述的问题，可能只有很少的一部分会发生在你的孩子身上。因此，浏览每一章或使用索引时，应该结合自己孩子的独特经历。

通过目录找到你的孩子可能遇到的问题。如果你有兴趣思考自己的情绪反应，以及其他早产儿父母对这种经历的反应，请读每一章开头"养育的故事"部分。"医生的视角"部分帮助你了解医生在每个阶段都会关注什么，这一部分也提供了对整个章节内容的概述。如果你想要对早产儿的预后情况有所了解，可以阅读52页"不同胎龄的早产儿：存活情况和长期健康状况"。

记住，不同的医院，治疗和护理方法不同。我们介绍了一些最常见的方式，但不是全部。所以，如果你的孩子所住的医院的医护人员做的事情与我们的描述不同，并不意味着他们是错的。这也适用于婴儿出院后所能享受的服务，尤其是公立机构，在全国各地差别很大。

值得庆幸的是，早产儿护理一直在变化和进步。我们将定期更新这本书，但是关于最近的研究和发展，你应该咨询孩子的医生。对于与足月婴儿相同的养育问题（对于早产儿来说，有许多事情是一样的，我们将会指出许多早产儿的问题），你应该查阅怀孕和育儿的常规指南。

我们建议在宝宝小的时候，你要随身携带这本书，因为许多父母仍然会有这样那样的问题。我们希望这本书能成为你可靠的伴侣，当你需要的时候，它会一直陪伴在你身边，还能给你带来好运！

目　录

Part 1　出生之前

Chapter 1　在子宫中：早产为什么会发生，如何阻止早产？　3

本章介绍　3

问与答　4
卧床休息真的能防止早产吗?　4
　卧床休息的技巧　6
早产日期能预测吗?　8
孕期运动会造成早产吗?　9
早产和家族或种族有关系吗?　10
　生活方式和早产　11
超重会导致早产吗?　13
子痫前期需要提前分娩吗?　13
　糖尿病与早产　15
曾经早产再次怀孕还会早产吗?　17
服用孕酮可以预防早产吗?　18
有宫缩就一定会早产吗?　19
　你会早产吗?　20
宫颈环扎术能防止早产吗?　21
　宫颈环扎术的实施和移除方法　23
阴道出血有早产危险吗?　24

无症状的感染也会导致早产吗?　25
胎膜早破一定会导致早产吗?　27
什么情况下胎儿需要提前出生?　29
胎动明显的宝宝会早产吗?　30
　在胎儿发育成熟之前出现胎膜破裂　31
早产前使用类固醇能促进胎儿发育吗?　32
　除了类固醇还有其他药物能帮助胎儿吗?　33

多胞胎　34
双胞胎更容易早产吗?　34
双胎输血综合征需要提前分娩吗?　34
　接受不孕不育治疗后只怀了1个孩子　35
双胞胎中的一个需要提前分娩怎么办?　37
　多胞胎妊娠减胎术　38

延伸阅读　39
在出生之前对胎儿进行健康检查　39
羊水量——胎儿健康的观察镜　41

Part 2 住 院

Chapter 2 欢迎来到这个世界：早产儿的出生   45

养育的故事   45

医生的视角   48
身体检查和实验室评估   49
常见问题和解决方法   49
家庭问题   51

不同胎龄的早产儿：存活情况和
长期健康状况   52
妊娠23周之前出生的早产儿   53
妊娠23~25周出生的早产儿   53
妊娠26~29周出生的早产儿   54
妊娠30~33周出生的早产儿   55
妊娠34~36周出生的早产儿   55

问与答   56
为什么需要转到另一所医院分娩？   56
　如何转院？   57
母亲转院，父亲应该做什么？   58

与新生儿专家见面时应该问什么？   58
为什么要进行剖宫产？   60
　剖宫产如何进行？   61
　产房里的医护人员   62
如果早产儿需要复苏   63
　如何进行新生儿复苏？   65
早产儿的阿普加评分都比较低吗？   66
预测出生体重   67
亲子关系   68
早产儿转院   69

多胞胎   71
双胞胎出生的时间不同   71
谁是A，谁是B？   72
完全相同还是不同？   73

延伸阅读   75
什么是小于胎龄儿？   75

Chapter 3 早产第一天   81

养育的故事   81

医生的视角   84
身体检查和实验室评估   84
常见问题和解决办法   85

什么是呼吸窘迫综合征？   86
家庭问题   91

问与答   92
第一次去NICU看宝宝   92

你的漂亮的早产宝宝 93

微型早产儿 95

开放式保温台和保温箱 98

塑料水疗 98

触摸早产儿 99

推开NICU的门 100

早产儿为什么会颤抖、抽搐？ 105

是生病了还是发育不成熟？ 105

理解医生 107

有问题该问谁？ 108

打电话给NICU：该做什么和不该做什么 109

上呼吸机痛苦吗？ 110

早产儿的疼痛和控制方法 111

宝宝会对吗啡上瘾吗？ 115

为什么会把宝宝绑起来？ 115

父亲要晕倒了 116

艰难地开始母乳喂养 116

为什么宝宝还没有进食？ 117

如何使用电动吸奶器？ 118

宝宝会因为输血感染艾滋病吗？ 120

父母能给早产儿献血吗？ 122

宝宝会成为实验性治疗的对象吗？ 123

有比NICU更适合早产儿的地方吗？ 124

为什么要对早产儿进行毒品检测？ 126

何时可以出院回家？ 127

几乎足月出生的宝宝需要住院吗？ 127

多胞胎 129

双胞胎中的一个情况更好 129

双胞胎体重明显有差异 130

为多胞胎治疗的医生 131

延伸阅读 132

母乳喂养VS配方奶喂养：哪种方式更有效？
132

Chapter 4　早产第一周

137

养育的故事 137

医生的视角 140

身体检查和实验室评估 140

常见问题和解决办法 141

家庭问题 145

从低龄早产儿到大龄早产儿：
宝宝的感觉发展 146

胎龄22～25周的早产儿 147

胎龄26～29周的早产儿 148

胎龄30～33周的早产儿 150

胎龄34周和更大龄的早产儿 151

问与答 152

对隐私的渴望 152

公布宝宝出生的消息 153

拥抱宝宝，即使他戴着呼吸机 154

胶布会对早产儿的皮肤造成损伤吗？ 156

为什么会有这么多静脉导管？ 157

这些都是什么类型的静脉导管？ 158

脐动脉导管引起脚趾变色 160

血糖高是否意味着宝宝有糖尿病?　160

　你的宝宝是如何被喂养的：从肠外营养、

饲管喂养到吸乳　162

用捐赠的母乳喂养宝宝　168

　如果你想捐赠母乳该怎么做?　169

　吸出和保存母乳的实用建议　171

为什么护士经常检查宝宝的尿布?　174

胎粪性肠梗阻　176

　熟悉黄疸和胆红素　178

护士对警报的反应　181

害怕离开宝宝　183

气胸　184

　不同呼吸机的操作原理　186

癫痫　189

　什么是脑室内出血?　191

肺动脉高压　198

X线检查　199

吸痰　200

肺出血　202

　用简单的语言告诉你：什么是PDA?　203

低血压　207

　停止使用氢化可的松　208

肺炎的诊断　209

其他宝宝会成为感染源吗?　210

　用简单的语言告诉你：早产儿的感染　211

洗手　214

兄弟姐妹的探望　215

　怎样帮助大一些的孩子?　215

将病房布置成家的感觉　218

为什么父母会被要求离开?　221

解决情感上的问题　223

　谁能提供情感上的帮助?　224

多胞胎　226

双胞胎宝宝住在不同的医院　226

让双胞胎宝宝彼此靠近　228

延伸阅读　230

让宝宝在NICU感受到爱　230

宝宝在向你表达什么：怎样读懂宝宝的

　暗示?　236

Chapter 5　如何在医院安定下来?　239

养育的故事　239

医生的视角　243

身体检查和实验室评估　243

常见问题及其解决办法　244

家庭问题　247

　了解呼吸暂停和心动过缓　249

问与答　252

如何进行袋鼠式护理?　252

早产儿什么时候可以开始接受母乳喂养?　254

用奶瓶给宝宝喂母乳会使宝宝出现乳头

　混淆吗?　257

乳汁不足怎么办?　258

　泌乳过晚怎么办?　260

什么时候可以用奶瓶喂养宝宝? 261

宝宝体重增加不理想怎么办? 265

　早产儿的能量需求 268

　什么是新生儿坏死性小肠结肠炎? 269

经头皮输液会伤害宝宝的大脑吗? 273

　中心静脉导管 274

让宝宝趴着会增加患婴儿猝死综合征的

　风险吗? 275

　为什么宝宝的胸部会凹进去? 275

　了解反流 276

早产儿的皮肤需要用特殊产品护理吗? 278

　尿布疹 279

早产儿有必要长时间使用抗生素吗? 280

　宝宝被隔离了怎么办? 281

甲状腺功能检查异常怎么办? 282

　新生儿筛查时的假警报 283

应该花多少时间陪伴宝宝呢? 283

早产儿的妈妈可以重返职场吗? 285

父母情绪低落怎么办? 286

宝宝仍然需要使用呼吸机 288

使用类固醇类药物会有危险吗? 289

宝宝把气管插管拔出来会伤到自己吗? 291

　支气管镜检查 292

　什么是支气管肺发育不良? 293

为什么宝宝脱离呼吸机后声音会变得嘶哑?

298

早产儿会发生高血压吗? 299

眼底检查与早产儿视网膜病变 300

　简单介绍:什么是早产儿视网膜病变? 301

听力筛查不合格是否意味着宝宝有听力

障碍? 306

有必要注射药物防止早产儿贫血吗? 307

为什么宝宝出生几周后才发现有心脏杂音?

308

为什么早产儿会患疝气? 309

　鞘膜积液 310

早产儿发生骨折是护士动作粗暴造成的吗?

311

早产儿有喂养困难问题怎么办? 313

　喂养评估和干预 314

什么是高胆红素血症? 316

如何与NICU的护士相处? 317

医生必须经常轮换吗? 320

　两位医生对宝宝的病情意见不一致时 321

脑内有囊肿或有脑损伤会影响宝宝正常

　发育吗? 321

　脑室周围白质软化症和早产儿其他

　　类型的脑损伤 322

宝宝从NICU转到新生儿病房能得到他

　需要的照顾吗? 326

按摩真的能促进生长发育吗? 326

　转到离家近的医院 329

早产儿预防接种的时间是根据出生日期

　还是预产期? 330

多胞胎 331

母乳喂养多胞胎会不会很难? 331

　多次接种疫苗的时间安排 334

　如何母乳喂养三胞胎? 334

如何分配你的时间? 335

Chapter 6　如果你的宝宝需要手术 337

本章介绍 337

问与答 338
宝宝太小，能做手术吗？ 338
谁负责宝宝的手术？ 339
手术时如何避免疼痛和不适？ 339
　你的早产宝宝需要手术：决定和预防 342

早产儿最常见的外科手术 343

动脉导管结扎术 344
坏死性小肠结肠炎手术 346
静脉输液港或其他中心静脉导管放置手术 349
脑积水手术 350
胃食管反流手术 354
早产儿视网膜病变手术 356
气管造口术 358
疝修补术 360

Part 3　生活在一起

Chapter 7　带宝宝回家 365

养育的故事 365

医生的视角 368
身体检查和实验室评估 368
常见问题和解决方法 369
家庭问题 372

问与答 373
出院准备 373
尿布和衣服 375
呼吸暂停的期限 375
汽车安全座椅 376
　如何带早产儿乘飞机？ 378
心肺复苏术 379

早产儿的家庭给药 380
在家里如何处理胃食管反流？ 381
　严重的胃食管反流 384
选择特殊配方奶还是母乳？ 385
专注于孩子的体重 386
遇到问题应该向谁求助？ 387
想念NICU 388
能让哥哥姐姐照顾小宝宝吗？ 388
如何回答关于孩子年龄的问题？ 390
日托安全吗？ 391
如何用正确的刺激方法帮助宝宝茁壮成长？

392
早产儿比足月儿更容易被激惹吗？ 394

早产儿对疼痛有记忆吗? 398
早产儿的外貌特征 399
　早产儿身上会有瘢痕吗? 400
早产儿出院后父母的心情 401
早产儿父母的安全感 402
　父母的反应更令人担忧 403

多胞胎 405
双胞胎中的一个先出院回家 405
多胞胎的日常安排 406

延伸阅读 408
心肺监护仪:嘈杂的陪伴 408

Chapter 8　从早产儿到学龄前儿童（及以后） 415

养育的故事 415

医生的视角 419
身体检查及实验室评估 419
常见问题和解决方法 420
家庭问题 423

问与答 424
变得正常 424
校正年龄 424
再次住院 425
　早产儿随访门诊 426
了解发育迟缓 428
生长预测 429
挑食 430
　生长激素疗法 431
流感疫苗 433
准备好去日托机构了吗? 434
脑室-腹腔分流术可能引发的问题 435

让接受脑室-腹腔分流术的孩子过上
　正常的生活 436
应该什么时候给医生打电话 438
　分流器故障导致的异常表现 441
　分流感染导致的症状 441
惊厥发作 441
对脑瘫的担心 442
　脑瘫的典型症状:哪些是该担忧的,
　　哪些是不该担忧的? 444
早产儿视网膜病变的预后 448
未来的风险:发育的问题 449
行为问题 451
动作笨拙 454
牙齿 455
心有余悸 456
考虑再次生育 458

延伸阅读 460
你需要了解的呼吸道合胞病毒知识 460

Chapter 9　如果你的孩子有特殊需求 465

本章介绍 465

问与答 466
为什么需要早期干预? 466
听力缺失 467
听力缺失儿童的语言教育 469
　关于助听器 470
　什么是人工耳蜗植入? 472
视觉损害 473
　你的孩子有皮质性视觉损害吗? 476
感觉加工问题 476
　喂养过度敏感早产儿的小贴士 479
长期喂养问题 480

从管饲到经口进食 482
　在家中进行管饲 485
　通俗地解释:什么是脑瘫? 490
预测智力 495
　早产与智商 497
发现学习障碍 499
　早产儿与学习障碍 500

多胞胎 503
双胞胎中的一个有残疾 503

延伸阅读 507
养育有特殊需求的孩子 507

Part 4　其他要考虑的事情

Chapter 10　失去孩子 517

本章介绍 517

问与答 520
在家或在医院离去 520
起名字和出生、死亡通告 521
告别仪式 522
捐赠器官和母乳 523

尸检 524
如何帮助年长的孩子 525
　随着孩子长大:他们对死亡的理解 528

多胞胎 528
失去一个孩子 528
对幸存的孩子的影响 531

Chapter 11　我也是一个早产儿 533

先知摩西 533

现代天文学奠基人之一开普勒 533

现代物理学的创始人之一牛顿 534

著名作家和哲学家卢梭、伏尔泰 534

世界文坛最伟大的人物之一歌德 534

英国浪漫主义诗人济慈 534

美国作家马克·吐温 534

英国首相丘吉尔 534

相对论的发现者爱因斯坦 535

舞蹈家帕夫洛娃 535

美国职业赛马冠军休梅克 535

美国著名灵魂歌手、作曲家汪达 535

其他名人 535

附　录

附录1　早产的风险因素有哪些？哪些人群容易早产？ 539

孕产史 539

生殖器官的问题 539

妊娠并发症 540

感染 541

孕妇的慢性病 541

出生缺陷 542

生活方式 542

种族与社会因素 542

母亲的体重和年龄 543

附录2　生长曲线图 544

附录3　养育多胞胎的时间安排表 551

附录4　0～1岁婴儿的心肺复苏 552

附录5　早产儿父母资源　　　　　　　　　　　　　553

防过敏产品	553	学习障碍	556
母乳喂养	553	丧失和悲伤	556
脑瘫	553	按摩	556
衣物与用品	553	早产问题（多种多样的）	556
早期干预	554	感觉加工（多种多样的）	557
喂养和管饲	554	兄弟姐妹的问题	557
胃食管反流	555	特殊需求	558
听力缺力	555	双胞胎和其他多胞胎	559
高危妊娠	555	双胎输血综合征	560
家庭健康护理	555	视力障碍	560
脑积水	556		

我想说的话　　　　　　　　　　　　　　　　　561

Part 1

出 生 之 前

Chapter 1

在子宫中：

早产为什么会发生，如何阻止早产？

· · · · · · · · · · · · · · · · ·

了解你的早产风险程度，以及如何将其最小化。

有过早产经历的家庭，能够了解曾经发生了什么。

· · · · · · · · · · · · · · · · ·

本章介绍

正常情况下，经过9个月的孕育，你会迎来一个健康的宝宝，这是自然的生命延续的过程。在这个过程中，医生主要扮演监护者的角色，直到分娩的到来。但是，如果你面临早产的风险，你的经历会有所不同。一部分女性对怀孕可能存在的风险有所了解，但大部分女性在风险来临时会感到震惊。

如果你有早产的风险，应该向专业的高危产科医生寻求帮助。医生会尽力帮助你避免早产的发生，或者尽量帮助你推迟分娩。

早产的具体原因目前仍无法确定。专家们相信，早产并非由单一因素引发，而是妊娠期间诸多风险因素共同导致的。医生们知道很多导致早产的原因（详见第539页附录1中"早产的风险因素有哪些？哪些人群容易早产"），并且能够识别这些风险，但是很多孕妇对早产的风险一无所知。

更令人沮丧的是，一旦出现早产的危险因素，早产通常就是无法避免的了。我们能做的是努力将分娩时间向后推迟几天（有时可推迟更长时间），这样可以大大降低你和宝宝的健康风险。比如，你可以住院，医院会24小时监测你和宝宝的健康状况，提供围生期医学知识和新生儿特别监护。如果你在妊娠期间患感染性疾病，可以及时接受抗生素治疗，以防止累及宝宝。你还可以提前使用类固醇，帮助宝宝的器官在出生之前加速发育。

有些情况下，医生会决定在宝宝足月前有目的地让你提前分娩，这是因为宝宝不能或者不能更好地在子宫内继续生长，或者继续妊娠会对你的健康有危害。大约20%的早产是选择性的，或者说是医疗需求，剩余的早产是自发性的（大约30%发生在胎膜早破之后）。

当你读到这章内容的时候请谨记：只有经验丰富的产科医生能够对你的情况进行评估。和产科医生保持良好且信任的关系，能够让你在高风险的怀孕过程中，获得最有力的帮助和最高水平的医学看护。

问 与 答

卧床休息真的能防止早产吗？

Q：医生建议我卧床休息，但是我有很多事情需要处理，卧床休息真的对防止早产有帮助吗？

A：没有人能够给出确切的答案。卧床休息也许是给高危产妇最古老的建议，但目前仍被广泛使用——在美国，每5个高危孕妇中就有1个选择卧床休息——但是到目前为止，还没有研究能给出卧床休息能够帮助降低早产风险的可靠证据。

为什么几乎所有的产科医生都对有早产风险、子痫前期、胎膜早破、出血或者遇到其他妊娠问题的孕妇（包括怀有多胞胎的孕妇）提出卧床休息的建议呢？因为即使没有相关的研究证据，医生们仍然认为卧床休息能够在特定的情况下发挥作用。

比如，宝宝在子宫中的发育不像预期的那样好，卧床休息就能够发挥一定的作用：胎儿依靠胎盘中的血液流动获得生长所需的营养物质和氧气，当你躺着的时候，流向胎盘的血流量最大。所以，如果你能每天在床上多躺几个小时，宝宝就能获得更多的营养和氧气，就能生长发育得更好。

再如，如果发生了胎膜早破，卧床休息能够尽可能多地保留羊水。因为流向宝宝的血液越多，产生的羊水就越多。同时，卧床休息也可以减少羊水的流失。

卧床休息能够减轻重力因素对孕妇造成的危害。比如，羊水一旦破裂，脐带就有通过子宫颈滑落出来的风险——这是一种非常紧急的状况，因为有可能造成脐带缠绕和挤压，切断胎盘流向宝宝的血液。此外，如果孕妇宫颈松弛，站立位时重力也有可能导致危险，因为当胎儿向下挤压时，宫颈可能会张开。

有充足的证据表明，孕妇四处走动会导致血压升高。子痫前期常表现为高血压，严重时需要提前分娩。因此，卧床休息对患有子痫前期的孕妇有帮助。从子痫前期的孕妇分娩情况来看，卧床休息确实明显改善了分娩结果。住院让孕妇获得了比在家中更专业的监护和更多的卧床休息时间。

部分产科医生发现，卧床休息能让孕妇更好地关注怀孕这件事。他们认为，如果孕妇自己、孕妇的家庭以及医生，能更多地关心孕妇的需求以及妊娠期的相关症状，怀孕的过程将会更加顺利。部分女性认为，与妊娠早期要努力处理很多事情相比，卧床休息能让她们从繁忙的事务中抽出身来，更好地释放压力。

有时候，产科医生会根据临床经验给出延长卧床休息时间的建议。20年前，几乎每个在怀孕过程中有风险或者出现问题的女性，都会被要求一天24小时在床上躺着休息。但现在越来越多的人意识到，整日卧床休息会导致骨质疏松和肌肉萎缩（大部分问题会在身体恢复后得到纠正），同时增加发生下肢血栓的风险。对于部分女性而言，卧床休息不仅不能缓解压力，甚至适得其反。老实说，这确实给一些家庭带来很多困难，特别是那些已经有孩子或者是有工作或经济压力的家庭。所以，除了宫颈口已开、胎膜早破或者重度子痫前期等特殊情况外，越来越多的医生会建议你减少运动量——在清晨和下午适当地躺下休息几个小时——而不是整日卧床休息。

值得庆幸的是，现在很少有医生再要求孕妇采取头低脚高位的卧床姿势了。尽管没有证据证明这样的姿势有何不妥，但是普遍认为几乎没有人能够长时间忍受这样的姿势！

当你躺在床上时，请尽可能地保持积极乐观的心态（请记住，当患者充满信心时，医疗措施能够发挥最佳功效），然后读一读第539页附录1"早产的风险因素有哪些？哪些人群容易早产？"，希望能够帮助你更好地适应这样的生活。

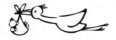

卧床休息的技巧

　　长时间卧床休息并不容易，下面这些小技巧也许可以帮助你度过漫长的卧床休息时间。

✳ **认识到你是在完成一项前所未有的艰巨工作。** 如果你是一个活泼积极的人，总是想问："我今天都做了什么？"卧床休息很容易让你产生挫败和不安的情绪——除非你不断认可自己每天取得的成就：这样做是为了宝宝和未来的家庭。当你觉得自己无法再坚持下去，或者有很多诱惑的时候，请不断提醒自己必须坚持下去，并努力达到目标！

✳ **身体舒适是首要的。** 长期保持躺着的姿势非常不舒服，周身疼痛会让卧床这项任务变得更加困难。你可能听说应该朝左侧躺，这样有助于血液流向胎盘，但其实朝右侧躺同样对宝宝有益。重要的是，尽量避免仰卧，因为这会使胎盘血液流动受阻。在你的腹部或者背部一侧放个枕头，使身体稍微倾斜一些，这样会感觉好多了！

✳ **在床上进行轻微的运动。** 为了避免肌肉酸痛和骨质疏松，一些产科医生会在孕妇卧床休息期间适时安排理疗师提供帮助。对于医生没有提及相关的话题，不要犹豫，尽管问。理疗师会教你一些躺着也能做的轻微运动，或者你可以找到适合自己的运动方法。不要做仰卧起坐，因为仰卧起坐会刺激子宫，但是你可以活动脚趾，转动脚踝和手腕，做一些头部运动，收缩、放松手臂和腿部的肌肉，也可以试着举较轻的哑铃。

✳ **保持干净和迷人的状态。** 你会惊讶地发现外表会影响情绪。你可以躺着让家人帮你清洗头发，也可以选择能提供上门服务的发型师。一些女性发现，当她们情绪低落时，修剪指甲、做足部按摩和化妆能够让心情重新愉悦起来。卧床休息期间，你仍然可以每天早上化个淡妆。

✳ **让你所处的环境也充满吸引力。** 请你的朋友或者伴侣在你的房间装饰一些温馨的家庭照片，或者是大孩子们制作的手工作品，这只会占用他们几分钟时间。但是当你因卧床而感到焦虑时，这些东西却能温暖你很长时间！

✳ **不要期望家里如往常一样干净整洁。** 降低你的期望，认识到家庭琐事并不是当前的第一要务，然后认真规划未来如何让一切重新步入正轨。

* **整理你的空间。** 如果每需要一个小东西都得请人帮助，那该多么可怕。你可以让伴侣在你的床边摆一个小桌子，将以下物品放在你能轻松够到的范围内：手机、书和杂志、梳子、面巾纸、清洁湿巾或者是液体清洗剂（可以用于洗手）、遥控器、平板或者手提电脑、纸和铅笔、你感兴趣的物品、电热水壶以及家人每天早上为你准备的午餐。

* **卧床休息这件事，对你的伴侣和孩子们来说同样也很艰难。** 家人的生活也被打乱了，你的伴侣也许和你一样担忧和焦虑，因为他在承担自己的责任之余，还要面对更多挑战。不要因为看到他四处走动，或者没能及时满足你的要求而抱怨他。尽可能多给他一些时间适应这一切，相互支持是很重要的。

  你的大孩子对你或他人有一些不好的反应和行为都是正常的，你担心他们也是正常的。但是请你相信，孩子很快就会忘记这段经历。在这段时间，你可以在床边安排一小片游乐区，放上孩子的玩具，或者准备一张小桌子让孩子可以在你身边进餐，以鼓励孩子与你共度时光。同时，尽量安排一些让孩子与祖父母相处的活动。有些妈妈发现，当医生在解释卧床休息的必要性时，孩子如果在场会很有帮助。因为专家的解释能够帮助孩子更好地理解妈妈的处境，孩子也更愿意配合。

* **在床上做一些简单的事情。** 你还没有为婴儿房购置物品吗？有多少关于婴幼儿护理的书你想读却还没有开始读？你可以用电脑或手机在线购买，也可以给孩子的外婆或奶奶列一份你需要的婴儿用品清单——她会很高兴帮你完成采买任务。现在也是做一些不太紧急的事情的合适时间，比如整理文件夹、相册或收据盒、静下心来给老朋友或者是某个编辑写一封邮件、或者把你曾经在杂志上留意过的工艺创意变成现实。这些事情不仅能帮你消磨时光，同时也能让这段时间更加丰富多彩。

* **不要对自己沮丧或起伏不定的情绪感到惊讶。** 很多女性发现，有时候她们的心情一瞬间就能从特别愉悦变得特别低迷。易怒、焦虑、狂躁或者无法集中注意力都是正常现象。也许有的朋友会说"我也想每天躺在床上专心阅读"，而真正经历过卧床休息的人会告诉你这件事有多难。但是每当你想到"我为什么要这样做"时，你都会告诉自己这一切都值得。

早产日期能预测吗？

Q：医生说我有早产风险，请问有什么方法可以预测早产何时发生吗？

A：如果研究人员能预测孕妇是否会提前分娩，甚至能预测分娩的具体时间，则会给产科医生提供重要的信息，使他们能够在最佳治疗期对孕妇进行早期干预。

有个好消息：如果你或你肚子里的宝宝已经出现了并发症，胎儿健康检查（详见第39页"在出生之前对胎儿进行健康检查"）可以帮助医生更好地预测保胎的安全时间。但是，迄今为止，许多声称可以帮助预测早产或者胎膜早破的方法——比如，对孕妇进行风险指数评分或者密切监控孕妇的宫缩情况，都没有取得理想的效果。近年来，研究人员一直致力于研究新的测试方法，希望能够找到有效的方法。

许多产科医生已经逐步使用超声检查方法代替传统的人工检查方法。传统的检查方法是，医生用手指数判断孕妇的宫颈是否已经打开（或者扩大），使用这样的方法，医生只能感知到宫颈口最外侧部分的情况。如果使用超声检查，则可以对孕妇的情况进行更准确的评估——观察孕妇子宫颈（扩张开始的地方）内部打开的情况，测量子宫颈的长度（子宫颈在扩张之前会变短）。检查时你只需要用平常习惯的姿势平躺，把腿分开，分别放在脚蹬上，医生会将无菌的超声探头插入你的阴道，你的子宫和子宫颈的一部分影像就会出现在显示器上。在这个过程中，你也许会感觉有一点儿紧张，但这个检查并不会对你和宝宝造成伤害。

如果产科医生没有建议你做这样的检查，你也不用太在意，因为并不是所有的孕妇都需要进行超声检查。如果你发生早产的风险较低，这样的检查就没有必要，甚至还会带来不必要的治疗和无谓的恐慌。只有当你发生早产的风险较高时，这项检查才显得尤为必要：因为在妊娠中期（子宫颈仍旧处于闭合状态），子宫颈的收缩与扩张和早产密切相关。

如果超声检查显示一切正常，说明你不会马上分娩。比如说，尽管有一些宫缩，但是如果你的子宫颈没有变短，或者没有出现内部扩张，那么基本可以相信宫缩不会引起早产。这会让你安心许多，也避免了多余的住院、手术和药物治疗。

如果超声检查显示子宫颈存在收缩或扩张，这意味着你要做出一个艰难的决定。子宫颈较短的高危女性大约有25%会选择继续妊娠。超声检查并不会告诉医生子宫颈缩短或者扩张的原因。如果出现宫颈机能不全的迹象，医生会对孕妇行环扎术（一种帮助子宫颈保持闭合的外科手术，详见第23页"宫颈环扎术的实施和移除方法"）；如果是因为感染导致的，要进行药物治疗；如果是不明原因的炎症引起的，医生很有可能束手无策。所以，超声检查比人工检查更准确，但依然有未知因素会影响对早产时间的判断。

还有两种预测早产的新方法，这要归功于科学家对早产的生物标志物的研究。研究发现，孕妇在临近分娩时，体内的某种物质水平会发生变化。这两种方法已经得到了美国食品药品监督管理局（简称FDA）的许可，即分别检测生物标志物纤连蛋白（也称纤维连接蛋白，简称FN）和唾液雌三醇的水平。

纤连蛋白是一种促进胎膜与子宫内膜紧密连接的蛋白质。如果妊娠中期在孕妇的阴道中检测到大量来自子宫颈的纤连蛋白（医生可以通过阴道拭子检测），说明胎膜和子宫内膜发生了松动。就像子宫颈超声检测一样，这项检查对于早产发生风险较低的女性是不准确的。但是如果你有早产征兆、怀上双胞胎或者打算去旅行，这个检查可以让你放心。如果检查结果正常，提示未来的1~2周你不会出现分娩迹象。纤连蛋白水平的高低并不能精准预测早产，所以你不必为此过于担心。检测出高水平纤连蛋白的孕妇只有15%~25%会早产。

第三种方法是检测孕妇唾液中的雌三醇含量。雌三醇是一种调节胎儿宫内发育的雌性激素，会随着妊娠的发展逐渐增加。雌三醇含量激增预示着未来的2~3周孕妇很有可能会分娩。雌三醇含量的检测对妊娠35周后的分娩预测更加准确，但35周后出生的宝宝出现并发症

的风险较小，所以这项检测的临床实用性并不是很强。

预测早产虽然很难，但比防止早产容易。医生会针对你的情况进行必要的检查，如果检查结果良好，希望你和家人都能踏实地睡个好觉。

孕期运动会造成早产吗？

Q：母亲说我早产的原因是怀孕期间仍然坚持打网球，这是真的吗？

A：事实上，和传统观念相反，科学研究发现，那些在妊娠期仍然坚持运动的女性，比不运动的女性发生早产的风险小。

一部分原因是选择在孕期运动的孕妇都是身体感觉良好的，另外一种合理的解释是体育锻炼能够帮助释放压力，而压力太大可能是早产的原因之一。我们都知道，压力会导致身体对外界的适应能力和免疫力下降，引发疾病，而体育锻炼可以帮助孕妇释放压力，从而降低发生早产的风险——只要注意锻炼强度不要大到再产生压力即可。

有趣的是，印度的一项研究发现，妊娠期进行瑜伽和冥想可以降低早产的风险。这项研究比较了瑜伽、呼吸调节、冥想1小时与每天散步2次每次30分钟的不同影响。练习瑜伽的女性只有14%会早产，而没有练习瑜伽的孕妇有29%会早产。这个有趣的结论绝非定论，所以请在得到产科医生的允许后再

进行瑜伽锻炼，而且尽量避免高温瑜伽（体温的提高对孕育中的宝宝有危害）和极端的伸展姿势（会影响血液向子宫的流动，同时由于妊娠期激素的变化，松弛的韧带也很容易受伤）。

如果你曾经早产而且正在考虑再次怀孕，应咨询医生，排除导致早产的可疑的原因。如果绕着操场跑步或者打打球可以让你感觉舒服，那么在医生的允许下你可以尝试，不必内疚，因为这些运动几乎不会引起早产。

早产和家族或种族有关系吗？

Q：我是非洲裔美国人，我有一个妹妹曾经早产，请问早产和家族或者种族有关系吗？

A：简单地说，有（但是原因还不能确定）。当然，与其他特质一样，家庭或者家族里的有些人会发生，另一些人却不会发生。

观察发现，那些曾经早产的女性，很可能再次早产；而那些自己就是早产儿的孕妇，也有更大的概率生下早产儿，特别是那些妊娠30周以前出生的女性，医生怀疑她们有容易早产的遗传因素。许多关于双胞胎、兄弟姐妹或者家族史的研究，支持了遗传易感性会导致早产的观点。

基因之所以会对早产产生影响，是因为基因决定了女性对创伤、毒素以及寄生在人体皮肤、口腔或者阴道内的特定微生物的反应强度。孕妇如果有较强烈的炎症反应（医生称之为对身体遭受损坏或入侵的生理反应），就会有早产的风险；而那些耐受力较强的孕妇，则能够顺利度过妊娠期。相比毫无血缘关系的陌生人，姐妹之间对这些刺激的反应会更加相似。

但是，早产的家庭聚集现象也可能不是源于基因。家庭成员的饮食结构、居住环境、家庭活动以及生活习惯都很相似，这些因素都有可能引起早产。这种影响对于种族内的成员也是相同的，他们不仅拥有部分相同的基因，同时也拥有相同的文化习惯或者行为。

当然，你妹妹早产也可能与基因以及家族史毫无关系。比如，她可能吸烟，或者暴露在其他风险因素中（详见第539页附录1"早产儿的风险因素有哪些？哪些人群容易早产"）。如果她有附录1中记录的行为而你没有，那么你早产的概率就会比较低。

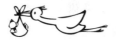

生活方式和早产

关于生活方式对早产的影响，以下是一些最新的发现。

＊**性生活**。有趣的是，最新的一项研究证明，性生活并不是引起早产的原因之一，甚至在妊娠期晚期也不会刺激分娩。相反，统计数据显示，妊娠期的性生活和性高潮有利于足月分娩。这个结论和传统观点不同。那为什么很多产科医生会在你出现早产征兆、胎膜破裂或者出血现象时建议你避免性交呢？因为尽管怀孕中的女性会更享受性生活，但性行为可能会对子宫颈造成轻微伤害，或者将感染源带进子宫。男性精液中的某些成分，或者女性的性反应，都有可能引起子宫收缩。正常的妊娠期，性行为导致的宫缩会在正式分娩前逐渐消失。但是，如果你已经有较高的早产风险，医生就会担心性行为带来的轻微影响可能会成为压死骆驼的最后一根稻草。如果你的妊娠期顺利，但是你仍旧担心自己有早产的风险，那么你可以考虑使用避孕套，这样可以避免受精液某些成分的影响。

＊**过度操劳**。人们曾经以为体力消耗较大的工作会导致早产，但是新的研究数据显示：每周站立30个小时以上、抬举重物或者长时间工作并不会增加早产的风险。每周工作超过46个小时的孕妇反而发生早产的风险更低，也许是因为她们觉得这样做有利于身体健康并且相信自己可以胜任（那些有妊娠并发症的孕妇也许会选择或者被建议停止工作）。只有一种工作情况——夜班工作——被认为会增加早产的风险，而其原因尚不明确。

＊**吸烟**。香烟会影响胎儿的生长，也会导致胎膜早破、胎盘早剥、胎盘前移以及早产。吸烟越多，风险越大。理想状态下，备孕期就应该戒烟。实际上，你的每一点儿努力都会有所收获，即使是在妊娠期后半程减少吸烟量，也可以降低早产的风险（你也应该为宝宝以后的健康考虑，不要让他吸二手烟）。

＊**喝咖啡**。部分研究发现：妊娠期每天饮用1～2杯咖啡可能会导致较高的流产风险，以及生出低出生体重儿的风险，但是许多医生对这个结果持怀疑态度。也许，适量饮用是最好的选择。考虑一下把每天的饮用量控制在1杯以内或者改喝无咖啡因咖啡（咖啡

因被认为对孕妇不利，尽管关于不含咖啡因咖啡的研究还不多）。如果你每天逐渐减少咖啡因的摄入量，就可以避免诸如早晨头痛或者便秘等不愉快的副作用。

* **甘草**。在美国，人们普遍欣赏一口白牙，所以黑色的甘草糖并不太受欢迎。但是在世界的其他地区，很多人却钟爱甘草。妊娠期食用过多的甘草会增加早产的风险，原因可能是甘草的主要提取物甘草酸的影响。别担心，你不需要停止食用红色甘草（那并不是真正的甘草）或者美味的茴香饼干（因为茴香的风味并不来源于甘草类植物，没关系的）。

* **饮酒**。妊娠早期饮用酒精类饮料会增加胎儿发生出生缺陷的风险。与完全戒酒的女性相比，怀孕期间每周饮酒超过7杯的女性早产发生率更高。在每周饮酒少于4杯的孕妇中，未发现早产风险增加。明智的建议是在怀孕的头几个月完全避免饮酒，之后可以偶尔喝杯鸡尾酒或葡萄酒。

* **毒品**。妊娠期摄入可卡因或者苯丙胺会导致宝宝出生缺陷、胎儿发育不良、胎盘早剥以及早产，同时也会导致宝宝的神经和行为问题。

* **环境污染**。每天生活在充满污染物的环境中的孕妇，如汽车尾气、二手烟或者其他化学物质（如农药中的化学物质），发生早产的风险较高，而且宝宝未来患哮喘或者认知障碍的风险也更高。

市中心的居民区环境状况一般更糟糕。大部分人不能完全改变工作或生活环境，所以避免接触污染物很困难。但是，你可以尽量避免接触农药、有毒的消毒剂，避免直接接触有浓烈气味的物品，如油漆稀释剂、干洗剂或者炉灶清洁剂（大多数家庭使用的清洁剂在妊娠期间的安全性尚未得到很好的研究证实，大多数专家认为在门窗打开的情况下，谨慎使用正常剂量是没有问题的）。

* **饮食和维生素补充**。一些证据证明，在妊娠前和妊娠期每天摄入多种维生素补充剂可以降低发生早产的风险，特别是那些营养不良的孕妇。产科医生会给你提供最合适的饮食方案，如果需要，也会推荐你补充维生素。美国公共卫生局建议所有的育龄女性每天摄入400μg叶酸以预防胎儿出生缺陷。孕妇可能还需要在饮食之外补充钙、铁以及其他营养补充剂，但是补充之前最好先和医生沟通，医生会给出合适的剂量建议。

超重会导致早产吗？

Q：我需要在怀孕前减重15kg，但是我已经怀孕了而且依然超重，这会导致早产吗？

A：也许不会，甚至有证据显示，健康且超重的孕妇发生早产的风险低于平均水平。相反，那些太瘦弱的孕妇发生早产的可能性更大。

但是你不能掉以轻心，并以"我是两个人在吃"来鼓励自己多吃。营养均衡的饮食对你和宝宝非常重要。产科医生会告诉你每日需要摄入多少热量，才能既保证宝宝正常生长，又不会使你的身体积累过多的脂肪。

需要注意的是，即使你很健康，并且经常运动，超重仍然会增加患妊娠高血压或者妊娠期糖尿病的概率。这些会影响宝宝在子宫内的生长发育（高血压会减缓宝宝的生长速度，而糖尿病则会导致宝宝长得过大），从而导致早产的发生。超重孕妇发生并发症的风险较高，因此超重的孕妇接受剖宫产是很常见的。超重也会导致母乳分泌得晚，常常在宝宝出生3天以后才会开始分泌（如果出现这种现象，请不要沮丧或放弃母乳喂养。要相信母乳很快就会有的，可以先喂宝宝一些配方奶）。

最重要的问题是：了解了这些后，应该做些什么呢？首先，不要有无谓的担忧。你应该为自己身为女人并且孕育了新生命而感到骄傲。但是，你应该高度重视产检，及时接受体格检查和血液、尿液检查，这些检查能够在第一时间发现可能存在的问题，从而尽早解决这些问题。如果检查一切正常，则说明你和宝宝状态良好，这样你也可以更安心。

子痫前期需要提前分娩吗？

Q：我一直注意合理饮食并且经常锻炼，但怀孕后突然发现自己有高血压，这让我十分震惊。

A：高血压的发病一般与不健康的生活方式有关，所以，对一个健康意识很强的女性来说，在毫无准备的情况下突然被告知患有高血压，确实是令人震惊的。妊娠期高血压是妊娠期特有的疾病，大多数患有此病的女性会生出足月的健康宝宝，所以你可以放心。医生会帮你把血压控制在正常范围，以保证胎盘的正常工作和宝宝正常生长。分娩3个月以后，你的血压会恢复到正常水平，但是将来你患高血压的风险会稍稍增加一点儿。

如果在患有妊娠期高血压疾病的同时，还伴有蛋白尿或者其他症状，则可能是另外一种更严重的疾病，医生称为子痫前期。如果孕妇患有子痫前期，医生会建议提前分娩。幸运的是，子痫前期的预后情况很好，因为其症状一般都比较轻微，并且常发生于妊娠晚期，这个时候提前分娩不会给宝宝带来其他的并发症。并且，子痫前期的症状会在分娩以后自动消失，所以绝大部分的孕妇会在分娩数周之后恢复如初。

　　尽管大多数人没有听说过子痫前期，但它的确是一种常见的妊娠期疾病，约10%的孕妇受其影响。子痫前期的病因目前尚不明确。患病的孕妇一般年龄在20岁以下或者40岁以上；有的是第一次分娩，也有的已经孕育数胎；有的孕妇超重并在孕前患有高血压、肾病或糖尿病；有的患者家庭中，母亲或者姐妹曾患过此病。如果你曾经患有子痫前期，并且发病较早、症状较重，很有可能在之后的妊娠中再次患病。对于那些风险较高的女性，服用小剂量的阿司匹林和钙片，或者在妊娠早期及时补充维生素A和维生素E、保持规律而适度的锻炼，也许会降低患病风险。

　　一般来说，产科医生通过测量血压、监控体重、常规的血液和尿液检查就可以很容易地诊断出子痫前期。但是，也有些情况，医生无法确定孕妇是患有子痫前期还是其他疾病。医生对于子痫前期的诊断非常重要，因为治疗子痫前期的方法就是分娩。

　　子痫前期也有可能变得很危险，因为它会使孕妇的机体产生与正常相反的生理变化。正常情况下，孕妇的血液循环量会增加、血管会扩张，以便给母体和胎儿供血。而当孕妇患有子痫前期时，血管会变窄，血流量会减少，从而出现血压升高的现象，导致包括子宫在内的所有器官的血液循环量下降。

　　当子痫前期症状较轻时，血流量会稍微减少但依旧充足；但是当症状较严重时，母体的各器官将得不到足够的血液。这个时候医生会密切关注你的肾脏、肝脏或者小肠的问题（如果腹部出现不适一定要及时告知医生），水肿现象（表现为体重突增或者脸部、手部肿胀——区别于部分孕妇出现的正常腿部肿胀）以及视觉模糊和头痛的症状。有一小部分（仅仅5%）患有子痫前期的女性会发展为癫痫（也叫作子痫），或者血液凝固异常导致肝脏损伤（叫作HELLP综合征，主要表现为溶血——血红细胞的破坏所致、肝酶升高、血小板减少）。患有较为严重的子痫前期的女性会突然中风，甚至死亡——这就是医生对此十分重视的原因。

　　对于胎儿来说，子痫前期带来的最主要的影响是流经胎盘的血液量减少，从而导致氧和营养物质供给不足。因此，患有子痫前期的孕妇，其胎儿一般都小于胎龄。如果血流限制变得很严重，或者出现了胎盘和子宫壁分离（胎盘早剥，常见于患有高血压的孕妇），则很有可能导致死胎。不过不用担心，随着医生对胎儿状况严密的监控，这种悲剧现在已经很少发生了。

　　子痫前期最常规、最简单的治疗方法就是休息，休息可以使你的血压降低，同时也可以增加流经胎盘的血液量。医生会建议你在家卧床休息，或者安排你住院。你也需要适当服用药物，来降低血压以及预防癫痫的发生。预防癫痫最常用的药物是硫酸镁，这种药物对母体和胎儿都是安全的，但是也会带来一些令人不适的副作用，如呕吐、暂时性抑制胎儿呼吸（别太担心这一点——如果有需要，呼吸机可以帮助胎儿呼吸，直到你体内的镁逐渐被代谢，一般只需要1~2天）。如果子痫前期发生在妊娠早期，那你需要注射类固醇帮助胎儿的肺和大脑更快地成熟。类固醇可以带来诸多益处：让子痫前期暂时好转，给你赢得一点点额外的时间。

子痫前期发生得越早，其症状就会越严重，就越会影响母体和胎儿的健康。当你在医院时，医生会密切关注你和胎儿的健康状况，然后根据每天情况的变化调整治疗方案。通过仪器的监控和各种测试，医生可以获得你的身体状况、胎儿的发育情况、流经胎盘的血液量等重要信息。幸运的是，大部分患有轻度子痫前期的女性，都能继续安全地孕育胎儿。但是那些患有较为严重子痫前期的孕妇，则一般会在住院后的几周内分娩，一般会选择剖宫产。

如果继续妊娠太危险，医生会建议及时分娩。当你听到这个建议时也许会想："如果可以让宝宝在子宫内多待一段时间，我可以不考虑自己的身体。"为了孩子甘愿冒这样的风险是伟大的，但是你的家人，包括你即将出生的孩子，他们都需要你。当子痫前期的症状表现得较为严重时，胎儿也会相应地承受更多的痛苦，甚至会有胎死腹中的可能。所以，为了你和孩子，最好认真听取医生的建议。你要看到积极的一面：你的早产宝宝会在NICU接受良好的护理，你能很快康复。

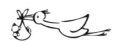

糖尿病与早产

如果你患有糖尿病，说明你的血糖代谢能力出现了障碍。血糖是机体能量的供给源，来源于食物或者脂肪的新陈代谢。患糖尿病时，本该进入细胞释放能量或者转化成糖原的糖类就会停留在血液中，使血糖指数升高，表现出糖尿病的症状。如果血糖指数持续升高，会对多种器官造成损伤。如果糖尿病发生在妊娠期，则会对胎儿的生长造成影响。

糖尿病一共分为3种类型：1型糖尿病、2型糖尿病和妊娠期糖尿病。胰岛素负责将血液中的葡萄糖转入细胞中。1型糖尿病（也称青少年型糖尿病）患者，体内不产生胰岛素。2型糖尿病（一般与超重和缺乏运动有关）患者，体内能够产生胰岛素，但是胰岛素无法正常发挥作用（因为胰岛素抵抗）。妊娠期糖尿病与2型糖尿病类似，身体也会出现胰岛素抵抗，但那是因为妊娠引起的，其症状较轻并且会在分娩后自行消退。值得注意的是，有的妊娠期糖尿病实际上是2型糖尿病，只不过是因为在怀孕之前没有被诊断出来。所以如果分娩后血糖指数依旧升高，说明患的是2型糖尿病；如果分娩以后血糖恢复正常，患的是妊娠期糖尿病。

在妊娠期患有任何一种糖尿病，都会引发一些潜在的问题，需要医生特别关注。比如，你很有可能出现高血压或者子痫前期的症状。这两种疾病——特别是子痫前期——会造成胎儿生长缓慢、母体出现严重并发症等，医生会在这种情况下建议提前分娩。患有严重的1型糖尿病并伴随血管疾病的孕妇，尽管没有并发子痫前期，其胎儿也会发育得比正常胎儿小，而且在妊娠期间会出现其他健康问题。

糖尿病也有可能导致胎儿过大。当母体过多的血糖转运至腹中的胎儿时，这种情况就会发生。胎儿利用过多的血糖产生多余的能量，从而迅速生长。体重超过其胎龄标准值90%以上的胎儿被称为巨大儿。如果你怀有巨大儿，产科医生会建议你提前分娩，因为分娩巨大儿容易导致死胎或其他分娩并发症。

巨大儿在出生后也要面临一些其他问题，包括低血糖（血糖指数过低）、呼吸窘迫、喂食困难、黄疸，甚至会增加发生婴儿猝死综合征的风险。

孕前就患有1型糖尿病和2型糖尿病的孕妇，如果在妊娠早期胎儿生长发育的第一阶段血糖指数就非常高，胎儿患有先天畸形的概率就会增加。但是如果在妊娠之后尤其是妊娠后期才出现糖尿病，胎儿的器官已经基本发育成熟，对胎儿的影响就不大。

为了防止发生并发症，医生会建议定期测量血糖，并在必要时给予胰岛素治疗。妊娠期使用胰岛素是安全的，但是孕前就患有糖尿病的孕妇应该咨询医生之前服用的药物是否要停用以及如何停用，因为部分治疗糖尿病的口服药或者治疗高血脂和高血压（糖尿病常并发的问题）的药物，妊娠期不宜服用（如果你有怀孕的打算，最好在怀孕前就停止服药）。如果你只是患有妊娠期糖尿病，那么你是幸运的，你可以通过合理的饮食和规律的锻炼保持血糖的稳定，这无论对你还是对宝宝都是最健康的方式。请在分娩后继续保持医学随访，因为在患妊娠期糖尿病的女性中，有20%～50%在分娩数十年后有更高的风险患2型糖尿病。

对所有婴儿来说，母乳喂养都是最好的，对那些母亲患糖尿病的早产儿更是如此。医学研究发现，母亲患糖尿病的早产儿和正常新生儿，未来都很有可能发生胰岛素抵抗，而母乳喂养有很好的预防作用。

如果你每日坚持合理饮食和规律锻炼，血糖值依旧不在正常范围内，请不要觉得太沮丧而停止努力，你的努力会有回报的。大部分患妊娠期糖尿病的女性都能够在足月时生下健康的宝宝，你也可以成为她们中的一员。

曾经早产再次怀孕还会早产吗？

Q：我的第一个宝宝是早产儿，我现在又怀孕了，我很担心这个宝宝也是早产儿。

A：可以肯定的是，如果你早产过一次，那这次早产的风险会显著增加。研究显示，曾经早产的孕妇再次发生早产的概率为20%～50%。但是每个人早产的原因不同，所以你的情况也许并不在统计的范围之内，这个可怕的数据自然也就与你无关。

举例来说，如果你早产的原因是胎盘的问题，比如前置胎盘，那你大可放心，因为这种情况在第二次妊娠时几乎不会再发生；如果你上一次怀孕是因为接受了不孕不育的治疗，而这次是自然受孕，那早产发生的概率也会降低，因为所有的人工受孕都会增加早产的风险；你上一次早产时婴儿胎龄越大，这一次早产的风险就越低。

另外，如果你怀的是多胞胎，那么你发生早产的风险将非常高，50%的双胞胎和90%的三胞胎都是早产儿（幸运的是，大部分双胞胎和三胞胎会在妊娠30周以后出生，所以早产的后果不会特别严重）。

还有一点很重要，如果上一次导致你早产的原因是可以改变或避免的，那么很大程度上可以降低再次早产的风险。举例来说，如果医生认为你上一次早产是吸烟、使用药物、体重过轻或过重、熬夜等原因导致的，而这些原因这一次你已经改变或者可以马上做出改变，那你再次早产的风险就会降低。医生会对你的营养补充、生活习惯、压力调控等方面给出很好的建议，这些都可以帮助你保持良好的状态并且顺利分娩。

医生也会建议你进行适当的药物治疗和休息。举个例子，如果你上一次早产是因为宫颈机能不全（会导致宫颈口提前打开），这一次可以通过环扎术将宫颈缝合；感染也可能会导致早产（特别是尿路感染或者性传播疾病），感染可以通过产前检查及时发现，然后使用抗生素治疗（医生会尽可能帮助你排除一切感染的可能）；如果你患有牙龈疾病，医生会建议你去看牙医并且马上接受治疗，因为研究显示牙龈发炎或感染都有可能引起早产；如果你患有慢性病，如糖尿病或者高血压，对身体的密切监控可以帮助你延长妊娠时间。

孕酮，一种可以在妊娠期间防止子宫收缩的激素已经被用于预防早产。近期的研究显示，对于那些早产过1次的孕妇，在妊娠16～20周时每周服用孕酮，可以显著降低再次早产的风险。

现在最重要的是找到一个经验丰富的产科医生，尤其是擅长高危孕妇治疗的产科医生，尽可能地帮助你降低再次早产的风险。你会觉得紧张或担心，这都是正常的。听取医生的建议，是你为自己以及未出生的宝宝做出的最好的选择。

服用孕酮可以预防早产吗？

Q：我的第一个孩子早产了9周，现在我又怀孕了。医生建议我服用孕酮，这样做安全吗？真的对我和宝宝有益吗？

A：尽管你现在很健康并且接受了产前检查，但因为你有早产史，相较于其他孕妇，再次发生早产的风险较高。好消息是，有一种治疗方法可以帮助你：大量的研究显示，在妊娠期的16～20周每周服用孕酮，可以让孕妇再次发生早产的风险降低1/3或者更多。

服用孕酮是近年来预防早产唯一有效的方法。医生很早之前就知道这种激素可以在妊娠期间防止子宫收缩，在分娩前它的水平通常会下降。但是到目前为止，人们也只在特定孕妇身上尝试了

将孕酮作为延缓分娩的治疗手段，即那些曾经自发早产并再次怀孕的女性。医生建议你使用孕酮治疗，是因为你属于这种情况。

当然，医生也希望孕酮可以帮助另外一部分孕妇预防早产。一项研究显示，孕酮可以帮助那些子宫颈短（可能引发早产，可以通过超声检查检出）的孕妇降低再次早产的概率。但另外一项研究显示，孕酮不能帮助怀有多胞胎的孕妇预防早产。

大部分医生对孕酮的疗效抱有很大期望，但是他们清楚仍然有很多问题需要解决。比如，孕酮对其他高风险的孕妇是否有效，使用剂量应该如何控制。振奋人心的消息是，孕酮疗法还未对母体和胎儿造成过任何副作用（一项研究对孕妇进行了为期2年的跟踪调查）。但是在这些孩子长大前，在更多的孕妇得到治疗前，孕酮的安全性问题还不能完全得到确认。

美国妇产科医生协会对孕酮的疗效充满信心，并且推荐那些曾经早产过的高风险孕妇使用。但是，在孕酮的疗效和安全性得到更多的科学研究支持以前，孕酮的使用仍旧只是试验性的。如果你准备向另外一位产科医生咨询孕酮是否适合你，请放心，大部分医生不会认为你不信任他们，甚至可能会欢迎他们的同事参与其中。

有宫缩就一定会早产吗？

Q：有时候我感觉有宫缩，我觉得可能是假临产，但又担心是其他严重的情况。我应该咨询医生吗？

A：如果宫缩频繁——每15分钟1次或者间隔时间更短——你应该立即去医院，医生会判断这是真临产还是假临产。有些孕妇在正常分娩之前宫缩异常活跃，要判断是真临产还是假临产并不总是那么容易，所以需要及时就医。发现早产的早期征兆非常重要，因为及时治疗效果最好。

假宫缩可能规律、频繁地发生，会引起孕妇不适，但最终会自行停止，而预示即将分娩的宫缩则伴随着子宫颈的缩短和扩张。医生不想让孕妇和胎儿受抗早产药物副作用的影响，也不愿意让他们承受不必要的住院治疗带来的焦虑，所以他们不会仓促地做出决定，但也不愿意耽误太久，因为一旦分娩提前，药物治疗就失效了。如果及早采取预防早产的措施，一般情况下可以防止宫缩发生，并且使妊娠延长1周或更长时间。即使让分娩推迟很短的时间都很有意义，因为在子宫内多待1天对胎儿都是有益的。

如果医生怀疑是分娩的征兆，则会密切监控你的宫缩情况和胎儿的心率，以确保胎儿没有危险。医生需要判断宫缩是否由脱水或者感染等因素导致的，所以会安排你卧床休息，并接受静脉输液（为了提高流经子宫的血液量）。半数情况下，如果你没有流血或者发生胎膜破裂，输液和卧床休息可以阻止早产的发生。

如果卧床休息和输液效果不好，但你和宝宝都状况良好，医生可能会给你开预防早产的药（安胎药），以阻止子宫收缩。如果医生没有这样做，可能是因为你妊娠还不足20周（因为安胎药的药效不够长，无法持续到胎儿出生并且保证其在子宫外顺利存活），或者已达34周（胎儿已经发育良好可以出生，尽管比预期早了一些），抑或羊水测试的结果显示胎儿的肺部已经发育成熟（说明胎儿可以避免早产带来的严重并发症，没有必要再承担安胎治疗的风险）。如果医生认为分娩对你和胎儿都相对安全，是不会阻止你分娩的。

关于药物，医生有很多种选择。这些药物的作用机制不同，但都可以降低子宫收缩的频率。硫酸镁是部分医生的首选，特别是在妊娠早期。因为部分研究显示，胎儿越小，母体使用硫酸镁的神经学效果越好。镁通过静脉注射进入母体。缺点是它可能不像别的安胎药一样效果显著，并且有些孕妇在使用过程中会出现恶心、脸红、头疼、虚弱等症状。还有一些潜在的很少见的副作用，比如呼吸问题或者低血压。如果孕妇使用过多的镁，胎儿出生后可能会出现无力、昏睡、呼吸不规律、进食困难等现象。但是不用担心，这些症状会在1～2天内完全消失，医生会密切关注你，直到一切正常。

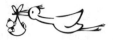

你会早产吗?

　　即使发生宫缩，也不意味着一定会早产。但是尽早识别分娩的信号至关重要，因为它会导致宫颈变薄扩张，使你提前分娩。

　　如何判断自己是否要早产了呢? 请注意以下任何一种迹象，如果发生请及时就医。

* 子宫在1个小时内收缩4次及4次以上（无论是否疼痛）。子宫收缩时腹部会变硬，有收紧的感觉（如果你感觉到子宫收缩，但还不太频繁，可以尝试着喝2～3大杯水并且平躺半个小时，一般宫缩频率会大大降低）。
* 腰部隐隐作痛或剧烈疼痛。
* 腹部绞痛（像月经来临时那样），可伴有腹胀或者腹泻。

* 骨盆有压力感。
* 阴道分泌物增多或者改变。稍带血丝的分泌物可能代表黏液栓（像子宫的塞子一样）的流出。如果阴道分泌物比平日明显增多，可能是发生了胎膜破裂。

　　如果你的身体出现上述症状，或者有任何疑问，不要犹豫，马上就医，及时向医生反映你的情况，这是对你和宝宝的安危负责。

　　因为频繁发生的副作用，一些过去经常用于安胎的药物，近年来逐渐被淘汰，如特布他林、利托君和一些被称为β模拟剂的药物，这些药物可以通过注射、口服、皮下泵植入的方式进入人体。有的孕妇对这些药物耐受良好，但是也有一些孕妇会出现紧张不安、心悸、恶心、头痛或者抽搐等症状。那些患有高血压、心脏病、糖尿病或者甲亢的女性更容易出现严重的副作用，所以医生一般不给她们开这类药。

　　近年来，另外两种安胎药使用得较多：抗炎药（如吲哚美辛）和钙通道阻滞剂（如硝苯地平）。这两种药物均可以通过口服或者静脉注射进入人体。近期一项研究显示，抗炎药是预防早产最有效的药物，对孕妇的副作用很小，但若长期服用这类药物，会给胎儿带来一些问题，所以大多数医生会小心使用，并且只是短期使用。钙通道阻滞剂可以造成低血压和心率加快，但幸运的是这些副作用很少发生，并且不会太危险。

正如你所看到的，产科医生使用的药物都有自己的优缺点，你可以询问医生哪种药对你是最好的。

不管你意志力多么坚强，当你躺在病床上不得不忍受安胎药的副作用带来的不适感时，你可能会问自己：这样做值得吗？大多数时候答案是肯定的。这些药物通常使用48小时或者更短的时间，就能迅速阻止早产的发生。即便停药后马上又会出现分娩征兆，使用安胎药的这段日子，也已经为你争取了足够长的时间使用类固醇促进胎儿发育（详见第32页"早产前使用类固醇能促进胎儿发育吗？"）。类固醇最主要的益处是可以帮助胎儿正常发育，并且保证胎儿出生后顺利生长。许多可能发生早产的孕妇，在停用安胎药后子宫恢复了平静，仅这一点类固醇就能带来很大的益处。有时候医生们也不知道早产为什么出现或消失，不知道是因为感染扩散还是其他原因。

很多孕妇在早产被成功阻止之后可以顺产，没有其他状况发生，但是部分孕妇会重新出现早产征兆。有的医生会让孕妇在回家以后的几周或者几个月内，继续使用安胎药，以防止再次出现早产征兆。然而，大量研究发现，长期使用安胎药并不能有效防止早产。

如果你再次出现早产征兆，医生会重新安排你住院，判断继续妊娠对你和胎儿是否安全。如果医生认为安全，会继续采取措施阻止宫缩——也许你会觉得努力了很久又回到了原点，但是你的妊娠期会继续下去，胎儿也长得更大了，再一次的治疗会为你争取更多的时间。

需要提醒的是，很多时候提前分娩才是最好的选择，更有利于你和胎儿的健康。举例来说，如果早产是羊膜囊感染造成的，在胎儿被感染前分娩是最安全的。尽管宝宝在预产期前几周就出生了，但是一个健康的早产儿总比一个病恹恹的足月儿好。如果早产伴有阴道出血和胎儿窘迫，那么你可能会发生胎盘早剥，胎儿也无法得到足够的血流量，这时就需要提前分娩。

所以，如果医生无法阻止早产，胎儿匆忙地出生也许是一种自我保护。当自然的力量无法违抗时，试着去相信它会做出最好的选择，尽管这并不是你当初所期待的。

宫颈环扎术能防止早产吗？

Q：我的第一个孩子是早产儿，在他出生之前我流产过几次。现在我又怀孕了，医生认为环扎术对我有益。环扎术是什么？如何操作？

A：环扎术是一种由产科医生操作的外科微创手术，目的是让宫颈暂时性闭合（胎儿出生时再打开）。当医生认为孕妇的宫颈机能不全时——在分娩开始之前宫颈不是一直紧闭，而是打开的——会建议进行环扎术。

如果你被诊断为宫颈机能不全，说明你的宫颈不仅提前打开了，还是在你毫无察觉、没有任何感染或者早产征兆的情况下松弛并打开的。宫颈张开所带来的麻烦是，胎儿的羊膜会暴露在阴道的细菌和其他物质之中，更容易因感染而破裂，从而导致流产或早产。环扎术可以帮助你尽可能延长妊娠时间，即使最终还是早产了，胎儿也可以有更好的生长机会。

宫颈机能不全最常见的原因是产科或妇科手术留下的创伤。比如，任何宫颈手术、难产过程中的撕裂或者妊娠中期的人工流产都有可能导致宫颈机能不全，但是具体原因很难确定。有些专家认为个体之间的差异（宫颈或松或软或长，就像个体之间头发的颜色和发质的差别一样），会导致女性的宫颈对于羊水和胎儿的生长所带来的压力的耐受力不同。

令人沮丧的是，在很多情况下，医生很难提前对宫颈机能不全进行诊断。像前面提到的，大部分女性是因为出现了宫颈提前打开的症状，才诊断出宫颈机能不全。事实上，即使已经出现了上述状况，也很难判断是否由宫颈机能不全导致的。比如，由于轻微的宫缩或者感染导致宫颈提前打开，是很难被觉察的。

同样也很难预测宫颈机能不全是否会再次发生，因为一次怀孕出现了上述状况，不代表下一次还会出现。结果就是，很难判断孕妇是否需要进行环扎术。所以，即使拥有最好的医疗服务，接受了环扎术的女性有时也并不是真正需要接受环扎术，而真正需要接受环扎术的女性的也并不是都接受了环扎术。

所幸，对于那些流产过3次以上的女性，环扎术确实很有帮助（见图1.1）。她们当中有90%的人，妊娠期可以延长到34周或者更长，大部分胎儿也都发育良好。但是如果女性只流产1～2次，进行环扎术的弊远大于利——不仅不会延长妊娠时间，还会引发并发症（常见并发症为宫颈损伤、感染、宫缩频率增加、胎膜早破等）。

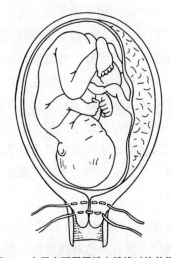

图1.1　在子宫颈周围缝上缝线以使其闭合

大部分医生认为，进行环扎术的最佳时间为妊娠早期，此时宫颈仍然处于闭合状态。他们担心如果在宫颈已经打开或者感染后再行环扎术，细菌会侵入子宫，暴露的羊膜也可能被误伤。医生不会等到你临近分娩的时候再对你施行环扎术，因为那时候环扎术不仅风险高，作用也不大。

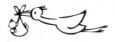

宫颈环扎术的实施和移除方法

手术有两种方式，医生会根据你的情况选择适合的一种。

经阴道宫颈环扎术

这是最常见的方式，根据环扎部位（宫颈的底部还是中部）和缝合手法的不同，手术方式会稍有调整。大部分情况下，经阴道宫颈环扎术迅速、安全，孕妇从住院到出院仅需几个小时。首先会对你进行麻醉（一般为脊椎麻醉）和轻微镇痛，医生会围绕你的宫颈缝合一圈，把宫颈拉紧，并且使其闭合。

如果环扎术在宫颈还未张开之前进行，术后只需休息1～2天；如果环扎术在宫颈已经张开并且羊膜暴露以后进行，术后则需要服用抗生素，并且尽可能地减少运动，最好是卧床休息。为了防止刺激宫颈和减少感染发生的风险，医生会建议你停止性生活，因为环扎的部位比平时容易感染（根据每个人的身体状况和医生的判断，需要注意的事项会有所不同）。医生会定期检查宫颈的变化以及是否有感染的症状。

宫颈上的缝线一般在妊娠37周左右拆除。如果你在37周之前被感染或者有分娩征兆，也有可能提前拆除缝线。

经腹宫颈环扎术

这种形式的环扎术属于更为复杂的外科手术，需要较长时间的住院治疗，一般只有在经阴道环扎术无法进行或者无效（如孕妇有严重的宫颈畸形）的状况下进行。医生会在宫颈较高的位置进行缝合，从而使其闭合得更为紧密。这种手术一般会借助腹腔镜（在腹部做一微小的切口，将摄像头通过切口放入腹腔，在体外进行手术操作）进行，以缩短患者的恢复时间和减小伤口。

经腹宫颈环扎术一般在妊娠14周之前进行。术后禁止性生活，并且尽可能少活动。你需要定期进行检查，看伤口是否感染，或者宫颈是否发生了变化。

手术之后一般只能进行剖宫产，因为缝合的宫颈无法通过移除缝线而再次打开。分娩以后，缝线也会留在宫颈上，如果你再次怀孕，缝线会起到很好的作用，或者它会逐渐成为你身体的一部分。

一些医生认为，如果孕妇宫颈机能不全的风险较小，继续观察是比较明智的选择。医生会通过超声检查密切关注孕妇的宫颈变化，随时了解宫颈是否缩短或者变薄——这是宫颈打开的前兆。只有发生了这些变化，医生才会施行环扎术治疗。尽管像大多数医学检测一样，超声检查并不是100%可靠，轻微的宫颈扩张并不一定会导致早产，但这是一种可以避免不必要的环扎术治疗和并发症的方法。一些小型研究表明，等待和观察的方法是安全的，而且效果很好，但是需要更多的研究证实这一结论。

现在对你来说最重要的事就是让胎儿在子宫内尽量待到足月，环扎术可以帮助你实现这个重要的目标。

阴道出血有早产危险吗？

Q：我在妊娠期出现了几次阴道出血，我会有早产的危险吗？

A：不一定，妊娠期阴道出血比你想象得常见。据统计，每4个孕妇中就有1个出现过阴道出血。虽然这确实很可怕，但不一定会导致严重后果。比如，在妊娠中期阴道只有一点点出血，超声检查胎盘一切正常，那你就不会有早产的危险。但是，如果出血发生在妊娠早期，并且已经发生了好几次或者出血量较大，那么你在怀孕34周之前分娩的概率会很大。

超声检查可以帮助确认导致阴道出血的两个常见原因：胎盘早剥和胎盘前置。对孕妇来说，这两种原因导致的大出血都十分危险，任何影响胎盘（为胎儿提供氧气和营养物质）正常功能的因素都会影响胎儿的发育。如果情况变得越来越危险，医生会建议孕妇提前分娩。

胎盘早剥最常见的症状是阴道出血、腹部或者背部疼痛。胎盘早剥意味着胎盘的一部分从子宫壁脱落，分离的部分不能再从母体血液中获取氧气和营养物质（见图1.2）。如果胎盘脱落的部分很小，其他未脱落的部分依旧可以正常发挥功能，就没有大问题，对胎儿的生长和健康影响不大，可以继续妊娠；但是如果脱落的部分较大就会严重影响胎儿血液和氧气的供应，有时需要紧急结束妊娠。超声检查和其他针对胎儿健康的测试可以评估情况的严重性。

胎盘前置意味着胎盘部分或全部覆盖了宫颈，分娩时宫颈打开，胎儿要从宫颈通过，就会出现撕裂和出血；在怀孕过程中子宫底部伸长也会导致出血。胎盘前置需要提前分娩的主要原因是防止孕妇大出血，大出血对孕妇和胎儿都十分危险。

如果你被诊断为胎盘早剥或者胎盘前置，根据其严重程度，你可能需要住院观察。在保证你和胎儿安全的前提下，应该尽量让胎儿在子宫内多待一段时间。医生会尽可能地延长你的妊娠时间，但是当情况变得危急时，也会随时准备让你提前分娩。还好现在先进的医疗手段，可以观察胎儿的状况，让医生能够更好地帮助你和胎儿平安度过危险期。

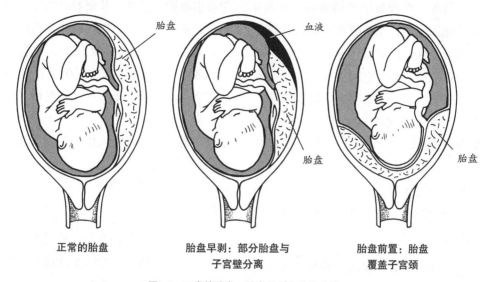

正常的胎盘　　　　　胎盘早剥：部分胎盘与　　　　胎盘前置：胎盘
　　　　　　　　　　　　子宫壁分离　　　　　　　　覆盖子宫颈

图1.2　正常的胎盘、胎盘早剥和胎盘前置

引自《怀孕、分娩和新生儿》第二版，© ACOG（美国妇产科学院）1995年

无症状的感染也会导致早产吗？

Q：如果感染没有给我造成困扰，是否还需要接受治疗？如果感染没有引起任何问题，妊娠期是否会有危险？

A：如果你没有觉得不适，会很自然地认为自己很健康。但是如果医生建议你接受治疗，认真听取医生的建议很重要。那些无症状的感染很有可能会导致早产。

人们早就知道，妊娠期的一些感染会导致早产。原因是母体免疫系统产生的物质会引起子宫、宫颈和羊膜改变，从而导致早产。如果是宫内感染，那危险可能会加倍，因为可能会感染胎儿，甚至影响胎儿生长，或者使胎儿在出生时患病。有证据表明，绒毛膜羊膜炎——一种羊膜感染——可能会增加胎儿出生后患有严重并发症的风险，如慢性肺炎或某些类型的脑损伤。

虽然胎儿发生严重并发症的概率并不高，但50%的早产在分娩时被发现有羊膜感染，妊娠30周之前早产的感染率甚至高达80%。但无法知道感染是在什么时候发生的，是感染导致了早产，还是在分娩时被感染的（分娩时宫颈打开，羊膜破裂，所以能够阻止感染的天然屏障都失效了）。大量数据显示，孕妇生殖器官和尿路的隐性感染是导致早产的主要原因之一。比如在妊娠期间，尿液中的细菌比平时更常见，且不会出现灼烧、瘙痒、发热等感染的常见症状。许多研究显示，如果孕妇在患有无症状尿路感染时使用抗生素进行治疗，发生早产的风险会大大降低。

另外一个导致早产的罪魁祸首是B族链球菌。这种细菌通常安静地附着在大部分女性的阴道里，但是在妊娠期却变得很危险。如果它们上行到宫颈或者进入子宫，就会导致早产、胎膜早破、分娩前后子宫感染或者胎儿患有严重疾病（如果你发生早产，即使没有被检查出B族链球菌感染，医生也会给你静脉注射抗生素，以预防感染。幸运的是，分娩时小剂量的青霉素足以保护你和胎儿）。

近期，研究者发现一种叫作细菌性阴道炎（简称BV）的隐性感染，这种感染是一些阴道常见细菌的过量繁殖导致的，10%的白人女性和约25%的非洲裔美国女性患有此病，但是只有少数女性会出现疼痛或者白带增多等症状。尽管那些性生活频繁并且习惯清洗阴道（清洗阴道会使阴道有益菌减少）的年轻女性容易患病，但是这种病并不会通过性生活传播。医生认为BV会使孕妇早产的风险升高2倍。

BV很容易诊断（医生只需要用棉签擦拭你的阴道并进行化验即可），并且很容易通过口服抗生素或者阴道外用抗生素药膏治愈，关键是如何发现隐性感染者。部分研究显示，对于那些曾经发生过无明确诱因的早产的孕妇，治疗BV可以将她们再次早产的风险降低70%以上。但是对于那些没有早产过的孕妇，BV是否会对她们有危害或者治疗是否有益还不得而知，因为阴道细菌并不一定会引起阴道感染，甚至有时治疗反而会带来坏处。比如，任何时候使用抗生素，都有可能引起过敏反应，或者使其他难以治疗的细菌过度生长。部分研究者甚至怀疑，是否存在某些情况下抗生素不仅消灭了引发细菌性阴道炎的细菌，同时也增强了人体的免疫应答，非但没有阻止早产，反而增加了早产的风险。你可以和医生讨论治疗的利与弊。

另外一种容易诱发早产的隐性感染是牙龈炎。所以当你的医生建议你用牙线洁牙时，请不要觉得惊讶——预防早产就像预防蛀牙一样！如果你被诊断出患牙龈炎，需要马上找牙医对你的牙齿进行深度清洁。

还有一些其他感染，症状一般比较轻微，孕妇很难觉察，但是却能够使胎儿患病，甚至导致早产。你是否需要接受这方面的治疗应该由医生决定。大部分医生会给孕妇进行某些性传播疾病的检查，如梅毒、淋病、艾滋病等；或者一些病毒性疾病，如乙型肝炎病毒、风疹（德国麻疹）病毒，根据你的个人状况和所处的环境，医生也许还会对疱疹病毒、巨细胞病毒或者其他一些母体很难觉察到但是会对胎儿有影响的感染进行检查。

大部分感染，预防是关键。医生会提醒你进行安全的性行为，避免冲洗阴道，不要吃生的或者夹生的肉类、鱼类或者甲壳类动物，不要乱摸不干净的动物。你应该尽量远离传染病患者。如果你所在的地区有莱姆病（因扁虱叮咬而出现麻疹、发烧等症状的一种传染性疾病）流行，请牢记那些注意事项并且更加谨慎地进行预防。在下一次怀孕之前，如果你从未患过风疹、腮腺炎或者水痘，那么需要通过注射疫苗预防这些疾病（这些疫苗一般不会给已经怀孕的女性接种，因为可能会对胎儿造成损伤）。

如果你曾经发生的早产可能是隐性感染造成的，即使你或宝宝在分娩后有感染的迹象，医生也无法告诉你是感染引起了早产，还是在早产的过程中发生了感染。医生同样无法告诉你，如果你在怀孕期间被诊断出感染并使用抗生素治疗会发生什么。如果可以，请从现在开始关注。医生们会继续研究感染、炎症和早产之间的关系，希望可以早日研究出更好的检查手段和治疗方法，说不定你和宝宝会成为第一批受益者呢。

胎膜早破一定会导致早产吗？

Q：我的羊水破了，是不是没有挽回的余地了？

A：不一定。能确定的是你需要在医院住一段时间，也有可能你会因此而早产。但是一般情况下，胎膜早破（羊水早破的医疗术语）后妊娠期还能够再持续一段时间，还能够为胎儿再赢取一点儿宝贵的时间，让他在子宫内继续生长。

羊水破了以后，你觉得害怕是正常的。从子宫内突然涌出大量液体，确实会让人感觉很无助。这种情况的发生，你无法阻止，能做的就是等待和心存希望。你不用自责或者抱怨你的伴侣。你也许会责怪自己为什么不卧床休息，你的伴侣也许会懊恼为什么自己不帮老婆拎购物袋。其实，胎膜早破的原因并不像看上去这样简单。

胎膜早破的确切原因目前尚不清楚，但研究人员相信这是多种原因长期累积的结果。那些吸烟的女性、妊娠期阴道出血的女性、有过胎膜早破经历的女性，羊水早破的风险都会增加。子宫收缩、羊水过多、胎儿生长产生的压力和羊膜的扩张、多胞胎等原因都会导致羊膜脆弱，营养不良和早期宫颈手术也有可能成为诱因。专家怀疑感染（包括那些没有症状的感染）是胎膜早破最主要的原因，细菌通过孕妇的生殖道逐渐侵袭宫颈并刺激羊膜。最新研究发现，基因差异可能是胎膜早破的关键原因。比如，基因决定了孕妇的免疫系统应对身体和心理的压力，或者对细菌和病菌入侵如何应答。目前还没有确切的证据证明性生活会导致胎膜早破。

医生首先要做的，是对你体内排出的液体进行检查，确认是羊水、尿液还是阴道分泌物。一般情况下，如果胎膜早破，会有大量的羊水流出，接着是不断滴流。然而在少数情况下，羊水的流出没那么明显。一旦医生确认你是胎膜早破，他会决定是让你立即分娩还是稍作等待。

之所以会让有些孕妇立即分娩，是因为胎膜一旦早破可能会引发一系列危险。

* **感染。** 胎膜就像是胎儿周围的一个屏障，为胎儿阻挡生活在母体阴道中的细菌。当胎膜破裂时，细菌可以侵入子宫，感染母体或者胎儿。母体感染几乎都能得到有效的治疗，但是胎儿或者新生儿一旦发生感染可能就会危及生命，或者引发一些长期的健康问题。一个未被感染的较小胎龄的早产儿好过一个被感染但是胎龄较大的早产儿。

幸运的是，在胎膜早破之后，胎儿被感染的概率低于20%，并且感染一般发生在孕妇发现自己有发热或者腹痛等症状之后。所以医生一般不会建议你提前分娩，除非你或宝宝出现感染的迹象。

* **胎儿肺发育不全。** 也叫肺发育不良，具体诱因还不明确，但通常认为是由于羊水不足，子宫挤压胎儿，从而使胎儿的肺部没有足够的空间发育所引起的（肺部扩张是胎儿肺部发育的一个信号），而且羊水不足会导致羊水内的生长激素无法进入胎儿的肺部促进肺成熟。不管婴儿出生的时候胎龄多大，如果他的肺部发育不良，都会出现呼吸困难或者无法呼吸的状况。

如果孕妇在妊娠中期发生胎膜早破，由于胎儿肺发育不全导致在子宫外无法存活的风险最高。如果孕妇在妊娠26周以后发生胎膜早破，大部分胎儿会平安无事。子宫内留存的羊水越多，胎儿平安的希望越大。

* **脐带滑落到危险位置。** 这会导致传输给胎儿的氧气和血液部分受阻。

* **胎儿运动受限。** 羊水量变少，子宫会对胎儿产生压迫，从而使胎儿移动受限。胎儿缺少移动会导致关节僵硬和萎缩，以至于身体无法正常伸展。出生后可以通过矫正术或者物理治疗解决关节挛缩问题。

你需要在提前分娩和以上风险之间权衡，选择一个最恰当的分娩时机。有些时候做决定很容易：一旦有明显感染或者胎儿窘迫的迹象，医生会要求你立即分娩。在妊娠32～34周之前，没有感染和胎儿窘迫的前提下，大部分产科医生认为继续妊娠要比提前分娩风险小。如果妊娠已达34周就应提前分娩，虽然胎儿依旧不够健壮，但是已经基本发育成熟了。

有时候你是幸运的，最好的结果发生了：胎膜在几天内重新闭合，羊水重新围绕着胎儿。没有人知道为什么偶尔会发生这种情况，当它发生时，妊娠就可以继续下去，就好像胎膜没有破裂过一样。有时候胎膜会部分闭合，给细菌感染留了一个通路，但是能保留足够的羊水让胎儿健康生长。

大部分孕妇会在胎膜破裂后的1周内分娩，但是如果在之后的几天你都没有分娩的征兆，你的妊娠期很有可能延长。15%~20%的孕妇可以延长4周甚至更长的时间。

从现在到分娩之前，你都需要住在医院里，这样你和胎儿都可以接受严密的监护，以确保你能在分娩的第一时间得到医生的帮助。同时，你需要卧床休息，以减少羊水的流出。虽然你的羊水在持续向外流，但你不用太害怕。除非胎膜重新闭合，否则羊水流出就是正常并且不可避免的。卧床休息也可以使流向胎儿的血液量增多，从而可以产生更多的羊水，也使脐带滑脱到危险位置的风险降到最低。少数医生偶尔会使用羊膜腔灌注术（用导管往子宫内灌注液体），以帮助胎儿正常出生。但是灌注进去的液体很快就会再流出来，无法对胎儿的肺部发育提供帮助，除非医生反复灌注。

医生会使用抗生素治疗你的感染，并且预防胎儿感染。研究发现，在胎膜早破之后使用抗生素可以延长妊娠时间，并且可以让胎儿在出生以后状态良好。医生可能会让你使用一些类固醇，以促进胎儿快速生长。医生不会给你使用安胎药，因为没有研究证明在胎膜早破之后再使用安胎药可以延长妊娠时间，而且服用安胎药可能会掩盖感染的症状。你需要停止性生活，因为这会诱发感染或者引起早产。宫颈环扎术会增大感染的风险，所以如果你已经进行了环扎术，医生会考虑将其移除。

为了监控感染和胎儿窘迫，医生需要每天多次检查你的体温和胎儿心跳。如果你的羊水量充足，医生会建议你接受羊膜穿刺术（用针头取出极少量的羊水）。羊水的检查结果可以提示你是否感染，以及胎儿肺部的发育情况。每隔几天你就需要接受一次超声检查，以观察胎儿的呼吸、心跳、胎动情况以及检测子宫内的羊水量。

现在可以确定的是，这段时间对于你和你的伴侣都很艰难，因为你们几乎无法预测或者掌控未来。尽量尝试一些减压方法，如调整呼吸、冥想、按摩（如果医生允许的话），让自己冷静并且保持乐观的心态。接受并顺应现实，你争取到的每一天对胎儿来说都弥足珍贵。

什么情况下胎儿需要提前出生？

Q：医生说孩子在子宫内发育情况不太好，所以建议我提前分娩。医生如何判断分娩的最佳时间？

A：对于母亲来说，大概没有什么事情会比得知孩子必须提前出生更难以接受的了。除了担心孩子的健康和自己的安危，你还会觉得不踏实，好像被自己的身体背叛了一样。这个时候，当初的每一次胎动带来的惊喜，逐渐被不断地接受检查、担惊受怕地观察胎儿的发育状况所取代。

其实，你的情况远不会这么糟糕。选择性早产让将近1/4的孩子提前来到这个世界。大部分人选择提前分娩的原因是子痫前期，这也是为了尽可能地保护母亲的健康。子痫前期和其他一些母体疾病都会影响胎儿的健康。有些时候，母体的健康状况良好，但是她的子宫却不再是胎儿发育的最佳场所了。

以下是医生决定你需要提前分娩的几个主要原因。

* **胎儿的生长非常缓慢。**如果胎儿无法得到充足的营养和氧气，不仅会造成宫内发育不良，而且还会带来长期的不良影响。如果胎儿开始出现生长迟缓，而且越来越慢甚至停止生长，那么大部分医生会建议你提前分娩。

* **有胎儿窘迫的征兆。**胎儿窘迫是胎儿得不到充足的氧气和血液的一个信号，这可能是由于母亲贫血、感染或者一些其他的疾病导致胎盘出现问题而造成的。医生会根据胎儿活动变少、对刺激反应迟钝、心率不正常，或者羊水量异常少等征兆，推断有胎儿窘迫的可能。一旦发现胎儿窘迫，医生会让你马上分娩，因为胎儿继续待在子宫里会有致命的危险。

* **胎儿先天不足。**胎儿如果出现了先天发育不良，那么尽早出生接受医疗监护或者外科手术也许更好。这种情况，医生会建议你提前分娩。

* **母亲健康状况不佳。**妊娠期的一些合并疾病，如子痫前期、前置胎盘或者胎盘早剥，不仅会威胁胎儿的健康，同时也会伤及母亲的身体。原来患有心脏疾病的女性，在妊娠期心脏病会更严重，同时威胁到母体和胎儿的健康，所以这种状况下医生会建议提前分娩。像第39页"在出生之前对胎儿进行健康检查"中描述的那样，医生会对你进行一系列检查，以评估胎儿的发育状况，进而决定是否让孩子出生并在NICU中接受监护。医生会记录胎龄和胎儿大小（出生以后影响其行为的重要因素），比较让胎儿留在子宫内和娩出这两种选择的风险。如果胎儿还没有发育成熟，医生也许不建议你马上分娩，除非胎儿面临生命危险。胎儿越大，早产所带来的风险就越小。

除非妊娠34周以上，否则早产会使胎儿面临很多风险，你很难判断什么时候才是分娩的最佳时间。医生会和你讨论选择性分娩的利弊，然后尽可能地用他们的经验、掌握的技能帮助你做出正确的决定。

胎动明显的宝宝会早产吗？

Q：宝宝经常在我的肚子里踢来踢去，这是否表示他很好动？

A：有一些胎儿会持续不断地左戳戳右碰碰，这让他们的妈妈很绝望，觉得孩子以后会成为重量级拳击手；还有一些胎儿好像比较放松，动起来比较舒缓，或者有些时候，不会有太多的运动。

　　毋庸置疑，胎儿是否活泼好动存在个体差异。很多因素都会影响胎动，包括母亲的饮食习惯、情绪、活动程度（当母亲很忙的时候，可能没有精力注意胎动，所以她们会觉得胎儿活动得很少，尽管有时候事实并不是这样）、一天中的不同时间段（有时候胎儿在睡觉）、妊娠所处的阶段（随着胎儿的长大，他们的活动空间会减少，所以胎儿的扭动频率会增多，而踢腿的频率会减少）以及胎儿自己的力量和气质。

　　可以肯定地说，无论现在肚子里发生了什么，你都会对胎儿旺盛的生命力感到惊讶。几乎所有早产儿的父母都会有这样的感受。在新生儿病房，你会看到一个又一个小战士，他们在努力与病魔作斗争。

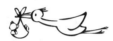

在胎儿发育成熟之前出现胎膜破裂

　　有的时候，胎膜破裂得太早，胎儿还未发育成熟，出生以后难以存活。如果在妊娠22周以前发生胎膜破裂，医生可能会让你选择是继续妊娠还是马上分娩。选择马上分娩意味着孩子难以存活，选择继续妊娠意味着你愿意承担孩子继续待在子宫里所带来的风险，哪怕仅仅延长很短的妊娠时间。大部分因为胎膜太早破裂而出生的孩子状况都很差，出生不久就会夭折；存活下来的孩子，有的要忍受短期或者长期病痛的折磨，还有的会终身残疾。

　　如果出现这种状况，请及时咨询医生，听取医生的建议。比如，孩子出生时的胎龄、马上出生存活下来并且能够健康生长的概率是多少、孩子需要接受怎样的医学监护等。请阅读第52～56页中不同出生胎龄早产儿生存状况的统计数据，记住你的孩子可能需要面对的困难，如肺发育不全，这会让他的生存状况更糟糕。

　　在权衡了各种利弊后，有些父母会选择马上分娩，尽管这很痛苦，但是考虑到未来的风险，这是对他们自己和孩子最正确的选择；还有些父母会选择继续妊娠。不论哪种决定，都是整个家庭慎重考虑的结果。

早产前使用类固醇能促进胎儿发育吗？

Q：医生让我使用一种可以促进胎儿肺部发育的药物，因为我的孩子随时可能出生。使用这种药物真的有效吗？

A：医生会告诉你，胎儿在子宫内的每一周，事实上是每一天都弥足珍贵，可以让胎儿的器官发育得更健全，以便在出生后更好地发挥作用。幸运的是，先进的医疗手段有时候能够改变一些不利的情况，至少能部分改变。研究显示，孕妇在分娩之前使用类固醇，可以促进胎儿肺部和其他器官的生长发育，效果相当于胎儿在子宫内多待1周；使用类固醇还可以降低部分早产并发症发生的风险，提高早产儿的存活率。美国国家卫生研究院推荐妊娠24～34周且在7天之内可能分娩的孕妇使用类固醇。

类固醇是一种人体能够产生的激素，特别是在处于焦虑状态时。这种激素会在孕妇分娩之前大量分泌，促进胎儿各器官在能够独立发挥作用之前迅速发育。

类固醇对早产儿来说十分有益。在NICU中最常见的一种疾病是呼吸窘迫综合征（简称RDS，也叫新生儿肺透明膜病），是由肺部发育不全引起的。患有RDS的早产儿在肺部发育健全、能够自主呼吸之前，需要借助呼吸机或者其他医疗设备辅助呼吸，并且极易引发潜在的并发症。早产儿的胎龄越大，其患RDS的风险越小。几乎所有妊娠26周之前出生的早产儿都患有RDS，妊娠30～34周出生的早产儿，约1/4肺部发育较成熟能够幸免。

孕妇在分娩之前使用类固醇，可以使妊娠28～34周早产的婴儿患RDS的风险降低50%；对于妊娠28周之前出生的早产儿，患RDS的风险并没有显著降低，但其严重程度会有所减轻。因为部分妊娠22～23周出生的早产儿能够存活，所以医生在争论是否应该让妊娠24周之前分娩的孕妇使用类固醇。因为在24周左右，不是所有胎儿的身体发育情况都能够对类固醇的使用有反应，但是类固醇的使用确实提高了一部分胎儿存活的概率。在妊娠34周之后，胎儿患RDS的概率已经很低了，除非确切地知道胎儿肺部发育不全，否则医生一般不会建议孕妇使用类固醇。

类固醇的益处不仅是可促进胎儿的肺部发育，还能够促进胎儿的大脑和肠道发育，大幅降低胎儿出现脑部损伤和坏死性小肠结肠炎（简称NEC）的风险，以及发生潜在的早产并发症的风险。

一般医生给你使用2次类固醇（倍他米松是一种孕妇常用的类固醇），中间间隔24小时。在分娩前至少24小时进行2次类固醇治疗效果最佳，但是如果你只使用了1次，或者在分娩24小时内使用，也会有一定的疗效。类固醇的作用会持续1周或者更长时间。如果你在妊娠26～28周之前使用类固醇，并且在使用后1周内没有分娩（这真是好消息），医生会让你再使用1次，防止胎儿因为发育不成熟而无法对类固醇做出应答。在此之后，一般情况下医生都不会再让你使用类固醇，因为产前频繁使用类固醇，反而会长期影响胎儿的脑部和其他器官的发育，从而抵消了类固醇在短期内对胎儿带来的益处。

分娩前使用类固醇还有一些其他风险。有些孕妇患有糖尿病等疾病，类固醇的使用会加重病情。医生会判断类固醇的使用对你来说是否安全。

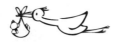

除了类固醇还有其他药物能帮助胎儿吗？

研究者们一直都在寻找更多的药物，希望能够在早产之前帮助胎儿快速发育或者减少一些并发症发生的风险，并且已经做了很多研究。除了类固醇以外，研究者还发现了一种有效药物。

医生发现孕妇使用硫酸镁可以帮助早产儿预防脑瘫（脑瘫会使婴儿无法控制自己的肌肉，这是早产带来的最严重的并发症之一）。大量研究证明，硫酸镁的使用可以使早产儿患脑瘫的风险降低50%。许多医生相信，硫酸镁将广泛用于计划在妊娠28周之前分娩的孕妇，因为这个时期出生的早产儿患脑瘫的概率很大。28周之后，尽管母亲没有使用硫酸镁，早产儿患脑瘫的概率也低于3%。

众所周知，硫酸镁对于维持人体细胞正常运转很重要，但硫酸镁预防脑瘫的机制还不明确。原因可能是它能够帮助维持胎儿脑内的血液循环，或者是阻止有害分子进入胎儿大脑。

如果你准备使用硫酸镁，需要了解它可能引起的一些副作用——恶心、出汗和心悸——但是大部分母亲会觉得为了孩子忍受药物带来的副作用是值得的。另外，硫酸镁有镇静和使人肌肉松弛的作用，这会使胎儿在出生时身体发软，而且可能无法深呼吸，这些副作用一般会在1~2天内消失（不用担心，医生会在必要时救治宝宝的）。

一些推测认为，孕妇在分娩前使用苯巴比妥和维生素K可以减少出血和婴儿脑部损伤的风险，但是目前证据还不足。相关研究仍在继续进行，希望未来的某一天能有新的突破。

有人担心分娩前使用类固醇会增加母体被感染或者对胎儿产生副作用的风险。研究者对使用过类固醇的孕妇分娩的新生儿进行了长期观察，直到孩子12岁。所幸的是，研究未发现任何副作用。类固醇现已在全世界的孕妇身上广泛使用，它给胎儿带来的益处也成为近30年来医药界最显著的成果之一。

多胞胎

双胞胎更容易早产吗？

Q：我通过人工授精怀了双胞胎，我会早产吗？

A：早产的风险会随着胎儿数量的增加而增加。单胎妊娠的早产率大约为12%，而双胎妊娠的早产率为50%，三胎妊娠的早产率接近90%。双胎妊娠大多在36～37周分娩，每多孕育1个胎儿，分娩时间大约会提前3.5周。

大约有30%接受不孕不育治疗（体外受精或者其他治疗）的夫妻会孕有多胞胎。多胞胎妊娠发生流产、死产或者早产的风险都会增大。多胞胎妊娠导致早产可能只是因为一个简单的原因：子宫内空间有限。人类的子宫并不会因为孕育多个胎儿而无限膨胀，当膨胀到很大时反而会开始收缩。因为孕有多胞胎，子宫内变得过度拥挤，从而会出现子宫提前收缩。同时，由于多胞胎需

要分享子宫内的空间和营养物质，所以他们比单胎发育得小。而怀有多胞胎的孕妇患并发症（如出血、高血压）的风险也会增大，这也会在一定程度上导致早产。

当你因为怀有多胞胎而面临额外的风险时，也会获知一些好的消息：人工受孕和自然受孕在妊娠期长短上没有差异。几年前，医生们普遍认为，当孕有相同数量的胎儿时，人工受孕的妊娠期要比自然受孕短2～3周。这种规律对于单胎来说是适用的，但是不适用于双胞胎。事实上，研究显示，通过人工受孕的双胞胎，其存活率高于自然受孕的双胞胎。医生们至今无法得知其中的原因，这可能也得益于妊娠期内优质的护理和异卵双生的概率高于同卵双生。

所以，如果没有其他因素导致早产发生，你的双胞胎宝宝会在妊娠34周之后出生——这个时候出生的胎儿已经发育良好，基本和足月的胎儿无异。

双胎输血综合征需要提前分娩吗？

Q：医生说我的双胞胎在子宫内发育得不好，因为他们出现了血管共用的情况。他们的发育会有什么问题吗？我能做些什么帮助他们？

A：医生可能会怀疑你患有双胎输血综合征，这种疾病会影响同卵双胞胎的生长发育。双胎输血综合征一般是由于两个胎儿共用胎盘中的血管，从而导

致太多的血液从一个胎儿传输到另外一个胎儿。

为了理解这种综合征发生的原因，需要从生命形成之初说起。受精卵逐渐发育成胎儿，需要通过胎盘从母体血液中获取至关重要的氧气和营养物质，然后排出体内的代谢物。胎盘发育形成的第一时间，就连接在母体的子宫上，然后迅速发育出血管，通过脐带与胎儿相连。胎儿周围是一层囊膜——羊膜囊——逐渐形成并充满羊水，其中大部分是胎儿的尿液。

那么双胞胎是如何形成的呢？异卵双胞胎来源于两个不同的卵细胞，所以会发育出两套分开的胎盘和羊膜囊。同卵双胞胎来源于同一个卵细胞，一般会在受精后分裂，发育成两个胎儿。如果分裂在胎盘发育之前发生，那么每个胎儿会发育出自己的胎盘和羊膜囊；如果分裂在胎盘发育之后才发生，那么两个胎儿会共用一个胎盘。而两个胎儿是否共用羊膜囊，则取决于受精卵分裂的时间是在羊膜囊形成之前还是之后。

当同卵双胞胎共用胎盘时，部分发育的血管会同时与两个胎儿的脐带相连，从而导致少量血液会从一个胎儿流向另一个胎儿。如果血管很少，互流的血液量也很少，就不会造成危害；如果连接的血管较多，会导致大量血液从一个胎儿（供体）流向另一个胎儿（受体）。

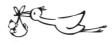

接受不孕不育治疗后只怀了1个孩子

如果你接受不孕不育治疗后只怀了1个孩子，早产的风险是自然受孕的2倍。医生无法告知你具体的原因，这可能是某些治疗不孕不育的药物未知的副作用导致的，也有可能是一些最初导致不孕不育的因素造成的。

幸运的是，你并不一定会早产。但是，在经历了所有情绪上、身体上、经济上的困难，终于如愿怀孕之后，再听到一些令人不安的消息是很难接受的。为你治疗不孕不育的医生，会建议你选择那些在高风险妊娠方面经验丰富的产科医生，这样他能较好地了解你的身体状况，然后给你和宝宝提供更优质的医疗服务。

受体胎儿获得更多的血液、氧气和营养物质，所以发育得较大。但是过量的血液并不代表巨大的优势，发育较大也并不表示发育得健壮。受体胎儿可能会因为得到了过量的血液，从而给心脏泵出血液带来负担。当双胎输血综合征发展到严重阶段，受体胎儿会在子宫内死亡，或者在早期出现心力衰竭。得到的血液过多也会导致受体胎儿的尿量增多，从而导致羊膜囊内的液体过量（羊水过多），这也是导致早产的主要原因之一（见图1.3）。

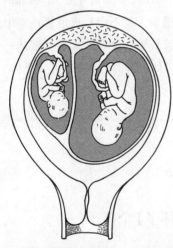

图1.3 在双胎输血综合征中，一个胎儿得到了过多的血液，长得大，羊水也多；另一个胎儿得到的血液太少，长得小，羊水也少

供体胎儿也会有一些麻烦。他得到的血液量比他需求的血液量少，所以缺少足够的氧气和营养物质。这会限制他的生长发育，从而导致他比正常的双胞胎发育得小。他的尿量较少，所以羊膜囊内的液体量也较少（羊水不足）。羊水不足会导致胎儿的脐带扁平，从而产

生输血中断的危险。当双胎输血综合征发展到严重阶段，供体胎儿也可能会因为严重的贫血而导致心力衰竭。

很难具体地概述双胎输血综合征所带来的影响。如果是轻度的，除了胎儿的大小和血细胞的数量不同，两个胎儿都会发育得很好；如果是中度的，很有可能会导致早产；如果是重度的，血流量的紊乱会同时使两个胎儿器官受损，导致死胎或者长期性的残疾。

双胎输血综合征可以在妊娠中期通过超声检查发现，主要的表现是：双胞胎同性，共用胎盘，发育较大的胎儿羊水量较多，而发育较小的胎儿羊水量较少。有时候，通过超声检测胎儿的血流量，可以发现胎儿血液循环模式的异常，并显示导致问题的血管。

一旦被诊断为双胎输血综合征，医生会根据严重程度将其分为1~5个阶段。每个阶段的情况都不同，并且研究数据也不同，但是专家推测，大约50%病情会发展得更严重，大约30%会维持原状，还有20%症状会随着妊娠的继续而缓解。

双胎输血综合征的治疗方法只有很少的几种。治疗方法的选择，部分取决于双胞胎受影响的程度，部分取决于妊娠所处的阶段，还有部分取决于个人的选择。

传统有效的治疗方法是排出胎儿羊膜囊内过多的羊水。这种治疗方法能够减少从一个胎儿流向另一个胎儿的血液量，同时能够推迟早产的发生。在治

疗过程中，需要多次将针插入孕妇的腹部。但是也有部分医生认为这种治疗无效，特别是当双胎输血综合征发展到中度或者特别严重的时候（第三、第四、第五阶段），或者是出现在妊娠26周之前。有些情况下会给孕妇使用药物，以帮助胎儿的心脏工作或者减少他们的尿液排出（所以受体胎儿的羊水量不会过多），但是也不是全无风险。一旦医生认为胎儿在子宫内的危险比早产并发症带来的风险大，一般会选择让你在妊娠29周或者30周提前分娩。

近年来最振奋人心的创新发现就是胎儿镜下选择性激光电凝治疗。当胎儿还在子宫内时，这种手术可以让连接两个胎儿的血管关闭，然后排出受体胎儿周围过多的羊水。这种手术会带来较高风险的并发症，如早产、胎膜破裂、感染，并且只有很少的医院能够进行这种手术。但是对于那些胎龄小于28周，并且病情迅速发展的胎儿来说，这也是一种可以选择的治疗方法。近期的研究显示，对于早期的双胎输血综合征，激光外科手术能让双胞胎存活的概率为33%，能让单胎存活的概率为75%。存活下来的胎儿10%~15%会有残疾——这个概率仅为用传统方法排出羊水的胎儿的一半。

对于大部分较为严重的双胎输血综合征，当已经确认单胎会死亡时，医生会建议父母进行一个艰难的抉择——放弃一个胎儿以提高另外一个胎儿生存的可能。对于父母来说，这是一个艰难而又痛苦的决定。父母选择保留的胎儿，存活下来的概率大约有80%（尽管现在还没有数据显示一定能够保证存活下来的胎儿健康成长）。

双胞胎中的一个需要提前分娩怎么办？

Q：双胞胎中的一个在子宫内继续生长有困难，医生建议提前分娩；但是另外一个胎儿状况良好，可以足月出生。我应该如何选择？

A：在妊娠期内，双胞胎中的一个发育良好，子宫是其生长发育的最佳场所；而对另一个来说，继续待在子宫内十分危险，医生认为提前分娩把他送进NICU是最好的选择——出现这种情况，你会感到进退两难。医生经常需要父母做出选择：提前让两个胎儿出生，还是继续等待——这个决定相当于为了帮助一个孩子存活，而让另外一个孩子付出代价。

如果你正面临这样一个痛苦的抉择，需要知道每一种选择分别对两个胎儿来说有怎样的利弊。对于发育良好的胎儿来说，他可能会突然成为早产儿。你可以阅读第52~56页"不同胎龄的早产儿：存活情况和长期健康状况"，了解不同胎龄的胎儿早产的存活率和长期的健康问题。

对于发育不好的胎儿，最好的方法就是与产科医生和新生儿专家仔细讨论他将面临的风险和未来的发育情况，因为他可能会面临一些医学问题，然后再决定他是否应该继续留在子宫内。

但是，即使你了解了所有信息，也很难有一个绝对正确的答案。如果有一个选择可以较好地平衡两个孩子的健康，产科医生会指导你。

对于大部分面临选择的父母，唯一的办法就是遵从自己的内心和价值观。部分父母本能地想保护最脆弱的孩子，去做一切能够帮助孩子的事情；还有一些父母认为，不让健康的孩子受伤害是他们的责任。所以，举个例子，如果一个孩子发育良好，而另外一个孩子存活的可能性很小，或者面临很多风险，他们不会做出让健康的孩子受伤害的选择。部分父母倾向于继续妊娠，顺其自然。

不管最后事情如何发展，你都会在接下来的几个月或者数年内，不断反思自己的决定。请记住，对于一个家庭来说，所有的家庭成员幸福地生活在一起才是最重要的。作为父母，我们几乎不可能在任何情况下都做出对每一个孩子来说最好的选择——尽管这是我们希望的。我们被迫权衡每个人的需求，然后在特定的情况下，做出对特定的家庭成员最好的选择，最终的目的都是希望整个家庭能够幸福。

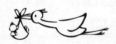

多胞胎妊娠减胎术

如果你怀有3个或者更多胎儿，发生早产的概率会很高，并且可能在胎儿胎龄很小的时候就早产。这个时候胎儿还太小，发育不够成熟，将会面临巨大的风险。医生会在妊娠早期和你讨论实施多胞胎妊娠减胎术的可能性。这种手术的实施能够有目的地放弃1个或者多个胎儿，以保证剩下的胎儿有更多的生存机会，使其能够在子宫内达到适合的胎龄，以避免较高的死胎和残疾的风险。

面临这种选择的父母，不论最后的选择是什么，都会有不同的心理反应。有的会觉得安心，认为自己做了最正确的决定，而有的则会陷入深切的悲痛和严重的自我怀疑中。请记住，在这种情况下，没有绝对正确或者绝对错误的决定，甚至未来也无法证明你的决定是正确的还是错误的，因为没有人能告诉你，如果你当初了不同的选择，结果会怎样。请不要让孕育新生命的喜悦被过去的决定和对未来的担忧所干扰。不管发生了什么事情，请告诉自己，你已经尽力了，或已经做了对孩子和家庭最好的选择。

延伸阅读

在出生之前对胎儿进行健康检查

医生有很多检查胎儿健康状况的方法。有些检查在医院专门的科室才能进行；有些检查则非常简单，在家或者在医生的诊室就可以进行。根据你的身体状况，医生会决定何时对胎儿做什么样的检查最有帮助。

任何检查都有利有弊，其中的一个弊端是有大量的错误警报。这会让人焦虑，除非重新做一次检查，或者其他检查结果显示胎儿一切都好。尽管没有人喜欢无谓的惊吓，但是如果真的有危险情况，通过早期检查能够及时发现，从而及时避免或者减少对胎儿的影响。

胎动计数

这是最基本的监测——你可以自行在家中进行。简单的方法是放松平躺，然后计算胎动的次数。有的胎儿十分活跃，有的则很安静。如果你能在2个小时内感觉到至少10次胎动，那就很好（有时候胎儿会睡20～40分钟，然后醒来）；如果你丝毫感觉不到胎动，或者胎动的次数明显比平时少，应该马上告诉医生。但是不要担心，很多时候是没有问题的。部分研究显示，如果孕妇能够记录胎动的次数，可降低胎儿流产或者死产的风险。

超声检查

超声检查是通过超声波对子宫进行观察，对你和胎儿都是无痛且安全的。医生通过超声检查评估胎儿的体重和胎龄、检查胎儿的器官发育情况、计算羊水量（羊水过多或者过少都会产生问题）、检查宫颈是否处于闭合状态、评估胎盘是否和子宫连接完好以及胎儿的位置和移动模式。超声检查的准确性取决于检查人员的专业性和超声设备的精密度。所以如果医生怀疑你的健康状况，会建议你继续检查。

胎心率监测

胎心监测一般是产前检查的基本项目。医生会在超声探头上涂抹一些胶体，然后将探头在你的腹部移动，直到能够清晰地听到胎儿的心跳。如果胎儿的心率太慢或者一直不变，则提示胎儿没有得到足够的氧气；如果胎儿心率太快则表示有感染迹象；如果胎儿心律不齐则提示胎儿心脏可能有问题，需要在出生前进行治疗。

分娩时，医生会对胎儿心率进行更加精密的监控，以便观察是否有胎儿窘迫的征兆。宫缩时，医生会要求你平躺，然后用一个超声探头在你的腹部检查；同时，另外一个超声探头在你的腹部监测胎儿的心率。探头会和一台机器相连，在一张长条纸上持续地记录你的宫缩信息和胎儿的心率。医生会判断胎儿的心率是否正常，以及胎儿如何回应宫缩。

无应激试验

检查胎儿在没有刺激或者压力的情况下的自然状态——也是在分娩过程中心率检查的一种形式——医生会有针对性地观察胎儿心率的周期性变化。人类增加心率对多种身体状况做出应答，特别是运动——比如，你飞奔着追赶公交车或有胎动时——此时身体会获得更多的氧气和血液。当医生看到胎儿的心率周期性地加快，便知道胎儿是活跃的、神经连接是完好的，心脏能够做出适当的反应。如果胎儿的心率在20分钟内加快2次或者2次以上，说明胎儿对无应激试验的结果是有反应的，状况良好；如果胎儿心率在20分钟内加快次数不到2次，医生会建议你进行更详细的检查。无应激试验有时候会持续40分钟以上，因为检查时有些胎儿可能在睡觉，会比较平静。有些医院为了缩短检查时间（也为了消除你不必要的担忧），会用蜂鸣器将小憩中的胎儿叫醒，然后就会出现胎动。但有时胎儿不会醒来，这样就会影响检查结果。

宫缩应激测试

这也是监测胎儿心率的一种方法，但不同于无应激试验，这个测试主要是观察胎儿对于刺激的应答。对胎儿的刺激来源于一系列的宫缩反应——因为宫缩反应能够短暂地减少流过胎盘的血液量。如果胎儿健康，并且一切状况良好，会有足够的氧气保证他能顺利地度过每一次宫缩——毕竟，分娩时他要经历这些。但是如果因为供氧量不足而导致胎儿的氧气储备不够，胎儿就会出现心率下降。为了刺激子宫收缩，医生会通过静脉给你注射催产素——能够让你的子宫收缩，或者你可以轻微地摩擦乳头，刺激身体自然地释放催产素。如果出现自发宫缩（这也许是早产的征兆，也许不是，取决于宫缩的密度和强度），那就不需要药物帮助或者其他刺激了。为了让测试的结果更加准确，你需要在10分钟之内产生至少3次宫缩反应，每次至少持续40秒。为了达到这个目标，如果单纯地依靠自发宫缩，测试一般需要持续2个小时以上，通过静脉注射催产素可以使测试的时间缩短为1个小时左右。有早产倾向或者阴道出血的孕妇，不适合进行宫缩应激测试。对她们来说，最好的选择是进行胎儿生理活动评估。

胎儿生理活动评估

这是一项多方面的检查，用超声观察胎儿的行为（30分钟）。医生会对胎儿进行以下5个方面的检查。

* **呼吸**。健康的胎儿呼吸运动至少可以持续30秒。

* **胎动**。健康的胎儿会移动身体或者四肢至少3次。

* **活动节律**。健康的胎儿会至少出现1次

伸展四肢或者躯干然后恢复蜷缩状态（就好像手掌的打开和闭合）的情况。

✳ **心率加速。** 无应激试验的结果应该是有反应的，或者在胎动时，检查人员可以通过超声观察到胎儿的心跳在30分钟内至少加速2次。

✳ **羊水量。** 胎儿周围的羊水量应该在正常水平。

如果有两个或者两个以上方面是异常的，说明胎儿没有获得足够的氧气和血流量。如果各个方面都正常，那你可以放心，胎儿的发育一切正常。改良的胎儿生理活动评估更加简单，只包含两个方面：无应激试验和羊水量。部分医生认为这和全套的胎儿生理活动评估一样准确。

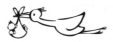

羊水量——胎儿健康的观察镜

羊膜囊里适量的羊水可以在分娩之前起到保护和滋养胎儿的作用。过多或者过少的羊水都会引起医生的注意——虽然不是经常发生——这说明子宫内出现了一些状况，影响了胎儿正常的发育。

通过超声检查，医生可以估算出羊水量。通过子宫内的4个部位，可以计算出胎儿周围羊水的深度，得到一个叫作"羊水指数"的数据。正常的指数是8～18cm。如果孕妇的羊水指数低于5cm或者6cm，说明羊水过少；如果超过了20～24cm，则说明羊水过多。

羊水过多会导致早产，因为过多的羊水会让子宫扩张，从而刺激宫缩提前开始。由于胎儿通常会吞咽大量的羊水，所以任何损伤胎儿吞咽能力的因素（如口腔、咽喉、胃或者神经系统出现

问题）都会导致羊水过多。但是，只有大约20%羊水过多的胎儿，被发现有先天畸形。母体和胎儿的一系列其他状况，也与羊水过多有关，医生会和你讨论所有可能性。在许多情况下，并不知道产生多余羊水的原因。如果你的状况很严重，医生会用注射器将部分羊水抽出来，这和羊膜穿刺术相似，都是为了降低发生早产的风险。

羊水不足或者过少，可能是由于胎膜早破（大量羊水外流）、胎儿泌尿系统的异常（因为羊水大部分来源于胎儿的尿液）或者是胎盘功能不足导致的，同时也可能发生了子痫前期（因为胎儿通过胎盘获得的血流量少，则尿液量就会减少）。一般情况下，羊水不足会伴随胎儿窘迫或者胎儿发育不良的迹象，

因为胎儿不再生活在充足的羊水内，流经胎盘的血液量减少意味着胎儿的供氧量和营养物质不足。如果医生认为你羊水过少，会密切关注胎儿的发育和健康状况。有时候，通过卧床休息、多喝水、时间推移或合适的药物治疗可以让羊水量重新恢复到正常水平。如果医生认为胎儿在子宫外有更好的发育机会，可能会建议你提前分娩。

多普勒超声检查

这种超声检查——胎儿检测的最新技术——可以测量脐带的血流量。通过多普勒超声检查，医生可以判断血流量是正常、轻度异常还是显著异常，判断胎儿在子宫内有没有获得足够的氧气和营养。多普勒超声检查可以有针对性地分辨出胎儿是单纯性的个头太小，还是因为没有获得足够的氧气和营养物质从而生长受限。胎盘血流量不足或者接近不足的胎儿都需要被密切监测。如果胎儿只是个头小，没有其他健康问题，可以继续在子宫内发育，直到足月。

医生可以通过多普勒超声观察胎儿大脑内的不同血管，进而诊断胎儿是否贫血。当母体和胎儿的血型不相符时，贫血可能会发生。

经皮脐带血检测

经皮脐带血检测（简称PUBS）需要取胎儿脐带内的血液作为样本。这项检测比其他检查都要危险，因为可能会损伤胎儿的脐带。医生选择给你做这个检查一般是为了获取胎儿更准确的信息，这些信息通过其他方法无法获取。

比如，评估胎儿的全血细胞数或者观察胎儿是否有感染、是否有基因缺陷。操作采取局部麻醉，穿刺针会直接刺入胎儿的脐静脉。医生通过超声引导，准确地经过你的子宫，进入脐带内的血管取血。若检测结果显示胎儿在子宫内状况良好，可以让你避免选择早产。

羊膜穿刺术

你也许已经知道，大多数孕妇接受羊膜穿刺术——用针头插入腹部进入子宫，获取羊水样本——是为了判断胎儿是否有出生缺陷（如唐氏综合征）。但是羊膜穿刺术还有其他用途。和孕妇血液检查和其他测试相比，羊膜穿刺术可以第一时间检测羊水是否被感染。如果你的羊水被感染了，医生会让你选择提前分娩。此外，羊水可以用来评估胎儿肺部的成熟度。如果胎儿的肺部发育良好，可以进行自主呼吸，会释放出特定的物质进入羊水。如果胎儿即将出生，而羊水内没有检测到这种特定物质，则需要使用类固醇促进胎儿肺部的发育。如果羊水的检测结果显示胎儿肺部发育正常，医生会选择让你立即分娩。

Part 2

住　院

Chapter 2

欢迎来到这个世界：

早产儿的出生

·················

宝宝从子宫来到这个世界。理解早产、为早产做准备。

·················

养育的故事[1]

早产可能毫无预兆地就发生了，父母还没来得及做好面对一场生命危机的准备。众所周知，妊娠是有风险的，准父母对妊娠过程中的不确定性难免会担惊受怕。一些准父母通过积极地寻找更多的信息了解可能面临的风险，而另一些准父母则选择回避。

今天是感恩节，我正躺在医院的病床上。我和宝宝一切都好，他比以前爱动，时常踢我。医生希望我能够在医院多观察一段时间。"只是为了更保险……"医生说。两天前我开始阴道出血，所以来到医院，并且很快就被送到了待产室。然而我的宫缩不久就停止了，一切又恢复了正常。我只希望能尽早回家，待在医院实在太压抑了。医院的病床之间只隔着一层帘子，几乎没有隐私可言。住在我左边床位的女士还处于妊娠早期阶段，但是胎儿没有心跳了。医生为她做了人工流产手术，她失去了她的孩子。她和丈夫看起来并没有很悲伤，或许她不是很想要这个孩子，也或许他们有超常的自控能力。我无法想象

---

1 "养育的故事"讲述的是那些真实发生的事情和感受，每一个场景都是颇具代表性的。这部分描述了父母的经历和反应，你会比其他人更加感同身受。

如果我遇到了这样的事情会如何处理。对面那张床上的女士一直在哭泣，她刚刚早产了双胞胎宝宝，孩子还在NICU。"你不知道我在那儿看到了什么！"她哭着对我说。我尽量让自己对她友善一点儿，但我并不是很想听她说这些。我的预产期还有3个月，明天我就要回家了。

这位女士在10天之后，也就是妊娠29周时提前分娩了。她的孩子现在已经3岁了，十分健康。

产科医生会建议有早产风险的孕妇卧床休息并接受药物治疗，以延长她们的妊娠时间。但是，当你还有年长的孩子要照顾，有工作需要交接，在忧虑和不安中等待，被复杂的情绪所包围时，提前分娩（虽然不像之前担心得那么早）有时是一种解脱。

　　昨天，麦克和路易斯来吃午饭，为我庆祝生日。路易斯已经卧床休息几周了，我惊讶地发现，她的身材圆润了很多——她还有2个月就要分娩了。"我胖了很多。"她有点儿尴尬地说。"劳伦斯也许是个巨婴，像我们家族其他的男性一样！"麦克开玩笑地说，他想多长点儿肌肉，这样儿子出生后他就可以把儿子高高地举起来。他们看起来很乐意参加我们的家庭聚会，但是又显得有点儿疲惫和紧张。这对他们来说不是件容易的事情，他们需要得到医生的许可，才能参加社交活动（昨天是他们这几个月参加的第一次社交活动）。随着聚会的继续，路易斯变得越来越疲惫，脸色也很苍白，他们夫妻在吃完生日蛋糕后就离开了。那天晚上麦克打来电话，告诉我们劳伦斯出生了，体重只有约2kg。路易斯的羊水破了，除了早产别无选择。麦克想活跃一下气氛："我们说了，劳伦斯会是一个巨婴！"他的声音听起来很担心，但是又有点儿释然。我们今天早上去NICU看望劳伦斯时，他在恒温箱里，一根细管在给他供氧。我忽然想到，这个小家伙和我同一天生日。我相信，他会很棒。

"根据医疗状况和胎儿所处的妊娠阶段，我们建议马上分娩。"这个消息也许会增加准父母的焦虑情绪，也许会把他们推入绝望的边缘。即使医生会说很多鼓励的话，但是一些准父母还是觉得希望渺茫，对于未知的恐惧真是让人崩溃。

　　请不要让我醒来，我知道，我听不到孩子的哭声了。在坚持了很久之后，他已经筋疲力尽了。他的心跳速度很快，就像一匹脱缰的小马驹。他们说现在出生，虽然对宝宝来说时间还有点儿早，但是如果继续让他待在子宫里就是在害他，出生之后医生会很好地照顾他。当他们扶我坐起来时，我彻底失去了冷静。"你会觉得被针扎、被火烧一样。"医生说。麻醉剂很快就起作用了，我的身体没有了疼痛的感觉，但意识却是清醒的。在帘子后面，在刺眼的灯光下，他们在推拉我的身体。"我们对你施行剖宫产，下次你还是可以自然分娩的。"产科医生说。"但是我不会再有孩子了！我不想再有孩子了！"我大声哭喊着，却发不出声音。当我的孩子还在为活下去而努力时，他们怎么可以说这样的话！时间飞逝，各种声音慢慢在我耳边响起。"噢……他并不算太小……""你能听见他哭吗？你能听见他的声音吗？"这是我丈夫在说话。"这是你的儿子，他很漂亮，你知道吗？"有人一边说一边将包裹好的只露着小脸蛋的孩子放在了我身边的摇篮里。

早产的孩子很虚弱，需要特殊的早产儿看护，但是在美国只有几家医院可以提供这种医疗服务。因此，为了获得优质的看护，有些孩子在出生之后需要马上转院。

——你是伍德先生吗？很高兴认识你。我是爱丽丝·路易斯，圣安妮都会医院负责转院的护士，你的双胞胎即将被转到我们医院。我的同事，新生儿护理师唐娜，已经为孩子准备好了救护车。请问你知道我们医院的地址吗？

——我知道，我去过很多次。我的兄弟就住在附近。

——太好了，你的家人可以帮助你。你会搬到兄弟家住吗？

——我是这么想的，但是现在我很担心我的妻子，她太虚弱了，还发着高烧。

——医生怎么说？

——医生说已经给她使用了抗生素，应该马上就会见效。但愿如此……

——那你妻子知道孩子马上就要转院了吗？

——现在还不知道，她刚用了止疼药才缓过来，我想她不能再听到任何坏消息了……

——但是把孩子送到圣安妮都会医院并不是一个坏消息……我知道，这对你们来说接受起来很困难，毕竟隔着60km，但这是安全的措施。现在的医院无法给孩子提供专业的护理。你妻子看到孩子了吗？

——没有，只看过一些照片（可以看到孩子身上连着很多导线和导管）。她太虚弱了，还不能下床。

——如果她不能去看孩子，我们可以把孩子推到她的病房，让她看看孩子。你要告诉她这个消息吗？

　　——你确定这是个好主意？

　　——当然，请相信我。

有一些证据表明早产有家族遗传倾向。你之前是否早产过？你的姐妹是否早产过？如果你有早产的家庭遗传史，可以提前采取预防措施。

　　史蒂芬妮和汤米都很好。我有点儿晕，但是……很高兴……不要哭，劳拉，一切都很顺利。你的妹妹很棒，我为她感到骄傲……我们现在在一起，她是自然分娩的……没事的，孩子只早产了6周……好，好，我开玩笑呢。你是对的，我们应该留在城里。但是我们需要新鲜的空气……医生说我们可以回去，所以……你来过这里吗？你可以去史蒂芬妮的房间看看照片。整个山谷都在我们脚下……直升机已经准备好送汤米去城里的医院了，但是他并不需要去那里……实际上……他已经是一个登山者了，就像你的父亲一样……当然，他能够自己呼吸！我现在可以抱着他。他很小，但是很漂亮。我已经迫不及待地要带史蒂芬妮来看看他了……是的，她还没见过汤米。她不能动，分娩时侧切的伤口缝了好几针……母乳喂养？是的，我想……明天我们就有手机了，所以你明天就可以和她通话了。她准备马上把母乳吸出来。当然，我会告诉她的。听着，别这样说。这怎么会是你的错呢？你们家有早产史？也许……但是对我来说……那只是你和你的姐妹……什么事情都急急忙忙的……别笑，这是真的！但是这次你必须承认，史蒂芬妮比你和你的女儿更有耐心。不管怎么样，我能和我的小外甥说话吗？嗨，拉斐尔！我是姨父，妈妈告诉你你有一个小弟弟了吗？

医生的视角[1]

　　这就是你一直等待的时刻——尽管没有预想得那么长！孩子的出生将会是一个非凡而重要的时刻，充满痛苦和欢乐。和足月出生的孩子相比，你的孩子需要接受医学治疗。再先进的技术也无法预测孩子出生时的状况。在产房里，我们总能惊讶

1　"医生的视角"描述了医生是如何看待早产儿的情况的，以及在做医疗决定时可能考虑的问题。这部分提到的所有医学术语在本书的其他地方都有详细的描述。

地看到有些个头小的婴儿哭声很响亮，而有些个头大的婴儿反而需要很多帮助才能开始自主呼吸。虽然通过超声检查和分娩之前对孕妇和胎儿的评估，以及丰富的临床经验，我们可以知道很多，但是在孩子出生之前仍然有很多未知因素。

身体检查和实验室评估

孩子出生后，医生会首先关注其最基本的生命体征，然后会对他进行体格检查。医生会把他放到保温台上，清理他的鼻子和口腔，检查他的呼吸、心跳和血液循环。我们希望听到他的哭声（这说明他是精力充沛、警觉的，并且能够深呼吸），我们会检查他的皮肤的颜色（如果皮肤渐渐变成粉红色，说明他得到了足够的氧气），观察他是否能够继续正常呼吸（许多早产儿不能正常呼吸，需要我们帮助他）。我们还需要确保他的心跳是有力而规律的，同时没有需要马上接受治疗的、威胁到生命的状况发生。有时对于超早产儿，我们需要评估他的成熟程度以及在最好的医疗条件下在子宫外存活的时间。根据早产儿的生命体征、活力程度以及对医疗措施的反应，我们会对他进行阿普加评分。

在确认早产儿呼吸良好（自主呼吸或者在我们的帮助下）、心率正常以后，我们会对他进行一个快速的体格检查。我们会熟练地剪断他的脐带并进行

检查，以确保在子宫内滋养他的血管是正常的。然后，我们会给他称体重。

产科医生会从新生儿的脐带中抽血送检，以获知新生儿的血型、是否受到感染（比如，在美国，几乎所有的新生儿都会进行梅毒检查）、出生之前是否获得了足够的氧气。此外，还可能会检测他的血氧水平。我们一般会等早产儿安全进入新生儿病房，并且在密切监护下，再进行X线检查和实验室检查。

即使是多胞胎也不用担心，每一个孩子都会得到相同的看护。出生后，他们会被放到各自的暖床上，或者被送到专门的新生儿诊室里，进行身体评估和医学检查。

常见问题和解决方法

看到并抱起孩子

考虑到孩子是早产儿，新生儿专家和其他医疗专家会进入产房，目的是尽可能保证孩子出生的过程是迅速和安全的。我们知道，让孩子和你匆匆见一面就把他带离你的视线是很让人郁闷的，我们也知道你很想和孩子待在一起，很想知道他多久会回到你的身边，以及能够在你身边待多久。

孩子能否闯过出生这一关，取决于孩子早产了多长时间、他的生命体征何时能稳定（有些婴儿还需要气管插管并且使用肺泡表面活性物质———一种帮助早产儿呼吸的药物，或者在分娩时用

其他方法复苏，更多相关内容详见第63页）。等待的过程可能会持续20分钟，这对你来说很难，对孩子来说也是一样。一旦早产儿体温恢复、心率正常、呼吸规律（自主呼吸或者辅助呼吸），就不再需要密切监护了，他就可以回到你的身边了。如果出生胎龄较大，并且自主能力较好，你可以抱他一会儿——他和你都会很高兴。但是如果他的出生胎龄小于34周，或者需要人工辅助呼吸，或者生命体征不稳定，那么把他送到NICU会更加安全。在那里我们会继续监护他，给他提供必要的治疗，如使用抗生素或者给他吸氧。当务之急是要保证他的生命体征稳定，这个过程不会太长，他会以最快的速度准备好与你见面。

处于生死线边缘

出生胎龄小于22周的早产儿，发育十分不成熟，一般无法存活；出生胎龄大于25周的早产儿，可以存活，但需要重症监护一段时间；出生胎龄在22～25周的早产儿，徘徊在生死线的边缘，因为我们无法预测他们的发育程度能否使其存活下来。

大部分新生儿专家认为，不是每个早产儿都需要全力抢救。大多数时候，经过认真考虑和对早产儿生理数据的分析，对所有越过生死线的早产儿，都会进行重症监护；对于没有越过生死线的早产儿，则只会提供基本的医疗护理；而对介于两种情况之间的早产儿，你和医生不得不做出艰难的决定：分娩时为孩子提供何种程度的治疗（孩子出生后需要继续治疗还是停止重症监护是另外一个问题，医生会在合适的时候和你一起考虑）。

因为存在一些无法预知的个体差异，所以我们无法确切地知道每个徘徊在生死线边缘的早产儿是什么状况。一般而言，妊娠23周出生的早产儿即使没有残疾，存活的概率也很低，而24周出生的早产儿情况则稍好一些。但是出生胎龄并不是决定发育程度的唯一因素，其他因素也会影响早产儿的发育情况。比如，女性胎儿一般比男性胎儿发育得快、单胎比多胞胎有优势、体重较重的胎儿一般发育得更好、出生前使用了类固醇的胎儿实际发育程度会加快1周。

很明显，发育情况不佳的胎儿无法在子宫外存活：我们可能无法将氧气输送进他的肺里，或者他的皮肤十分脆弱，即使是轻抚也会受伤。更常见的情况是，需要几个小时或者几天（有时候还需要更长的时间），才会发现早产儿的状况没有好转，反而在变差。无法确定早产儿的发育程度能否使其存活是一个让人苦恼的问题，因为很难知道如何做才是对他最好的选择。

一般我会告诉你3种选择，然后基于我的临床经验推荐其中1种。我相信，无论你选择哪种，都是对你和孩子最合适的选择。

第一种选择是，尽最大努力帮助孩子活下来，尽管你和孩子需要付出很大的代价。我见过很多父母，他们认为只要能够让孩子活下来，做什么都可以，甚至不顾孩子是否虚弱、是否要经受长期治疗的折磨、是否马上就会死去、未来是否可能会残疾。他们现在考虑的一切就是让孩子活下去，不管发生了什么，他们非常珍惜这个孩子。

第二种选择是，不进行重症治疗，而是尽可能让孩子觉得温暖、舒适，在他余下的时间努力爱他（这个阶段出生的大部分孩子只能存活几个小时，有些能够存活几天）。大部分父母认为，如果只能短时间延长孩子的生命，那么这是最温和、最有爱的选择，因为治疗会带来痛苦，而孩子健康快乐地长大的可能性微乎其微。

第三种选择介于上述两种选择之间。首先给予宝宝所有可能的治疗，但是如果重新评估后，孩子的情况并没有好转，则要马上停止治疗。选择这种方式的父母和医生一般相信，对孩子未来的不确定性，会随着时间的推移而减少。如果你认为这种做法对你和宝宝是最正确的，那么在你认为需要停止治疗的时候，第一时间告诉医生，或者你相信医生可以帮助你做出合适的选择。

对于应该做出哪种选择，每个医生都会有自己独到的见解。但是如果你的孩子徘徊在生死边缘，而你又有强大的意志，那么请在分娩之前和产科医生以及新生儿专家讨论清楚，让他们了解你的想法，也方便你了解医生的能力。大家都希望你积极地做出这个重要的决定，因为它将会在以后的日子里影响你和你的家庭。

家庭问题

如果幸运的话，在你的孩子出生之前，我们会有机会和你见面，开始为孩子的出生做准备。然而，一些父母在分娩时才能第一次见到孩子的医生。如果我们在产房和你说得不多，请原谅。很有可能我们需要开始工作了，我们只能在将孩子转入新生儿病房之前，简短地向你说明一下孩子的情况。其实，大部分父母在产房里都不能专心地提问和获取信息：妈妈们也许正在接受治疗或者根本无法看到发生的情况，而大多数父亲则把注意力集中在妻子和孩子身上。但是请放心，你没有错过任何机会。我们会在之后选择一个合适的地点和时间与你详细交流，包括产房内发生的事情。

没有什么事情比看到父母、祖父母、阿姨叔叔、表兄弟姐妹都在产房外等待一个新生命的降临更加振奋人心了。但是大多数情况下，我们需要家人回避，以便评估早产儿的状况。我们需要集中精力观察孩子的生命体征，提供必要的治疗。我们知道，这个时候让你离开对于你来说很困难，因为你很想知道发生了什么，你很担心。但是我们和你交流得越多，分给孩子的精力就会越少。可能你需要忍耐一会儿，也许你会错失一些拍摄珍贵的照片或者录像的机会，但是我保证，这都是值得的。

早产儿父母对他们的孩子有各种各样的反应。有的激动兴奋，对未来有着不可动摇的信念；有的因为怀疑和担心而不知所措。如果你的孩子真的很脆弱，你可能会感到害怕，想知道如何处理接下来发生的事情。一些父母因为震惊，大脑一片空白，只是下意识地做着应该做的事情……无论你现在感觉如何，孩子的出生都是一个充满希望的时刻，是一个在内心深处寻找力量源泉的时刻，是一个学会接受你无法改变的事情的时刻，是一个发现什么才是真正重要的事情的时刻。中国古代哲学家老子说：千里之行，始于足下。和所有的新父母一样，你的育儿旅程才刚刚开始。帮助你是我们的工作。记住，你现在要做的就是迈出第一步。

不同胎龄的早产儿：存活情况和长期健康状况

我们整理了关于早产儿存活情况和长期健康状况的公开数据。我知道每个人听到这样的消息都觉得很可怕，更不用说那些充满担忧的早产儿父母了。长期在NICU工作的经验告诉我们，这些数据不仅可怕，而且可能会误导人。比如，当你读到"50%的早产儿会有长期的健康问题"，你会理解为你的孩子患病的可能性是50%。未必是这样！你的孩子不一定在平均值上，这些数据反映的是普遍情况，不一定适用于你的孩子，很多因素都能让原本糟糕的预期变为好的结果。

所以，当你阅读下面的内容时请记住以下两点：第一，下面的内容是为了帮助你了解不同出生胎龄早产儿的一般情况，而不是预测你的孩子的情况。在4个出生胎龄组中，不同个体的差异很大。不要把统计数据等同于你的孩子的情况，你要考虑孩子的具体情况。多花时间和你的孩子在一起，观察他的行为。当然，也要及时询问医生对孩子的评估结果。

第二，下面的统计数据只是估计值。尽管胎龄是最重要的因素，但其他因素也会影响孩子。一项大型研究发现，从胎龄、出生体重、性别、单胎还是多胎、是否在分娩前使用类固醇5个方面综合预测孩子的存活状况和长期健康状况，比仅根据胎龄预测更加准确（胎龄较大、体重较重、女性、单胎和使用类固醇都是有利因素）。当然，现在还很难实现对早产儿的精准预测，因为新生儿重症监护技术还在不断发展中。10年前，妊娠23周出生的孩子根本无法存活，但是现在所有的早产儿都可以获得比以前更好的医疗照顾。

妊娠23周之前出生的早产儿

存活情况

大多数医生认为这么早出生的婴儿，发育极不成熟，即使药物发挥了最大的作用也无法存活。最近有一些报道称，妊娠22周出生的早产儿能够存活。虽然这个消息非常振奋人心，媒体也对此进行了极为兴奋的报道，但我们必须认识到这是很罕见的个例。目前的统计显示，妊娠22周出生的早产儿，存活率低于5%；而妊娠22周之前出生的早产儿，存活率几乎为0。

长期健康状况

因为最近才有这么小的婴儿存活的案例，所以还没有长期健康状况的可信数据。孩子越早出生，发生残疾的风险越大。因为他的身体器官还没有发育成熟，还没有做好在子宫外存活的准备。如果你的孩子是妊娠22周出生并存活下来的孩子之一，那么他有25%的可能在童年发育一切正常，有75%的可能发生1种或者多种残疾。随着这些存活的孩子逐渐长大，这些数据是否会改变还不得而知。

妊娠23～25周出生的早产儿

存活情况

妊娠23～25周出生的早产儿，从新生儿重症监护技术的发展中获益最多。10年前，胎龄23周的早产儿出生后无法存活；现在，胎龄24周出生并且存活下来的早产儿数量明显多于以前。但是对于父母来说，这些超早产儿的存活数据仍然让人难以接受：妊娠23周出生的早产儿存活率为25%，妊娠25周出生的早产儿存活率为75%。

胎儿在子宫外生存的能力，取决于器官的成熟程度——肺部是否能够吸入足够的氧气、皮肤能否锁住维持生命所需的重要的体液、大脑能否承受医疗对大脑的影响。早产儿越小越无助。这个阶段，在子宫中的每一天都很重要，每多待1周都是极大的优势。但是胎龄并不是唯一的决定因素，其他因素也会影响胎儿的成熟度和未来的健康状况，包括体重（虽然无法准确地阐述成熟度与胎儿大小的关系）、性别（女性胎儿较男性胎儿有多发育1周的优势）、单胎还是多胞胎（单胎比多胞胎有优势）、母体在分娩前是否使用过类固醇（类固醇可以促进胎儿器官的发育）。

什么时候才能确定早产儿已经脱离危险了呢？医生通常会告诉家长，这可能需要几周甚至几个月的时间才能确定。但是如果你的宝宝在治疗的第一周反应良好，说明了他具备一定的自我修复能力，和你回家的可能性就会大大提高。

长期健康状况

妊娠23～25周出生的早产儿，发生长期健康问题的风险较大。总体来说，越早出生风险越大。但是，对具体某个个体进行量化或者预测并不是件容易的事情。

目前乐观的估计是，妊娠23周出生的早产儿约有1/3、妊娠25周出生的早产儿约有1/2可以正常生长；另有1/4～1/3的早产儿会有轻度或中度残疾，如肌肉无力、运动障碍、视觉或听觉障碍（可用眼镜或助听器进行矫正）、学习困难（可能需要特殊的辅导或教育），也可能出现如多动症和过度焦虑等行为和心理问题；最后，约有1/4的早产儿会承受早产带来的严重后果，比如有持久的、严重的呼吸系统问题（需要长期供氧或呼吸机支持），或者有严重的脑性瘫痪（需要借助轮椅），也可能失明、失聪或者成为有智力障碍的人。

不可能在早产儿出生的第一天——有时候甚至是在最初的几个月或几年里——就判断出哪些早产儿能健康成长、哪些会受到这种或那种残疾的影响。并不是所有的早产儿都有同样的风险，最主要的风险因素是宫内发育不良（特别是大脑发育不良）、脑部超声或MRI检查显示脑部有损伤、严重的支气管肺发育不良（BPD）和严重到需要手术治疗的早产儿视网膜病变（ROP）。在住院期间有严重感染或严重的坏死性小肠结肠炎（NEC）的早产儿，未来出现各种问题的风险也很高。但即使是这样，很多早产儿的预后都很好。

妊娠26～29周出生的早产儿

存活情况

妊娠26～29周出生的早产儿，存活率大幅度提高。妊娠26周出生的早产儿存活率为80%，而妊娠29周出生的早产儿存活率为95%。

那些被严重感染（在子宫内或者出生之后），或者肺部、大脑、肠道发育不良，以及不能耐受频繁医疗护理的早产儿是最危险的。要确定他们是否脱离危险需要几周的时间，但是考虑到早产儿一般都恢复得较好，你应该做好带孩子回家的准备。

长期健康状况

虽然大部分妊娠26～29周出生的早产儿都能健康成长，但仍然有发生残疾的风险，只是一般都属于轻度或者中度残疾，不会影响正常生活。这个阶段出生的孩子，早产导致严重后果的概率很小。

目前乐观的估计是，妊娠26～29周出生并存活的孩子，约有65%可以正常成长；约有20%可能会发生轻度或中度残疾，如肌张力异常、运动控制障碍、视觉和听觉障碍（可以借助眼镜和助听器修复）、学习困难（需要特殊的辅导或教育），也可能出现比如多动症和过度焦虑等行为和心理问题；大约有15%会发生严重的残疾，有持久的、严重的呼吸系统问题（需要长期供氧或呼吸机支持），或者有严重的脑性瘫痪（需要借助轮椅），也可能失明、失聪或者成为有智力障碍的人。

并不是所有出生在这个阶段的孩子发生长期残疾的风险都一样，孩子出生的胎龄越接近29周，风险越小。更重要的是，你的孩子是否有确定的风险因素：出生时较小，特别是头部较小；有严重的慢性肺部疾病或者支气管肺发育不良（简称BPD）；有严重的早产儿视网膜病变（简称ROP）；有严重感染，或者严重的坏死性小肠结肠炎（简称NEC）；脑部超声或者磁共振检查显示有脑损伤。如果上述问题都没有，孩子正常成长的概率很大。即使有上述某种问题，大部分孩子的预后也都很好。

妊娠30～33周出生的早产儿

存活情况

随着新生儿重症监护技术的不断发展，绝大多数妊娠30～33周出生的早产儿可以存活（存活率为95%～98%）。在这一胎龄组，只有那些出生时重要器官出现严重异常（如心脏、肾脏、肝脏或肠道异常）的孩子才会有生命危险。如果你的孩子不存在重要器官的严重异常，也许6～8周后（在他足月之前）你就可以带他回家了。

长期健康状况

尽管他们提前来到了这个世界，但是他们健康成长的概率非常高。据推测，

这个阶段出生的孩子约有75%能够正常长大，有15%会有轻度或中度残疾，如轻微的肌张力异常、运动障碍、学习障碍或者行为问题。不幸的是，仍有大约10%的孩子会发生严重残疾——可能需要在家里接受长期的氧气支持，患有严重脑瘫的需要坐轮椅，或者失明、失聪或成为有智力障碍的人。这些情况很吓人，但是你要知道：即使是足月出生的婴儿，也有约5%会发生严重残疾。

孩子越早出生，发生长期健康问题的风险越高。如果你的孩子在妊娠32周或者32周之后出生，没有出现严重的、需要使用呼吸机的呼吸窘迫综合征（简称RDS），或者严重的感染，几乎可以确定他是正常的。在这一胎龄组，即使是胎龄更小、病情更重的早产儿，发生健康风险的概率也很低，除非他们在住院期间发现有下列情况：有严重的出生缺陷或生长迟缓，头颅超声或者磁共振检查显示有脑损伤，有严重的慢性肺部疾病或严重的坏死性小肠结肠炎（简称NEC）。但许多有这些风险因素的早产儿，预后也很好。

妊娠34～36周出生的早产儿

存活情况

虽然这个阶段出生的早产儿成熟度依然不及足月儿，但他们已经基本发育成熟，在新生儿护理水平不断提高的今天，存活率可以达到约99%，与足月儿

的存活率几乎相同。

长期健康状况

出生胎龄34周以上的早产儿，即使最初有一些医学问题，如呼吸困难、进食困难或者黄疸，也不会因为早产发生长期性的健康问题。这些接近足月出生的早产儿，未来出现学习困难、社交困难、行为问题或神经发育问题（如脑性瘫痪）的概率很小——大约5%，足月儿发生这些问题的概率为3%。所以你可以放心：虽然不能保证孩子出生的第一周就风平浪静，但是他的长期健康状况与足月儿几乎是相同的。

问与答

为什么需要转到另一所医院分娩？

Q：为什么他们让我转到离家很远的一所医院分娩？

A：分娩前，产科医生可能会选择把你转到另一所医院，以便在那里接受过专业培训、擅长处理早产分娩问题的医生和护士可以在你分娩时和分娩后为你和孩子提供专业的帮助。根据护理水平的不同，医院的新生儿病房被分为1级、2级和3级，只有拥有3级新生儿病房的医院才能给胎龄最小、最虚弱的早产儿提供他们需要的高度专业化的重症监护。

✳ **拥有1级新生儿病房的医院。** 这类医院能提供基本的新生儿护理——护理足月分娩和轻度早产（妊娠35周以上）的产妇和新生儿。配备有专业的医护人员和设备，可以进行紧急剖宫产手术，对健康的新生儿进行评估，或者在有需要的时候对新生儿进行复苏，还可以稳定新生儿的状况，直到将其转到有重症监护能力的医院。

✳ **拥有2级新生儿病房的医院。** 这类医院可以处理大多数高风险分娩，护理那些很快就能从轻微并发症中恢复的中期早产儿（一般出生胎龄在32周以上）。他们可以照顾那些离开3级医院新生儿重症病房、不再需要重症监护并且恢复良好的早产儿。这类医院大部分都配备有专门的新生儿医生。

✳ **拥有3级新生儿病房（又称新生儿重症监护室，简称NICU）的医院。** 这类医院有NICU，配备有全职的产科医生、新生儿专家、新生儿护士和呼吸治疗师，能够处理大多数早产导致的严重并发症。这类医院大多数位于市区，或者与大学、医学院有合作关系。有时候，这类医院还会根据它们所能提供的设备、规程和专业水平（比如，特殊种类的呼吸机、诊断研究、小儿外科）进行细分（分为3级A等、B等和C等）。最高等级的医院能够评估和应对身体状况和并发症最复杂的早产儿。一般来说，如果孕妇出现严重的产科、内科或外科并发症，或者很有可能在妊娠32周之前分娩，或者医生诊断后认为她的宝宝出生后需要手术或者其他复杂的医疗护理，就会被转移到具备3级护理能力的医院。

研究显示，早产儿如果在拥有3级新生儿病房的医院出生，更容易存活，并且患并发症的概率也较低。所以从理论上来说，一旦产科医生发现孕妇发生早期早产的风险很大，就会推荐她去拥有3级新生儿病房的医院分娩，并在她分娩之前为她办好转院事宜。

如果孕妇已经住进了只有1级新生儿病房的医院，产科医生会判断是继续在这里接受治疗并分娩合适，还是转至拥有2级甚至3级新生儿病房的医院合适。有时候临近分娩，根本来不及转院，因为在救护车里分娩会比在医院里分娩更加危险。

如何转院？

如果两家医院相距150km以内，大部分是通过救护车转院；长距离的情况下会使用直升机或者飞机转院。交通工具的选择也受下列因素影响。

✱ 医疗状况的紧急程度。

✱ 直升机或者飞机的可用性。

✱ 直升机起落场和机场与双方医院的距离。

✱ 天气（飞行是否安全）。

✱ 空间限制（直升机内是否有充足的空间放置母亲和新生儿所需的医疗设备，以防在转诊过程中分娩）。

陪同转院的医疗团队包括两个或两个以上的医护人员（一般为急诊医生、护士、呼吸治疗师或者医生），如果情况突然恶化，或者需要马上分娩，他们能够提供治疗，并且能够在到达目的地前稳定新生儿的状况。一般情况下，你的丈夫不能同行，但是可以在医院见到你。你和孩子的生命体征会被密切监控，医生会用药物或者便携式医疗设备（包括呼吸机、氧气箱和保温箱）维持你们状况的稳定。如果你即将分娩，医生还会给你使用镇痛药或者镇静药。在离开之前或者转诊途中，如果有需要，医疗团队会通过手机与接收医院的医生联系，向他们汇报你的情况，及时获得治疗指导，并且安排你迅速入院。

母亲转院，父亲应该做什么？

Q：我的妻子要转到别的医院去，我应该做什么？

A：你可以在负责转院的人员到来前陪着妻子，与她一起等待并安慰她，消除她对转院的担忧。你的妻子可能活动不方便（她也许躺在床上，正在输液），你应该帮她收拾可以带上救护车的简易行李包，问问她有什么要带的。早产或者有早产并发症的孕妇一般会被紧急送往最近的医院，根本无法准备洗漱用品或者换洗的内衣。

可能会要求你或你的妻子在转院书面同意书上签字。同时，请确保把你的电话号码或者其他可以联系到你的方式告知医生，以便在出现紧急情况的时候可以联系你。请确保你记录了接收医院的名称、联系电话以及主管医生的名字。在医院网站上，你可以找到电话号码、地址、有关条例以及你现在就想知道的实用的指导（如探访和用餐时间，你的其他孩子是否可以探访，附近能够停车和过夜的地方），你可以把以上信息打印下来。

由于救护车空间有限，家属也许不允许上救护车。但是你可以和他们一起出发，跟随在救护车后面，这样你就可以在妻子到达医院的第一时间陪伴在她身边。你可以询问医生，你的妻子是否能在救护车里携带和使用手机。如果你已经决定要一路跟随，请注意安全。请记住，你的妻子会一切顺利的。你要知道，在过去的几周、几天或几小时里，紧张和焦虑会影响你的注意力，会使你无法入睡。所以，最好请一位朋友或亲戚载你一程，或者乘坐公共交通工具。

虽然你现在不得不出发，而且很可能在孩子出生后的一段时间里，你都需要来回奔波，但是请鼓起勇气：一旦孩子战胜了最严重的早产并发症，就会被转到离家近的医院接受治疗。

与新生儿专家见面时应该问什么？

Q：产科医生告诉我，新生儿专家过来了，可以和我见面并回答我的问题。新生儿专家为什么会过来？我应该问什么？

A：通常会安排新生儿专家与早产儿家长会面。因为早产儿出生后要经历的与足月儿不同，新生儿专家想帮你做好准备，并解答你的疑问。因为无论是医院的分娩课程还是书店的育儿图书，都很少会告诉父母如何应对早产儿的出生，所以早产儿专家想帮你更好地适应分娩后即将发生的事情。如果你即将会有一个胎龄特别小的早产儿，那这次见面还有另外一个原因：分娩后需要你马上为孩子做出治疗决定，新生儿专家希望你开始考虑这个问题。

并不是只有你对这次会面充满恐惧，许多父母都没有在情感上提前做好应对早产的准备。他们仍然在努力，希望孩子能够接近足月出生，现在就讨论早产儿的问题太令人痛苦和焦虑了。

尽管如此，这次会面仍然很重要。这是你和孩子的医疗团队的第一次接触。现在，新生儿专家将成为孩子最重要的战友之一。这次见面也许会让你好受一点儿，你会知道孩子未来的状况会比你想象得好，这可以使你的焦虑情绪得到缓解。

谈话可能会包括以下几个主题，如果新生儿专家遗漏了你关心的话题，你可以主动询问。

✳ **分娩时的情况**。孩子出生时会发生什么？负责孩子的是什么样的专业团队？可以抱一抱孩子，还是孩子马上会被送进NICU？你可以听到孩子的哭声吗？如果没有听到孩子的哭声，可能是出现了什么状况？

✳ **孩子的状况**。孩子存活的概率有多大？健康成长的概率大吗？不同大小和胎龄的孩子，一般会遇到哪些医疗问题？

✳ **孩子的喂养**。孩子出生后如何喂养？什么时候可以接受母乳喂养或奶瓶喂养？有必要的时候，是否会有喂养顾问提供专业指导。

✳ **探望**。父母多久可以去NICU看望孩子？多久可以抱他？探访要求是什么？有时间限制吗？我的大孩子或者其他亲戚可以进入吗？

✳ **了解和参与**。我如何知道孩子的情况？医生和护士交流孩子的情况、做每日计划时，我可以在旁边吗？父母可以参与哪些医疗决定呢？

医生在NICU每天都要做许多医疗决定，因为父母不在，所以一些小问题不会提前征求父母的意见，但对孩子进行重大治疗之前都会告知父母，除非是发生了紧急情况，医生联系不上父母。你需要让医生知道，你特别想了解什么情况——如输血或者使用一种新药物。虽然你不能帮助医生做决定，但是可以时刻了解孩子的情况。

✳ **回家**。孩子需要在医院住多久？如果现在的医院离家很远，什么时候可以转到离家近的医院？

✳ **提前准备**。在孩子出生之前可以去NICU看一看吗？NICU里有为父母准备的手册或者其他资源吗？

✳ **极早产儿**。新生儿专家会在产房内或者提前决定孩子的治疗方案吗？（如果孩子是极早产儿，存活和健康长大的概率很低，在是否应该接受强化治疗上，医生和父母无法达成共识。为了帮助你理解这个决定，你可以阅读第48页"医生的视角"中的相关内容）有哪些选择？你的期望会被考虑吗？有很多重要的选择需要你和你的伴侣一起讨论，并且不需要你马上给出答案。除非你的孩子马上就要出生，否则你都可以说你还需要时间考虑。

不过，有一个问题你不要指望能从这次会面中获得明确的答案，那就是你的孩子会是什么状况。在他出生之前，一切都很难预料。这次会面只是你和医生接触的开始，孩子出生后，你还会有很多机会与医生深入交流。

为什么要进行剖宫产？

Q：我做梦都想自然分娩，但是现在医生告诉我剖宫产对孩子更安全，为什么？

A：你失落的心情可以理解——不仅发生了早产，而且原计划的自然分娩也不能实现了。但是，这时候还有更重要的事情迫在眉睫：那就是孩子的安全。你要记住，尽管剖宫产并不是你想要的，但不论哪种分娩方式都不会影响孩子出生带来的巨大喜悦。请记住一件事，在美国每4个孩子中就有1个是通过剖宫产出生的。大多数有过剖宫产经历的母亲会告诉你，沉浸在孩子出生的喜悦中，心情能够很快平复。

你要相信，医生已经仔细地权衡过利弊得失。她建议你剖宫产是因为这样孩子的存活率和健康状况会更好。剖宫产一般很快，对孩子来说，不像自然分娩那样紧张和难受。医生会向你解释为什么你需要剖宫产，以下是一些常见的原因。

＊**有胎儿窘迫的迹象**。如果胎儿心率过快、过慢或者过于平稳（心率不会随

着环境的变化（如胎动）而变化，就说明存在胎儿窘迫。不管是什么原因导致了胎儿窘迫——感染、胎盘供血量和供氧量不足、其他疾病或者并发症——剖宫产可以努力帮助孩子避免子宫变化带来的风险，并且能够让孩子更快地接受治疗，保护他的大脑和重要器官免受损伤。

＊**分娩未开始或引产失败**。有时候，考虑到产妇或胎儿的健康，会人为地缩短妊娠时间。当需要马上分娩但是催产素没有及时发挥作用，或者医生认为产妇自然分娩很困难时，会选择对产妇施行剖宫产。对于出生胎龄小于35周的胎儿，医用产钳和胎头吸引器——将胎儿从子宫中取出的工具——会增加其脑部出血的风险（医生称为脑室内出血，简称IVH）。如果医生尽力为你引产，但最后还是选择了剖宫产，你会听见他们说"引产失败"。请不要自责！事实上，对于早产儿，前期尽力引产但是最后选择剖宫产是很常见的情况。你只要记住，无论是母亲还是胎儿都还没有做好分娩的准备。事情发生时，医生不会觉得惊讶，也不会认为是你的过错——你不用这么想。

＊**胎儿是臀位**。正常情况下，分娩时胎头应该最先娩出。臀位的胎儿，出生时最先娩出的却是腿和臀。胎头最后娩出非常危险，特别是对于早产儿。因为头部是胎儿身体最大的部位，如

果身体的其他部位出来了，而头部卡在了子宫内（因为宫颈打开的程度还不足以让头部通过），那么通过脐带供应的氧气和血液将被切断。如果使用产钳或胎头吸引器帮助胎头娩出，早产儿脆弱的头部可能就会受损。部分研究显示，如果胎儿是臀位，自然分娩比剖宫产的胎儿死亡率高，对胎儿大脑造成损伤的风险也更高。只有一种情况例外，就是双胞胎的第一胎是头位、第二胎是臀位。在这种情况下，娩出第一胎时宫颈已经充分扩张，所以第二胎不会有被卡住的风险。

剖宫产如何进行？

切开腹部表面的皮肤，并将腹部肌肉分开以后，产科医生会检查你的子宫，确认胎儿的位置，然后决定子宫的切口类型，以便将胎儿取出。第一种选择：在子宫下段较薄弱的部分（耻骨以上）施行水平（横向）切口，因为这个部位出血较少，且恢复能力较强；第二种选择：在子宫更下段施行垂直切口（见图2.1）。优先选择子宫下部切口，是因为如果你以后再次怀孕，切口不会影响自然分娩。

有时，由于胎盘或胎儿的位置，或者在妊娠28周之前分娩，子宫下段还未发育好，产科医生会选择在子宫的较高位置施行垂直切口（传统的剖宫产方法）。这种切口愈合较好，但是瘢痕强度不够，再次分娩时子宫可能会破裂，还可能会导致产妇和胎儿出现非常危险的并发症。因此，施行过传统剖宫产的产妇，以后无法自然分娩，但是不会影响再次怀孕。因为皮肤上瘢痕的位置和形状与子宫上的瘢痕并不对应，所以请询问产科医生你接受的剖宫产的类型。如果你接受的是传统的剖宫产，那么医生肯定是想让胎儿尽量顺利出生。

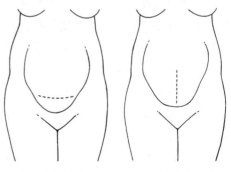

水平（横向）切口　　传统式垂直切口

图2.1 剖宫产切口示意图

＊**你怀有双胞胎或者多胞胎**。如果你怀的双胞胎共用一个羊膜囊，为了避免分娩过程中因脐带缠绕或者两条脐带混淆而发生的血流量减少和脐带被误剪，医生会建议你选择剖宫产。多胞胎选择剖宫产是为了让胎儿尽快出生（因为等不到所有的胎儿出生，宫颈就会开始闭合）和接受医疗看护。

＊**出现其他症状，如产妇的状况（产妇无法耐受经产道分娩）、妊娠并发症或胎儿出生缺陷等**。剖宫产会在全身麻醉（让你进入睡眠状态）或者局部麻醉（脊椎麻醉或者硬脊膜外麻醉，你能够保持清醒，但是从胸部到脚趾部位失去知觉）下进行。局部麻醉最大的优势是，可以让你在孩子出生时保持清醒，孩子出生后你可以短暂地照看他。但是局部麻醉比全身麻醉起效慢，所以如果你在紧急状况下需要马上分娩，它可能不太适用。你可以和麻醉师以及产科医生讨论麻醉的类型。因为剖宫产也是一种外科手术，所以你应该关注一下自身的健康风险，以及手术将来会给你带来什么。

产房里的医护人员

妊娠进展顺利、没有并发症时，分娩属于产科事务：产科医生、助产士，有时还有孕妇的丈夫会在产房平静地等待孩子出生。一旦早产，情况就完全不同了，会有其他科室的医护人员来到产房。大部分父母看到这么多医护人员，都会感到困惑和担心，不知道这些医护人员是做什么的、自己的孩子是不是有什么严重的问题。不用担心，他们的出现是为了给你和孩子提供帮助。

现在简单介绍一下产房里的医护人员（每个医院情况略有不同）。

＊如果你要进行剖宫产，医护人员会比自然分娩时多。除了产科医生和助产士，还有一个或多个麻醉师、协助主刀医生的护士，妇产科的住院医师也会在你分娩时出现。

＊如果你在医学院的附属医院分娩，产房中除了新生儿专家、新生儿科护士和呼吸治疗师，可能还会有儿科实习医生、医学院的学生以及正在培训的护士。如果你怀有多胞胎，那会有更多的医护人员为你提供帮助；大部分医院会为每个孩子提供一个医疗团队。

在你马上就要分娩的时候，看见一群人穿着外科手术服冲进产房，一定会感到害怕。这并不意味着发生了紧急状况，一般情况下这只是标准配备，医护人员会在孩子出生之前准备好所有需要使用的仪器设备。

为了迎接早产儿的到来，他们需要准备以下物品。

* **辐射保温台**。需要提前1～2分钟开启（早产儿无法像足月儿那样维持体温，这个保温台可以让早产儿避免着凉）。

* **辅助呼吸的仪器**。在需要的时候能够帮助早产儿呼吸。

* **温暖的包被**。胎儿出生后身上有羊水，需要擦干。清洁和擦干后，用包被将他们包裹好。

在准备的过程中，如果你听到医生和护士们在聊天或者相互开玩笑，请不要觉得惊讶或者焦虑。不要担心，他们都受过专业训练，知道什么时间该集中精力。

产科医生会为你接生，并在剪断孩子的脐带之后，将孩子交给儿科团队。儿科团队会清洁孩子的鼻腔和口腔，让他能够顺畅地呼吸，并且给孩子保温。然后，他们会评估孩子的状况。如果你的孩子像大部分早产儿一样，皮肤青紫或呼吸不规律，医生会在他的口鼻部位给他戴上一个软质的氧气罩，将空气或者氧气输送到他的肺里，辅助他呼吸。如果孩子能够自主呼吸，他就会变得活跃起来，皮肤的颜色会逐渐变为粉红色；如果不能，则需要进行复苏（你可以阅读第63～66页"如果早产儿需要复苏"，了解更多相关内容）。一旦孩子情况稳定，医生或护士就会为他称重，给他戴上帽子，裹上干净温暖的包被，然后把他安置到保温箱中（一个密闭的恒温婴儿床）。

大多数情况下，孩子出生后，医生会把他抱到你面前，让你看一看甚至抱一抱他——你会对这个小家伙感到惊讶。如果医生觉得孩子会着凉或者需要马上对他进行医疗护理，那么你和他亲密接触的时间可能只有几分钟。

在你清醒前，孩子可能会被送进新生儿病房，产房里的其他医护人员也会离开，只留下一名医生和一名护士做手术记录、进行术后清理。所有的医护人员都会尽职尽责地帮助你的孩子适应这个世界。

如果早产儿需要复苏

Q：孩子出生后，我没有听到他的哭声，医生告诉我，孩子需要复苏。这是什么意思？

A：人们通常认为，所有的新生儿都是伴随着大声的啼哭来到这个世界的，其实不然。新生儿需要足够强壮有力的深呼吸才能啼哭，大部分早产儿力气不足或者无法深呼吸，这是他们未发育成熟的一种表现。所以，早产儿出生后不哭或者哭声微弱马上停止的情况很常见，这时就需要对早产儿进行复苏。

"复苏"这个词听起来似乎很可怕，父母们经常把它与"死而复生"联系起来。其实产房里的复苏一般是指给新生儿一些额外的支持——给他们提供额外的空气、氧气或者让他们使用呼吸机，帮助他们进行深入持续的呼吸，以满足其生理需求。

大部分情况下，早产儿的呼吸问题都是肺部发育不全（呼吸窘迫综合征，简称RDS）、肌肉无力和呼吸中枢发育不成熟导致的。但有些时候，出现呼吸问题不仅仅是因为发育不成熟，其他因素也会影响早产儿一些重要的生理功能。你需要和产科医生以及新生儿专家进行讨论，因为这关系到孩子未来的健康状况。

有些问题是很容易迅速解决的。比如，你在分娩之前为了治疗子痫前期和早产使用了硫酸镁。硫酸镁会通过胎盘进入胎儿体内，从而导致呼吸抑制。你使用的硫酸镁越多，胎儿出生后就越软弱无力，还可能没有呼吸。但是不用担心，医生会给他使用呼吸机，在硫酸镁完全代谢排出之前帮助他呼吸（一般需要1天左右）。

在分娩过程中给孕妇使用的一些其他药物，如全身麻醉剂或者特定的镇痛药，也会在一定程度上作用于胎儿。随着药物的逐渐代谢，出现的问题会得到解决。

除了以上原因，还有其他问题会导致早产儿需要复苏，而这些问题一般更为严重。比如，感染会抑制新生儿的呼吸，使其心跳速度变缓。感染的发展取决于感染的类型以及医生控制其病情的速度。有些感染很可能对大脑或其他器官造成持续性损伤，并且感染的时间越长，造成的危害越大。如果胎膜和羊水被感染（绒毛膜羊膜炎），胎儿发生脑瘫的概率会增加。如果孕妇患有绒毛膜羊膜炎，应选择提前分娩，以免胎儿被感染。大部分患有绒毛膜羊膜炎的孕妇所生的婴儿，都能够健康成长，没有出现长期性疾病。

如果孕妇发生血压过低、胎盘早剥、脐带打结或脐带供血不畅、胎儿在子宫内运动或分娩宫缩时脐带被挤压，会造成胎儿的血氧供应中断，出生后应该进行复苏。

大多数胎儿能承受短时间的低血流量和低氧量（通常在分娩期间或出生后几分钟内间歇性发生），但是若持续时间较长，无论是在分娩时还是妊娠早期，都会对胎儿的大脑造成损害。

如何知道胎儿是否有低血流量和低血氧含量的情况呢？可关注以下症状：心跳过慢或反应迟钝（可以通过胎心监护仪监测）、在子宫内排出胎粪（只有胎龄较大、肠道功能趋于成熟的早产儿会发生这种情况）、胎儿或新生儿酸中毒（该项指标可在分娩后剪脐带时无痛检测）、阿普加评分较低，或者出生后持续的肺动脉高压。医生会告知你，如果孩子出现了这些症状意味着什么。不过不用担心，很多新生儿都会出现上述一种或者多种症状，但并不会造成持续性影响。

如何进行新生儿复苏?

早产儿需要复苏，主要是因为呼吸困难，所以医生一般先通过按摩刺激早产儿自主呼吸。医生会清理早产儿鼻腔和口腔里的羊水，如果早产儿无法自主深度或者规律呼吸，医生会在其口鼻部位放置一个软质的塑料面罩（呼吸面罩），然后通过面罩将相连的袋子或者三通管里的空气或者氧气泵入早产儿体内。

呼吸辅助措施都是为了让早产儿更好地自主呼吸。医生会继续让其戴着呼吸面罩，或者经鼻部进行持续气道正压通气（简称CPAP），这可以帮助他的肺部有效扩张。如果早产儿呼吸得很好，医生会观察在没有辅助措施或者只通过鼻子吸入少量氧气时情况会怎样。如果采取呼吸辅助措施数分钟后早产儿仍然没有出现肤色变红、心跳强劲、呼吸规律的情况，医生会对其进行气管插管——将管子通过早产儿的鼻腔或者口腔插入气管，以将气体直接送入其肺部。管子可以连接到氧气袋或者三通管上——或者连接到呼吸机上（一种能够继续帮助他呼吸的仪器）。

在一些医院，所有小胎龄的早产儿出生后都会插管，因为医生知道这些孩子大部分无法自主呼吸。插管之后会给他使用肺泡表面活性物质，这种物质能够在肺里包裹住微小的肺泡，以帮助它们保持开放的状态。肺泡表面活性物质已经被证明能够极大地提高小胎龄早产儿的存活率。

大多数情况下，早产儿的心跳会随着呼吸的顺畅而恢复正常。如果心跳不能恢复正常，医生会对早产儿实施心肺复苏（简称CPR），或者使用药物使其心跳更快、更有力。

有些时候，对于其它出现的问题也需要采取措施。比如，如果出现大面积的胎盘早剥，早产儿会失血，需要在产房内输液和输血；再比如，如果早产儿的肺部出现小的裂缝，空气能够从裂缝溢出，从而影响婴儿的呼吸和心跳，医生会尽量使用穿刺针或者引流管引流空气。孩子出现任何异常情况，医生都会及时告诉你。如果医生没说什么，说明复苏只是在孩子还无法自主呼吸时，帮助孩子呼吸的一种简单而有效的方法。

如果你担心孩子的大脑会因血流量或氧气不足而受损，请记住，严重损伤的迹象通常在孩子出生的第一周就会表现出来——孩子可能发生惊厥，表现为兴奋、易激惹或者昏迷；或者他的其他器官，如心脏、肾脏、肝脏等受损，医生会根据这些表现判断他的脑部是否有损伤。如果孩子在几天内开始恢复，应该问题不大。如果损伤发生在妊娠早期，或者程度较轻，一些神经系统方面的问题可能在婴儿长大后才会显现。

早产儿的阿普加评分都比较低吗？

Q：早产儿的阿普加评分都比较低吗？我的两个儿子，一个4分，另一个7分，我很担心。

A：阿普加评分是20世纪50年代由弗吉尼亚博士发明的一种对新生儿健康状况进行快速评定的方法。它包括5项指标：心率、呼吸、对刺激的反应、肌张力和皮肤颜色。每项指标得分0～2分，分别表示差、一般和最佳的状态。

并不是每个早产儿的阿普加评分都低。孩子出生得越早，评分可能越低的原因可能仅仅是未发育成熟。足月的新生儿，如果阿普加评分非常低，可能意味着发生了窒息（分娩前、分娩时和分娩后出现的血氧供给不足）。对于早产儿，阿普加评分低可能有不同的解释。一些早产儿的典型症状，如呼吸不规律或不活跃虽然会导致阿普加评分偏低，但并不能真实地反映孩子的状况。一项大型研究显示，妊娠26～27周出生的早产儿，阿普加评分平均为6～7分，而妊娠34～36周出生的早产儿，阿普加评分平均为8～9分。

孩子出生后1分钟会进行第一次阿普加评分（但是如果他的心跳变慢或者呼吸不好，医生会在评分前先对他进行复苏），在5分钟时会进行第二次评分。有些情况下，会在出生后10分钟、15分钟、20分钟时再次进行评分，以评价新生儿的状况是在好转还是在恶化。阿普加评分的最高分是10分（早产儿很难获得）。第一次评分低于7分意味着需要复苏，直到分数达到7分或者更高。

表现	阿普加评分		
	0	1	2
心率	无心率	慢	正常
呼吸	无呼吸	不规律	呼吸均匀
对刺激的反应	无反应	皱眉	大哭
肌张力	无力	四肢略屈曲	四肢动作活跃
皮肤颜色	苍白或者发绀	躯干肤色正常，四肢肤色发绀	全身肤色正常

与出生后1分钟时的阿普加评分相比，5分钟时的评分更能预测早产儿的存活情况，因为它反映了早产儿对复苏的反应。阿普加评分迅速提高是好的征兆，表示早产儿反应良好。研究显示，5分钟时评分在7分或7分以上的早产儿存活率最高。

阿普加评分从来都不是用来预测新生儿未来的发展或是否会残疾的，所以请不要惊讶于阿普加评分对预测早产儿的长期表现帮助不大。只有早产儿的阿普加评分非常低（0～3分），持续10分钟或更长时间，才会增加其未来残疾的风险。即便如此，只要阿普加评分在20分钟内能提高，绝大多数的早产儿都不会受到长期影响。大多数情况下，医生收集的有关早产儿在出生后最初几周的相关信息，要比阿普加评分重要得多。

现在你还无法了解孩子未来的发展状况，但是很快你就会了解到更多详细的信息了（希望是让人放心的）。你不应该把注意力集中在孩子的阿普加评分上，因为对于早产儿来说，情况远比计算出来的数值复杂得多。

预测出生体重

Q：分娩前他们告诉我孩子的体重约900g，但是实际上他比这小得多。为什么他们会弄错呢？

A：无论经验多么丰富的医生，对于胎儿体重的预测都只是大概的估计。在胎儿出生之前，无法准确预测他的体重。医生只能用不同的工具进行预测，因为他们知道婴儿的实际出生体重总是和他们估计的有偏差。研究表明，医生对胎儿体重的估计偏差一般不会超过实际出生体重的15%，但只有2/3的偏差在10%以内。出生胎龄越小，体重就越有可能被高估。

然而，即使是不准确的体重预估，对于高危妊娠也是有帮助的，可以提前确定孕妇和胎儿在分娩前、分娩时和分娩后需要哪些医疗帮助。比如，当受孕时间不确定时，对胎儿体重的估计可以帮助医生确定胎龄，有助于评估胎儿在子宫内的发育情况。如果发育过缓，可以及时寻找原因。在出生之前，如果发现胎儿小于实际胎龄，有助于医生做出重要的临床决策，如是否进行选择性分娩，这同样也会影响分娩方式的选择——是选择自然分娩还是剖宫产。即使实际出生体重和预测值之间有些许偏差，这些选择仍然可以让孩子有更多机会茁壮成长。

常见的估计胎儿体重的方法有以下2种。

* **通过触摸子宫预估**。根据临床经验，产科医生通过触诊估计胎儿在子宫内的大小，从而对他的出生体重进行预估。

* **超声检查**。胎儿头部、腹部的大小以及股骨长度（大腿的长骨头）都和出生体重相关。超声检查可以获取这些信息和其他一些测量值，然后通过数学模型计算出胎儿的出生体重。

如果临近预产期，医生认为临床判断和超声检查一样可靠。但是对于早产儿来说，超声检查通常更加准确。

尽管现在的超声检查已经比几年前更精确，但依旧不完美。这是因为超声检查通常依据胎儿的大小估计其出生体重，但是相同大小的胎儿可能有不同比例的肌肉和脂肪（脂肪比肌肉轻）、密度不同的骨骼。有时，胎儿在子宫内的位置使得超声无法准确测量胎儿的头部、腹部或者股骨，导致体重估计值偏低。羊水较少、孕妇超重等因素也可能会导致超声检查难以观察得很细致——进而影响对胎儿体重的估计。

亲子关系

Q：我的孩子一出生就被送进了NICU，甚至都没有让我抱一下。我很郁闷，因为我觉得无法和孩子建立亲子关系。

A：你有失落感很正常，这正说明你和孩子已经建立起良好的亲子关系了。你只在孩子出生时匆匆看了他一眼，然后他就被送走了，让你的怀抱空空如也。虽然现在早产的压力和困惑可能会影响到你和孩子的关系，但你不必担心，你不会因为没有和他肌肤相亲，就对他不感兴趣，他也不会因此而不依恋你。

有一种理论认为：孩子出生后，会有一个建立母婴依恋的关键期。这个时期很短暂，如果错过了，母婴关系就会有缺陷，这种缺陷一生也无法弥补。

这一理论自20世纪70年代提出就受到了广泛的批评。正如研究者所观察到的那样，如果山羊或鸭子在出生后马上被带走，然后又被放回去，父母就会本能地拒绝它们。但是人类的父母和孩子之间的爱和依恋关系的建立可以在孩子出生前开始、也可以在出生后几个月甚至出生后几年开始（养父母和他们领养的孩子很清楚这一点）。瞬间爆发的强烈的爱和随着时间慢慢增长的亲情，都会让你感到惊讶。

但这并不意味着父母和他们刚出生的孩子，在出生后几天、几周内的接触没有价值。许多研究显示，早期、持续的接触有助于促进父母参与对孩子的照顾。关于亲子关系的研究可以让医疗护理更加人性化：如分娩时允许父亲在场、母亲可以在医院陪伴孩子（除非因医疗需要而分开）。如果家长愿意，现在很多NICU都允许父母探视（甚至可以24小时陪在孩子身边）并且希望他们尽快参与到对早产宝宝的实际护理中。很明显，即使父母在孩子出生后没能和孩子肌肤相亲，甚至没能看到孩子，父母依然会爱他们的孩子，他们的爱也会得到回报。

你与孩子亲密相处的速度和模式取决于他的性格、成熟度（早产儿不像足月出生的孩子，能对接触和鼓励有充分的反应），你的需求、不安和你的个性，你们在一起的时间以及其他诸多因素。生物学因素也可能发生作用。最近的研究表明，在妊娠早期催产素水平较高的女性，在分娩后第一周能更好地与新生儿建立亲密关系。我们还需要进一步研究早产对母亲催产素水平的影响。

如果你的早产宝宝需要重症监护，几天甚至几周内你都无法抱他、照顾他，请相信这些失去的时间并不是无法弥补的。尽管你只能用手指摸摸他柔软的小手小脚——如果这是现在你能抚摸到的所有部位——也是一种神奇的感觉，可以让你感受到强烈的爱意。一旦你的孩子可以接受这些行为，你就可以开始进行袋鼠式护理了（详见第252页"如何进行袋鼠式护理"），用你的肌肤去感受孩子裸露的皮肤——你曾失去的特别的、亲密的体验。我们可以向你保证，在孩子住院治疗期间，你只要坚持陪伴在他身边，和他说话，抚摸他，在允许的时候抱抱他，你所渴望的亲子关系就能正常建立。

许多早产儿家长认为，被迫经历的痛苦的分离，让他们与孩子更加亲近。他们对孩子的爱比想象中强烈、充实——即便这种情感在孩子刚出生的几分钟里没有出现。

早产儿转院

Q：我的孩子被转到了其他医院，我十分郁闷。

A：虽然你有理由为与孩子分离而痛苦，但孩子看似不合时宜的离开其实对孩子最有利。他会被送到有NICU的

医院，那里有专业的医疗团队和设备，能为早产儿或者有较高并发症风险的其他新生儿提供治疗。如果孩子出生的医院无法护理早产儿，或者医生担心发生并发症，那么毫无疑问，让孩子转到有NICU的医院接受新生儿专家照顾的好处，远远超过转诊的风险。便携式的医疗设备能够保证，即便是最小的早产儿也能在途中得到重症护理，维持生命体征的稳定。而且，由于照顾早产儿的医疗团队拥有专业的素养和丰富的经验，在接到孩子的第一时间，就可以开始进行重症监护了。

转诊团队会将孩子送往医院，转诊的过程中由将来负责照顾孩子的儿科医生进行电话指导。大多数转诊团队会配备两个或更多的医学专家——一般有多个护士（或者一个护士）和一个呼吸治疗师——有新生儿或者儿科重症监护室的工作经历。他们均接受过紧急抢救、运送危重婴儿的专业训练。

转诊团队会给你的孩子创建一个转诊用的小型重症监护室。你的孩子在便携式保温箱里，温暖舒适。便携式保温箱是一个用电池加热的透明塑料盒，牢牢固定在汽车上，保证运输的安全。这个早产儿保温箱会保护他，同时可以让医疗团队在行程中监控他的生命体征，并提供必要的医疗护理。转诊团队会把早产儿的病历、X线检查结果以及医生的治疗记录复印下来。

父母与转诊团队的沟通十分重要

（如果母亲分娩后太虚弱，父亲应进行沟通）。你需要签署书面同意书，表示同意孩子转诊，并留下你的电话号码和地址，保证紧急状况下能马上联系到你。转诊团队还会询问你有关怀孕或者家族史的信息。同样他们也会告诉你孩子即将接受的医疗措施，以及一些转诊的情况。他们尽量会让你在孩子离开前和他见一面——如果你不能去新生儿病房，他们会把孩子带到你的房间——你可以对孩子说"一会儿见"，带着爱意送他离开。

留一件孩子的物品在身边可能会让你感觉更好、更踏实，如孩子的照片或者胎发——可以让你们分离时也保持亲密的感觉。如果你还没来得及给孩子拍照，请试着拜托护士帮你拍几张。

你现在觉得痛苦很正常，而且在焦虑的情况下很难记住各种信息，所以不要羞于寻求帮助。转诊团队和护士会确保你收到写有医院地址、位置、NICU的电话号码、主管医生的名字、开车或乘坐公共交通工具到医院的方法、停车和住宿选择等内容的书面资料。如果你身边有电脑，可以通过访问医院官网获取更多的信息。

有时，如果空间足够大，并且转诊团队认为安全，会允许1～2个家庭成员陪伴孩子转诊。过来人的建议是：尽管你强烈地想要陪在孩子身边，但请一定要克制自己！要记住，转诊团队需要高度集中注意力来保持你孩子的稳定和安全，并且要尽快将他送到新的NICU。如果你情绪激动或者非常健谈，或者在运输途中出现晕厥或不适，会分散医生的注意力。此外，请考虑一下你到新医院后如何回家。

一般情况下父母会选择驾车跟在救护车后（不用担心，你不需要像赛车手一样专业，救护车很少会出现超速闯红灯或者穿梭在车流里的状况）。用这种方式家长不会迷路，并且能够和孩子同时到达新医院。

如果母亲需要多住几天院，那么她可能会和孩子转到同一家医院，这样家庭成员之间就不会分开得太久。如果是这种情况，你可以问问产科医生能否这样安排。事实上，你很有可能一直待在你分娩的医院，直至出院，而你的家人将成为第一个去新医院看望孩子的人。在见到孩子之前，通过电话了解孩子的情况、听其他人的描述，以及看孩子的照片，都可以让你感觉踏实。少数NICU会配备与电脑相连的网络摄像头，如果你在医院可以用电脑，那么你可以通过电脑看到孩子。NICU的医生会随时向你汇报孩子的最新情况，你也可以随时给照顾孩子的护士打电话进行询问。

你肯定会想念你的孩子，但是请记住，你现在可以为孩子做的最好的事情，就是尽快恢复健康和精力。休息时你可以阅读第100～105页关于NICU的介绍，了解一下照顾孩子的专家们。请记住，这种被迫的分离只会持续几天。马上你就能够走进新的医院，再次陪伴在孩子身边。

多胞胎

双胞胎出生的时间不同

Q：我怀的是双胞胎，医生说其中一个孩子需要提前出生，但是另一个可以在子宫里多待一段时间。这怎么可能？

A：医学史专家曾记录过似乎违背自然规律的案例：四胞胎在不同的时间出生，时间跨度达10天；一个男孩比他双胞胎妹妹早出生了95天。现如今，这种事情变得越来越常见。产科医生从病例报告和医学期刊中越来越多地了解到，存在多胞胎中的某个孩子比其他孩子晚出生的现象，晚出生的孩子可以在子宫里多发育一段时间。

可以肯定的是，间隔分娩依然是不常见。一般情况下，当多胞胎中的一个出生了，产科医生会让其他孩子也马上出生。这是因为如果不这样做，会面临巨大的风险——主要是胎盘早剥、出血和感染——可能很快就会危及母亲和仍在子宫里的胎儿的生命。

可能有几百例这样的情况，但目前还没有正式的记录。医学研究人员还没有对间隔分娩进行充分研究，因此其相对的风险和益处尚不清楚。这需要准父母们有足够的勇气，并不是所有的医生都愿意碰运气。

在什么情况下可以考虑间隔分娩呢？只有当继续妊娠会威胁到生病的那个孩子，而且那个孩子与其他孩子互不干扰时才可以。如果医生认为你适合间隔分娩，那可能意味着双胞胎中一个羊膜囊可能已经破裂或者已经滑到稍微扩张的宫颈部位，而另一个孩子在自己的羊膜囊内情况很稳定。

最好在第一个孩子出生之前就决定是否间隔分娩，因为这样可以提前制订治疗方案。但是在你分娩之前，医生并不清楚这种方法是否可行。大多数医生认为以下这些是必须具备的条件：

* 双胞胎分别有自己的胎盘和羊膜囊（所有的异卵双生和部分同卵双生符合）。

* 他们的胎龄至少为16周，以便留在子宫里的胎儿有机会坚持足够长的时间以具备宫外生存的能力。16～29周的胎儿，在子宫里多待几天就能大大改善早产的结局。

* 没有绒毛膜羊膜炎（一种羊水感染性疾病）。

* 第一个孩子是自然分娩，不是剖宫产，并且你在分娩后没有发生大出血。

* 第一个孩子出生后，子宫停止收缩并且宫颈开始闭合（这意味着你的身体会配合你继续妊娠）。

因为这个过程并没有标准的医疗方案，产科医生会跟你解释选择间隔分娩的理由和他制订的治疗方案。医生可能会给你使用抗生素预防感染。分娩后，有的医生会给你静脉注射药物，以使子宫停止收缩，并且会实施一个叫作宫颈环扎术的小型外科手术（详见第23页"宫颈环扎术的实施和移除方法"）以保持宫颈闭合。如果医生没有进行上述操作，可能提示你有感染。

如果你已经妊娠23周以上，那么你会在产前接受2天的类固醇治疗，以提高胎儿的成熟度，让他尽可能平安出生（妊娠早期，胎儿还没有发育到能够对类固醇做出应答），这个措施有助于间隔分娩。

如果第一次分娩后你的情况稳定，并且子宫里的胎儿情况也很好，你可能会被要求留在医院卧床休息，并接受严格的医学监护。有时医生会要求孕妇躺在一张倾斜的床上，让她的脚高于头部，以减小宫颈的压力。这个方法的有效性还没有被证实，所以现在已经很少使用了。最后，如果你能顺利地继续妊娠，那么你可以回家——尽管仍然是在床上休息——直到第二次分娩开始。即便在最好的医疗看护下，也没有人能够预测你能持续妊娠多久。

与此同时，你将不得不面对非常混乱和紧张的局面：作为早产儿的父母，他们可能既要在NICU陪伴早产的孩子，又要继续进行高风险妊娠。选择间隔分娩的父母，需要做好在一段时间内情绪焦虑、紧张、起伏不定的准备。你会担心已经出生的孩子。如果他戴上了呼吸机，无法移动，而你又不得不卧床休息，那么几天甚至是几周内，你都无法见到他。同时，你又必须努力将压力减到最小，并保持乐观。经历过这个过程的早产儿父母说，他们是通过憧憬着未来一天天渡过难关的。

谁是A，谁是B？

Q：怀孕过程中，我的儿子们分别是三胞胎中的A和B，而我的女儿是三胞胎中的C。但是现在情况变了——我的女儿是B。发生了什么？

A：当你怀有多胞胎时，每个胎儿的生长和健康情况都会被单独进行评估和检测，以确保每个孩子都发育良好。要做到这些，医生需要保持清醒，所以医生会用字母作为每个孩子的标签。A一般是离子宫颈最近的的孩子，B是离子宫颈更远一点儿的孩子，依此类推（见图2.2）。对于多胞胎来说，有几个孩子就会用几个字母。比如，1997年出生在美国麦考伊家族的七胞胎，在出生之前医生就用宝宝A～G来称呼他们。宝宝A是个男孩，名字叫赫拉克勒斯，他是七胞胎中最靠近子宫颈的那个，承受了上面所有兄弟姐妹的重量。

当你怀有两个以上胎儿时，医生无法确定每个孩子的位置。这种情况下，他们只是简单地（有时候是随机的）称右下角的胎儿为"B"、左下角的胎儿为"C"、右上角的胎儿为"D"，等等。

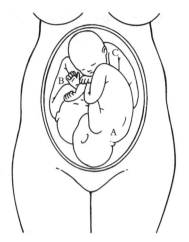

图2.2 子宫里的三胞胎：医生会把最底部的孩子叫"A"，中间的叫"B"，上面的叫"C"

这些字母以后会根据孩子的出生顺序重新标注。胎儿A离宫颈最近，最先出生，那出生后就还叫A。但是如果胎儿是通过剖宫产出生的，有些情况下，最先从子宫里出来的胎儿，不一定是在子宫最底部的那个，所以出生前的字母顺序就会被打乱。这就是你的三胞胎发生的情况。你的女儿第二个出生，所以她的标签从C变成了B。

在双胞胎或者三胞胎的剖宫产过程中，产科医生对哪个胎儿先出来是有把握的。但是对于再多的多胞胎来说，分娩时将之前的字母与胎儿对应是有难度的，这会让父母们感到困惑和郁闷。妊娠期间，很多父母会根据孩子在子宫内的生长发育和行为，或者通过超声观察孩子的大小、最喜欢的位置以及活动程度，预测孩子的性格。比如，谈起小女儿——经常移动并且精力旺盛的那个，可能会是个积极、乐观、活跃的孩子；

而想到大儿子——比较安静的那个，可能会是个沉默、安静的孩子。分娩后如果字母被打乱了，他们就会觉得好像孩子也变得混乱了。

幸运的是，你不必担心医疗方面的混乱。任何在分娩前发现的严重情况都会在胎儿出生后不久就被确认，所以新的字母不会影响新生儿接受医疗看护。

很快，医生和护士就会根据你们给孩子起的名字称呼他们，而毫无个性的字母将会成为过去式。

完全相同还是不同？

Q：产科医生无法根据超声检查确定我怀的双胞胎是否完全相同，现在他们出生了，我们能知道了吗？

A：当父母得知怀了双胞胎，常问的第一个问题是："他们相同吗？"所有父母都想知道，家庭新增的两个成员是不是两个基因完全相同的个体，会不会难以区分他们。

有时在孩子出生前就可以确定答案。如果产前检查显示两个胎儿性别相同，且共用一个羊膜囊，那么几乎可以肯定他们是同卵双胞胎，完全相同。同卵双胞胎是由一个受精卵一分为二，所以他们携带相同的基因。

如果超声或者其他产前检查发现胎儿是一个男孩和一个女孩，那么显然他们携带的基因是不一样的，他们是异卵双胞胎。还有一种情况是异卵双胞胎的可能性很高，就是在接受了不孕不育治疗后怀孕。这是因为生育药物会刺激卵巢，从而使卵巢释放多个卵细胞，而且体外受精胚胎移植术一般会植入不止一个胚胎。

但有时候，答案难以捉摸。比如，你知道你的双胞胎性别相同，并且在两个不同的羊膜囊中发育。他们很有可能是异卵双胞胎，但是也不能完全肯定；也可能是来自同一受精卵的同卵双胞胎，在受孕后不久就分裂成了两个胚胎，每个胚胎都又发育出了自己的羊膜囊。在这种情况下观察胎盘是无法得出确切的答案的。你可以请医生为孩子检查血型，如果他们的血型不同，就不是同卵双胞胎。

如果医生仍然无法给出一个明确的结论该怎么办呢？孩子出生后的样子也不能说明什么。许多足月出生的双胞胎的父母都很难发现孩子之间的区别，更何况早产儿的面部特征还未发育成熟，会使很多没有经验的人觉得他们很相似（尽管不久之后父母就能够发现孩子之间微小的差异了）。

这时，唯一的选择就是基因检测了。用棉签擦拭孩子的口腔内部，然后送到实验室进行分析，他们会匹配和比较每个孩子不同的生物标记物——除了同卵双胞胎。这是一个复杂并且昂贵的分析，一般的健康计划不会包含这项检测，除非有特殊医疗需要，如器官移植。别担心，也不要着急（除非你特别好奇），这项检测可以在任何时间进行，甚至是在孩子长大成年后。很快你就知道答案了，因为你的双胞胎会发育成两个非常相像或者不同的小家伙。

让孩子接受这样的检测值得吗？这取决于你怎么想。大多数人发现，孩子出生后最初几小时或者几天内强烈的好奇心，很快就会被见证孩子成长的喜悦所取代。孩子们会按照他们本该有的样子成长。

延伸阅读

什么是小于胎龄儿？

如果你的孩子早产了，你有很多事情需要了解和理解。部分家长当被告知他们的孩子是小于胎龄儿（简称SGA）时，意味着什么呢？

首先来看一下小于胎龄儿的定义。许多新生儿——无论是足月出生还是早产——体重会略小于平均值。一个婴儿，如果他的出生体重在同胎龄标准生长曲线的第10个百分位以下，那他就会被贴上小于胎龄儿的标签。这意味着他的体重比90%的同龄新生儿轻，表明他在子宫内发育得不像预期那样好。弄清楚发育不良的原因很重要。有的胎儿只是比较瘦小，没有其他的发育问题；而有的可能因为某种原因导致生长迟缓（产科医生称为宫内生长迟缓，简称IUGR）。相应地，如果新生儿的出生体重在同胎龄平均体重的第10至第90百分位，就会被称为适于胎龄儿（简称AGA）；出生体重超过同胎龄平均体重第90百分位的被称为大于胎龄儿（简称LGA）。

比如，一个妊娠28周出生的早产儿，如果他的出生体重在750～1500g，他就是AGA；如果体重少于750g，他就是SGA。你可以在第544页附录2的出生体重和胎龄表中查到相对应的区间来确定孩子的类型。

为什么医生会做这种区分呢？因为一般来说，小于胎龄儿出生后更容易出现某些健康问题。有些胎儿在子宫内发育受到严重限制，更容易出现长期的发育问题。你的孩子是否会受到影响，如何受到影响，很大程度上取决于是什么导致其生长迟缓，以及生长迟缓持续的时间和严重程度。

SGA形成的原因

导致宫内生长迟缓的原因有很多，产科医生可以通过检查做出判断并告知你。常见的原因有以下几种。

＊**胎盘功能不全。**胎儿通过胎盘获得营养物质和氧气，运输营养物质和氧气的血液流动受到干扰，就会导致胎儿生长迟缓。胎盘功能不全，可能是由影响孕妇血液循环的疾病引起的，如子痫前期、糖尿病或心脏病；也可能是因为胎盘本身存在问题，如胎盘早剥（部分胎盘从子宫壁剥离），胎盘小或者畸形导致功能不全，胎盘和脐带连接不好，胎盘发炎症、感染或是缺血缺氧而受损等。胎盘功能不全是产科医生建议提前分娩的原因之一，因为他们认为出生后婴儿会得到更好

的营养，而且在新生儿病房会比在子宫里面临的健康风险更少。

* **染色体异常或其他先天性异常。**许多遗传性疾病和先天性异常都被发现（通过羊膜穿刺术或超声检查）与宫内生长迟缓有关。

* **感染。**普通感冒和流感很少会对胎儿造成影响，但是母亲在妊娠期间感染其他病毒可能会传染给胎儿，影响胎儿生长发育并可能引发其他严重的问题。以下是一些较为常见的感染：风疹（也叫德国麻疹）、疱疹、巨细胞病毒（简称CMV）、弓形虫和梅毒。有些感染可以在妊娠期间通过诊断性检查被发现，而另一些感染则是在产后被发现的（有些感染症状很轻微，所以被忽视了）。

* **香烟、酒精、毒品或某些药物。**孕妇如果吸烟、饮酒过度或者服用毒品（如可卡因、海洛因或者苯丙胺），很有可能生出小于胎龄儿；如果服用某些药物如抗癌、抗癫痫的药物，也会发生类似情况。这些物质会对胎儿的生长发育造成直接的不良影响，或是通过干扰胎盘运输血液和氧气而导致胎儿宫内生长迟缓。

* **营养不良。**如果孕妇营养不良并且在妊娠期内体重增长过少，胎儿就会有营养不良和生长迟缓的风险，因为胎儿生长发育所需要的全部营养都来自母亲。

年龄过小或过大的孕妇、怀有多胞胎或者生活在高海拔地区的孕妇，其胎儿发生生长迟缓的概率较大。研究表明，如果孕妇本身是SGA，那么相比于其他同龄孕妇，胎儿是SGA的风险更高。

有些新生儿出生体重低，并不是因为宫内生长迟缓，而是与遗传有关。如果你身材矮小，你的孩子很有可能也是这样。事实上，有些医生倾向于使用一种更严格的SGA定义：如果新生儿的出生体重在同胎龄标准生长曲线第3个百分位以下才会被认为是SGA。理由是，一些营养良好、健康的新生儿（早产或足月）出生体重也可能在同胎龄标准生长曲线的第10个百分位以下。这是遗传的原因，他们的父母和祖父母身材都比较矮小，与SGA相关的医学问题并不适用于他们。许多研究表明，只有出生体重在同胎龄标准生长曲线第3个百分位以下的新生儿，才可能因为严重的宫内生长迟缓而出现健康问题。

SGA的外貌特征

你的宝宝看上去和适于胎龄的早产儿区别不大（第93页"你的漂亮的早产宝宝"一节有早产儿外貌特征的详细描述），在外貌特征上只有以下几点不同。

* 有些SGA有匀称性生长迟缓，这意味着他们身体的所有部位都有生长迟缓的问题。他们十分瘦小，头也很小，常被描述为"看起来很老"。通常，他们生长迟缓的问题是从妊娠早期开始的。

* 另一种情况是，你的孩子可能有非匀

称性生长迟缓或大脑保护性生长迟缓：虽然身材瘦小，但头部大小正常——所以相对于瘦小的躯体，头部显得不太协调。这种情况通常意味着宫内生长迟缓发生在妊娠后期，并且不那么严重：至少有足够的营养可以让大脑正常发育。胎儿生长发育的一个令人惊讶的现象是：当营养物质供给不足时，身体会优先将营养输送到大脑，以保证大脑的正常发育。

﹡ 有时候，生长迟缓还伴随着羊水过少（这是因为羊水的主要组成部分是胎儿的尿液，如果胎盘营养供给不足，胎儿的尿液量也会减少）。没有足够的羊水扩张子宫，子宫就会紧紧地压在胎儿周围，限制胎儿的活动。如果胎儿在子宫内活动不足，关节就会变得僵硬和挛缩。如果你的宝宝有这种情况，你会注意到他无法自由而充分地弯曲或伸展关节。随着时间的推移，以及外科矫形手术和物理治疗的帮助，这些关节的问题通常可以得到解决。

SGA的近期预后

与同胎龄的AGA相比，SGA的确面临更高的风险。对于早产的SGA来说，早产和导致生长迟缓的原因是决定其预后情况的两个主要因素。这意味着SGA的存活率一般比同胎龄的AGA低一些，其情况可能更复杂，治疗时间也可能更长。

除了早产时间和身材大小等因素，各种各样的先天性、遗传性问题（染色体异常或解剖学异常）以及感染也会影响孩子的近期预后，所以请医生对孩子的具体问题进行仔细的检查，并把预后情况告知你。

如果孩子小于胎龄的原因仅仅是胎盘功能不全造成的胎儿营养不良，那么孩子的预后情况将由两个方面的因素决定：一是出生之前营养不良对孩子生长发育的影响方式和影响程度；二是早产所带来的障碍。

有些并发症会在出生后的前几天或前几周，对SGA产生影响。医生会关注并治疗这些并发症。许多SGA在出生前没有从胎盘中获得足够的氧气，更多的SGA阿普加评分较低，一出生就需要给予氧气和呼吸辅助（请放心，对于早产儿来说，出生后需要复苏的情况是很常见的，并没有父母想象得那么严重）。

许多SGA在出生后一两天会出现低血糖症，因为他们需要高能量的供给，但他们自身的能量储备很少，并且他们在子宫内几乎耗尽了所有的能量。这个问题是暂时的，因为医生和护士们知道如何解决这个问题，父母不必担心（低血糖症只有在没有被及时确诊和治疗的情况下才会变得严重）。如果孩子需要，医生会给孩子补充额外的能量，通常是给予静脉注射葡萄糖或喂食早产儿配方奶，直到血糖恢复正常。

SGA比AGA更容易发生喂养不耐受是因为母体会把有限的营养和氧气优先输送给最需要它们的器官，而胎儿在子宫中不需要进食，肠道的作用不大，所以肠道得不到充足的营养，发育缓慢、功能不全。对于SGA来说，从静脉喂养到母乳或婴儿配方奶喂养的转换过程会更长，患肠道疾病的风险也更高。一旦他们的消化能力增强，就会摄入大量的食物，好像在弥补之前的损失（父母看到他们的孩子吃得像小猪一样会很高兴，因为孩子们应该多吃！）。

如果你的孩子出生时红细胞计数偏高，请不要惊讶，这是一种叫作红细胞增多症的疾病。当机体长时间不能获得充足的氧气时，就会出现这种情况。红细胞的功能是向机体各处运输氧气，为了将尽可能多的氧气运输到各个器官和组织，机体会通过产生更多的红细胞来代偿。但红细胞计数偏高并不是一件好事，它会导致血液过于黏稠，从而使呼吸更加困难、黄疸更严重、血糖降低等问题。如果孩子得了这种疾病，需要进行血液稀释治疗。通常只需要简单地输注额外的液体，但对少数严重的红细胞增多症，则需要抽出孩子的部分血液，并用其他液体代替，这被称为部分换血或放血治疗。

还有一种医生会注意的情况是体温过低（所有早产儿，尤其是那些宫内生长迟缓的早产儿，需要特别注意这种情况）。SGA在一段时间内难以维持正常体温，因为他们的体脂过少、保暖的功能太差。你不必太担心，与同胎龄的AGA相比，你的孩子只是需要在保温箱中待得更久一些而已。

呼吸是所有早产儿出生后需要应对的一个主要挑战。胎龄越小，患呼吸窘迫综合征（简称RDS）并发展成慢性肺部疾病的可能性越大。这就意味着他需要依靠更长时间的辅助供氧或者其他的呼吸帮助。近期的研究表明，与同胎龄的AGA相比，SGA的呼吸问题更严重——可能出现更严重的RDS以及更多的慢性肺部疾病。目前还不清楚出现这种情况的原因，可能与宫内缺少保护性营养物质或较低的氧含量造成胎儿期肺部结构变化有关，或者两种可能性都有。除此之外，还有一些研究发现，SGA更有可能患一种被称为早产儿视网膜病变（简称ROP）的眼底病。如果你的孩子是提前了很长时间出生的早产儿，医生将会在产后4～6周的时候对他进行眼底检查，以便及时发现ROP的早期症状。一些SGA免疫系统较弱，这种情况可能很快就能得到改善，也有可能持续到成年时期。

以上这些听起来相当难以应付，但请记住，大多数SGA并不会同时出现这些并发症，并且他们中的大多数被治愈的可能性很大。虽然你的孩子由于身材较小，治疗过程可能会更复杂，但请相信，新生儿病房中的小小的早产儿会比你想象得更强壮、恢复能力更强。如果能够得到精心护理，大多数都能治愈。

SGA的长期预后

宫内生长迟缓的SGA，其长期预后的情况很大程度上取决于最初导致问题发生的原因。如果你的孩子有遗传或解剖异常，或者先天性感染，其长期预后取决于病情的具体情况，你应该请医生向你说明有关情况。

SGA的智商平均得分较低，而且长期神经问题（如运动、听力和视力问题）的发病率要比同胎龄的AGA更高一些。一个例外是妊娠26周之前出生的SGA，与同胎龄发育正常的早产儿相比长期预后情况差别不大。这是因为过早出生带来的风险，远大于身材较小的影响。

不要认为智商得分偏低就意味着智力发育迟缓。尽管与同胎龄的AGA相比，智力发育迟缓在SGA中更常见，但主要是轻度认知缺陷。各种测试显示，大多数SGA并不存在智力受损，但他们的智商得分可能略有降低——从优秀降低到正常或从正常降低到中下。这种降低只是理论上的，包括你在内没有人会注意到这一点。也有证据表明，SGA中会发生更多的学习障碍和行为问题（如注意力不集中、情绪容易波动或易怒等）。

不管怎样，重要的是要认识到，SGA的情况很复杂，不能一概而论。这些小婴儿的情况大致可以分为两类：一类发生在妊娠晚期（通常会导致非对称性或大脑保护性生长迟缓），主要是因为缺少营养或生长受限的潜在原因较轻微；另一类发生在妊娠早期（导致对称性生长迟缓）主要是严重缺乏营养所致。

对称性生长迟缓对胎儿发育的影响比较大。如果在出生前，胎儿的大脑没有获得发育所需的足够的氧气和营养，

或者是由于疾病或遗传原因导致发育障碍，出生后患持续性神经系统损害的风险很高。如果是大脑保护性生长迟缓，表明胎儿的大脑可能获得了足够的营养并且发育良好，或者是仅有轻微的损伤，这种损伤一般可以治愈。因此，如果你的孩子为非对称性生长迟缓，那么他的长期健康状况一般较好。这一判断原则也同样适用于胎儿出生之后，如果在8个月之前，SGA的头围（一种间接估量婴儿大脑发育情况的方法）赶上了同胎龄AGA的头围，这是一个好的信号，表明孩子的智力发育可能趋于正常。

那孩子的身材呢？出生时身材矮小，以后一直会很矮小吗？一些SGA依然比同胎龄的AGA矮小，但是有许多孩子尤其是那些出生时体重轻但身长和头围正常的孩子，后来的确赶上了同胎龄的AGA。出生后的6~8个月是追赶生长的关键时期，有些SGA的确达到了正常的体重和身长。那些没有追赶到正常值的SGA，可以获得医疗帮助：生长激素治疗被批准用于2周岁时身材仍然矮小的SGA，在促进生长方面效果显著。等到了青少年时期（虽然还早，但孩子的成长比你想象得快），即使你的孩子身材仍然矮小，他依然会和其他孩子一样度过发育期（伴随着正常的性成熟）。

听起来不可思议的是，有些证据表明那些SGA，在快速生长达到了正常水平之后，很有可能在生命后期变得肥胖。尝试在出生后的数周乃至数月减缓婴儿的生长速度是否能阻止这种情

况还不清楚，但这确实表明，仅仅因为孩子身材矮小就过度喂养并不是个好主意。研究还表明，身材矮小的新生儿，成年后患高血压、糖尿病以及心脏病的概率较高，尤其是成年后身材依旧矮小的（适于胎龄的早产儿也是这样）。目前不必过于担心这个问题，通过饮食调节、锻炼以及服用药物等措施，可以预防和治疗心血管疾病，目前已经有一定的效果，而且可能在未来几年更有成效。

随着孩子慢慢长大，请不要忘了把孩子刚出生时穿的袜子和戴的帽子收藏起来：不管孩子最后能发育到什么程度，可以确定的是，你会时不时想要拿出这些纪念品看看，以提醒自己，你的孩子以前是多么娇小，你们是如何一起度过那段艰难岁月的。

Chapter 3

早产第一天

· · · · · · · · · · · · · · · ·

进入NICU的陌生世界。
为什么NICU对你的宝宝是最适合的?

· · · · · · · · · · · · · · · ·

养育的故事

早产儿的出生常常使家人陷入绝望。出生第一天,早产儿肯定很小很弱。很多问题都是未知的,面对混乱复杂的情况,家人的心情会很矛盾,与宝宝分离的痛苦在内心深处油然而生。

女儿出生后的第一个小时,对我来说缓慢得让人难以忍受!我们等待医生对她进行评估,让她的状态稳定下来,并告诉我们一些消息。这个小生命是我的宝贝啊,出生后医生只让我们看了一眼,就立刻把她送进了NICU,我甚至来不及仔细看看她长什么样。我知道治疗是当务之急。我的床边没有婴儿摇篮,而同病房的产妇都在照顾自己刚出生的胖乎乎的宝宝。护士说我可以用电动吸奶器吸奶,她们会把我的乳汁冷藏起来,然后拿去喂宝宝。"如果你想母乳喂养,你必须从现在就开始吸奶。"护士说,我的眼泪随着初乳一起流了出来。这是伤心的泪水还是喜悦的泪水?看望者和鲜花都显得那么不合时宜。新生命的诞生是值得庆祝的,但是我的宝贝在哪里?我无法快乐起来。

被迫与刚出生的宝宝分开所带来的创伤会停留在你的潜意识里,之后会进入意识层面。一位母亲回忆道：

> 在我儿子早产后的一段时间，我反复地做一个梦。我知道他是我生的，但是我看不到他，更无法想象他的模样。我站在一座狭长的悬索桥的前面，周围安静、黑暗、空旷。我不害怕危险。我想，宝贝一定在桥的另一边，我应该去找他，但我的脚无法移动。有一个声音在我耳边大叫，有一个女人发疯般地摇晃我。

孩子早产给父亲和母亲造成的压力可能是不同的，这种差异有助于早产儿父母共渡难关。今天有很多值得庆祝的理由：尽管开始很艰难，但大多数早产儿的故事都有一个圆满的结局。一种新的生活已经开始了。

> 我的儿子马克斯今天晚上出生了，比预产期提前了8周！"我的儿子！"我第一次这样说。以后我会带他去看棒球比赛，会和他谈论男人关心的话题，在他年满16周岁时会教他开车……但现在我只希望妻子能快乐起来。医生说马克斯是健康的，只是发育还不成熟，但妻子非常担心。好吧，我承认，我也有点儿担心。医生说现在就讨论一切将会如何发展还为时尚早。我相信马克斯是一个坚强的小家伙，因为我们家族的每一个成员都很坚强。每个人都会经历挫折——对马克斯来说，挫折只是来得有点儿早。我知道他会好起来的，他非常棒！

早产儿出生的第一天，父母不能把他们抱入怀中，也不能给他们喂奶，因此很难与他们建立真实的连接感。护士们知道帮助早产儿父母与自己的宝宝建立情感连接是多么重要，有时只是一张照片就可以激发早产儿父母强烈的爱与责任感。

> 在一场紧急的剖宫产手术后，新妈妈躺在病床上，她的丈夫陪在她身边。新妈妈还在昏昏欲睡，而且有点儿想吐。她看起来脸色苍白、神情紧张。护士走了过来，将一张照片放在她手上：正在NICU中的双胞胎的第一张照片。护士说虽然他们的两个宝宝比预产期提前了10周出生，看起来很小，但依然很可爱。他们看到宝宝们嘴里插着帮助呼吸的管子，嘴唇比伤口还要红，心疼地哭了起来。但护士走后他们再看这张照片时，已经不那么痛苦了。宝宝们只是在NICU中接受治疗，他们最需要的是：父母和他们一起努力，迎接和他们的第一次见面。

一些心理学家试图研究早产儿父母心理变化的过程，帮助其理解所经历的一切。

从孩子早产的第一天到以后的很多阶段，父母会有各种各样的心理感受：忧虑、痛苦、愤怒、恐惧、感觉被生活欺骗、内疚、孤独、想逃离、麻木、快乐、希望、兴奋、信任、解脱……宝宝出生的第一天，父母的感受可能受以下因素影响：宝宝早产的时间、分娩时的情况、宝宝的健康状况、父母的性格、价值观、宗教信仰、个人经历及家庭关系。很难概括哪些感受是正常的，也很难预测父母的感受会有哪些变化。一些专家认为，早产儿父母的心理变化一般会经历以下3个阶段：第一阶段：否认——拒绝面对发生的一切；第二阶段：投射——将事情的发生归因于其他人、其他事；第三阶段：逃避——因为现实太痛苦了。真是这样吗？对一些早产儿父母来说是这样的，而对另一些早产儿父母则不完全是这样。还有人会认为这种想法完全是无稽之谈、心理呓语，直到他们也成了早产儿的父母，才能体会在医学高度发达的今天，孩子一出生就要与父母分离接受治疗的感觉。

你与宝宝在NICU中的第一次见面，将与一般怀孕书中所描述的理想画面完全不同。至少在宝宝出生的第一天，在他的病情稳定之前，你不得不放弃隐私、放弃拥抱，不能让他贴着你温暖的皮肤，不能让他吸吮你的乳汁。你可能会对进入NICU感到害怕，这是很正常的，许多父母都是这样，但大多数父母在见到孩子之后都感觉松了一口气。保护孩子的强烈愿望会帮助父母克服恐惧，团结在一起，寻找新的力量迎接生活的挑战。

在双胞胎女儿出生的第一天，我没有勇气去NICU看望她们。我的丈夫和妹妹已经和医生有过几次深入的交谈了，我反复地对他们和自己说："我要成为一个好母亲，我只是需要更多的时间调整自己、找回支撑我的力量。"但我知道他们一定很担心我，我也很担心自己。我总是在想："我怎么活下去呢？我们会不会失去宝宝呢？会不会有什么事情导致她们严重残疾呢？"我还没有准备好面对这一切。漫长的一天过去了，我感觉有些想法在改变，内心深处母性的本能战胜了恐惧。无论发生什么，我和丈夫拥有彼此，我们会挺过去的。我的宝贝们在NICU，她们需要我。我战胜了自己，去看望了她们，我知道重要的是给她们爱和力量。

医 生 的 视 角

虽然你分娩时我们可能也在场，但现在是我们和宝宝真正认识的时候。我们会仔细观察NICU中的每一个早产儿（不只是观察一次，而是在一段时间内观察多次）。即使是双胞胎或多胞胎，每个孩子也将作为一个独立的个体被评估。虽然在子宫里时他们是在一起的，但是正如他们的个性可能不同，他们出生后的健康状况可能也有很大差异。

身体检查和实验室评估

宝宝被送入NICU后，我们会给他戴上心电监护仪，然后会检查他的各项重要的生命体征——体温、呼吸、心率和血压——确定他的血氧含量。我们需要快速得到这些数据，因为与这些体征有关的任何异常都需要被快速处理。与此同时，我们还会仔细观察他的其他情况：他是有活力的还是无力的（昏睡状、疲惫状、生病了）？他的皮肤是粉红色的还是青紫色的？他是处于舒适的休息状态还是处于呼吸困难的状态？

下一步我们会对宝宝进行体格检查（比产房中进行的检查更全面、更仔细）。我们会从头到脚仔细检查，准确记录所有正常和异常的情况。虽然所有的新生儿都会进行这样的体格检查，但有些检查项目对早产儿来说尤其重要。

我们会评估他的身体特征：摸摸他的头，包括囟门。头的大小正常吗？是肿胀的还是在经过产道时被挤压的？我们现在需要知道他的头围和形状，以判断他以后是否会发育正常。我们会检查他的眼睛、耳朵、下巴和上颚是否发育正常？我们会用触诊的方式检查他的腹部，他的腹部是否柔软圆润？肝脏、肾脏和脾脏是否正常？皮肤的情况怎么样？是粉红色的还是青紫色的？是完整的还是有损伤的？有一定厚度的、未破损的皮肤有助于防御感染，避免丢失重要的体液。如果是双胞胎，我们会观察他们皮肤的颜色——太苍白了还是太红润了——以评估是否有双胎输血综合征（第34页有详细描述）。我们仔细听他的心音，感觉他的脉搏，以判断他的血液循环是否正常。我们检查他的关节是否活动良好，并且会数一数他有几个手指和脚趾。

我们也会评估他是否适应体外环境：呼吸是平静的、有深度的、舒适的，还是表浅而困难的。呼吸表浅而困难是肺部发育不成熟的标志。他对抚摸和其他刺激有回应吗？如果他反抗或者哭泣，我们会很高兴，因为他对刺激做出有力的回应是神经系统健康的标志。

如果他呼吸困难，我们可能会给他

做一个胸部X线检查，以判断他的肺部是否能够充分扩张，看看除了发育不成熟外是否还有其他影响呼吸的因素。我们给宝宝抽血检查，以确保他所有的器官、系统都运转良好，氧气、二氧化碳、盐、糖和血细胞等重要物质都处于正常水平。如果宝宝胎龄非常小、需要重症监护，我们会每隔几小时对他进行一次抽血检查，以确保他的重要指标都在安全范围内，发现异常可以及时治疗。

我们从不奢望一开始就事事顺利，因为新生儿对子宫外的新环境需要有一个适应的过程。事实上，在出生后的最初几个小时，轻微的功能异常是很常见的，而且通常是短暂的。比如，只要多余的液体从肺里排出来，呼噜声和呼吸困难很快就能解决（毕竟，宝宝在羊水中生活了很长一段时间）。苍白、斑驳的皮肤颜色可能表明血流量不足，但随着胎儿血循环转变为新生儿血循环，很快就会好转，甚至会变成漂亮的粉红色。随着血液循环的改善，在分娩过程中积累在血液中的多余的酸性物质很快就会被清除。我们会决定什么是需要立即解决的、什么是可以暂时观察的、什么是需要以后随访的。

那些在你看来奇怪和不寻常的特征，对照顾了很多早产儿的医生来说是司空见惯的。所以，有时候我们不想对你担心的事情发表评论。如果你有问题就问吧！但医生的回答可能很淡定，比如"那不是肿块，是他的胸腔上凸的部分"或"我不知道那是什么疹子，但没关系，它会很快消失的"。大多数时候你会放心，因为你的宝宝和与他同龄的宝宝看起来没什么两样。

除了检查他的体表体征和一般功能，我们还会通过检查确定他的胎龄。我们检查他的皮肤、毛发、足底纹理、乳晕的大小和耳郭的直挺程度，注意他的外生殖器的发育程度，以及神经系统的成熟度。这种在出生后计算宝宝胎龄的方法被称为杜波威茨或巴拉德（Dubowitz or Ballard）检查法。如果你准确地知道怀孕的日期，这种检查方法的确没有超声检查准确；但是如果你无法确认自己的怀孕日期，我们可以通过这种检查方法告诉你，你的宝宝可能比你认为的大几周或者小几周。确定了胎龄，我们才能对宝宝在医院期间以及出院后的表现做出准确的评估。

虽然第一次身体检查是最全面的，但这不是唯一的一次。出生第一天，宝宝还会接受几次检查。只要他还在NICU，每天至少会接受一两次检查。我们将对他的呼吸和循环、活动和肌张力以及是否疼痛进行持续的评估，以确保他状况良好，对检查中发现的任何问题我们都迅速做出反应。

常见问题和解决办法

呼吸窘迫综合征

如果你的宝宝呼吸有一些困难，

你不必感到惊讶，这是肺部发育不成熟的自然结果，这种现象被称为呼吸窘迫综合征（简称RDS）。宝宝出生的第一天，可能医生做的最重要的事情就是判断宝宝是否有RDS或其他问题（如肺炎）使其无法正常呼吸，以及如何治疗最有效。

如果宝宝为了能够吸进足够多的氧气不得不深呼吸，或者发出喉鸣音并且鼻翼用力扇动，再或者虽然看起来呼吸平稳，但血氧饱和度和血液检查显示他没有吸进足够多的氧气或呼出足够多的二氧化碳，那么他可能需要呼吸机的帮助（持续气道正压通气或机械通气）。大多数时候，我们会先给他进行鼻塞式持续气道正压通气（简称CPAP）——只需要把柔软的塑料鼻塞放进他的鼻腔——

这种通气方式比机械通气更安全、创伤更小。但是如果几个小时之后（也许更快），宝宝还不能充分呼吸——CPAP不能解决问题，我们将对他进行气管插管——把一根塑料管通过宝宝的嘴放进他的气管。我们可以通过气管插管给他用药（肺泡表面活性物质），以帮助他的肺充分扩张，并且连接到呼吸机上。

如果宝宝上了呼吸机或高流量CPAP、高流量氧气，我们可能会频繁给他抽血（通常一天几次，直到他的病情稳定）。为了避免每次抽血都给他造成痛苦，我们会把一根导管插进他的一条动脉（动脉置管），这样就可以在不使他感受疼痛的情况下取血。为了不给他造成额外的负担，我们不会马上用奶瓶喂他，而是通过输液的方式为他提供营养。

什么是呼吸窘迫综合征？

早产儿的第一个挑战，同样也是最大的挑战，就是呼吸。正常情况下，妊娠35～36周，胎儿的肺部发育成熟并充分发挥作用。如果宝宝在此之前出生会怎样呢？一些早产儿是幸运的，由于种种原因，肺部发育成熟得比较早，所以尽管胎龄小，但仍能自己呼吸；而有些早产儿，肺部发育遵循正常的时间或稍晚，就会出现呼吸窘迫综合征（简称RDS）。RDS是NICU中最常见的疾病。

病情可以从轻度到非常严重。如果病情不严重，宝宝的出院之路只会稍有波折；如果非常严重，那么出院之路可谓崎岖不平。幸运的是，新生儿专家在治疗RDS方面已取得了巨大成功，超过99%患有RDS的早产儿能存活下来——他们往往不是胎龄最小和个头最小的早产儿。

下面是对RDS的简单描述。在肺泡中，有一种叫作肺泡表面活性物质的泡沫状物质。这种物质对呼吸过程至关重要。当足够多的肺泡表面活性物质附着在肺泡表面时，肺泡保持开放，空气容易进出；而如果肺泡表面活性物质数量不足，肺泡在呼吸之间就会塌陷，导致肺不能有效地吸入氧气或排出二氧化碳。

把肺想象成气球。吹新气球是一件很辛苦的事，但一旦气球膨胀起来，把气球吹大相对就容易多了。同样，宝宝的第一次呼吸需要付出巨大的努力，因为这是他第一次打开肺泡。如果肺泡保持膨胀，那么在此之后就容易吸入气体。但患有RDS的早产儿，他们的肺泡在一呼一吸后就塌陷了（见图3.1），这使得随后的呼吸与第一次呼吸一样困难。因此，患有RDS的早产儿必须非常努力地呼吸，如果他们没有得到帮助，有时就会疲惫不堪。

宝宝出生得越早，患RDS的可能性就越大、程度就越严重。通常情况下，

肺泡表面活性物质在妊娠24周左右开始出现，到妊娠34～36周逐渐增加至正常水平（妊娠28周前，肺泡几乎没有发育，所以几乎每个妊娠28周之前出生的早产儿都患有RDS）。

为什么每个胎龄组都有一些早产儿比其他早产儿更幸运呢？因为所有的医疗措施都只对一部分早产儿有效，而对其他早产儿无效；医学只能解释部分原因，剩下的需要用个体差异来解释。以下是可能起作用的一些因素。

＊一般来说，宝宝个头越大，受RDS影响的风险越低。这是因为个头大小和成熟度往往呈正相关。

＊男婴比女婴更容易受RDS的影响，因为他们的肺成熟得相对较慢。

＊母亲患有糖尿病或Rh血型不相容的早产儿更容易患病，因为这些早产儿肺部产生肺泡表面活性物质较慢。

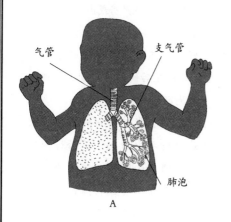
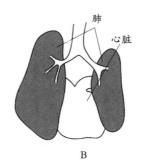
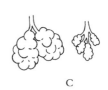

A：呼吸道、肺和肺泡的细节

B：左侧没有患RDS的肺完全扩张，而右侧患RDS的肺不完全扩张

C：左侧有肺泡表面活性物质，肺泡保持膨胀；而右侧缺乏肺泡表面活性物质，肺泡塌陷

图3.1　患RDS的肺和正常的肺

✳ 如果早产儿在宫内受到过一些压力，比如经历过早产的发作，出生后就不太容易患RDS。因为他们的身体有自我保护的机制：当胎儿感到压力时，身体就好像知道必须要准备出生了，肺部会加速发育。

✳ 另外，如果宫内压力极大，如母亲患有严重的子痫前期，或者胎膜破裂后发生感染，胎儿正常的肺部发育和肺部功能被破坏，出生后更容易受RDS影响。

✳ 母亲在分娩前24小时内接受过类固醇注射的早产儿，与母亲没有注射过类固醇的早产儿相比，不容易受RDS影响。类固醇（身体因压力而自然产生的激素）加速了胎儿肺部的成熟，就如同宝宝在子宫中多发育了1周。研究表明，妊娠28~34周出生的早产儿，类固醇能降低RDS的发生率。对于更早出生的早产儿，类固醇可能不会降低RDS的发生率，但可能会降低其严重程度。

✳ 通过剖宫产出生的早产儿，特别是那些完全没有经过自然分娩过程的早产儿，患RDS的风险更高。这是因为分娩过程产生的物质会促进胎儿的肺部成熟，并帮助胎儿挤出在宫内吸进肺部的多余液体。

你的宝宝有RDS吗？

没有一个简单的方法能检测RDS。为了诊断，医生会评估宝宝呼吸的声音和动作、血液中的氧气和二氧化碳的含量以及通过胸部X射线查看肺部影像。然后医生会仔细地观察，随着时间和治疗，这些指标如何变化。如果宝宝在出生前接受了肺成熟度的测试，并且发现肺部已经成熟，那么医生也会考虑这一点——看起来是由于RDS造成的症状，实际上是由其他问题导致的。

RDS的临床症状是什么？因为呼吸困难，所以患RDS的宝宝每次呼吸时胸骨上窝、锁骨上窝、肋间隙会出现明显凹陷（我们称为吸气三凹征）；呼气时会发出咕噜声或呻吟声；鼻孔会扩张，并且可能会呼吸急促；肤色不是健康的粉红色，可能是发暗的蓝色。这样呼吸常常会使他感觉很疲惫：呼吸变得浅而不规律，可能会发生呼吸暂停（完全停止呼吸）。

在X线片上，肺部因没有完全扩张而看起来很小，含气量较少，血液中氧含量低、二氧化碳浓度高。

RDS的治疗过程

大多数早产儿在产房或出生后几小时内会马上出现RDS症状（偶尔会有起初看起来很好，但症状逐渐显现的情况），如果宝宝在出生后的第一天没有出现RDS症状，你就可以放心了。

RDS通常会在病情好转前2~3天恶化，这是预料之中的，你不必过分紧张和担心。大约48小时后，宝宝会开始产生更多的肺泡表面活性物质，肺部也在逐渐恢复。表明他正在康复的现象是，随着液体从肺部和身体其余部分被清除，小便会增多。当然，呼吸也会变得越来越轻松。

患有轻度RDS的早产儿只需要CPAP

或呼吸机的一点儿帮助，可能几天之后就可以完全自主呼吸了；而患有重度RDS的早产儿（出生得过早或出现并发症）则需要更长的时间——几周、几个月，或者罕见情况下需要1~2年——才能完全康复。如果你的宝宝处于这种情况，请试着努力接受这个事实。

现代治疗的奇迹

RDS唯一的治疗方法是时间。治疗重点是：提供辅助呼吸，给予肺泡表面活性物质，直到早产儿可以自己产生肺泡表面活性物质，为宝宝赢取时间。

辅助呼吸有不同程度。如果宝宝只是需要补充氧气，说明他的RDS是轻度的。医生会给他戴上鼻导管，氧气通过鼻导管进入他的肺部，或者把他放在塑料氧气面罩下（相关内容详见第100页"推开NICU的门"）。

如果宝宝需要更多的辅助措施保持肺泡开放，医生会给他用CPAP。CPAP可产生一种压力，将空气和氧气送入宝宝的肺部，以防止宝宝自己呼吸时肺泡塌陷。

如果宝宝患有严重的RDS，或者宝宝是超早产儿，对他来说自己呼吸太累了，医生会用呼吸机帮助他呼吸。医生会决定什么样的呼吸机最适合他，并设置合适的参数：需要多少额外呼吸补充宝宝的呼吸、每次呼吸的程度和时间、通风口应该输送多少外力或压力以保持肺泡开放，应该混合多少氧气。一旦宝宝的状况稳定下来，医生会尽量降低呼吸参数，目的是尽可能让宝宝更多更早地自己呼吸。

呼吸机也有一些缺点。首先，宝宝必须插管——也就是说，必须将管子通过他的嘴或鼻子插入气管，以便呼吸机可以将气体送入其肺部。有些宝宝可以耐受，而有些宝宝不能耐受，可能需要使用镇静药或镇痛药。其次，呼吸机本身也会对宝宝造成一些伤害。施加压力或充气会使早产儿脆弱的肺膨胀太多，可能会导致肺部出现小裂口和瘢痕，干扰肺的发育，需要一段时间才能恢复。此外，还有出现并发症的风险。尽管这些问题很可怕，但这是使用呼吸机必须要付出的代价（且对大多数宝宝来说代价很小）。

插管的好处：可以给早产儿通过气管插管输入合适剂量的肺泡表面活性物质。在几分钟到几小时内，肺泡表面活性物质就能充满早产儿的整个肺泡，显著减轻RDS，增加早产儿生存的机会，并降低发生并发症的风险。事实上，尽管一些早产儿不需要肺泡表面活性物质，也不需要使用呼吸机，但是为了预防，一些新生儿专家会在产房内给所有可能患RDS的早产儿提供肺泡表面活性物质。如果肺泡表面活性物质进入肺泡后，早产儿能正常呼吸，气管插管就可以被拔除。而有些新生儿专家则认为，除非出现了RDS症状，否则不必对早产儿进行不必要的插管。

如果你的宝宝患有RDS并且是超早产儿，医生每隔几天可能就会给他注射一次维生素A，以降低发生长期呼吸问题的风险。出于同样的原因，医生可能会让早产儿吸入一些一氧化氮气体。一氧化氮（不同于一氧化二氮，或麻醉学所说的笑气）可以舒张携带氧气的肺部血管，并减少炎症。一些研究发现，吸入一氧化氮可以立即帮助某些患有RDS的早产儿，并且也可能降低其发生长期呼吸问题的风险。然而，许多专家认为，还没有足够的信息可以了解如何有效或安全地使用一氧化氮，以及哪些患有RDS的早产儿可以安全地从中获益。你可以随时问新生儿医生，你的宝宝是否使用了这种药物，以及他对利弊的看法。

如果你的宝宝病情时好时坏，你不知道接下来会怎样，不要惊讶，这就是RDS的发展过程。有时，使用呼吸机的宝宝在医生第一次尝试降低呼吸机参数时表现出不适应的症状，但一天后就可以适应了。基本上，如果宝宝的呼吸机参数在逐渐下调，或者如果他成功脱离呼吸机换成了CPAP，或者从CPAP变为单纯吸氧，就说明他恢复得越来越好。

RDS的预后

对于宝宝患有RDS的父母来说，担心是很自然的，对风险有一个客观的了解是有必要的，这样你就知道你要面对什么，避免承受不必要的痛苦。

你已经知道，除了胎龄非常小和个头非常小的早产儿之外，绝大多数患RDS的早产儿恢复得很好。然而，一些早产儿——通常只有那些患严重RDS的早产儿——可能在出院前不得不处理一些并发症（如肺渗出、肺出血）或长期的健康问题（如持续的呼吸困难、2岁前频繁且严重的呼吸道感染、哮喘的可能性增加）。幸运的是，只有少部分早产儿会受RDS并发症的影响，甚至通常在孩子2岁之前长期呼吸问题就已经解决了。

长期健康状况如何呢？如果宝宝患有轻度或中度RDS，你不必担心，因为RDS不会影响神经系统发育。但是，患RDS的早产儿更容易患其他疾病——如脑室内出血（简称IVH）或脑室白质软化症、早产儿视网膜病变（简称ROP）或支气管肺发育不良（简称BPD）——可能与发育问题有关。再说一次，请不要担心，除非宝宝真的生病了——因为大多数宝宝不会患那些疾病。

请记住，大多数宝宝只需要几天或几周就可以恢复得很好，家长们也会把RDS抛在脑后。

宝宝的舒适度

宝宝出生的第一天，我们会对宝宝的舒适度进行重点监测。如果宝宝可以摆脱呼吸机，不再需要抽血化验和放置导尿管，他会感觉很舒服。护士会调暗灯光，把柔软的棉质纱布围在他的四周，或者用毛毯把他包裹起来，以使他感觉温暖和安全。呼吸机确实能帮助宝宝呼吸，但我们真的不知道对宝宝来说，上呼吸机是痛苦的还是只有轻微不适，我们也不知道宝宝使用呼吸机呼吸是否很焦虑。不同的宝宝感受可能是不一样的，这取决于他的成熟度、气质类型、周围的环境、患病程度和辅助呼吸的方式。有的宝宝会来回扭动，并试图把CPAP的充气鼻塞弄出来；有的则可以适应鼻塞，但是不喜欢气管插管。

根据宝宝看上去的舒适程度，我们将决定是否需要使用药物减轻他的疼痛，或使他镇静下来，让他不再扭动或试图脱离呼吸机（如果他对抗得太厉害，气体就无法通过呼吸机进入他的肺部）。我们很难判断宝宝是否感到痛苦，因为早产儿的动作和表情与足月儿很不一样，可供我们参考的线索包括烦躁、过多的哭泣、过快的心率和过高的血压。除非宝宝需要，否则我们不想给宝宝用药。我们会持续监测宝宝的所有指标，根据指标的变化调整护理方式，尽可能减轻宝宝的痛苦。

感染

感染（无论是孕妇还是胎儿）是早产最常见的原因。除此之外，感染常会引起新生儿呼吸困难。因此，除非是选择性早产，否则我们会用抗生素对宝宝进行治疗，特别是当他需要呼吸帮助的时候。感染是很危险的，如果不及时治疗会有生命危险。但我们通常无法确切地知道宝宝是否被感染，直到他出生后很多天，甚至出生后很多天也无法确定。

持续的低血压，过高或过低的白细胞数，胸部X线片显示肺部有特殊的斑块影——这些情况表明宝宝可能有感染。我们会十分留意这些情况，并且会采集血液进行培养，观察是否有细菌生长——某种感染的迹象。其他的实验室培养可能也会做。比如，如果有可疑的水泡，可能会做皮肤拭子；如果活动和运动不正常，可能会做腰椎穿刺术。接下来的几天，根据培养结果是否呈阳性（有细菌生长），是否有其他感染指标，我们会决定抗生素需要使用多长时间。如果宝宝没有发生感染，抗生素会在两三天后停用，否则会持续使用到感染被清除——通常会使用1~3周。

家庭问题

我们可能会在宝宝出生的第一天第一次见到你和你的家人。我们要了解什么是你们真正关心的，这样当我们告诉你们发生了什么、你们和孩子将要面对什么情况时，可以把你们关心的问题考虑进去。当一起制订治疗计划和做决定的时候，我们会充分考虑（你们可能也一样）你们最主要的诉求。你可以告诉我们你的愿望，你最想为孩子和家庭实现的愿望。

最困难也是最重要的事情是，你是否愿意不惜一切代价让宝宝活下来，即使他将来有严重的疾病或残疾的风险，即使他以后拥有高质量生活的希望非常渺茫。不要害怕你的想法不被接受。

即使非常有爱心的父母，也会有和你一样的想法。你可能还有其他愿望或担心（即使你觉得这些愿望或担心不重要），也可以告诉我们。你们可能希望尽快转到一个离家更近的医院，或者希望你们的双胞胎宝宝在NICU中能被放在一起，或者希望等祖父母来了再做决定……你们可能无法一次告诉我们所有的愿望，有些愿望或担心可能你自己都还不清楚。没关系，第一天只是一个开始。尽管我们并不总是有能力将你的希望变成现实，但至少我们可以知道以什么为目标。

总之，对大多数家庭和照顾宝宝的医护人员来说，宝宝出生的第一天是充满不确定性的，因为我们常常不清楚宝宝的身体状况是在改善还是在恶化。如果宝宝胎龄较大，出生的时候一切顺利，那么问题可能很快就能被解决，一些小问题在几小时或者几天之内就会消失；如果宝宝胎龄较小或病情很重，出生第一天是了解宝宝需要何种治疗、需要哪些支持（如呼吸机、静脉置管、静脉补液和药物治疗）的重要时间。

问 与 答

第一次去NICU看宝宝

Q：我还没有见过宝宝呢！护士说可以带我到NICU去看宝宝，但是我很害怕，不知道会看到什么。

A：大多数早产儿父母第一次去NICU的时候，会觉得没有准备好，害怕在那里见到宝宝。这很正常，没什么不好意思的。你已经经历了很多——早产、剖宫产、你自己的医疗问题，接下来的几周或几个月你还要应对很多事，所以，你应该休息一下，恢复体力，振作精神。宝宝现在最需要的是医生的照顾，医生会很好地照顾他。在未来的日子里，你有足够的时间和机会与宝宝相处。

很多早产儿父母和我们说，去NICU看望宝宝对他们来说是一种巨大的安慰。所以，不要害怕，按照我们的建议做好与宝宝见面的准备吧。

＊**知道应该期待什么。**早产儿父母看到宝宝的第一反应往往是震惊，因为一些早产儿太小了，小到只有成人的手掌那么大。即使你在产房见过宝宝，也只是匆匆一瞥。提前了解早产儿的外观特征，见到宝宝时你就不会震惊和担心了。爱是不可思议的，很快父母们就会觉得他们的宝宝是这个世界上最漂亮、最可爱的，在他们的眼中足月的新生儿反而像个笨拙的巨人。

你的漂亮的早产宝宝

父母们第一次见到他们的早产宝宝时心情常常是矛盾的：既痛苦又快乐，既震惊又稍感宽慰。大多数父母会对自己的宝宝竟然如此之小感到震惊！但当他们看到宝宝小小的身子和小胳膊小腿时，内心又是感动的。我们常常看到父母们充满敬畏地盯着眼前的一切：漂亮的眼睫毛、手指、脚趾，连同所有的指关节——一切都已准备就绪，接下来就是等待宝宝成长了。

但显然，早产儿不是足月的新生儿，你不能指望他们与足月儿完全一样。你会注意到哪些差异呢？

* 妊娠30～32周出生的早产儿皮肤很薄，没有脂肪层（脂肪层在妊娠的最后几周才会长出来）。因为皮肤薄，皮肤下面的动脉和静脉清晰可见，所以无论宝宝是哪个种族，皮肤看起来都是紫红色的。在脂肪层出现并填满皮肤的褶皱之前，宝宝看上去有很多皱纹，但手指和脚趾看上去细长而优雅。

* 妊娠26周出生的超早产儿，粗糙的表层皮肤还没有形成。因此，皮肤看起来细腻而有光泽。但是由于皮肤太脆弱，你还不能拥抱和抚摸他（但可以轻轻地触碰他）。不过，这种情况在出生后3天左右就会发生改变，因为早产儿的皮肤接触空气后会迅速增厚。

* 胎龄最小的早产儿没有胎毛，头发也只是细细的绒毛。较大一点儿的早产儿身体的大部分会被柔软的、毛茸茸的胎毛覆盖，背部、上臂部和肩部尤为明显，而且深色的毛发比浅色的毛发多。不要担心你的宝宝胎毛比其他宝宝多，有些早产儿胎毛比较多，而有些则比较少。无论多少，胎毛最终都会消失。一些足月儿出生的时候也会有胎毛。大多数早产儿在足月前或出生后的几周会逐渐褪去胎毛，而头发在胎龄36周前后才会开始变得浓密和顺滑。

* 妊娠26周之前出生的超早产儿，眼睛可能还紧闭着。慢慢地，他们会自己睁开眼睛，眼睛上有美丽的睫毛。

* 早产儿的手指甲和脚趾甲最初看起来像小芽，在足月前后会长到指端或趾端，这时就可以用指甲剪和指甲锉帮宝宝修剪指甲了。

* 早产儿的耳郭仍然需要继续发育。很多父母看到宝宝的耳郭呈折叠状时非常担心。事实上，这在NICU是很常见的现象，没有什么可担心的。胎龄35周之前，宝宝的耳郭是很柔软的，没有厚而坚固的软骨——35周之后软骨才会发育。因此，当宝宝头偏向一侧躺着的时候，耳郭呈折叠状不能自己

复原，但只要你用手指轻轻地触碰一下可能就恢复了。

* 无论是男宝宝还是女宝宝可能都已出现乳晕——在乳头将要出现的位置有一圈深色的皮肤——但是乳房和乳头常常要到胎龄34周才会出现。

* 宝宝的臀部可能会很平（他身体中的脂肪还很少，他的肌肉面积还不够大，弹性和张力也不够好）。因为他的臀部太平了，双臀之间的皱纹可能比你以前看到的更宽更深。记住，随着体重的增加，宝宝的臀部很快就会变得浑圆。

* 超早产儿的外生殖器虽然已经清晰可见，但还没发育成熟：男婴的睾丸还没有从腹部下降到阴囊里，因此阴囊看起来很小且异常光滑；女婴的大阴唇还很小且分得很开，小阴唇和阴蒂看起来很大而且是完全暴露的。当大阴唇充满脂肪、合起来的时候会改变这种外观。一些女婴还会有一个从阴道长出来的小尾巴——看起来很奇怪？是的，但是不用担心，它很快就会消失的。新生儿专家常常可以通过观察外生殖器评估早产儿的胎龄。

* 无论是足月儿还是早产儿，出生第一天都很难分辨是否遗传了你的鼻子或者祖父的下巴。如果你的早产宝宝正在使用CPAP或呼吸机辅助呼吸，那么想好好看看宝宝的小脸都很困难，因为他的脸一半都被胶布覆盖着（为了把呼吸机固定在合适的位置）。当他成功地脱离了呼吸机，你才能清晰地看到他的小脸。

* 早产儿的姿势和动作取决于他出生时的胎龄。胎龄越小，肌张力越低。因此，足月的新生儿可以使胳膊和腿保持屈曲，而超早产儿趋向于平躺着，四肢外展，像青蛙一样。

* 胎龄28周之前，早产儿一般不会有太多的动作。他有时把手握成一个拳头，或者伸展、弯曲手臂或腿——和在你肚子里一样。稍微成熟的早产儿（胎龄29～32周）动得较多，但他们的动作常常是紧张不安的。他们可以将头从一侧转到另一侧，以使自己躺得更舒服；还可以抓住你的手指，尽管当你试图把他拉起来时，他的抓握还不够有力。

* 大约在胎龄35周时，早产儿开始有足够的肌张力屈曲自己的四肢，就像足月的新生儿一样。尽管他比足月儿更容易受到惊吓，但当你试图把他拎起来的时候，他能有力地握住你的手指，动作更流畅、更有力量。一些宝宝甚至能把自己的手放进嘴里吸吮。这听起来很容易？不，很多足月的宝宝都不一定能做到！

你可能很快会忘记第一次到NICU看宝宝时他是什么样的，你会慢慢习惯早产宝宝的模样。因此，如果家人和朋友看到宝宝的照片很震惊，请不要惊讶，也不要感觉受伤害，他们只是还不习惯！

宝宝一旦被送入NICU，就会被连接到各种各样的仪器上。第一次看见这些仪器，你会产生一种不安感，但一旦你理解了为什么要使用这些仪器，就容易接受多了。因此，读一读第100页的"推开NICU的门"，见宝宝第一面之前你还要做另一个准备。

＊要一张宝宝的照片。 朋友、家人或护士都可以帮你拍一张宝宝的照片，告诉你宝宝的一些情况。这会帮助你在情感上建立与宝宝的连接，在心理上向亲自去看他迈出重要的一步。

＊知道比不知道更令人欣慰。 很多父母都说，宝宝真实的样子比他们想象得更令人欣慰。并且，和宝宝在一起——看着他们小小的手指和脚趾，爱抚他们柔软的皮肤，仔细观察他们小小的眼睛，或者感受他们对大人手指有力的抓握——都是满满的爱意，那些仪器和导管好像都不存在了。

很可能经过几秒钟或几分钟的调整，你会发现宝宝其实很漂亮。记住，你的早产宝宝只是需要一点儿时间，所有的仪器和导管都会成为历史，他会成为一个健康的婴儿。

微型早产儿

Q： 有的人把我的宝宝叫作"微型早产儿"，这意味着什么？他有危险吗？

A： 医生很少使用"微型早产儿"这个词，但你会经常看到媒体使用这个词描述胎龄非常小的早产儿（通常指妊娠22～25周出生的婴儿）。仔细阅读这本书，书中关于胎龄最小的早产儿的内容适用于你的宝宝。

要是现在有人告诉你，你的宝宝将经历什么，那将是非常有帮助的，你可以为此做好心理准备。当医生告诉你需要做医疗选择时，你可以为他做出最合适的决定。然而，早产儿出生的第一天，尤其是出生如此之早的早产儿，没有人能告诉你接下来会发生什么。根据宝宝第一次身体检查的结果和他对治疗和护理的反应，医生会告诉你与宝宝的胎龄、大小、性别、目前情况类似的统计数据，但同时医生可能也会告诉你：你只能等待，慢慢观察宝宝的发展情况。因为对于最小、最脆弱的早产儿来说，可能出现的结果很多。出生第一天往往无法预见之后的发展，医生需要观察宝宝每天、每周对外部世界的反应。他的肺部、大脑、皮肤和其他器官会逐渐成熟，这会给你带来更多的信息。随着时间的推移，你会知道宝宝可能出现哪些问题（医生们知道宝宝的身体状况，如果他们说宝宝状况很好，你就不必担心）。

作为出生胎龄最小的早产儿的父母，你的道路可能很艰辛。但我们会自始至终陪伴着你，解答你的疑问，解释你和宝宝将要经历什么，并确保你能熬过这段困难的时期。

虽然我们会为你提供关于早产儿的

存活情况和长期健康状况的统计数据，但这些数据并不能准确地告诉你，你的宝宝将会怎样。这些数据可以帮助你知道什么是可以期待的、什么是需要准备的，以及如何帮助医生为宝宝做出最佳决策。但是很多未知的因素决定了宝宝情况的独特性，除非医生告诉你宝宝是否能够存活，否则你无法提前知道他的情况与统计数据是否一致。

现在，超早产儿的存活率比之前提高很多。10年前，妊娠22周出生的早产儿能存活是闻所未闻的，而现在存活率大约为5%；妊娠23周出生的早产儿，存活率上升到25%；妊娠24周出生的早产儿，存活率超过50%；妊娠25周出生的早产儿，存活率可达到75%。这个消息对你来说是很振奋的，但是下一个问题来了：需要付出多大的代价宝宝才能存活？存活后的生活质量又如何？

美国国家卫生研究院网站上（www.nichd.nih.gov/about/org/cdbpm/pp/prog_epbo/）有超早产儿短期和长期健康状况的统计数据，通过输入以下信息——出生胎龄、出生体重、性别、是单胎还是多胞胎、分娩前妈妈是否使用激素促进宝宝成熟——可以生成存活率和没有严重残疾的存活率。这个预测工具是以出生在美国不同医院的超早产儿的大量数据为基础的，综合5个变量比单一变量（如胎龄）预测更精确，是现在可用的最好的预测方法。尽管如此，你仍然需要记住：它只是提供了同类早产儿的一般信息，并不意味着你的宝宝未来一定会怎样。如果想了解你的宝宝的发展情况，医生会告诉你，你的宝宝比同胎龄早产儿的平均水平是好还是坏。

以上统计数据不适用于有重大出生缺陷或者有家族遗传疾病的早产儿，因为有这些问题的宝宝的情况未被统计在内。因此，如果你的宝宝有这些情况，你需要咨询医生。还要记住，以上统计没有对轻微残疾进行估计，如学习或行为方面的问题，这些问题在学龄期会表现出来，所有的早产儿都有在这些方面出现问题的风险，特别是极小、极度早产的婴儿。

了解可能出现的各种结果的目的之一是帮助医生和父母做出艰难的决定——何时和如何积极地治疗这些出生胎龄最小的早产儿。你应该与医生敞开心扉，让他们了解你的想法。有时，你必须在延长早产儿的生命和确保他不会遭受痛苦之间做出选择。让医生知道你是否希望他们通过医疗技术尽可能地延长宝宝的生存时间，或者是否坚定地认为，如果宝宝生存的机会很渺茫，就不必再遭受这些痛苦了。

现在回到NICU，你的宝宝已经安顿下来了。作为超早产儿的父母，你对宝宝在NICU的经历有什么期待吗？在NICU的其他宝宝有的可能像他一样小，而有的则更大一些。你会发现，更大、更成熟的早产儿在NICU中会进步得更快。你的宝宝和其他超早产儿则需要呼吸机的帮助才能较容易地呼吸，需要等待更长的时间父母才能抱抱他们，他们学会吃奶的速度也比较慢，更容易出现与早产相关的并发症——这更加减缓了他们的生长速度。但是他们也是医生和护士们牵挂最多的宝宝，他们和医护人员一起经历了那么多，他们的坚韧和生命力让成年人也肃然起敬。

因为宝宝要长期住院，所以你需要规划好接下来几个月的生活。一些超早产儿的母亲在产后仅休息了很短的时间就重返职场了，她们准备把剩余的产假留到宝宝出院后使用；另一些父母则想每天都陪伴着还在NICU中的宝宝，并做好了相应的准备。比如，如果宝宝在离家很远的医院，一些家长甚至搬到了医院附近，直到宝宝出院或者被转到离家更近的医院。不管怎样，如果你的宝宝是超早产儿，你需要暂时重新安排你的生活。这并不容易——尤其是当你还有一个更大的孩子需要照顾、有一份工作或者其他事务需要打理——但是在危急时刻，你会发现自己的潜力，以及来自他人支持的力量，从而找到解决办法。

对你来说，接下来的几周可能充满挑战，因为超早产儿的治疗复杂、情况多变，很多事情都会影响预后。在这段时间里，你可能会在半夜被叫醒，被告知宝宝的情况不稳定，甚至可能无法存活。你会有感到恐惧的时候，需要唤起你内心所有的力量；也会有充满希望的

时刻，相信事情会向着最好的方向发展。根据医生告诉你的情况，你可能会发现你期望的事情发生了改变。为了度过这段时期，学会顺其自然很重要，但同时要记得有很多和你的宝宝一样的超早产儿，最后都幸福快乐地长大了。

一两个月后，宝宝的情况会慢慢稳定。虽然这种跌宕起伏的经历还没有完全结束，宝宝的情况可能还会有反复，但是此时你已经开始放松警惕了，即使你告诉自己要有再次面对困难的思想准备。

通常在宝宝住院的最后一个月，你会迎来一段风平浪静的时期，父母们几乎不敢相信那种平静的感觉。他们会发现，除了创伤，还有很多愉快的事情，如撤掉呼吸机、结束肠外营养以及搬进开放的婴儿床。但你的宝宝仍然无法回家，这可能会让你感到沮丧，你会觉得和以前相比好像没有任何变化。请记住，他还没有发育成熟。如果宝宝住在离家较远的医院，那在这个阶段他可能会转到离家较近的医院，一个可以照顾更大、情况相对更稳定的早产儿的地方。你可以松口气了，带着你的家人和朋友去看他，为他寻找一个要在未来几年里照顾他的儿科医生，准备好他的婴儿床和汽车安全座椅。

对你和宝宝来说，住院将会是一段漫长、艰辛、多变且极其重要的旅程。当他终于可以出院回家，你们可以一起享受每天平凡的生活时，你会感到欣

喜，内心的创伤也会开始愈合。在经历了这些之后，你对宝宝的爱和依恋强烈得令人难以想象，他对于你和你的家庭来说是如此珍贵。

开放式保温台和保温箱

Q：我认为早产儿应该被放进保温箱，但是我的宝宝躺在开放的保温台上。这是好的信号还是坏的信号？

A：可能都不是。虽然一些医院会把早产儿直接放进保温箱，但有时早产儿一出生就被放在开放的保温台上——医生和护士们能够更便捷地接触宝宝，对他进行各种检查，决定他需要哪些医疗护理。宝宝躺在上面时，头顶上的热辐射装置可以让他感觉舒适和温暖（大多数早产儿脂肪组织很少，不能自己调节体温）。

一些医院会在早产儿整个住院期间都将其放在这种开放的保温台上，如果你的宝宝所住的医院没有这么做，而是把宝宝放进了保温箱，这是一个好的信号。你可以认为宝宝的病情稳定，不需要频繁的医疗干预。他可以躺在舒适温暖的保温箱里，免受风、灰尘和医院里各种奇怪气味的干扰。护士甚至可以给保温箱盖上盖子，将光线挡在外面，让宝宝享受一段夜晚一般安静的时光。

塑料水疗

出生胎龄小于26周或出生体重小于700g的早产儿，身体脂肪含量少，皮肤薄，体表面积与体重之比较大，更容易受体液和热量损失的影响。因此，当他们被放在开放的保温台上时，护士可能会用一种特殊的塑料把保温台包裹起来。这是一种非常有效的材料，可以防止体液和身体产生的热量过多地散发。有的医院会在保温台上罩一个软塑料盒，里面有一根管子可提供普通的喷雾，所以这种装置常被叫作"雾罩"；或者采用一种更简单，但也更有效的方法，用塑料的透明薄膜把保温台包裹起来。对那些没有见过的父母来说，这种方法看起来很吓人，但他们很快就习惯了，将来甚至可能会用一种幽默的眼光看待它——这是宝宝的第一个桑拿房，一种婴儿水疗（SPA）！

除非宝宝不得不接受手术，重新戴上呼吸机，或者因为其他一些原因再次需要频繁的医疗照顾，否则他会一直待在保温箱里直到他准备好出院回家。你会发现随着时间的推移，当宝宝逐渐发育成熟，保温箱中的温度会逐渐降低，直到里面的温度只比外面的气温高一点点。然后他会被再次转移到一张开放的床上，但这种床上面没有加热设备。

这是一个好的信号，意味着医生认为宝宝可以试着靠自己维持体温了。在NICU，通常会等到早产儿胎龄34周左右、体重约1800g时才会把他移到保温箱外面。如果医生决定再等一等，你也不要担心。这是一种主观判断，而且宝宝继续待在保温箱里，可以把更多的能量用于生长发育，而不是维持体温。

第一次离开保温箱时，有的宝宝表现得很好，有的则不太适应，需要重新回到保温箱里，几天之后再尝试离开。宝宝每天都在长大，维持体温的能力在增强。不尝试着把宝宝移出保温箱，医生和护士就不能判断宝宝的体温调节能力是否已经发育成熟。虽然有时候他们有一些操之过急，但做出把宝宝移出保温箱的决定，意味着你可能很快就可以带宝宝回家了。

触摸早产儿

Q：我渴望触摸宝宝，但又非常害怕。他的皮肤看起来很薄，我担心会伤害他。

A：在你眼里宝宝是脆弱的，哪怕是轻微的触摸都可能使他受伤。其实你不必有这种担心，看看医生和护士们是如何移动他的你就知道了。胎龄26周及26周以上的早产儿，已经准备好接受父母充满爱的触摸了（其实他非常渴望父母的触摸）。

胎龄小于26周的早产儿皮肤确实十分脆弱，虽然温柔地触摸他的手指或者腿部可以加强父母和孩子之间的联系，但最好等他的皮肤发育成熟后再抚摸他。护士会告诉你什么时候可以触摸他。一些研究表明，连续的、温柔的触摸会让早产儿的情况变得更好，如呼吸暂停更少、体重增加更快、出院更早等。虽然新生儿不喜欢剧烈的摩擦，但是胎龄较大的早产儿可以从有爱的、轻柔的按摩中受益（详见第326页）。

比触摸更有利于宝宝发育的是抱着你的宝宝。尝试之前，你可能会有些害怕；一旦尝试了你就会知道，没有什么比抱着他更自然、更愉快的了。如果宝宝刚刚戴上呼吸机，有重要的导管或连线容易被碰掉（如脐静脉导管或由于气胸放置的胸腔引流管），或由于其他原因而导致情况不稳定，你可能需要等一等再抱他。但是一旦护士说宝宝准备好了，你就不要犹豫。护士会帮你抱起宝宝，然后把宝宝交给你，并安排好一切，确保你不会碰到任何输液管或其他设备。你要做的就是温柔地、放松地托住宝宝的脖子。在父母的怀抱中，宝宝

会感到安全和幸福。从那时起，你会期
待让他更接近你的身体。你可以问医生

何时可以开始照顾他（详见第252页"如
何进行袋鼠式护理"）。

推开NICU的门

当父母第一次走进NICU的门，他们经常会想：如果我的孩子需要所有的医疗设备，他的问题一定很严重。

值得庆幸的是，这种印象通常是错误的。大多数早产儿基本上是健康的，只是需要几周或几个月的时间才能发育成熟。他们将得到医护人员和NICU中所有高科技设备的帮助——有的可以为宝宝输送营养，直到他足够成熟可以自己吃奶，有的可以帮助他呼吸。新生儿专家非常熟悉新生儿的行为，可以帮助你照顾你的早产宝宝。

信不信由你，在短短几天内，你将熟悉这些设备和医护人员，他们似乎没那么可怕。事实上，撤去这些和宝宝纠缠在一起的导管和连线后，你很快就能把他抱在怀里，甚至给他换尿布。你会知道监视器发出的不同的报警声是什么意思——为什么听到它们时你不需要惊慌。

下面有一些简要的说明可以帮助你更快地了解NICU。

这些仪器是什么？

宝宝不会需要所有的仪器，如果宝宝身上连着一些我们没有提到的仪器，你可以问护士它是什么、有什么作用。

辐射保温台

大多数早产儿在出生后最初的几小时或几天内，会被放置在一个特别的开放式保温台上，床的正上方有热辐射器。热辐射器可以加热周围的空气，使温度有利于宝宝保持稳定、健康的状态（早产儿无法自己保持体温）。传感器贴在宝宝的皮肤上（通常在他的腹部），用于监测他的体温并相应地调节热辐

射量。

一旦早产儿的生命体征稳定下来，不再需要太多的医疗照顾，可能就会被搬到一个"新家"：一个透明的有机玻璃盒子，也就是我们常说的保温箱。

保温箱是完全封闭的，可以保护宝宝不受温度骤然变化的影响。医生或护士将手穿过保温箱侧面的圆形操作窗完成医疗护理。

保温箱有加热系统。在某些情况下，加热系统通过早产儿皮肤上的传感器与其连接，然后根据早产儿的体温自动调节温度；在其他情况下，保温箱内部会保持恒定的温度。一些保温箱可以

加湿，这样内部就不会太干。保温箱前壁门闩很容易拔掉，这样保温箱就被打开了，你或护士就可以将宝宝抱出来了。很快你将学习如何为宝宝喂奶、换尿布，以及如何抱起你的宝宝。

心电监护仪

这台仪器最具侵扰性，同时也是最重要的仪器之一。只要早产儿还在NICU，就有可能需要使用它。它会通过贴在宝宝皮肤上的3个传感器（2个贴在胸部、1个贴在腿上或腹部，并用导线连接到显示器上）持续监测宝宝的心跳和呼吸。宝宝每分钟的呼吸、脉搏或心率等相关数据会显示在屏幕上，同时形成曲线图。

早产儿通常每分钟呼吸30~60次，脉搏为每分钟120~160次，其中任何一项偏离正常范围太多，监护仪都会发出响亮的嘟嘟声（对于不同月龄和不同医疗条件的早产儿来说，"太多"的界定会有所不同。宝宝的医生和护士知道什么是合适的数值，并据此设定相应的警报值）。宝宝常常会碰掉导线，引起假的警报——所以每次听到警报响起时不要惊慌。训练有素的护士可以兼顾照看你的宝宝和注意监护仪的读数，看看是否真的发生了问题。如果宝宝的皮肤是粉红色的，身体健康，还在活动，那就是一场虚惊。

如果监护仪真的因异常报警，可能是宝宝发生了心动过缓（心跳缓慢）或呼吸暂停（短暂地停止呼吸）。你可以阅读第249~252页的"了解呼吸暂停和心动过缓"，看看这些问题意味着什么，以及为什么它们对早产儿来说很常见。

血压监测仪

如果你看到一个小的充气绷带缠在宝宝的手臂或腿上，那可能是一个血压袖带（成人血压袖带的袖珍版）。护士每天都会为宝宝测量几次血压，这台仪器可以监测听诊器不易听到的微弱心跳。另一种测量血压的方法是通过动脉中的动脉导管进行测量。血压监测仪会对宝宝的血压进行连续测量，测量结果会以图形的方式显示在监视器上，同时显示的还有宝宝的心率和呼吸。

血氧饱和度仪和二氧化碳监测仪

血液中氧气和二氧化碳的含量是判断早产儿是否需要呼吸帮助的重要指标，所以你的宝宝需要监测仪监测这些指标。

至少在刚出生的时候，大多数早产儿需要血氧饱和度仪测量血液循环中的氧气含量（传感器通常贴在宝宝的手或脚上。到目前为止，已经有5条导线了）。脉搏血氧饱和度仪依靠传感器内部一种特殊的红光（可穿透宝宝的皮肤，并显示血液携带多少氧气）监测血氧饱和度。显示器显示早产儿的血氧饱和度（或用NICU的说法叫"O2sat"），100%表示血液中充满氧气，如果高于或低于这个数值，仪器则会发出嘟嘟的警报（不管你信不信，医生仍然不知道早产儿血氧饱和度的最佳范围，氧气太多或太少都会损害早产儿脆弱的器官）。大多数NICU的目标是在吸氧的情况下，血氧饱和度在88%～97%。如果停止供氧，只呼吸室内的空气，早产儿的血氧饱和度会随着肺部的发育成熟而上升。只有这时，医生才会让他的血氧饱和度维持在100%。

为了使血氧饱和度仪准确测量早产儿血液中的氧气，必须测量心率。所以任何干扰这一过程的因素，如身体的移动——都可能引发假警报。

最常见的二氧化碳监测仪是经皮监测器。医生会把一个塑料经皮监测装置放在宝宝的皮肤上，使杯子下方的区域变暖，然后用仪器测量有多少二氧化碳从小血管扩散到温暖的皮肤上。如杯子在宝宝敏感的皮肤上留下了一个小的红色印记，不要惊讶。护士或呼吸治疗师为了避免宝宝感到不适或被灼伤，每隔几小时就会移动一下杯子，印记会在1小时左右消退。

基于皮肤的测量并不像血液检验那样准确，但可以减少采血，并能提供早产儿呼吸情况的最新信息。

静脉导管和其他导管

静脉导管（简称IV），在住院患者中很常见，但是在早产儿的小手、小脚、手臂或腿部看到它们仍然有些不和谐（见图3.2）。然而，它们是早产儿护理中必不可少的一部分。如果你还注意到宝宝的手臂或腿上有夹板，不用担心，这些夹板一般用于防止导管意外移位。

当早产儿不能经嘴摄入所需的营养和药物时，放入静脉中的IV可以将液体输送到血液中，以维持NICU中大多数早产儿的生命。如果你的宝宝超早产儿或发生了感染，可能需要更长时间的静脉注射。许多早产儿会有不止1根IV，因为有些药物不能混合在一起。

因为胎龄较小的早产儿或呼吸困难的早产儿需要经常采血，以确保血气、血糖和其他指标处于正常水平，所以可能还有需要额外的1根导管插入动脉。动脉导管有双重作用：用于无痛抽血并持续监测血压。

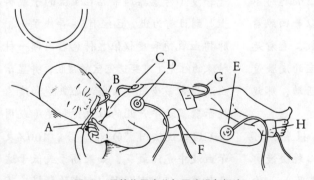

A：气管导管，将宝宝连接到呼吸机；B：饲管；C、D、E：心电监护仪导线，测量心率和呼吸；F：温度探头；G：脐导管，用于输液、治疗和抽血；H：血氧饱和度仪探头，测量血氧饱和度

图3.2　导管将早产儿与医疗设备相连

为了使营养或药物进入动脉或静脉，新生儿有一个很好的通道，那就是脐带。脐导管不仅插入时无痛（脐带没有神经），而且可以进入大血管。因此，脐导管可以提供高浓度的、容易刺激细小的浅静脉的营养物质或药物。

可能会有1个或2个带着液体或注射器的输液杆和输液泵放置在宝宝的床边，通过透明塑料管连接到他的静脉导管。护士会对输液泵进行编程，让其以缓慢的泵速泵出药物，以便给宝宝输入准确的液体量。

随着宝宝更大、更健康，这些输液泵将一个接一个地被撤掉，导管也会被取出，摆脱它们的那天就是快乐来临的日子！

饲管

还不能吸吮母乳或用奶瓶吃奶的早产儿，医生会将一根细软的管子通过早产儿的鼻子或嘴伸入他的食管，乳汁可通过这根管子直接进入早产儿的胃里——这种方法被称为饲管喂养。饲管非常便捷且容易置入，大多数早产儿似乎没有注意到它的存在。

呼吸机

呼吸机是NICU中最重要的仪器之一。通常，它是一种机械呼吸设备。如果宝宝还不能完全自主呼吸，呼吸机会给他提供额外的帮助，直到他做好准备，开始自己呼吸。

医生会将一根小管子（称为气管导管或ET管）通过宝宝的嘴或鼻子插入他的气道，以便可以将空气直接送入他的肺部（这个过程叫作插管）。管子的另一端连接着一根更大的管子，这根管子直接与呼吸机相连。呼吸机就像一个带腿的箱子，可以固定在宝宝的床边。医生可以设置呼吸机的参数，以各种不同的方式帮助早产儿呼吸：全部或部分辅助早产儿的自主呼吸；可以让宝宝每分钟多呼吸几次；输送额定的空气量，或为每次呼吸提供一定的压力（使肺泡打开）；输送不同浓度的氧（从21%——正常室内空气中的氧气含量——到100%，或者纯氧气）。另外一些呼吸机根本看不到呼吸次数，但是通过震荡将空气送入或抽出肺部（其特点是声音有点儿大）。使用这种高频呼吸机的早产儿，看起来像是在抖动而不是在深呼吸。

呼吸机的功能不是代替而是促进宝宝自主呼吸。比如，呼吸机可能会帮助宝宝每分钟呼吸30次，而宝宝也会在这期间自己呼吸30次。呼吸机可能会加深或延长宝宝或浅或短的呼吸。当他越来越不依赖呼吸机时，医生将逐渐降低呼吸机的参数，直到宝宝能够彻底摆脱呼吸机（NICU的医生会告诉你"宝宝可以拔管了"）。

拔管是一个极其重要的时刻。宝宝插着管时，管子阻塞了他的声带，所以你听不到他的哭声，很多家长都会在宝宝拔管之后才听到宝宝在NICU的第一声哭泣。宝宝的哭泣，对父母来说是弥足珍贵的！

持续气道正压通气

如果宝宝不需要呼吸机提供的所有帮助，但还没有完全准备好自主呼吸，医生可能会给他戴上一个鼻塞。这种借助鼻塞的呼吸方式被称为持续气道正压通气（简称CPAP）。宝宝可以自己呼吸，但通过鼻塞的空气——通常与额外的氧气混合——在压力的作用下同时进入气道，并且在宝宝呼气时保持气道压力不变。这有助于使气管和肺泡保持打开的状态，在每次呼吸后不收缩。很多设备都可以提供CPAP：一些看起来像小盒子，另一些则像装满液体的容器。呼吸机也可以通过参数设置提供CPAP。有时，可以用软塑料面罩来代替鼻塞（医生将这种塑料面罩称为CPAP枕头）。

鼻导管和氧气罩

有轻微呼吸问题的早产儿，即那些可以自主呼吸，只需要一些额外氧气供应的早产儿，医生可能会给他们使用一种较细的导管——鼻导管。氧气通过鼻导管进入早产儿气管的速度可以调快或调慢，当速率非常高时（也称为高流量），有足够的压力保持呼吸道畅通，作用就类似于CPAP。通过鼻导管获得的氧气量并不能被准确地测量出来，因为通过鼻导管的氧气与吸气时鼻腔和口腔里的空气不同程度地混合了。当医生想知道宝宝得到的精确的氧气量时，可以使用氧气罩。大的氧气罩可以罩在开放式暖床上，小的可以罩在宝宝头部。它可能看起来很笨重，不太好看，但是当宝宝吸入温暖、湿润的氧气时，会感觉非常舒适。

照顾宝宝的专业人士

当你第一次进入NICU，可能觉得不仅里面的仪器设备看起来令人窒息，里面的工作人员也是：医护人员随处可见，忙得团团转，而且全是你不熟悉的面孔。

虽然这些人使你感到焦虑，但你要知道，NICU的医护人员是当前阶段照顾宝宝的最佳人选。他们都有特定领域的专业知识和临床经验，作为一个团队，为危重早产儿提供全面的医疗护理。在几天之内，你会知道哪些是NICU的关键医护人员，他们会为宝宝做些什么。只需要1周左右的时间，如果宝宝还在医院，你可能会感觉在NICU就好像在家里一样。

现在，让我来为你介绍这些医护人员。请记住，并非所有NICU的人员配置都相同，以下是常规介绍。

新生儿专家

新生儿专家受过高度专业化的培训——医学院毕业后至少在儿科和NICU有5年以上的临床工作经历，主要负责为宝宝做出医疗决策。

新生儿专家每天对早产儿进行检查并制订治疗计划，监督NICU的其他医护人员。新生儿专家会告诉你一些宝宝的信息并回答你的问题。

住院医生

住院医生是已经从医学院校毕业和正在接受儿科培训的医生。每天至少有1名医生或护士（见下文）每天24小时在NICU。

新生儿护士

新生儿护士接受过高级培训，因此能完成许多医生的任务。新生儿护士可以进行医疗手术（如中央静脉置管），并帮助你决定宝宝的治疗方案等。如果你有医疗问题，但新生儿专家不在身边，你可以问新生儿护士。护士是对宝宝非常重要的人，始终在宝宝床边，给他喂食、称重、换尿布、用药、回应他的哭泣，并观察宝宝和仪器。护士也在NICU接受过专门培训，医生会通过护士了解宝宝的情况。你也会从护士那里学会如何照顾早产儿。

呼吸治疗师

许多NICU有呼吸治疗师，他们是处理呼吸机和其他支持宝宝呼吸的设备的专家。

早产儿为什么会颤抖、抽搐？

Q：宝宝出现了奇怪的动作，我担心他的神经系统出问题了。

A：还记得怀孕时感受到的胎动吗？现在，你可以看见宝宝的动作了——好像在挠痒痒！有胎动时你不需要担心，现在你也不必担心。宝宝的神经系统本应在这个阶段如此运作，因为他的神经系统还没有发育成熟。

随着神经系统和肌肉的成熟，宝宝的动作遵循一定的发展模式。最早的动作，在妊娠后7周就开始了（尽管当时你还感觉不到）；妊娠24周就可以看到复杂的动作了，如把拇指放进嘴里，或者伸手抓住脐带；妊娠28～32周出生的早产儿，动作可能不协调、很突然，伴随很多颤抖和抽搐。有时你会看到一些不稳定的动作，有时你可能会看到扭动的动作。

慢慢地，你会习惯看到这些动作，你会开始认为这些都是正常的，但是，如果你有任何疑问，可以询问负责护理宝宝的护士，他们接受过专业培训，可以区分正常与异常，异常动作往往提示宝宝存在某些医疗问题。他们也可以告诉你，如果宝宝的动作是慌乱或发散的，说明他非常紧张或没有安全感，通常可以通过将宝宝的四肢靠近他的身体或把他紧紧地裹在毯子中缓解。

是生病了还是发育不成熟？

Q：有些东西真的很基础，但是我不明白。医生们一直在谈论肺部疾病这样的事情，我的宝宝是生病了还是不成熟？

A：这是困扰很多父母的问题，两种可能性都有，医生一般也不会特意进行区分，所以难怪家长们分不清。

一些早产儿是健康的，只是发育不成熟。他们正在正常发育，不过是在子宫外而不是在子宫内。许多早产儿（特别是胎龄较小的早产儿）可能在住院期间突然生病，这是因为早产儿患某些疾病的风险较高。

你怎么知道宝宝是健康的还是生病了？无论他处于哪种状态，身上都会连接很多导线和管子，因为即使是一个健康的早产儿，身体系统也有许多是不成熟的，还不能独立运作。如果早产儿存在以下某种情况，新生儿专家就会认为他生病了：①他的健康问题不是早产造成的；②他的健康问题虽然在早产儿中很常见，但异常严重或引起了并发症。

最常见的问题仅仅是因为发育不成熟，所以即使是健康的早产儿也不得不面对以下问题。

❋ **液体流失**。胎龄较小的早产儿皮肤比足月儿的薄，不能很好地保持水分，容易脱水。但幸运的是，出生后婴儿的皮肤可迅速发育。最初的三四天，可以用塑料薄膜把早产儿躺的床包裹起来，以防止水分流失。之后，严重的液体流失就很少见了。出生两三周时，早产儿的皮肤就和足月儿的一样了。

❋ **无法维持体温**。由于早产儿没有太多的脂肪可以保温，较大的体表面积易失去热量，而且大脑还不能完全调节体温，所以在胎龄34周之前，早产儿不能自己维持体温。所以早产儿要被放置在特殊的温暖的环境中：保温箱或开放式保温台。

❋ **呼吸暂停**。早产儿的呼吸系统和神经系统发育得还不成熟，所以他们与足月儿有不同的呼吸模式：早产儿呼吸不规律，会发生呼吸暂停（20秒或更长时间不呼吸）。很多疾病都可能引起呼吸暂停，只是由于发育不成熟而导致的呼吸暂停被称为早产儿呼吸暂停。对于轻度的早产儿呼吸暂停，必要时可通过轻挠脚底刺激呼吸，或者使用重型呼吸辅助设备（如呼吸机）治疗。随着呼吸系统和神经系统的成熟，通常在胎龄36周左右，早产儿的呼吸暂停会逐渐消失。

❋ **无法喂养**。进食和消化看起来很容易，实际上是非常复杂的过程。胎龄较小的早产儿的胃肠道还没准备好消化他们所需的食物，所以大多数早产儿最初会通过静脉获取一些营养成分。即使他们消化能力增强了，但是因为吸吮和吞咽反射协调能力很差，胎龄小于32～34周的早产儿仍然没有准备好接受母乳喂养或奶瓶喂养。这时他们需要通过饲管（经鼻或口）进食。

出生第一天早产儿常患的疾病有以下几种。

❋ **呼吸窘迫综合征（简称RDS，详见第**

**86页）。早产儿肺部发育不成熟，导致呼吸困难而引起的一种疾病。这种病在早产儿中很常见，出生得越早越有可能患这种病。如果是中度或重度呼吸困难，则可能需要呼吸机的帮助。

* **感染。**导致早产最常见的原因是孕妇的产道或羊水感染。如果细菌传染给胎儿，胎儿就会感染。因为早产儿的免疫系统还不成熟，所以特别容易感染。同时由于他们的抗感染能力很弱，往往会发生中度或重度感染，如败血症（血液感染）、脑膜炎（大脑和脊髓周围的液体感染）或肺炎，而不是轻度的局部感染（如耳朵或喉咙感染）。可以在出生时通过血液培养、胸部X线检查或其他测试，判断早产儿是否被感染。由于感染症状很难与发育不成熟的问题区分，所以许多早产儿在出生后的几天内会预防性地使用抗生素进行治疗，直到医生确定他们不再需要了。

* **脑室内出血（简称IVH）。**早产儿脑部的某些血管很脆弱，胎龄越小，血管破裂就越常见，IVH通常发生在出生的第一周。如果出血量很少，通常没有临床症状，也不会引起严重的长期问题；但如果出血量较多（通过头颅超声波或MRI检查诊断），医生会仔细观察，以判断是否会出现并发症。脑室内出血量大的早产儿往往有比预期更严重的呼吸和血压问题，可能需要多种药物和输血来保持他们状态的稳定。

* **重大出生缺陷。**绝大多数早产儿不会有重大出生缺陷。医生会告诉你，你的宝宝是否有明显的或影响内脏器官的出生缺陷。大多数出生缺陷可以通过超声检查、体格检查或宝宝第一周的症状排查被发现。宝宝几个月大的时候，几乎所有的缺陷都会明显表现出来（所有这些问题在本书的其他地方都有详细的描述，如果你的宝宝有某些症状，你可以通过索引查找）。

为什么发育不成熟与疾病的区别很重要呢？因为疾病会使宝宝的生长发育变得不可预测，并且使生长发育速度减慢。不管怎样，这对你来说都很难。没有父母忍心看到孩子不舒服——无论出于何种原因。

为什么有些早产儿会生病而有些则不会呢？回答这个问题不比回答"为什么有些孩子更容易感冒"或者"为什么有些成年人更容易得关节炎"简单。出生体重较轻、感染或遗传易感性等风险因素是部分原因，不能解释全部现象。即使是双胞胎，曾在同一个子宫生长发育，一个宝宝通常也比另一个更健康。记住，所有早产儿从出生到回家的路上都会经历起起伏伏——他们中的大多数，无论是健康的还是生病的，最终都很好。

理解医生

Q：当我和医生交流时，觉得自

己很笨。很多时候我不明白他们在说什么，或者半小时后我就记不起他们说什么了。

A：不必为这种情况感到惊讶，大多数早产儿父母都有过这样的经历，甚至是医生自己！

早产儿的出生，会使他的家庭陷入充满医学术语和医学设备的复杂世界，而这些医学术语和医学设备只有专家才熟悉。父母想了解正在发生的事情，但情绪的波动让他们很难集中注意力，特别是医生告诉他们一些坏消息时。他们静静地坐着注意听医生所说的每一个字，但是他们的脑子里装了太多不熟悉的事情，医生说了什么几分钟后就不记得了。

没关系，医生对此很理解，所以你有什么不明白的问题多和医生沟通，他们会解释得更清楚。有时，医生并没有意识到他们在使用医学术语。如果你不明白要及时问他们，他们可以用一种更容易理解的方式给你解释。有些医生会很热情，令你安心；而有些医生则可能显得不耐烦，这与他们的性格或心情有关，而不是针对你。

如果你认为在和一个不善于沟通的医生打交道，请不要犹豫，马上请NICU的护士帮助你。他们非常专业，可以很好地为你解释医学问题。如果你在理解医生方面遇到困难，你可以委婉地告诉护士，或者要求与不同的医生或护士进行交谈，他们的沟通技巧可能更符合你的需求。

有问题该问谁？

Q：我很困惑，我不知道哪些问题应该问医生、哪些问题应该问护士。

A：在宝宝出生的第一天，照顾他的新生儿专家可能会与你长谈，向你详细介绍宝宝目前的健康状况，并描述未来的健康状况。在宝宝住院期间，医生会定期告知你宝宝的情况，并在出现新的、重大的医疗问题时与你讨论。

当你和医生在一起时，任何你想到的问题都可以问。有些家长踌躇不前，担心他们的问题不恰当或太琐碎。其实，每一个问题都是合适的。如果你想问而没有问，这些问题会让你感到沮丧或担忧。不要因为不了解医学术语而不提问，很少有父母了解医学术语。

新生儿专家是决定宝宝何时接受何种治疗的人，如果出现以下情况请问医生。

* 你想了解为什么要对宝宝进行医疗测试或测试结果是什么。

* 你想了解医疗结果并希望自己能正确看待——无论结果是好还是坏，严重还是不严重。

* 你想知道为什么要为宝宝选择一种特殊的治疗方法。

* 你想知道在其他地方看到或听到的治疗方法是否适用于你的宝宝。

打电话给NICU：该做什么和不该做什么

✳ 可以询问NICU是否有打电话方面的限制。有些NICU允许家长24小时来电。无论是否预约，值班医生（不忙于视察患者时）都可以通过电话与早产儿父母交流。这种宽松的政策是为了让早产儿父母能够经常与孩子保持联系。

✳ 不要害怕给护士打电话询问孩子的新情况。护士知道早产儿父母即使不能见孩子，也想感受到与孩子的连接，NICU的工作人员鼓励家长这样做。与早产儿父母通过电话交流，是护士工作的重要组成部分。你会发现他们富有经验，能理解父母给NICU打电话时的焦虑，和害怕听到坏消息的心情。他们知道如何用使人安心的话开始交流，介绍早产儿的情况。

✳ 不要害怕频繁打电话。很多早产儿父母会每天给NICU打一两次电话，了解孩子的情况。除非你给每班护士（大多数NICU护士每8～12小时换一班）都打不止一个电话，或者通话时间超过10分钟，否则护士没有理由觉得不妥当。如果孩子生病了，你想经常打电话，每个人都会理解。如果你也能理解一下NICU的医护人员，意识到他们也有其他工作，那就更好了。

✳ 如果医生或护士不能接听你的电话，请不要冒犯他们，或认为他们是因为个人原因不能接听。他们可能无法放下手中的工作，或者可能暂时离开了NICU。可以在他们不忙的时候再拨打电话，或者留下你的电话号码和留言，以便他们方便时给你回电。

✳ 如果你认为通话需要很长时间，请提前与医生或护士电话预约，或者让他们在有空的时候打电话给你。你还应该考虑当面交流是否更有帮助，你可以随时要求与医生会谈，讨论复杂的问题。一般来说，医护人员会理解你迫切的心情、满足你沟通的要求。

✳ 不要鼓励其他家人或朋友给NICU打电话。NICU有规定，早产儿的资料仅提供给父母，除非父母同意，否则不得告知其他来电者。如果你真的想让孩子的奶奶直接从护士或医生那里得到消息，而不是从你那里听到，可以请某位医生或护士给孩子的奶奶打电话，但这是特殊情况，请不要多于2次。因为当医生和护士与太多人交谈时，会引起混乱和误解；医生和护士应该把宝贵的沟通时间留给早产儿父母，由早产儿父母决定他们想要告诉医生或护士什么；应该尽可能多地让医生和护士与早产儿待在一起。

✴ 你想了解宝宝的总体情况，以及长期的预后情况。

虽然医生通常不会只负责1个早产儿的治疗，但护士会一直关注他。医生会从护士那里了解到宝宝的呼吸、进食、睡眠和哭泣模式，以及他的日常体重增加、体温以及舒适度等很多信息。所有这些信息都可以提供给你，尽管问。

以下情况可以询问正在值班的护士。

✴ 你想知道宝宝的最新情况。

✴ 你想要了解如何触摸、拥抱、喂养宝宝，或如何为宝宝洗澡，以便可以在宝宝住院时或出院以后尽可能地照顾他，以尽快适应从医院到家庭的转变。

✴ 你需要了解宝宝的感受：知道他什么时候是满意的、什么时候是有轻度压力的、什么时候是很有压力的（见第236页）。

✴ 你想抱着宝宝或者进行袋鼠式护理（与宝宝肌肤相亲，具体方法详见第252页）。

✴ 你在第一次尝试母乳喂养或者以后进行母乳喂养时需要帮助，护士可以回答有关吸奶、存放和运送母乳的问题。

✴ 你对NICU的政策或设施有疑问，如探视时间、父母休息室，以及可用的电脑、相机或书籍等。

✴ 你不理解医生说的医学术语，需要有人解释。也许是因为他们没有完全了解你的想法，或者只是因为你想再听一遍。

如果你还有其他问题应该问谁呢？别担心，问谁都没有错。NICU中的每个人都愿意帮助你和宝宝。如果他们无法回答你的问题，会帮你找到一个可以解答问题的人。

上呼吸机痛苦吗？

Q：宝宝上了呼吸机，那根管子插进他的喉咙，他一定很痛苦。医生给他用镇痛药了吗？

A：如何准确地识别和控制疼痛是新生儿学中一个有争议的问题（见第111页）。虽然有一些经过验证的工具可以用于评估早产儿在接受注射或手术（如气管插管）时能否感到剧烈疼痛，但关于早产儿对持续或慢性疼痛耐受情况的研究还处于起步阶段。在实际操作时，不同的NICU和新生儿医生之间有很大差异，所以只有宝宝的医生和护士才能直接回答你。

担心自己的孩子正处于痛苦之中对父母来说是很受折磨的。但是，也许你的宝宝对呼吸机并不排斥，或者使用药物帮助他放松，他就不会试图挣脱呼吸机了。将管子插进宝宝的气管看上去似乎很可怕，但宝宝可能没有看上去那么不舒服，父母有时比孩子承受的痛苦更多。许多早产儿可以耐受，几乎没有出现躁动的迹象，但有些早产儿在开始时需要一点点药物帮助他们适应。

有一些早产儿非常不喜欢呼吸机：

他们会呕吐、变得焦躁不安或者不断反抗。大多数NICU会给予这些早产儿镇痛药或镇静药，以帮助他们放松，并确保每次呼吸尽可能有效。让早产儿平静下来也是预防气胸（在呼吸机送气时呼气导致的肺部撕裂）的有效措施。镇痛药通常是在需要时给予的，当早产儿表现出激动的迹象时，通常每隔几个小时给一次药，也有连续给药的时候。如果使用高频呼吸机，早产儿可能会被麻醉，因为他们的自主呼吸可能会干扰高频震荡。如果呼吸机在非常高的压力设置下工作，早产儿也可能被麻醉。因为高压可能会对早产儿的肺部造成损害，呼吸机尽可能有效地工作是很重要的。

虽然很多父母会感到意外，但是有些早产儿确实认为持续气道正压通气（简称CPAP）比呼吸机更讨厌。医生可能会对总是试图把CPAP鼻塞拉出来的早产儿使用镇静药，但是用量较小，因为早产儿需要在CPAP的帮助下自主呼吸，而大多数镇静药会减缓自主呼吸的速度（虽然通常比较轻）。

你可能想知道：为什么不给所有上呼吸机的早产儿都使用镇痛药呢？原因是镇痛药有明显的副作用。最近的一项研究发现，注射吗啡的早产儿需要更长时间才能脱离呼吸机。长时间使用呼吸机意味着继发并发症的风险更大，其中一些并发症可能很严重。

训练有素的医生和护士会持续地观察每个早产儿的不适症状，以明确哪些宝宝需要使用镇痛药或镇静药。如果你注意到孩子有不舒服的表现，请毫不犹豫地说出来。也许针对你的孩子的情况医生还能做得更多，如果医生没有做，会告诉你原因的。

早产儿的疼痛和控制方法

在NICU，父母们看着他们的孩子接受各种各样的治疗，常常因为担心孩子而感到痛苦。因为孩子还不会说话，他们想知道孩子如何表达疼痛；他们也想知道医生、护士在治疗时是否足够小心，以避免或减少孩子的疼痛。

专家们在如何控制早产儿疼痛的时间和方法上意见并不一致。在手术室，主要的外科手术术前都会对患者进行麻醉；但是在NICU的常规手术中，从气管插管到静脉置管，不一定会使用镇痛药物。随着新的研究成果的出现，医学观点和实践正在迅速改变。

如果你了解早产儿如何表现出不舒服的感觉，并了解一些医学基础知识——有关缓解早产儿疼痛能做的和不能做的事情，你就能够提出问题和可能的担忧。最重要的是，你将可以承担一些安慰孩子的工作。

相关背景知识

20世纪70年代以前，医学界认为，早产儿神经系统发育不成熟，还不具备感觉疼痛的能力。20世纪80年代中期，新生儿手术并不常使用麻醉，因为医生担心其风险超过获益，并且认为新生儿未来不会有疼痛的记忆。

幸运的是，这些观念被推翻了。被广泛接受的研究表明，即使是在妊娠22周或23周出生的最小的早产儿，他们的感觉神经也已经十分丰富，并且已经连接到丘脑（大脑的一部分）。一些科学家认为，只有当丘脑与大脑皮层（知觉和意识所在的位置）连接起来，形成一条路径并开始运作时（大约妊娠29周时），胎儿才会感觉到疼痛——从丘脑到大脑皮层的这条路径是大龄儿童和成年人感知疼痛的途径；但另外一些研究人员认为，在形成丘脑到大脑皮层的路径之前，其他机制也可能感知疼痛。无论如何，这种连接的建立和运行可能比科学家想象得更早。最近的一项小型研究观察了胎龄25周的早产儿大脑中的血液流动情况。当在他们的脚跟抽血时，即使是最小的早产儿，也会有大量的血液和氧气进入大脑皮层，这增加了他们可能意识到疼痛的可能性。

研究人员对早产儿对疼痛的心理感受仍知之甚少，即疼痛的强度和记忆、对疼痛的恐惧以及可能产生的挥之不去的影响。他们不知道，但正在努力研究早产儿在NICU记住了什么（详见第398页"早产儿对疼痛有记忆吗？"）。

缓解不适是非常重要的，因为研究表明，疼痛和其他压力可能会阻碍早产儿的恢复和生长发育。特别值得关注的是，在早产儿非常脆弱的时期，压力可能会对其大脑发育产生影响。大脑在妊娠晚期、早产儿住院期间及婴儿早期以非常快的速度生长。

早产儿在疼痛时有何表现

早产儿不能说话，不能寻求帮助。他们可能不够强壮，无法躲避，更不用说当医生扎他们脚的时候踢医生了。所以，早产儿依赖于他们的照顾者及时发现他们感到疼痛的信号。

他们可能会有哪些提示呢？有5个信号表明早产儿可能有疼痛的感觉，这是医学专业人士用于评估早产儿是否感到疼痛最可靠、最广泛使用的方法之一。

* 心率增快；
* 血氧水平下降；
* 双眼紧闭；
* 眉毛向外凸出；
* 鼻唇沟变深。

早产儿疼痛评分简表（简称PIPP）考虑的其他两个因素是胎龄和行为状态（如是否活跃、安静或提前睡觉），因为胎龄较小或睡眠中的早产儿往往对痛苦事件的反应不明显。

早产儿在疼痛时可能会发出的其他

信号是：血压升高、呼吸变浅、可能会变得激动、动作痉挛、身体僵硬、反弓着背部或哭泣。然而，有时候，尤其是当疼痛持续了一段时间，早产儿可能会有相反的行为：变得昏昏欲睡、消极、肌张力下降、脸色苍白。

请记住，烦躁和易怒也可以使早产儿出现以上行为变化。医生和护士将根据他们所接受的医学专业训练和临床经验，尽全力判断孩子是否疼痛，并采取相应的措施缓解疼痛。如果你有任何疑问，请毫不犹豫地征求他们的意见或把你的想法告诉他们。而且，你可以自己查找一些可以缓解孩子不适的方法。

非医学方法缓解不适

当早产儿感到轻微疼痛时，首选高效的非医学方法缓解疼痛。这是因为所有的药物，包括镇痛药都有副作用，可能是危险的。许多镇痛药会抑制呼吸，其他常见的副作用包括降低血压、造成肾脏或肝脏损伤、延长凝血时间以及嗜睡，还有一些镇痛药可能会影响大脑发育。所以医生会尽量选择非医学方法减轻孩子的疼痛，帮助他放松。

奇妙的是，有很多自然的方法可以安抚早产儿。以下介绍的非医学方法已经经过研究测试，医生和护士认为它们很有效。所以当你的孩子看起来不舒服或者要接受医疗护理时——采足跟血、吸痰、去除绷带等——这些非医学方法值得尝试（如果护士不建议使用，不要不好意思问）。

* **糖水**。对轻度和中度疼痛来说，将安抚奶嘴浸在糖水中或将糖水滴在孩子的舌头上，具有与镇痛药相似（有时更好）的效果。在关于非医学方法缓解疼痛的研究中，糖水效果最好。在进行医疗操作之前2～3分钟给予糖水可以发挥最好的效果，并且可以在进行过程中重复使用。当然，正如你不会给大一点儿的孩子太多糖一样，你也不应该随意给早产儿糖水。

* **吸吮**。即使没有糖水，吸吮奶嘴或乳头也能减轻疼痛，且效果立竿见影。请记住，只有主动吸吮才能减轻疼痛，因此一旦停止吸吮，减痛的作用就会停止。幸运的是，婴儿还在妈妈子宫里的时候就学会了吸吮。

* **亲密接触**。让孩子紧紧地贴在你裸露的胸前，让孩子的皮肤接触你的身体。临床研究显示，这不仅能让早产儿感到愉悦，还可以缓解疼痛。袋鼠式护理（详见第252页）和母乳喂养都有明显的效果。你知道你的身体有这样的魔力吗？

* **其他方式的触摸和转移注意力**。看似简单的安慰措施，如有节奏地摇摆、轻拍、轻抚、按摩，或者对于那些还不能被抚摸的早产儿，让他听到你的声音、嗅到你的气味，或让孩子抓住你的一根手指，或者只是温柔但坚定地将手放在他的后背上，都可以减轻他对痛苦的反应。为什么这些方法有用呢？专家认为其中一个原因是，当早产儿的注意力分散时，大脑的疼痛

区域较不活跃。

* **包裹。** 把早产儿包裹在毯子里，或者让他的胳膊和腿靠近身体包在一起放入一个小窝里，可以减轻疼痛，帮助他更快地入睡。

* **环境。** 当有强光和噪声时，早产儿往往会变得更加烦躁不安。如果你能避免这两种情况，可帮助他放松。

你可以自己尝试这些疗法，或者同时使用几种方式，以产生更大的效果。早产儿的大脑区域被占用得越多，感觉通路越饱和，越能减小痛苦事件的影响。

治疗早产儿疼痛和压力的药物

中度或重度疼痛就需要用药物来缓解了。常用的药物包括早产儿镇痛药（缓解疼痛的药物）和镇静药（镇静和放松的药物）。这两类药物的作用经常会有重叠。比如，有时用镇静药使早产儿平静下来，早产儿就不会那么痛苦了；有时用镇痛药缓解疼痛，可以让早产儿不再烦躁。

不同的NICU在疼痛管理上有很大差异，以下是最常用药物及其疗效的简单介绍。

* **阿片类药物，** 如吗啡、芬太尼和美沙酮，是最有效和最常用的药物，它们既可缓解疼痛又可起镇静作用。

* **镇静药，** 如地西泮（安定）及其同类药物（如咪达唑仑和劳拉西泮）、巴比妥类（如戊巴比妥和苯巴比妥）药物和水合氯醛，这类药物可以使早产儿平静下来，但不能减轻疼痛。

* **非甾体抗炎药，** 如对乙酰氨基酚、布洛芬或吲哚美辛，用于缓解轻度或中度疼痛，没有镇静作用。

* **局部麻醉剂，** 如利多卡因，在进行微小手术时，如放置胸腔引流管或包皮环切术时，可以注射到皮肤，使组织麻木。然而，注射本身就会产生疼痛，所以新生儿专家会在确认手术的疼痛比注射的疼痛严重之后才会使用。

* **表面麻醉剂，** 如利多卡因喷雾剂，或霜剂EMLA和Ela-max，使用1小时左右即可引起皮肤或黏膜感觉丧失，可用于抽血、静脉置管和其他小型医疗操作，如支气管镜检查。然而，它们主要用于胎龄较大的早产儿，因为胎龄较小的早产儿皮肤较薄，会吸收过多的麻醉剂。

如果你觉得孩子不舒服，想知道医生为什么不给孩子使用更多的药物，请记住，新生儿专家正面临一个两难的境地：他们的目标是实现一种平衡，即让麻醉的获益大于风险。

仔细观察你的孩子，了解他是如何表达痛苦和激动的。记住，所有的孩子都有变得烦躁不安的时候！但是，如果你认为他需要，请不要犹豫，向医生咨询孩子是否能够得到更多的镇痛药。

宝宝会对吗啡上瘾吗？

Q：如果宝宝用了太多的吗啡，会上瘾吗？

A：不会的。上瘾，是指生理上和心理上对药物的渴求——由于药物有让人兴奋或镇静的作用——产生了不可抗拒的寻找药物的冲动。有几项研究表明，在医院接受药物控制疼痛的成年人在心理上并不会上瘾，也不会发展成强迫性的冲动。换句话说，一旦疼痛消失，他们就不再需要药物了。

另外，镇痛药和镇静药可引起耐受和戒断反应，这表明身体对药物产生了依赖。耐受意味着需要更高剂量的药物才能获得相同的效果，戒断反应是指突然停药时可能出现的一系列不良反应。耐受和戒断反应是许多镇痛药和镇静药预期的副作用，NICU中最常用的此类药物包括吗啡、芬太尼、美沙酮、咪达唑仑和戊巴比妥等。

新生儿专家很清楚这些副作用，通常会采取以下措施尽可能减少副作用的发生。

＊让宝宝从低剂量的镇痛药和镇静药开始使用，并在他们需要时逐渐加量；

＊使用非医疗方法控制疼痛和躁动（详见第111页"早产儿的疼痛和控制方法"）；

＊如果可能，选择不太可能导致耐受和戒断反应的镇痛药和镇静药种类和剂量；

＊当宝宝可以停药时，缓慢地减少剂量。

几乎没有早产儿会发生戒断反应——通常只有那些服用高剂量阿片类药物或使用镇静药超过2周的早产儿才会发生——足够多的药物才会引起戒断反应。新生儿专家对这个问题很有经验，他们会让早产儿缓慢地停药，监测每个早产儿对药物剂量减少的反应（有时医生会使用评分系统，帮助他们了解什么时候该再次减少剂量、什么时候剂量减得太多了）。医生会仔细观察早产儿不适的迹象，并采取一切可能的措施帮助他们平静下来。通常情况下，早产儿只在发生疼痛后的几天内需要镇痛药，即使彻底停药需要很长时间，但是一旦摆脱了药物，就真的是摆脱了，不会再上瘾。

许多研究表明，控制疼痛可以加速和促进患者康复。不幸的是，毒品是当今社会的毒瘤，使用相同的药物缓解疼痛常常会被质疑。过去10年的几项研究已经发现，医院存在很多不合理使用吗啡和其他阿片类药物的现象。近年来，经过疼痛专家的长期研究，发现了许多可以缓解所有年龄段患者疼痛的合适的方法。

不要担心药物成瘾。当镇痛药和镇静药使宝宝感觉良好时，你也可以感觉良好。

为什么会把宝宝绑起来？

Q：他们把宝宝绑起来了！这样做难道不残忍吗？

A：如果早产儿在手术（如动脉置管或静脉置管）时移动，可能会导致疼痛或潜在的危险，所以有时会把他们短暂地绑住。一般是绑住他们的胳膊或腿，或者把头或躯干固定在一个特定的位置。对于一个成年人来说，这看起来可能不太舒服，但这似乎没有过多地影响早产儿。那些胎龄小于30周的早产儿，一点儿也不介意被约束，胎龄较大的早产儿也会很快（不到1分钟）停止反抗并放松下来。一旦手术安全结束，宝宝的束缚就会被解除，宝宝就可以伸展身体并恢复舒适的状态了。

通常认为重度镇静或诱导麻醉是一种更好的选择，一般与镇痛药一起使用，可以让早产儿感到舒适并缓解焦虑。

父亲要晕倒了

Q：作为父亲，我应该是坚强的，但我觉得我要在NICU中晕倒了。我怎么了？

A：我们一直都认为父亲应该是家庭中最强大的人，在艰难时刻应该成为妻子和孩子们的精神支柱。就像我们在NICU中最常看到的：母亲在宝宝的床边哭泣，父亲用手臂搂着她的肩膀安慰她。此时，这些父亲中有多少人，甚至最坚强的父亲，也想哭泣？

事实上，所有的父母在早产儿出生时都觉得没有准备好。他们没有走进NICU的心理准备——宝宝比他们的手掌大不了多少，躺在不自然的明亮的灯光下和不断发出"哔哔"声的机器旁边，身上插满了导线和导管。在NICU中经常可以看到晕倒的早产儿父母（别担心，护士已经习惯了），那些没有晕倒的常常也会有其他身体症状，如感觉闷热、恶心、皮肤变得黏乎乎或者感到不知所措。所有这些反应不仅正常，而且都是因为父母对孩子极其深沉的情感和保护的本能。

关于夫妻对早产儿的出生有何反应的研究发现，那些公开讨论焦虑、抑郁和沮丧情绪的夫妻，婚姻出现问题的较少。所以，如果你表达了自己的情绪或者接受了你的配偶、其他家庭成员和朋友的帮助，就不要觉得自己很无助。

艰难地开始母乳喂养

Q：医生说我的早产宝宝可以开始母乳喂养了，但是我们尝试了3次，似乎并不顺利。

A：请记住，没有人期待第一次喂养能真正喂进去，这只是一个亲密的方式，让婴儿熟悉、刺激母亲的乳房。他可能只是舔了你的乳头，这已经是成功的开始。

许多早产儿出生时还没有准备好接受母乳喂养，因为他们还不能协调吸吮、吞咽和呼吸这3个动作。通常到胎龄32～34周时，他们的相关反射才能变得成熟，才能完成这样复杂的动作（每个孩子是不同的，有的宝宝在胎龄28周时就能母乳喂养了，有的宝宝到胎龄36周时还有各种麻烦）。此外，所有新生儿，特别是早产儿在出生后的第一天往往想睡觉，对吃奶并不感兴趣。

即使是足月的新生儿，出生第一周体重通常也会减少10%左右，因为母乳不会立即分泌，宝宝的营养摄入有限，同时还会损失一部分水分。早产儿的出生体重很轻，所以医生会试图控制其出生体重的下降，因为这个时候他们不想让宝宝的生长发育中断，想让宝宝像在子宫中一样快速生长发育。所以如果你的宝宝还在练习吃母乳的技能，医生会通过补充配方营养或静脉营养确保他摄入的液体和营养是足够的。

可以肯定的是，医生和护士都想帮助你和宝宝母乳喂养成功。如果有什么疑问，请毫不犹豫地咨询医护人员，一般都会得到满意的答案。然而，如果母乳喂养真的不顺利，甚至接下来的一两天都没有改善，你可以咨询哺乳顾问，许多医院都有这样的母乳喂养专家，他们可以帮助你。

但是，最有可能的原因是宝宝累了，他不太饿，动作协调得还不太好。换句话说就是，开始几次不成功完全正常。

为什么宝宝还没有进食？

Q：他们还没有给宝宝任何食物，这样难道不会饿着他、让他更羸弱吗？

A：父母非常关心孩子的进食情况，这很正常，但这不是你需要担心的事情。虽然你看不到，但是宝宝今天已经得到一些营养了（只是没用最常见的方式）。

许多早产儿在出生的当天和之后的几天都需要禁食（简称NPO），直到他们的状况明显稳定下来才能开始喂养。这样做是因为如果宝宝呼吸急促或困难，可能难以安全地吸吮乳房或奶瓶，从而导致将奶液吸入肺部。如果血液无法正常地流向肠道（如可能在分娩时发生胎儿窘迫或低血压），医生可能会认为，消化食物会给他不成熟的消化系统带来太大的负担。请记住，刚开始的1~2天，母乳喂养都不太成功，宝宝在开始母乳喂养的第一天通常喝不进去多少母乳。

尽管如此，大多数医生依然认为越早喂养早产儿越好，以免其停止生长。所以在早产儿出生的第一天，医生会通过静脉给宝宝输入比较容易代谢的营养物质，包括碳水化合物、氨基酸、有时也添加含钙的液体，目的是给早产儿提供足够的糖（护士会定期检查他的血糖）和蛋白质，以满足他的需要。出生第二天，医生可能会给他添加脂质、矿物质、维生素等营养物质，同样是通过静脉注射的方式为他提供食物。

不是通过口腔或消化系统而是通过静脉直接进入血液的营养，被称为肠外营养（你可能听NICU的医护人员说起过TPN，这是完全肠外营养的英文缩写，指全部营养从肠外供给）。大部分早产儿在出生后最初的几天，有时甚至是接下来的几周，都会以这种方式摄入营养，因为他们的消化系统还不成熟，无法消化母乳或早产儿配方奶。随着早产儿的新陈代谢日趋成熟，医生将调整并增加肠外营养的成分和热量，以满足他们不断变化的需求。

虽然如此，但在早产儿出生一两天的时候，医生也会喂给他们少量的奶。这是很重要的经历，每天都会重复，即使奶只是停留在他的胃里，并没有被吸收。出生胎龄较小的早产儿太弱小，不能吸吮乳房或奶瓶，医生会通过插入早产儿鼻子或嘴里的软管让奶进入他的胃里（无论他是怎样喝到奶的，第一次喂养是一个里程碑！如果你想亲眼见证，请叫护士等你）。幸运的是，出生胎龄较大的早产儿可以在出生一两天的时候通过吸吮乳房或奶瓶第一次品尝到乳汁的味道。这种方式不代表能让早产儿得到更多的营养，但可以刺激他的胃肠发育。一旦早产儿能消化耐受母乳或配方奶，就可以告别肠外营养了。

对于医生来说，今天就确切地说未来1周如何喂养有些为时过早，但是大多早产儿在最开始都是接受肠外营养的，然后在接下来的几天到几周逐渐接受母乳或配方奶。胎龄至少32～34周的早产儿才能逐渐从饲管喂养过渡到自己摄

食。在此期间，如果你想了解早产儿的喂养方法，可以阅读第162页的"你的宝宝是如何被喂养的：从肠外营养、饲管喂养到吸乳"。

如何使用电动吸奶器？

Q：我试图用电动吸奶器吸奶，但是我觉得这样很尴尬，有没有其他方法可以尝试？

A：首先，如果还没有人这么做，请鼓励一下自己。你的乳汁（特别是分娩第一天的初乳，含有非常丰富的抗体和营养）是早产儿的首选，因为它的营养价值是配方奶不可比拟的。不幸的是，现在给你的宝宝喂奶是一件麻烦事，因为他还没有发育成熟，还不能吸吮你的乳头。所以你必须学习使用电动吸奶器——这台机器可以模拟宝宝的吸吮动作，这是最有效的吸母乳的方式。你应该在分娩后24小时内做这件事，以免错过乳汁分泌的关键时刻。如果你等到乳房变得充盈肿胀才开始吸奶，不仅会感到不舒服，还会让大脑发出信号，减少与产奶有关的激素，从而使你很难为宝宝提供足够的母乳。

在宝宝发育成熟到足以含住你的乳头之前，你可以将吸出的母乳冷冻储存，一旦医生认为宝宝已经准备好了，就可以用一根小的饲管给宝宝喂奶（他很快就可以喝到第一滴奶，这不仅仅是为了得到营养，也是为了帮助他的胃肠

发育成熟）。

对于第一次用吸奶器吸奶，妈妈们的感受并不相同。你可能会经历一些心理上的痛苦，这是可以理解的。在这段时间，你可能会有无法照顾宝宝的挫败感。但是现在用吸奶器吸奶，是确保你以后可以母乳喂养的唯一方法，也可能是减少早产后一些健康问题的方法。所以，这样做是值得的。

记住，即使是足月的新生儿，刚开始喂养也不容易。由于母亲和新生儿都缺乏经验，第一次尝试母乳喂养往往令人沮丧。当宝宝还在学习如何吸吮时，你的乳头感到轻微的疼痛是正常的，使用电动吸奶器也可能会发生这种情况。但是，如果方法正确，使用吸奶器不应该感到疼痛，吸几次后就会觉得很舒服。

重要的是，你要从高质量医用电动吸奶器开始，并尽可能多地使用它，直到宝宝准备好通过吸吮乳房吃奶。尽可能同时吸两个乳房，这会节约一半的吸奶时间。第一次尝试吸奶时，你可以向护士或哺乳顾问寻求帮助。

你可以尝试做下面这些事，让这个过程更容易（其他提示详见第170页"吸出和保存母乳的实用建议"）。

* **尽量放松。** 吸奶之前先用温暖的毛巾敷在乳房上，然后按摩乳头和乳晕。吸奶时听你最喜欢的音乐，可能有助于舒缓紧张的情绪。如果有访客，请毫不犹豫地把他们送走。在你第一次

尝试吸奶时，你需要一个安静的环境以及你的伴侣或其他特别亲近的人给你帮助和安慰。

* **想想你的宝宝。** 为了刺激乳汁分泌，请看看宝宝的照片或者闭上眼睛笑着想想他，想象着你把他抱在怀里。

* **尽量让自己感觉舒适。** 舒适地坐着或躺着，将电动吸奶器放在你面前或身边（医用吸奶器常常放在带轮子的架子上）。记住，即使你经历了剖宫产，还躺在床上，也应该在产后第一天就开始吸奶，否则你的乳汁分泌会变得很困难。

* **经常吸。** 一旦开始，白天至少每2~3小时吸一次，每侧乳房吸10~15分钟。你不需要在晚上起来吸奶，除非乳汁溢出，但要确保在睡觉前吸一次奶，早晨第一件事也是吸奶。

* **慢慢开始——如果疼就停下来。** 从最小的吸力开始，逐渐增加到舒适的水平。吸力应该是温柔的，如果感到疼痛，立即停止，并调整吸奶器的漏斗位置，直到感到舒适为止。如果整个乳头和其周围区域完全被漏斗覆盖，吸奶就不会使你受伤，你应该逐渐习惯它。如果仍然感到疼痛，请向护士或哺乳顾问寻求帮助。你可能需要更大的泵或进行乳房感染评估。几次之后，你就会熟练使用吸奶器了。

* **不要指望吸出很多。** 一开始，大部分妈妈每次吸奶只能吸出几滴。这么少的量是正常的，因为初乳（最初的母

乳）浓稠而营养丰富，并且不会像成熟的乳汁那样易流动。如果你有哺乳顾问的帮助，她可能会指导你用手挤出一些余下的初乳，因为这些乳汁即便是很好的吸奶器也吸不出来。不要因为乳汁不足而感到沮丧或放弃，即使是少量的初乳对宝宝来说也是有益的。随着乳汁越来越稀，吸出的量就会增加。

＊**记住，你不会一直使用吸奶器。**分娩后的前2周是习惯使用吸奶器促使乳汁分泌的关键时期。如果你的乳汁分泌不足，医生可能会给你的宝宝喂捐赠的母乳（详见第168页"用捐赠的母乳喂养宝宝"）或早产儿配方奶，但这并不会影响宝宝对母乳的偏爱（宝宝们总是最喜欢母乳，母乳也最适合他们）以及他以后的消化能力。在2～3周内，当你的乳汁供需平衡建立后，每天大约吸5次就可以了（当宝宝快速生长发育时，你可能需要多吸几次，以增加乳汁供应量），并可以开始尝试其他的吸奶方法。不得不回去工作的母亲，可以使用便携式吸奶器或者简单的手动吸奶器。但请记住，这些吸奶器不能在短时间内完全清空乳房或者像吸奶器一样省力，使用它们通常需要付出更多的时间和更多的体力。所以，你可以继续使用医用高质量电动吸奶器——至少在宝宝出院回家并且母乳喂养良好之前都可以继续使用。当你高兴地抱着宝宝时，你会感到自豪，觉得一切都是值得的！

宝宝会因为输血感染艾滋病吗？

Q：他们告诉我，宝宝可能需要输血，并要我同意。我可以拒绝吗？我很害怕他会因此感染艾滋病。

A：你的害怕是完全可以理解的。每个父母都会担心宝宝的输血安全，但你真的不需要担心宝宝感染艾滋病。如今，因输血而感染滋病病毒的概率很小。"输血不可能是100%安全的"的确不假，但医院采取了许多保障措施，宝宝被感染的可能性非常小。

首先，你应该知道早产儿需要输血是很常见的。在出生后前几天或前几周，许多早产儿，特别是极早产儿（出生胎龄小于26周的早产儿）以及那些使用呼吸机或接受静脉注射的早产儿都需要经常抽血。监测早产儿血液中的血气和电解质，有助于医生维持早产儿情况的稳定，但这些都会消耗早产儿血液中的红细胞。因为早产儿的骨髓（产生血细胞）仍然不成熟，有时候不能迅速产生新的红细胞。因此，许多早产儿会发生贫血（红细胞浓度低）。红细胞在身体内负责运输氧气，没有充足的红细胞，早产儿的身体组织就得不到充足的氧气维持正常功能以及保证生长发育。如果贫血严重，可能很危险。但幸运的是，通过1次或多次输血可以很容易地解决这个问题。

美国血液供应是世界上最安全的，因为收集血液的红十字会和其他血液采集中心都由美国食品药品监督管理局（简称FDA）监管，FDA有严格的保护措施并一直在进行技术升级。

首先，用详细的问卷调查筛选潜在的捐赠者。这些问卷是严格的，会把过去的经历或行为可能会影响其血液安全的捐赠者都一一排除，如静脉吸毒、危险的性行为、暴露于各种疾病或者到世界上常暴发某种传染病的地区旅游。

接下来，检测每个捐赠者捐献的血液，确保其没有乙型和丙型肝炎病毒（引起肝脏疾病）、HIV1、HIV2以及其他感染因子。

最后，除了上述一般规则外，当给早产儿进行输血时，还有其他特殊的预防措施。

为早产儿提供的血液更新鲜，并且用较少的化学添加剂制备和储存，这样就不太可能扰乱早产儿的新陈代谢。去除血液中的白细胞，以减少传播病毒的风险（如巨细胞病毒，对像早产儿这样没有正常免疫系统的人来说是危险的）。大多数时候，医生会用辐照处理血液——这个过程可以使血液更安全，而不是放射性——使剩余的白细胞停止活动，阻止它们对早产儿的细胞做出反应（白细胞是免疫系统的一部分，会调控、监测和消灭一切它们认为的外来物）。

大多数血库为早产儿提供的另一项重要的安全措施是单一供体输血，因为大多数早产儿只需要1次或几次少量输血，并且供早产儿使用的血细胞可以安全地储存42天，所以通常可以从一个捐赠者获得早产儿所需的全部血液。这个捐赠者来自特殊的预先选定的捐赠者群体，在这个群体中，必须有一个O型血的人（意味着对所有血型的人都是安全的），并且在之前的捐赠中被证明是没有被感染的。单一供体输血能给予早产儿最高水平的保护，因为如果早产儿需要不止一次地输血，只会接触到一个捐赠者。

有时候，早产儿会需要红细胞以外的血液制品，如血小板或血浆（以帮助血液凝固），或需要静脉注射免疫球蛋白（含有抵抗感染的抗体）。这些血液制品也是通过输血提供的，相关的筛查和安全性测试也与捐赠红细胞一样严格，但这些血液成分来自多个捐赠者。

可能需要放置新的静脉导管，因为血液不能与任何其他液体混合（可能会凝结并阻塞某些静脉通路）。输血时，护士会密切监护早产儿的情况，以确保他耐受良好。幸运的是，成年人输血的反应，如发热和寒战，在早产儿中是非常罕见的，因为早产儿的免疫系统太不成熟，以至于不会对新的血液产生强烈的反应——这一次你会因宝宝的早产感到高兴。

医生会在输血前征得你的同意，除非是发生紧急情况，你无法立刻到场。如果你坚持认为没必要输血，可以拒绝。但请记住，这是非常严肃的决定。在美国，如果医生认为父母拒绝为孩子提供必要的医疗服务，会危及孩子的生命，可以向法官寻求法庭命令，以应对父母的反对意见。如果你需要更多的信息或保证，请再次与医生交谈。很可能情况没那么紧迫，你有时间制订满意的计划，比如再等待一两天，以确保确实需要输血，或者开始用促红细胞生成素（一种可能有助于避免输血的药物，详见第307页"有必要注射药物防止早产儿贫血吗？"）。没有针对早产儿的试验能确切地证明输血是必要的，所以很多医生都会灵活处理。另外，如果情况紧急，你可能会理解并接受输血的风险要小于不输血的风险。

父母能给早产儿献血吗？

Q：我想给女儿献血，因为她的血型与我的血型相同。但医生说，陌生人的血比我的好，这怎么可能？

A：在你看来，你的血液是宝宝能够得到的最好、最健康的血液，所以医生说陌生人的血比你的好，你自然会感到惊讶，甚至觉得被冒犯了。而事实是，当早产儿需要输血时，血液最好来源于红十字会确定的特殊的捐助者团体，这些人在过去的捐赠中有安全记录。对于像你这样，用一切方式尽可能地保护自己的孩子的父母来说，这可能是一件让人非常失望的事情。但是，一旦你知道原因就会理解。

首先，医院可以向你保证血液的安全。输送给早产儿的血液（来自预先选定的O型阴性血捐赠者）是特别收集的，每个捐赠者的血液都与其他捐赠者分开，接受该捐献的早产儿可以继续从同一个捐赠者处获得血液，而不必接触更多的人的血液。在这个特殊群体中，所有的捐赠者都捐过血，并在之前的捐赠中进行过多次筛查，包括感染、危险行为和暴露条件的筛查，不太可能有危险的事项被遗漏或者被忽视。这个特殊的捐赠者群体提供的血液，比从亲近的人那里得到的血液更安全。

即使你相信你的血液是安全的，家庭成员输血还有其他弊端。母亲的血液更容易让孩子的血细胞产生反应，因为有时母亲的血液会在妊娠期形成对抗孩子的血液的抗体（如果胎儿的血液进入母亲的血液循环，会被母亲的血液视为外来物）。输血时，来自母亲的抗体就会攻击孩子的血细胞。研究表明，父亲和父亲亲属的血细胞在孩子的体内不能长时间循环，所以若使用父亲的血液意味着孩子可能需要更频繁地输血。

请朋友或远方亲戚定向捐赠也不是一个好主意，除非他们已经正常献过血。不是所有的感染都能被检测出来，因此对捐赠者进行详细的问卷调查，要求他们诚实而全面地回答问卷是收集危险活动和暴露情况的重要方法。朋友或亲戚会感到有压力，他们因为匆忙或不想让你失望，可能会忘记或选择不提一些对他们来说似乎微不足道的事情（一个前男友、一份实验室里的暑期工作、一次被遗忘的旅行），但这些可能会影响他们血液的安全。

定向捐赠还可能会遇到时间问题。红十字会在美国收集、处理和分发大部分捐献的血液，至少需要几天的时间，而对于第一次献血者，还需要更长的时间筛选、测试、处理血液并送到医院，医院自己的血库也要做一些测试和处理。你可以向医生咨询定向捐赠需要等多长时间，因为宝宝可能需要尽快输血。一旦宝宝输过一次血，你就会想要继续使用来自同一捐赠者的血液，因为再使用其他人的血液（甚至是父母的）会增加感染的风险。

最后，定向捐赠可能需要额外的费用。由于定向捐赠没有被证明是安全的或更有效的，所以大多数保险公司不会支付与此相关的费用。

不过，仍然有一些父母想自己献血，大多数医生不会拒绝他们。如果你为宝宝做出了这样的选择，请确保采用所有可能的预防措施以保证血液的安全。

宝宝会成为实验性治疗的对象吗？

Q：医生会对宝宝进行实验性治疗吗？

A：当你怀孕的时候，可能会想象新生宝宝的第一次身体检查是由面带微笑的儿科医生在温馨的诊室进行的。但是现在，宝宝在NICU，医生和护士都是陌生人。你只是大概知道他们对宝宝做了什么，但是无法控制局面。

许多父母在这种情况下会感到紧张，他们很想知道宝宝是否会在父母不知道的情况下接受实验性治疗。

首先，我们向你保证：未经你的许可，宝宝不会成为研究性治疗对象。美国政府对医学研究提出了严格的指导方针，研究人员必须向潜在的研究对象，提供有关研究的一切重大风险和潜在获益的信息，并且必须获得他们的知情同意书。政府还要求医院有审查委员会，负责批准和监督研究方案，以确保研究对象的利益得到保护，研究者必须严格遵守政府的指导方针。

如果你的宝宝在学术医疗中心（大学的附属医院）接受治疗，那里会有一些研究项目，医生可能会问你是否希望宝宝参与其中的一项或多项研究。不要立刻拒绝，你可能会希望宝宝参加其中的一些研究。比如，一种有望治疗某种疾病的新药正在测试，而这种疾病目前还没有有效的治疗方法；或者医生可以给宝宝提供一些新的服务，而这些服务是无法从研究外获得的。即使是作为对照组的研究对象，也有潜在的好处：事实证明，与研究对象进行对照的人，虽然没有接受新疗法，但是通常比没有参与研究的同类患者恢复得好。具体原因尚不清楚，但效果很明显。

尽管如此，是否成为研究对象依然

是一件需要慎重考虑的事。因为实验性治疗，有成功的可能，也有失败的可能——许多有希望的新疗法不仅没有效果，反而被证明弊大于利。所以如果你的宝宝被要求参加某项研究，你需要认真思考后再做决定。你可以要求了解更多的信息，可以要求得到书面信息并向你的家庭医生或者你信任的人寻求帮助。当然，你也可以完全自由地说"不"，研究人员已经习惯了被拒绝，这种情况经常发生。请放心，你的宝宝不会因此受到任何不公正的对待。

还有一些事情你可能会注意到，NICU看起来像一个实验室：医生被要求不断提高治疗水平，以确保能够与最先进的新生儿治疗技术同步。比如，他们可能会尝试将血氧饱和度警报参数设置在较小的范围内，因为在其他NICU，设置更严格的范围取得的效果更好。如果这个变化对一小部分早产儿效果很好，就会被扩展应用到所有的早产儿。这些疗法的改进是基于已经被证实或被广泛接受的医学原则和实践，因此它们不是真正的实验性治疗，只是NICU的创新疗法。医生可能会问你是否同意使用一种可能会影响宝宝护理质量的创新疗法。

虽然你不需要担心医生会在你不知情的情况下对宝宝进行实验性治疗，但另一种情况可能会引起你的担忧。在NICU中，一些治疗方法的测试时间比预想得短。为什么会这样呢？因为新生儿学是医学变化最快的领域之一，大多数新生儿专家认为，如果在使用新的治疗方法之前等待的时间太长——需要很多年才能知道新疗法的有效性、几十年才能发现长期的疗效——会让他们现在不能尽最大的努力帮助早产儿。基于一些积极的病例报告，或者有意义的但还没有足够研究支持的基础科学的新进展，医生可能想尝试他认为可能有效的创新疗法。即使只是在胎龄较大的早产儿中经过良好测试的治疗方法，应用于胎龄22周或23周的早产儿身上，也会被认为是一种创新。有些人认为，创新疗法和实验性治疗之间的界限很模糊。

有一些人批评新生儿专家为了帮助早产儿，急于在NICU中使用未经证实的新技术；而另一些人则认为，不使用新的、有效的治疗方法是不对的。这是一个重要的伦理问题。如果你对此感到担忧，作为家长能做些什么呢？与医生谈话，告诉他们你有知情权。仔细听他们说（记住，他们有多年的专业训练和临床经验），并请他们告诉你选择新的治疗方法的理由。

大多数新生儿专家只是想为早产儿尽自己最大的努力，并期待与家长建立决策合作关系。相互信任的关系是早产儿获得优质护理的关键。

有比NICU更适合早产儿的地方吗?

Q: 我不喜欢给宝宝用药，也不太相信医生。难道没有一种创伤较小、较自然的方式照顾早产儿吗？几十年前，没有NICU，早产儿不也被护理得很好吗？

A：虽然大多数早产儿家长对NICU和新生儿专家非常满意，但有一些早产儿家长和你一样，有不同的看法。

也许你希望在你的伴侣和值得信赖的助产士的帮助下在家自然分娩，也许你想轻轻地浮在水中迎接孩子来到这个世界，也许你计划在分娩后几分钟内母乳喂养你的宝宝，然后把他放在你的肚子上，由你的伴侣剪断脐带，一个与众不同的早产儿出生了。

那些连接在宝宝身上的导管和电线、穿着制服的医生和护士以及NICU中的场景和声音可能让你感到恐惧，你问自己："这是不是过度医疗干预的典型例子？"

这是一个可以让你放心的事实：重症监护的资源非常宝贵，作为可能挽救生命的措施，只有那些真正有需要的早产儿才能使用这种医疗资源。一旦早产儿的状况稳定下来，可能就会被转到新生儿普通病房，或者被转到离家近的医院的新生儿病房。在新的、更安静的环境中，他可以安静地在保温箱或婴儿床里成长，在那里，接受的医疗护理会少很多。

的确，在出现保温箱、抗生素、肺泡表面活性物质和呼吸机之前，有些早产儿可以存活，但存活率很低。事实上，美国NICU发展的一个促进因素是，

1963年肯尼迪总统的34周胎龄的早产宝宝因为呼吸窘迫综合征而死亡，而在现在的NICU，这个宝宝可以存活下来。

只要宝宝还在NICU，你的选择就是有限的。你可以试着把他转移到另一家你认为更合适的医院，但是大多数保险公司不会因为这个原因支付昂贵的救护车费用。如果医生认为宝宝的生命或健康正在受到威胁，你不能带宝宝回家（虽然父母有权拒绝为宝宝提供医疗服务，但如果医生认为父母正在阻止孩子接受治疗，构成医疗忽视，医生可以向法官上诉，法官将判决父母的选择是否合理。如果不合理，可以指定临时法定监护人负责宝宝的医疗决策）。

在过去10年，由于以家庭为中心的护理和发展理念的提出，美国的NICU已经变得更加人性化。这些领域的专家已经说服了医生和护士，如果早产儿的家人在场并参与照顾，如果医疗环境更加自然、舒适，并且对早产儿的个性和需求及时做出反应，早产儿会受益。因此，现在许多NICU都尽量将噪声控制在较低水平，将灯光调暗；经常将早产儿呈弯曲的胎儿体位放置；尽量集中护理，避免对早产儿的睡眠造成不必要的干扰；并鼓励父母陪在早产儿床边，与早产儿的身体多接触。如果早产儿的父母住得很远，或者没有很多时间来NICU，一些NICU中甚至有志愿者帮忙。

如果你想了解以家庭为中心的护理和发展理念，可以阅读第218页的"将病

房布置成家的感觉"。然后，你可以观察或询问护士，这些理念如何在NICU中落实。你也可能会惊讶地发现，为了保护早产儿免受重症监护的创伤，你投入了太多的精力。你可能会感觉其实还是让早产儿在NICU中比较好，尽管NICU与你想为宝宝准备的家庭式的新生儿病房相距甚远，但现在这里是最适合宝宝恢复和生长的地方。

为什么要对早产儿进行毒品检测？

Q：医生正在收集宝宝的尿液检测毒品。我不是滥用毒品的人，医生这样做，我深感被冒犯。

A：没有人会不公正地指责你。在大多数医院，只要妊娠时或新生儿具有某些特征，就需要根据相关规定对孕产妇进行吸毒筛查。换句话说，如果有特定的表现，无论你是谁、长相如何、从事什么职业，医院都会对新生儿进行测试。这是为了确定可能需要帮助的新生儿和家庭，而不是通过猜测谁吸毒而歧视他，所以不要把这当成一种侮辱。

哪些孕产妇和新生儿需要进行毒品检测，不同的医院执行的标准有所不同。许多NICU会筛查所有因胎盘早剥而提前分娩的早产儿，因为可卡因会导致胎盘早剥（当然，也有很多其他原因）。其他筛查原因可能包括比实际胎龄长得小、出现了疑似药物戒断的症状（如明显的易怒、癫痫、神经过敏或腹泻）、有不明原因的神经系统并发症

（如出生前发生的脑卒中）、有严重出生缺陷、母亲有吸毒史或性传播疾病史、母亲不接受产前检查，甚至是不明原因的早产。

要检测的毒品，一般是经常被滥用的甲基苯丙胺、地西泮及其同类药物（如阿普唑仑）、可卡因、大麻、阿片类制剂（如海洛因、盐酸羟考酮缓释片和双氢吗啡）和五氯苯酚——几乎所有毒品都包括在内了。有些医院在给宝宝进行毒品检测前会通知其母亲，尽管法律并没有要求这样做。在其他医院，父母们有时会发现，在宝宝的腹股沟处贴着一个小袋子收集尿液，这是进行毒品检测的一种方法。新生儿的胎便、头发也可以用于毒品检测。与尿液分析需要1天左右的时间相比，这些检查的结果通常需要更长的时间才能知道，有时候甚至需要几周。胎便或头发的分析可以揭示过去3~6个月内母亲使用的毒品的情况，而尿液检测仅能检测母亲在分娩前几天内使用毒品的情况。

在大多数情况下，如果母亲没有吸毒，检测结果为阴性。如果检测结果是阳性，通常会由社会工作者或医生私下通知母亲。在妊娠期，并非所有的毒品使用都会对胎儿造成伤害，但这对家庭仍有重大影响。如今，只有在万不得已的情况下才会将宝宝与父母分开。通过讨论和咨询可以确定母亲吸毒的严重性——沉迷于毒品的母亲可以在宝宝从NICU出来之前得到帮助，但是她必须负

责照顾宝宝。

何时可以出院回家?

Q：我看到宝宝了，我感到充满了希望。他看上去很健康，也许他很快就可以回家了。

A：如果你感到充满了希望，这是一个好信号。随着时间的流逝，你可能会注意到，即使是对早产儿了如指掌的医生和护士，也非常重视你的判断。虽然他们有高性能的诊断工具，但没有人比妈妈或爸爸对宝宝的变化更敏感了。

另外，宝宝现在才出生1天，即使他状态很好，可能也需要很长时间才能带他回家。他需要在保温箱里继续发育，就像在子宫里一样。而且毕竟子宫外的环境与子宫内的不一样，所以在长到预产期那么大之前他可能会经历一些起伏。

这不是在吓唬你，只是希望你的期望能够比较现实。宝宝出生的时间越早，可能需要留在医院的时间就越长。大多数早产儿会在预产期后的2~4周回家，因为那时他们已经足够成熟和安全，足以在医院外茁壮生长。不同医生、不同医院的出院要求会有所不同，但一般来说，宝宝是不允许回家的，直到他满足以下条件。

＊ 体重至少达到1600g；

＊ 体重正在以每天15~30g的速度增加；

＊ 能够在开放的保温台保持体温；

＊ 至少5~8天没有明显的呼吸暂停或心动过缓；

＊ 能够吸吮乳房或奶瓶。

接受手术或长时间使用呼吸机的早产儿一般需要更长的时间康复，可能不得不在医院多待一段时间。

试着接受这些，如果你一心想着带宝宝回家，可能就会感觉宝宝住院的时间特别漫长，你也可能会因此错过许多与宝宝在一起的幸福瞬间。

几乎足月出生的宝宝需要住院吗?

Q：我们的女儿提前5周出生，但她看起来基本正常，为什么我们不能明天就带她回家呢?

A：你说的对，许多在妊娠34~36周出生的早产儿几乎和足月出生的宝宝一样精力充沛。但由于你的女儿本应在子宫内再度过1个月，所以她依然不太成熟，需要在医院中观察至少48小时，直到医生认为她在家的情况也会很好、很安全。

事实上，近年来医生们不再称妊娠34~36周出生为"近预产期早产"，而改称"晚期早产"，这种名称的改变就是为了让大家重视他们的不成熟。

你不必担心，但也不应该忘记宝宝毕竟是一个早产儿——即使她是晚期早产儿。即使你的女儿现在没有任何问题，但她可能很快就会出现一些问题。

分娩过程中释放的激素如肾上腺素以及其他物质，可以在最初的24小时之内使早产儿变得更加活跃和警觉。因此，晚期早产儿的进食和呼吸可能开始时强，但几小时后会变得微弱或不规律。当这些激素消失时，一些早产儿也可能会感到寒冷，因为他们的体温调节机制还不成熟，身体脂肪也比足月儿少，因而需要更多的衣服和毯子，甚至需要在保温箱中待一段时间。感染是早产最常见的原因，其症状与典型的早产问题类似，所以如果早产儿在呼吸、饮食或保持体温方面有任何问题，医生都需要确定他是否发生了感染。医生会对早产儿进行抽血检测和抗生素治疗，直到出现令人放心的结果（通常在48小时内）。如果医生认为早产儿没有感染的情况，只需要持续观察早产儿的行为——与相同胎龄的宝宝表现是否一样，情况是否恶化。

如果你的女儿在医院出现喂养不足的问题时，有经验的护士和哺乳顾问可以帮助她。早产儿——即使是几乎足月出生的健康的早产儿——在最初的几周也不能像一个充满活力的宝宝一样吃饱，这不足为奇。父母调查报告显示，喂养是他们将早产儿带回家后最大的担忧和困难，所以这是一个获得专家帮助，并把一切问题扼杀在摇篮之中的好机会（如果宝宝出院后有喂养困难的问题，请参阅附录5"早产儿父母资源"，或者请你所在社区的哺乳顾问帮助你）。有时候，如果她吃得不够，血糖就会降到很低——有时护士可以通过抽血来检测。低血糖问题是很容易解决的：给宝宝提供一些额外的配方奶，如果她太疲惫了，不能通过吸吮你的乳房或奶瓶喝奶，护士可以用一个小管子给她喂奶。一些早产儿甚至可以通过静脉注射葡萄糖。

另一个潜在的问题是喂养不良会使新生儿的黄疸加重。黄疸在早产儿和足月儿中都很常见。当肝脏无法排除足够的胆红素（身体循环利用红细胞时形成的物质）时，就会发生这种情况。由于新生儿，特别是早产儿，肝脏不成熟，所以黄疸问题比较普遍。如果他们因为吃得不够多，不常排便或有轻微脱水，黄疸就会加重。幸运的是，通过简单地将新生儿放在特殊的光疗灯下或者在光疗毯上躺几天，很容易就能治疗。除非黄疸加重，否则不用担心。但是，如果宝宝回家后发生了黄疸，可能无法及时发现，或者可能需要再回到医院。

医院一般会在新生儿普通病房用光疗法对黄疸进行常规治疗，但如果你的女儿需要管饲、静脉注射、用保温箱或监视器记录呼吸情况，即便她没有生病，也可能会因为年龄较小而被转移到NICU。NICU的环境对你来说无疑是非常可怕的，但尽量不要惊慌失措，她只是暂时需要住院。可能你还没来得及了解那里的护士和医生，她就可以出院了。NICU中的一些晚期早产儿是非常健康的，以至于父母都觉得被医生忽视了！这是令人遗憾的，因为研究表明，健康的早产儿的父母，与小胎龄或生病的早产儿的父母一样会感到焦虑、悲伤、痛苦。意外的早产对任何人都是一种打击。父母要面对理想中的出生的情景以及灿烂的日子的破灭，他们会在区分什么是发育不成熟导致的问题、什么是真正的风险时感到困惑；每当发生不确定的事情时，父母都会担心发生了最糟糕的事情，并希望宝宝可以和他们一起安然无恙地待在家里。这时不要让任何人扰乱你的情绪。当你意识到宝宝没有真正的危险，并且重新调整了期望时，你会恢复平静。

现在请记住，即使这些潜在的问题在晚期早产儿中很常见，但只要宝宝现在看起来很好，那么有问题的风险就很小。了解这些可以帮助你理解为什么让你的女儿在医院再待几天是最佳选择。可能她很快就可以回家了，大多数晚期早产儿在预产期的前几周就出院了，这是好事。

多 胞 胎

双胞胎中的一个情况更好

Q：我的双胞胎宝宝，一个需要使用呼吸机，而另一个不需要。他们在同一个子宫里生长发育、同时出生，情况怎么会不一样呢？

A：知道自己怀的是双胞胎，你可能会很自然地把他们当成豌豆荚中的两颗小豌豆，在某种程度上他们的确是。他们共享一个子宫，出生胎龄完全相同。医生通常会把他们放在同一个治疗区，但这并不意味着他们的健康状况或预后是一样的。

想要理解这一点，你必须考虑他们之间所有可能的差异。首先，个人特征不同。如果你怀的是一个男孩一个女孩，那么他们的基因是不同的。男孩往往不如女孩发育得快，因此男婴肺部发育得可能比女婴差。记住，宫内条件对两个宝宝来说并不是完全一样的。压力往往会使胎儿的肺成熟得更快，所以如果双胞胎中的一个在子宫内承受了更多的压力，那他自主呼吸的可能性更大。如果双胞胎中的一个胎膜破裂，并且发生感染，那么在没有呼吸机的帮助下他不太可能自主呼吸。有时，双胞胎的不同健康状况与出生时的大小也有关系。如果双胞胎中的一个通过胎盘获得相对更多的血液和营养，就会长得较大，情况也往往更好。

任何人都不可能预测这些因素，唯一可以确定的是：每个宝宝都是独特的，这种区别始于胎儿期。你将惊奇地发现，你的双胞胎宝宝会长成两个完全不同的人。

双胞胎体重明显有差异

Q：我的双胞胎女儿一个比另一个体重重很多，这是否意味着体重较轻的那个会有更多的健康问题？

A：父母会担心体重较轻的宝宝这是很自然的，但是体重的差异在双胞胎中普遍存在。很多时候，体重较轻的宝宝同样是健康的，甚至精力十足（并且可能会随着时间的推移，赶上了体重较重的宝宝）。除非她们的体重差异真的很大（相差20%或更多），或在妊娠26周之前出生（体重更能反映她们的发育和成熟程度），体重的差异通常不会表明较轻的那个宝宝更容易有健康问题。与其他通常更重要的因素相比，体重只是其中一个需要考虑的因素（见第129页"双胞胎中的一个情况更好"）。

为了对早产儿的健康和发育进行预测，医生会确定其体重是否在正常范围内。体重在胎龄的第10～90百分位的早产儿被认为是适龄儿（简称AGA）。比如，妊娠30周出生的双胞胎，如果体重在1000～1750g，则为AGA。如果体重较轻的宝宝重量在AGA范围内（详见第544页），你就不必特别担心。她的一些不可预测的变化可能是由发育不成熟或其他因素导致的，而不是由于体重。

如果宝宝的出生体重在第10百分位以下（意味着他的体重低于同胎龄90%的宝宝），那么就是小于胎龄儿（简称SGA）。SGA出生后往往会出现更多的健康问题，包括低血糖和进食困难。如果生长受限很严重，未来发育也会面临更高的风险。医生可以帮助你确定宝宝的健康风险，这取决于他在子宫内生长受限的原因及严重程度。

当异卵双胞胎出生体重非常不一致时，通常一个发育正常，另一个则是SGA。这通常是由一胎血液流动不足导致的，具体可能是脐带扭曲、过小，或胎盘发育不完全引起的。另一个可能导致生长受限的原因是卵囊感染或出生缺陷。所有这些情况都会造成双胞胎中较小的一个面临较高的健康风险。

如果同卵双胞胎发育不一致，也可能是因为两个胎儿共用胎盘中的血管，从而导致太多的血液从一个胎儿输送到另外一个胎儿（双胎输血综合征，可以在妊娠期间被诊断出来），导致双胞胎中的一个比胎龄小、一个比胎龄大。如果程度比较轻，对胎儿的发育可能没有严重影响。然而，如果很严重或长期存在，很难预测是小宝宝还是大宝宝的情况更好，因为两者都有出现并发症的风险。如果你的双胞胎女儿体重不同是因为双胎输血综合征，你可以在第34页阅读更多相关信息。

分娩后，医生无法立即回答你所有的问题，但他们很快就会获得更多的信息。很快他们就能够告诉你，你的双胞胎大小不同的原因是有问题，还是只是自然的现象。

为多胞胎治疗的医生

Q：我刚刚生了三胞胎宝宝，今天我丈夫和三位不同的医生谈过，但是与其他两位相比，他更喜欢其中的一位。为什么我们不能让这个医生负责所有宝宝的治疗呢？

A：当你认为必须给三胞胎宝宝买三份东西的时候，你没想到为宝宝治疗的医生也会有三个——分配给双胞胎、三胞胎和其他多胞胎中每个孩子的医生都是不同的。每个医生都会把他照顾的宝宝视为一个单独的个体，而不是三胞胎中的一个，并会给予足够的关注。

当然，从另一个角度来看，这种政策对父母来说有些困难，无论是因为医生给他们的建议有时是矛盾的，他们更偏爱其中的一位医生；还是因为要分别向三位医生了解最新的消息很不容易。如果你强烈地觉得三位医生太多了，应付不了，应该向NICU的主治医师解释这一点，并询问在医生分配方面是否可以灵活一些。

延伸阅读

母乳喂养VS配方奶喂养：哪种方式更有效？

在孩子早产后的几个小时，你应该好好休息，尽量避免额外的决定或担忧。但有一个问题你必须马上面对：是否用母乳喂养宝宝。再过几天决定可能就太晚了，所以如果你想尝试一下，现在就必须行动。

也许你会选择母乳喂养，也许不会。毕竟，妊娠结束得比计划的早，所以你可能没有足够的时间思考这个问题。其实，即使是母乳喂养经验丰富的母亲，也不太了解如何母乳喂养早产儿。有些新妈妈想母乳喂养，但没有得到正确的指导，可能会因此错过这个机会，并为此深感遗憾。

妊娠早期就已经决定不进行母乳喂养的妈妈，现在可能从医生、护士那里听说母乳对早产儿特别重要——许多人认为母乳对早产儿不仅仅是一种食物，更有医疗的作用——她们可能会重新考虑自己的选择，仔细权衡利弊。如果你不想让宝宝吸吮你的乳房，还有其他更适合你的方法。比如，一些母亲认为用吸奶器把奶吸出来喂给宝宝吃是一个非常好的选择。

现在，做决定之前，你应该多了解一些相关知识。

早产儿可以接受母乳喂养吗？

是的，早产儿可以接受母乳喂养。只是如果宝宝在妊娠34周之前出生，由于发育不成熟或其他健康问题的限制，可能无法立即开始母乳喂养。但是，你可以从分娩当天开始，用吸奶器把奶吸出来，将其带到NICU冷冻储存起来。当宝宝的身体做好进食准备了，医生就会先通过鼻饲喂养法给宝宝喂母乳（因为开始的一两天宝宝还无法自主吸吮），但一开始只能喂几滴。然后医生会把宝宝放到你的胸前，让他熟悉与你接触的感觉和你的气味。当宝宝成熟到可以协调呼吸和吞咽动作的时候（通常在33~34周），将真正开始练习进食技巧，直到他可以自己通过吸吮乳房或奶瓶进食母乳或配方奶。母乳喂养或奶瓶喂养对于早产儿来说是巨大的进步（请看第162页"你的宝宝是如何被喂养的：从肠外营养、饲管喂养到吸乳"）。

母乳对早产儿的益处

众所周知，母乳是足月新生儿的最佳食物，对于早产儿来说更是如此。早产儿的早期营养至关重要，因为他们面临着更艰巨的生长任务：要在达到足月胎龄前，继续像在子宫里那样快速生长发育。出生前，胎儿通过脐带从母亲那里获得所有必需的营养；现在，宝宝必须通过自己仍然不成熟的消化系统努力获取营养。

大自然是聪明的，似乎知道早产儿最需要什么。早产儿需要什么营养，母乳就提供什么营养。

* **由于蛋白质、脂肪和碳水化合物的组成不同，母乳比配方奶更容易消化。**对于早产儿，这意味着很多。消化会刺激其胃肠系统的发育，胃肠系统越早成熟，就能越早脱离通过静脉给予液体和营养。

* **母乳中的蛋白质组成与配方奶略有不同。**母乳中的蛋白质可以代谢得更快、更完全，很少留下某些可能会对早产儿发育中的器官造成损害的氨基酸。

* **母乳与配方奶的脂肪酸组成不同。**长链多不饱和脂肪酸被认为是大脑的基本组成部分，对早产儿尤为重要，因为人类大脑在妊娠的最后3个月经历了一段加速的增长期。有意思的是，早产儿母亲分泌的乳汁中，长链多不饱和脂肪酸的含量比配方奶多。母乳中含有的脂肪酸已经被证明可以促进早产儿脑干成熟。脑干是大脑底部的一部分，其功能之一是控制呼吸，较成熟的脑干可能有助于降低早产儿呼吸暂停的频率；脂肪酸也可以刺激视网膜（视网膜位于眼睛内层，对视力至关重要）和大脑皮质（大脑中负责

思考和意识的部分）的成熟。关于营养与大脑发育之间联系的对照研究发现，出生后前几周喝母乳的早产儿与喝配方奶的早产儿相比，视觉发育更好，智商和发育评分更高。上述营养和大脑发育之间的联系也许可以解释这个现象。

* **早产母亲分泌的母乳与足月产母亲分泌的母乳不同。**早产母亲分泌的母乳含有更高浓度的氮、蛋白质、脂肪酸、钠、氯化物、镁和铁等物质，这些是早产儿非常需要的。

* **母乳，特别是初乳，富含抗感染成分。**早产儿与足月儿相比，抗感染的能力低很多，因此母乳对于早产儿尤为珍贵。纯母乳喂养或者混合喂养的早产儿，患脓毒血症、腹泻、尿路感染、上呼吸道感染以及坏死性小肠结肠炎（简称NEC）的风险更低。母乳中含有白细胞、抗体、生长因子等具有抗感染能力的成分，还有益生菌，这些益生菌可以在宝宝的肠道内安营扎寨，帮助消化，并有利于抑制一些不良细菌。

* **如果母亲和宝宝有皮肤接触，母乳对早产儿会更有益处（也叫作袋鼠式护理）**（详见第252页"如何进行袋鼠式护理"）。花时间在NICU抱抱宝宝，有助于你产生针对特定细菌的抗体，抗体将随你的乳汁进入宝宝体内。

* **初乳含有抑制炎症的物质。**炎症会引发早产儿生长中的一些远期发育问题。

* **母乳喂养有助于建立母亲与孩子之间**

的情感纽带。早产儿在医院里一直被医护人员照顾，家长可能会因此感到沮丧，觉得自己很没用。母乳喂养是母亲给宝宝准备的特别礼物，是未来幸福时光的保证。

如果早产儿的母亲没有母乳或母乳不足，供体母乳也许是很好的替代品，虽然供体母乳不能完全和母乳相比。美国母乳库从健康的供体中收集母乳，将母乳进行巴氏杀菌，筛除感染样本，随后冷冻，并连夜送至全国各地的医院（见第168页）。早产儿母亲捐献的乳汁是被分开处理的，专门提供给胎龄最小、最不成熟的早产儿。尽管巴氏杀菌会影响母乳中的一些营养和抗感染成分，但大多数酶、生长因子、维生素和矿物质并没有发生变化或者仅略微降低。许多医生认为，如果早产儿母亲不能进行母乳喂养，用供体母乳喂养早产儿是最佳选择。

配方奶喂养也是不错的选择

当无法实现母乳喂养时，也可以选择专门为早产儿研制的特殊配方奶喂养，同样可以让早产儿茁壮成长（事实上，由于早产儿母亲通常没有足够的乳汁满足早产儿全部的营养需求，大多数母乳喂养的早产儿在出生几天或者几周后都会摄入一些早产儿配方奶）。

＊如果你正在服用可能对宝宝有害的药物，不建议进行母乳喂养。大多数处方药和非处方药对母乳喂养的婴儿是安全的，但有一些例外。医生会告诉你，你服用的药物是否安全（有些母亲在服用药物时暂停哺乳，风险期过后再恢复母乳喂养）。如果你在服用某些非法药物（如甲基苯丙胺类）或者饮用大量酒精饮料，母乳喂养是不明智的。

＊如果你患有活动性肺结核或者艾滋病病毒检测呈阳性，则不应该进行母乳喂养。其他大多数感染不会通过母乳传染宝宝，但如果你患病了，请务必和医生联系，寻求是否可以母乳喂养的建议。

＊如今，专门为早产儿提供的配方奶与普通婴儿配方奶相比，能更好地促进早产儿的体格生长和神经发育。所以你可以放心，早产儿配方奶是母乳之外不错的选择。早产儿配方奶所含有的矿物质、蛋白质等营养，是专门针对早产儿的需求设计的。

＊配方奶中添加益生菌有助于预防一些感染和坏死性小肠结肠炎（简称NEC）（详见第269页"什么是新生儿坏死性小肠结肠炎"）。益生菌曾经是替代医学领域关注的焦点，现如今正成为新生儿领域关注的热点。在早产儿配方奶中添加益生菌，可以让配方奶具有类似母乳的抗感染的特性。研究人员正在研究添加什么种类和数量的益生菌效果最好。

＊研究表明，即使母乳能够促进婴儿的认知发展，但儿童后期的智力很大程度上是受家庭教育水平和社会环境影响的。很难量化母乳对早产儿的早期

智力究竟有多大影响，因为现如今，照顾孩子的母亲大多数接受过良好的教育，拥有较高的社会地位和经济地位。给予早产儿充分的爱和刺激，就是在"喂"给他营养，这对他们将来的发展至关重要。

* **喝配方奶的早产儿往往比喝母乳的早产儿生长速度快。** 与母乳相比，早产儿配方奶通常含有更高的热量、更多的钙、磷（能够强壮骨骼的矿物质）、铁、锌、铜和镁（一些原因可使母乳中这些营养素短缺的情况加剧）。一开始早产儿还不能通过母亲的乳房直接吸吮母乳，需要将母乳储存、冷冻、解冻，通过喂养装置喂给宝宝，这个过程会减少早产儿的营养摄入量。脂肪会附着在管壁和注射器壁上，暴露在明亮的光线下可能会影响母乳中的维生素的含量。大多数母乳喂养的早产儿会补充铁剂、多种维生素补充剂以及人乳强化剂，以弥补母乳营养的不足）。这可能有利也有弊。虽然对于早产儿来说，确实需要快速地追赶生长，但是一些医生警告：纯配方奶喂养的早产儿可能会出现肥胖的问题，而母乳会促进肌肉组织的生长。

母乳喂养可能会遇到一些麻烦

即便妈妈很早就准备好母乳喂养，一些因素也可能让母乳喂养变得艰难。

* **用笨重而嘈杂的电动吸奶器吸奶的过程一开始并不愉快，尽管你会逐渐习** 惯。如果想要正确地刺激乳房，你必须在分娩后尽快开始吸奶。如果可以，最好在分娩后24小时内开始，因为这个时候刺激泌乳的激素会达到峰值。你应该持续、频繁地吸奶，白天每2～3小时就吸1次，以保证有足够的乳汁供应给宝宝。

* **即使分娩后感到疲惫不堪，甚至会生病，你也不要错过早期吸奶这个黄金期。** 如果你正在服用药物，乳汁可能无法保存下来喂给宝宝，但是也不要忽略吸奶，你的哺乳期将会从这时开始。

* **宝宝越不成熟，你越要多花点儿时间吸奶，这可能要几周甚至几个月。** 你需要买一台吸奶器吸奶，把乳汁收集、储存起来送到NICU。即使宝宝已经能够依偎在你的胸前吃奶，你也不要停止吸奶，因为宝宝最初的吸吮也许不能刺激你分泌足够多的乳汁。

* **如果你要喂养早产双胞胎宝宝，显然对母乳喂养的要求会更高，但也是有可能完成的**（有关母乳喂养双胞胎宝宝的更多信息，详见第331页"母乳喂养多胞胎会不会很难？"）。

记住：即便你做了一切努力，乳汁依然可能不足，并且还需要用越来越多的供体母乳或配方奶额外给宝宝补充营养。研究表明，超过2/3的母乳喂养的早产儿最终都需要额外补充一些营养。所以如果发现母乳不足，不要感到不适应，而要安慰自己已经取得了巨大的成功，因为母乳的大多数益处是通过母乳喂养实现的。

"我该怎么办？"一些帮助你做决定的小建议

母乳喂养要花费很多时间和精力，因此大多数成功进行了母乳喂养的母亲会感到非常骄傲。但是，有些早产儿母亲因为现实原因不想或不能进行母乳喂养，难道也必须坚持母乳喂养吗？比如，有些母亲正在服用药物，她们是否需要马上停药，以便进行母乳喂养呢？当然不是。

最好的解决方案既有利于母亲，也有利于孩子，并且不会影响亲子关系。比如，开始几周可以进行母乳喂养，给宝宝一些抗感染的抗体和营养，随着时间的推移，可以选择早产儿配方奶作为补充，确保宝宝获得足够营养的同时，母亲也不会负担过重。

如果你不确定分娩第一天要做什么，请记住这个实用的方法：前两周给宝宝提供母乳很重要，因为母乳对早产儿早期的发育很有帮助。所以你至少要保证给宝宝提供初乳（产后最开始分泌的黄色浓稠乳汁，含有丰富的营养素、抗感染抗体以及有助于减轻炎症和促进良好发育的物质），这将有助于保护宝宝。几周后，你可以决定是否继续吸乳。如果决定不再继续，可以逐渐降低哺乳频率直至停止，这样不会引起乳房疼痛或充血。

除了吸奶之外，你可以为自己留一些时间，向照顾你和宝宝的医生和护士询问一些问题。如果你正在服用药物，你可以询问医生是否可以进行母乳喂养。如果你想母乳喂养早产的双胞胎或三胞胎宝宝，可以试着与有经验的母亲谈谈，以确定母乳喂养是否适合你。

此外，你也可以与伴侣讨论相关问题。与你爱和信任的人讨论，无论你做出什么样的决定，你都会得到理解和支持。

Chapter 4

早产第一周

· · · · · · · · · ·

这是一段被许多重要的检查结果和焦急的等待充斥的时期。

在宝宝情况好转之前，你应该先了解可能出现的更糟糕的情况。

· · · · · · · · · ·

养育的故事

对于一个家庭来说，早产儿出生后的第一周充满了压力和突发状况。父母们时而愉悦兴奋，时而担忧焦虑，宝宝的健康状况左右着他们的心情。即使宝宝状况良好，父母们也会不可避免地感到紧张，亲戚朋友想要见见宝宝、亲近宝宝的想法常常令父母们感到手足无措。在NICU，有些父母表现出的快乐也许会让人感到奇怪和不适。但无论如何，以下场景依旧会让人感到欣慰，温暖每个人的心。

"放轻松，你们的宝宝现在情况很稳定。"医生这样告诉我们。史蒂文在1周前出生了，比预产期提前了11周，出生时只有约1400g，我们一直很担心他。但是今天我们做了一件有点儿疯狂的事：给还在NICU的史蒂文拍了一张照片。我们的父母一直向我们要史蒂文的照片，因为在出院之前，我不想让他们来看望史蒂文。为了拍照，我给史蒂文穿上了漂亮的新衣服——一件绣花衬衫，搭配一顶蓝色针织帽。在护士的指导下，我打开了保温箱的一侧，小心翼翼地将史蒂文的小手和胳膊套入衣袖中，然后给他戴上帽子。为了拍摄他的不同角度，我将他翻至一侧，扶住他的背部。"这件衬衫盖住了他的全身！""这顶帽子也太大了，都到他的嘴巴了！"我对丈夫说道。丈夫被逗笑了，我也觉得史蒂文很有趣，他是我们的小精灵。

　　早产儿的突然降临意味着父母要面对情感和医学方面的双重挑战。作为医生，每天很多预约的患者使我们不太可能一直留在某个早产儿的身边。而你如果已经有了一个孩子，要面对的最困难的问题是在担心早产宝宝的同时，还要满足大孩子的需求，因为他们常常会觉得被忽视。

　　　一位父亲站在NICU外的走廊上打电话。

　　　"嗨，西德尼，宝贝，我是爸爸……妈妈现在不能和你说话，她和尼古拉斯在一起呢。他们把尼古拉斯从保温箱中抱出来了，现在妈妈正抱着他躺在摇椅上。对，和你卧室里的那个摇椅一样。妈妈替你亲吻和拥抱了他，对，她做了。

　　　我想我看见他笑了。不，我们今晚还不能带尼古拉斯回家，因为他太小了，他从妈妈的肚子里出来得太早了，他需要在医院里才会长得大一些、强壮一些，然后才可以回家。

　　　哦，宝贝，不要哭，几天以后你就可以见到小弟弟了！医生说我们可以把尼古拉斯的婴儿床放在一个小房间里，然后你和妈妈爸爸就可以去看望他，那不是很好吗？

　　　是的，你可以把你的画带给他……尼古拉斯什么时候过生日？在明年的3月，那时他1岁、你4岁半了，你就是大姐姐了！

　　　你当然可以帮他吹蜡烛，到时候我们会举办一个生日派对，有饼干、纸杯蛋糕，还有我们所有的朋友，好吗？

　　　妈妈和我都非常想念你。做个好梦哦，我会向尼古拉斯转达你的爱，要听奶奶的话。

　　在第一周，你可能会被允许安静地陪伴你的早产宝宝，抱着他，看着他，轻轻地和他说话。这种渴望已久的亲密，可以释放出强有力的、压倒一切的情感，同时也会让你强烈地感受到作为母亲的责任。你和宝宝之间的纽带，远比你想象得牢固。

　　　女儿，请原谅我这么早就把你带到这个世界。把你放在我的膝盖上，看着你身上缠绕着各种管子和导线，呼吸机不停地将氧气输送到你的肺里。你是准备睡觉了吗？你能感受到我的爱吗？你感觉痛苦吗？我能够替你承受吗？他们告诉我你非常坚强，顽强地生存着，我开始相信了。我知道总有一天，我们可以在一起玩耍欢笑。但是深深的愧疚感袭来，打破了我美好的想象，我想到当你还需要继续生长时，我的身体却抛弃了你。现在你还不能睁开眼睛、不能吃奶、不能自主呼吸，大家都说这不是我的错，但是我觉得是我使你现在不得不承受痛苦。我的宝贝，请原谅我的虚弱、我的疾病、我的匆忙。再给我一次机会，我保证会变得强壮、变得更有耐心。我会紧紧地抱着你，用我的双臂保护你。无论花多长时间，你一定要学会自己呼吸，一定要健康成长。等你准备好了，我带你回家。

焦虑和期待、担忧和宽慰、悲伤和快乐，这些矛盾的情绪会让人感到心力交瘁，以至于早产儿父母会在情感上回避一些问题（也许他们自己并没有意识到），试图来维持内心的平静。他们可能会因此表现得十分冷漠，如果这些表现被误解的话，很容易造成家人的误会和家庭关系的紧张。

宝拉怎么能要求我今天带她去购物呢？她接受了紧急剖宫产手术，3天前才刚刚从医院回到家里。在妊娠期的第33周，我们的双胞胎宝宝劳拉和本出生了。医生说他们现在状况很好，但是各种导管、导线、针头依然遍布他们的全身。一天之中他们会出现好几次呼吸暂停，然而宝拉却将所有的注意力都放在为他们布置婴儿房上。"难道你意识不到几周之内孩子们都无法回家吗？"我心烦意乱地对宝拉说。要挑选出合她心意的婴儿床和值得信赖的品牌婴儿车需要花费些时间，最终我同意带她去新泽西州最大的婴儿用品商店。当我们置办好婴儿用品时，已经快下午4点钟了。"该给NICU打电话了。"我说道。宝拉看着我说："拜托，今天早上他们的状况非常好，我们为什么要打扰护士们呢？"我咽回本想脱口而出的气话，离开了商场。宝拉在停车场追上了我："今天下午孩子们没有出现呼吸暂停的情况，护士也已经开始用我的母乳喂养他们了。"她用柔和的语气说道："你知道我为什么从不给NICU打电话吗？因为我太害怕了。"现在我正在开车回家的路上，我看不见宝拉的脸。她靠在座位上，头转向另外一边。也许她睡着了，也许她不愿意让我看到她眼中的泪水。

不放心的时候就给NICU打电话吧，也可以到NICU和宝宝一起度过一些时光，去找医生和护士咨询、交谈。突如其来的分娩让早产儿父母根本没有时间放松和恢复精力，难怪他们看起来筋疲力尽，实际上他们的确筋疲力尽了，但又必须坚持，事实上他们也确实做到了。父母们的能量是从哪里来的呢？

第一次抱着我的宝宝时，我很快乐，真的很快乐。他抬头认真地看着我，我也低头仔仔细细地看着他。宝宝躺在婴儿床里一直哭个不停，但当护士把他交到我手上时，他不哭了，而且表现得心满意足。宝宝躺在我的怀抱里，就好像躺在家里一样。我的怀抱就是他的港湾，我为他挡住了头顶刺眼的灯光，这是我第一次保护我的宝宝。

医 生 的 视 角

这一周，你的孩子和我们将会变得非常熟悉。我们正在了解有关他的一些重要事情，以便能够帮助我们确定如何对他进行更合理的治疗，如他是否健康、如何更加谨慎地处理他的问题（是在治疗过程中逐渐改变还是跳跃式前进）；如果可能的话，向他的父母和祖父母了解一下是否有家族病史。就好像要结识新朋友一样，这是一个充满挑战的过程。尤其是早产儿，以不可预知性闻名于医学领域。不过话虽如此，在第一周结束的时候，我们还是要看一下你的宝宝有哪些进步，评估一下他的恢复和生长是不是一个漫长的过程。

身体检查和实验室评估

只要你的宝宝还在NICU中，我们就会每天对他进行几次检查，以便能对其病情的变化快速做出反应。

我们将测量其呼吸的有效程度，通过听诊估计他每一次呼吸交换气体的情况，以及呼吸是否顺畅。如果他正在使用呼吸机或者持续气道正压通气（简称CPAP），我们会测量呼吸机的通气量，将他使用和不使用呼吸机或者CPAP的情况进行对比，以评估呼吸机或者CPAP可以额外为他节省多少体力。

我们也会评估他的循环系统。良好的血液循环至关重要，因为血液会将氧气和营养物质输送到全身的组织中，并带走没有用的代谢产物。我们会关心他的皮肤是否有瘀斑、是否松弛，尿量是否正常，血压是否偏低，心率是否过快，体重是否明显下降。也许他需要更多的液体或者药物，让心脏跳动得更加有力。

我们会密切关注他，尽可能确保他处于舒适的状态。关注他对陌生环境的适应程度和恢复健康、摆脱各种医疗仪器的速度，以及对疼痛控制的需求。如果他没有烦躁的表现，就是好的迹象。

如果他正在使用呼吸机，或正在进行输液治疗，那么至少应该进行1次胸部X线检查，并定期进行血生化检查。胸部X线检查可以看到呼吸机对肺扩张的帮助，确定气管内的呼吸机导管是否被固定在正确的位置（导管位置不能太高，以免从气管中脱落；也不能太低，以免对气道造成损伤或压迫部分肺部组织），确定有没有气体或液体在不该出现的位置积聚。我们会检查他血液中氧气和二氧化碳的含量，据此调节呼吸机参数，为他提供或多或少的氧气。我们还会检查他血液中的钙等电解质以及其他对维持器官正常功能至关重要的物质的含量，并随时调整输液成分，以保证上述物质的浓度处于正常范围。如果我们没有调整输液成分，那通常说明他的肾脏、肝脏和其他器官都在正常工作。我们还会进行其他的血液检查，如血细胞计数，通过血细胞计数我们可以知道是否有感染。如果血细胞计数过低，可能需要输血。当喂养情况开始好转时，就可以不再输液，也不需要进行这么多血液检查了。与输液相比，早产儿的消化系统可以更及时地维持体液成分的稳定（小肠可以主动吸收有用的物质、清除不需要的物质）。当早产儿不再需要使用呼吸机时，就不需要频繁地接受血生化检查了。随着时间的推移，我们相信早产儿的各项生理指标能越来越稳定地维持在正常的范围内，不再需要我们的帮助，不再需要高科技医疗设备。

大龄早产儿通常没有呼吸系统的问题，不需要进行输液，也不需要进行密集的肺功能监测和治疗，也许几小时或几天之后他就可以转到普通病房接受治疗了。住在普通病房的早产儿不需要频繁地接受实验室检查和各种检测。而其他早产儿，一出生就要住进NICU，在那里接受治疗。通常要住1周或者更长时间，直到各项生理功能趋于正常，不再需要医疗支持，他才能离开NICU。

常见问题和解决办法

呼吸窘迫综合征

如果你的宝宝患有呼吸窘迫综合征（简称RDS），我们将小心遵循临床诊疗方法、密切关注他的恢复情况。也许他会是幸运儿之一，安然度过第一周，之后就可以不再使用呼吸机或持续气道正压通气（简称CPAP），而不会引起血压问题或明显的实验室检查异常。只要他不是胎龄太小的早产儿（比如出生胎龄为25周或以下），难以预测可能会出现的问题，我们就不必太担心他。虽然他仍然需要密切观察和悉心照料——尤其是当他开始吸乳后，但出现严重并发症的概率会大大降低，我们也会如释重负。

有许多其他因素可以让正在遭受RDS折磨的宝宝病情复杂化（需要更多的呼吸支持治疗，必须依靠呼吸机存活，有许多血压方面的问题和明显的实验检查异常）。我们会采血，进行血细胞计数检查和血培养，以确定他是否有感染，并确保使用正确的抗生素种类和合适的剂量对他进行治疗。我们会对宝宝的心脏和脑进行超声检查，以排除动脉导管未闭（简称PDA）或者脑室内出血（简称IVH）的可能性。我们希望呼吸机的使用不会对他的肺造成损伤，我们会对肺损伤的症状格外留意——原发性气胸（由肺部的小裂口引起，X线检查可以确诊）和炎症（会使呼吸功能恶化，通常发生在早产儿出生第一周的后几天）。如果真的发生了原发性气胸，或者呼吸机的参数需要设置得非常高，我们就会给他换另外一种呼吸机——高频呼吸机——对他的肺损伤较小或者效果更好。

除了那些胎龄非常小的早产儿（在生存的边缘），大多数早产儿的RDS是可以治愈的。总体来说，我们的目标是帮助早产儿自主呼吸，降低日后并发慢性肺损伤和脑损伤的概率。我们希望早产儿的情况可以尽快好转，一部分原因是我们知道呼吸窘迫的问题解决得越快，由此引发相关并发症的可能性就越小；另一部分原因是我们医生，也像早产儿的父母一样，迫不及待地想要看到早产儿好转的迹象。幸运的是，时间和经验培养了我们的耐心，我们也常常告诉自己，呼吸机多使用几天甚至几周，对早产儿的未来不会产生不利影响。即使许多早产儿患有严重的并发症，饱受折磨，最后也都会转危为安。

呼吸暂停

因为大脑中的呼吸中枢发育不成熟造成的呼吸暂停，在出生第一周就会出现。我们将决定是否对你的宝宝进行药物治疗（通常是咖啡因，它会使每个人都活跃起来，即使是早产儿），或者使用呼吸机帮助他更有规律地呼吸。

我们能做的也许只是密切地关注他的病情变化，在他需要的时候用各种方法刺激他呼吸。任何一种医疗方案的确定，都是我们再三权衡利弊的结果。使用咖啡因治疗的主要好处是，可以减少呼吸暂停发生的次数，降低窒息的程度，宝宝可以比较容易地重新恢复呼吸，也减小了对呼吸机的依赖性。那些使用咖啡因治疗的低龄早产儿，日后患有慢性肺部疾病或者长期肺功能不全的可能性更小一些。使用咖啡因治疗的风险是缓慢增加的（通常需要几周的时间），也许是因为咖啡因加速了早产儿的新陈代谢，因此可能需要多留院观察一段时间。只有确定咖啡因已经完全被代谢并排出体外、早产儿已经完全可以自主呼吸了，我们才会放心地允许他出院回家。一般是最后一次使用咖啡因后的5～7天，早产儿的身体才会完全将其代谢排出。

一些仪器可以帮助早产儿更有规律地呼吸，包括提供高流量空气或氧气的装置（最基础的呼吸支持方法）、CPAP（更有效）或者呼吸机（最高级的呼吸支持方法）。基础的呼吸支持方法风险很小，当不再需要时可以轻易去除，但是较高水平的呼吸支持方法会对肺和气道造成损伤，所以我们不想增加不必要的呼吸支持。

因为呼吸暂停在低龄早产儿中非常普遍，而且短期内不会消失。如果你的宝宝是妊娠30周以前出生的，没有使用呼吸机或刚刚脱离呼吸机，我们可能会马上开始对他进行药物治疗。如果他更大一些，在用药之前，我们会再对他进行观察，以判断其是否需要药物治疗。一些大龄早产儿并不需要药物治疗，尤其是当即将出院时（如果他于妊娠33周出生，仅需要在新生儿病房中度过1～2周就可以出院回家了）。早产儿一天之内会出现几次呼吸暂停，但轻微的刺激就可以使其恢复呼吸，这种情况是可以不使用药物干预的，或者我们会让早产儿进入高压氧舱，进行持续气道正压通气治疗，期待他可以尽快脱离呼吸支持技术（别担心，在他最后一次发生呼吸暂停的1周后我们才会让他出院，我们需要给他时间，让他向我们证明他的呼吸系统已经发育完善）。

动脉导管未闭

动脉导管是一条与心脏和肺相邻的血管，所有婴儿出生时动脉导管都未关闭，出生后几天才会关闭。然而，早产儿的动脉导管往往需要更长的时间才会关闭（几周或者几个月）。动脉导管未闭（简称PDA）可能没有临床症状（也就不需要治疗），也可能会对早产儿的呼吸和血压造成严重的不良影响。

我们可以通过身体检查或者胸部X线进行诊断。患儿可能有心脏杂音、脉压增大、低血压、尿量减少、心脏和肺部负荷过重等症状。心脏超声是一种更加具有诊断意义的检查，如果我们怀疑是PDA可能会影响早产儿的恢复，我们会给早产儿做这项检查。

当我们认为动脉导管未闭可能会引起严重后果时，通常首先会尝试用药物促使动脉导管关闭（吲哚美辛或者异丁苯丙酸，就是通常所说的美林或者布洛芬）。如果第一次用药没有疗效，可以再次使用。如果在两个疗程后，动脉导管仍未关闭，我们会考虑通过手术关闭它。这不是一个可以轻易做出的决定，因为我们并不确定PDA日后是否会影响早产儿的正常生活。许多因素都会对早产儿日后的生活产生影响。尽管严重的PDA会引起肺内血管重建、减少小肠或者其他器官的血流量、随着时间的推移会减弱心脏的泵血功能——所有这些情况或早或晚都会引起健康问题——但短时间内，程度较轻的PDA到底会对早产儿造成什么伤害，是新生儿医学领域中非常具有争议性的话题。在这种情况下，进行手术治疗是否利大于弊，医学研究还不能给出一个明确的答案。我们会尝试向父母们解释这种手术的不确定性，也会尽量避免进行手术治疗，除非别无选择。每一位医生和父母都有他们自己的考量。虽然没有父母想看到自己的宝宝经历手术，但是有些时候手术真的可以让宝宝免受疾病的折磨。

脑室内出血

尽管任何一个妊娠34周之前出生的早产儿都有可能发生脑室内出血（简称IVH）——有风险的早产儿需要在出生1～2周后常规进行脑部超声检查——我们真的不希望他们检查出IVH的情况。妊娠30周以前出生的早产儿，如果患有呼吸窘迫综合征（简称RDS，如气胸、血压问题或者酸中毒），或者突然出现贫血，或者肺部或其他器官出血，我们都要考虑可能存在IVH。胎龄最小、状态最不稳定的早产儿，我们通常会在其出生3天内对其进行脑部超声检查。大多数时候，我们的担心可以到此为止了——没有发生IVH，或者只有很少量的IVH，不会对早产儿的身体造成伤害。在出生第一周，即使存在大量IVH也没有特定的治疗方法。我们需要确保早产儿的凝血系统可以正常启动，同时给早产儿输血，以补充因IVH丢失的血液，并且尽可能使早产儿处于稳定的状态，这样他就能痊愈。我们将在接下来的几天甚至几周内，密切观察IVH的进展，希望不会引起更多的问题。

然而，对于妊娠26周以前出生、存在非常严重甚至威胁生命的呼吸系统或其他系统疾病的少数早产儿，严重的IVH意味着他们生存的概率很低，或者说没有后遗症、健康生存的可能性很小。这种情况下，我们会与早产儿父母见面，建议他们终止有创治疗，把重点放在让宝宝感觉舒适上。一些患有严重

的RDS或IVH的早产儿，无论我们怎么做他们都无法存活，那就不要再给他们增加痛苦了。有些早产儿有存活的可能，但患有严重的疾病，承受了巨大的痛苦，选择终止有创治疗代表一种接受，宝宝的命运如此不确定，承受这么多痛苦是不值得的。对于绝大多数早产儿来说，上述问题根本不会出现。但如果真的需要做这种令人痛不欲生的决定时，我们会在你身边，帮助你为宝宝做出正确的选择。

喂养

我们必须确定你的宝宝什么时候能够做好吃奶的准备，以及从微量肠道喂养到足量喂养的推进速度。大多数早产儿在出生第一周就可以开始吃奶（通过嘴或者饲管）。妊娠34周之前出生的早产儿，肠道功能还没有发育成熟，食物对他们来说是一种压力（消化食物以及血液流向小肠需要能量），所以我们首先要确认早产儿的呼吸系统和循环系统可以为他提供足够的氧气和血液——这通常意味着他不需要使用药物维持血压，也没有因为血液中氧含量不足而使用呼吸机。即使你的宝宝处于相对稳定的状态，也会有其他因素让我们决定暂时不给他喂奶。比如，医生不会给正在使用药物治疗PDA的早产儿喂食，因为药物和PDA本身可能都会干扰小肠的血液流动。

喂奶的速度一方面取决于你的宝宝

是否可以耐受（喂给他的奶是全部消化了，还是停留在胃里？喂奶之后他是否感到舒适，有没有呕吐或者腹胀？），另一方面取决于医生的判断。在消化系统发育成熟之前，早产儿接触食物是需要时间的。至于到底需要多长时间，不同的早产儿是不一样的。有些新生儿专家非常谨慎，他们会在早产儿适应少量奶液喂养后10天才开始加量；另外一些医生的做法是，只要早产儿看起来可以耐受就会增加喂养量。我们需要知道，在早产儿没有做好准备之前就开始经肠喂养会使其生病。知道了这点，我们才可以平衡经肠喂养带来的短期和长期的益处。当然，在这本书中，你可以了解更多喂养知识，也可以问问宝宝的主治医生，他在为宝宝做决定时考虑了哪些因素。

贫血

如果你的宝宝太小了（出生胎龄小于30周），无法脱离呼吸机的帮助，或者出现严重的感染症状，很有可能在出生第一周就出现贫血。我们需要对他进行抽血检查，以监测他的情况，这些检查会消耗他体内的红细胞。贫血不利于早产儿健康，因为红细胞的功能是将氧气输送到身体组织中去。如果贫血，他可能就无法获取所需要的氧气。我们需要判断他对贫血的耐受程度，来决定是否需要给他输血（我们不希望给他进行不必要的输血，即使当今由输血引发感染的风险非常低）。可惜的是，没有任何检查和症状可以明确地告诉我们早产儿是否需要更多的血。如果他在使用呼吸机，或者有循环系统的疾病，考虑到他可能需要更多的氧气，我们会尽快给他输血；如果他的情况稍稍稳定，或者我们可以确定日后不会频繁地为他进行抽血检查，我们就会等等看，看他的机体是否有能力代偿造血。

家庭问题

我们希望宝宝的出生是一件让你们觉得高兴的事，尽管他来得早了些，并且可能时至今日都不是那么健康。当然，你不可避免地会感到担心、气愤和紧张，也很容易产生被我们（医生、护士等）取代了的感觉，因为我们似乎更了解你的宝宝，可以更好地帮助他、照顾他。有时你甚至会觉得这不是你的宝宝而是我们的，而且你相信我们也有同样的感觉。其实，我们并不是像你想象的那样——我们知道我们是专业的医护人员，不是早产儿的父母，所以我们不能像你们那样为他们做所有的决定。

虽然我们的出发点是满足你的早产宝宝的医学需求，但我们也想满足你的需求。在某种程度上，我们现在所做的一切都是为了让你变得足够强大和专业，更好地照顾宝宝，不管是现在还是未来。宝宝需要爱、需要支持、需要被关注，这些都是父母应该给予的，而不是医生。你可以通过互相了解的方式获得帮助。你可以反复问我们问题，如果我们忘记向你解释或是没有解释清楚，你可以再次询问。我们会尽自己所能帮助你。没有医生故意含糊其词，只是有时候很难知道你想听到什么信息，以及你想通过何种方式获得这些信息。你可能会对一件事感到很惊讶，那就是你原本排斥的信息可以帮助你克服心中的恐惧。你了解得越多，就越会觉得轻松。随着你逐渐了解宝宝的需求，逐渐对他寄予厚望，最初的"这是我的宝宝吗？"的震惊会慢慢变为熟悉和亲密。

你要相信，有些事情我们绝对不是故意隐瞒。如果你问我们宝宝是否会好转，我们无法给出确切的答案，真的不是我们要对你保守秘密。坦白地说，真的存在很多我们也无法确定的事情。虽然我们会告诉你那些或好或不好的征象，但我们也常常无法预测未来的情况。

最后，请尽量不要对我们太苛刻。不同的早产儿家长有不同的需求，差异大到令人吃惊。所以，请原谅我们偶尔的失误，让我们知道如何才能做得更好，让我们看到你在与我们一起努力，一起寻找对你的孩子来说最好的治疗方法。

从低龄早产儿到大龄早产儿：宝宝的感觉发展

为了帮助你了解宝宝正在做什么以及正在感受什么，我们根据胎龄将早产儿分为以下4组。当你阅读和你的宝宝有关的那部分内容时，请将重点内容记在心里。通常，生长发育的正常范围是很宽的，很少有宝宝正好处于平均水平。如果你担心宝宝的某些行为与胎龄不符，可以问医生。他可能会告诉你，宝宝一切正常。

在孕育的过程中，胎儿的感觉器官会逐渐成熟并开始工作：首先是触觉，其次是味觉和嗅觉，再次是前庭感觉（平衡觉和人体在空间位置的感觉）和听觉，最后是视觉。婴儿出生时的行为在一定程度上取决于他的感觉能力，因为感觉与大多数活动有关：移动、进食、集中注意力等。足月的新生儿一出生就具备进食、表达需求、得到父母的爱和关注的能力，并且可以感知周围发生的事情——换句话说，他们非常擅长成为家庭的焦点。他们在很多方面都需要成长，绝不仅仅是简单地增加身高和体重。在婴幼儿期和学龄前期，他们的大脑、神经、肌肉和其他器官都要继续发育，然后成熟，这样他们日后才可以成为独立的年轻人。你的早产宝宝也是这样成长的，你只是比别人早一些发现了。

当你的宝宝不断成长，从一个胎龄组进入下一个胎龄组，你可以回看这一节，了解他新的发育阶段的特点，享受他的点滴进步。

胎龄22～25周的早产儿

* **行为**。这一胎龄组的早产儿是最低龄的，他们几乎无时无刻不在睡觉。虽然他们会睁开眼睛，对周围的一切保持警觉，却不会完全清醒。当他们对外界的刺激，比如声音和触摸，反应更灵敏的时候，清醒的时间就会变长，偶尔才会进入昏昏欲睡的状态。

* **触觉**。触觉感受器已经发育得很好，知道喜欢或不喜欢哪些刺激、什么时候可以接受护理，并且会用自己的方式发出信号（详见第236页"宝宝在向你表达什么：怎样读懂宝宝的暗示？"）。他的皮肤非常薄、非常脆弱，对触碰敏感，所以你应该等他长大一些再触摸他们的皮肤。但是只要护士允许，你就可以轻轻地触碰他，让他知道你在他身边。先和他说话，让他对你的触碰做好准备，然后温柔地将一只手或一个手指放在他的身体上。隔着毛毯和衣服，他依然可以感受到你。

* **听觉**。宝宝可以听见你的声音，在出生之前他就对你的声音非常熟悉了。胎儿的听觉器官在妊娠20周左右时就发育成型了，研究表明，他们一直在妈妈的子宫里倾听着周围的声音，这些声音大多数产生于妈妈的身体活动（比如妈妈的心跳和血液流动的声音，真的很清晰），也有外界传进子宫的声音。如果你说话太过轻柔，胎儿可能会听不到，因为他还不能听见40分贝以下的声音（正常谈话时的声音差不多就是40分贝）。另外，要注意声音不要太大，以免胎儿受到惊吓。因为在密闭的子宫环境中声音会被放大，而胎儿还不能接受强烈的刺激。

* **味觉和嗅觉**。味觉也出现得很早。妊娠12周左右胎儿就可以吞咽羊水，15周左右就可以尝出羊水的味道了。这是一种很丰富的味觉体验，因为羊水中含有甜的、酸的和咸的成分。如果当时胎儿可以描述这些味道，你一定会觉得他像一个红酒品鉴师！嗅觉直到妊娠29周才形成，但研究人员认为，胎儿在此之前已有一定的嗅觉。在妊娠22周，当胎儿的呼吸运动开始时，充斥在胎儿鼻腔中的羊水开始随着胎儿的呼吸流进流出。在羊水通过鼻腔时，胎儿很可能已经闻到了羊水中某些成分的气味。在这一胎龄，你的宝宝可能不会对气味有明显的反应，但强烈的香水味道或清洁剂、消毒剂的味道都会让他感觉不适。不要在你的手上使用这些产品，也不要在宝宝的鼻子可以接触到的其他部位使用。

* **视觉**。视觉是最晚发育成熟的一种感觉。胎龄22～25周，许多早产儿的眼睑都是闭合的，或松或紧，像一只刚出生的小猫。他们可能随时睁开眼睛。在出生后2～3周之内，你的宝宝将可以分辨昼夜，终于第一次看见了这个世界。

* **运动和协调**。这一胎龄的早产儿没有肌

张力，还不能弯曲四肢，这也就解释了为什么他们只能保持平躺的姿势。但是他们的胳膊和腿也不是完全一动不动，他们偶尔也会轻轻晃动四肢，就好像还漂浮在羊水中一样。因为神经和肌肉还没有发育成熟，宝宝的动作看起来很不协调，会突然颤抖，这种情况出现得多或少取决于他处于浅睡眠还是深睡眠。

胎龄26～29周的早产儿

* **行为**。这一胎龄组的早产儿大部分时间还是在睡觉，但是他们的睡眠变得更有规律了。身体运动几乎停止的静态睡眠被更多的动态睡眠所取代。从大约胎龄28周开始，快速眼动睡眠（rapid eyes movement，简称REM睡眠——眼球在眼睑闭合的情况下出现不由自主地快速震颤）逐渐出现，这种睡眠对宝宝的学习、记忆力和视觉发育至关重要。在REM睡眠时相，早产儿的大脑会与眼睛建立联系，向视网膜细胞发送刺激波，为看见这个世界做好准备，并建立处理视觉体验的神经通路。睡梦就出现在REM睡眠时相，你可能会好奇你的宝宝是否在做梦。睡眠研究者认为，宝宝可能真的在做梦，虽然梦中的风景可能会非常简单，只是基于此刻身体的感受，而不包含感情和思想。换句话说，宝宝在这一时期不会做噩梦，噩梦要在他2岁或3岁时才会出现。梦是刺激和锻炼大脑的一种方式，这也是为什么说REM睡眠对宝宝的大脑发育非常重要、这一阶段早产儿不应该被无端唤醒的部分原因。但是他们偶尔会在昏昏欲睡、半梦半醒的时候突然醒过来，虽然时间不够长，还无法将注意力集中在周围的环境上。

* **触觉**。当你的宝宝的皮肤不再那么脆弱和敏感时，你可以多摸摸他，但仍然要小心一些。在触摸他之前，请轻柔地和他说说话，这样你的触摸就不会使他受到惊吓了。你和宝宝现在可以一起享受的最令人满意的活动是袋鼠式护理（抱着宝宝直接进行皮肤接触，详见第252页"如何进行袋鼠式护理"）。在这一胎龄，大多数早产儿都做好了接受袋鼠式护理的准备。在袋鼠式护理期间，你的宝宝可以通过气味（你皮肤的熟悉的味道，如果你在母乳喂养，他还会闻到你的乳汁的味道）、声音（你说话的声音和你的心跳声）和动觉刺激（以弯曲身体的姿势被你抱在怀里）感受你的爱。这是一种完美的平衡，丰富而温和的感官刺激正是你的宝宝现在需要的。

* **听觉**。进行袋鼠式护理时，你可以轻柔地和宝宝说说话，也可以唱歌给他听；或者安静地坐着，让宝宝倾听他在子宫中最为熟悉的你的心跳声。对足月新生儿的研究表明，在喂养条件相同的情况下，那些常常倾听成年人心跳声的宝宝体重增加得会更快，哭

闹的时间也更少。尽量避免突然的、吵闹的噪声。记住，宝宝的动作和感觉仍然无法很好地协调，所以当他听到噪声时可能不会用动作表达不适，但是会通过别的方式表达（也可能没有任何反应）。

* **味觉和嗅觉**。如果你的宝宝只能接受静脉输入的喂养方式，就无法在进食的满足感和乳汁的味道之间建立联系。因此，一些新生儿专家建议在早产儿的舌尖上滴几滴乳汁，或者在饲管喂养时给他滴有乳汁的安抚奶嘴让他吸吮，通过味觉刺激肠道和口腔功能的成熟。味觉和嗅觉可以共同激发食欲。新的研究表明，当接触到母乳的气味时，用喂食器喂养的早产儿会更用力地吸吮奶嘴（奶嘴可以锻炼吸吮能力，为接下来的吸乳做准备）。这意味着，早产儿像足月儿一样，天生就对人类乳汁的香气有偏爱。问问护士，当宝宝被喂食的时候，你是否可以在宝宝的鼻子附近滴几滴你的乳汁。你的乳汁的独特香味可以帮助宝宝更快地过渡到母乳喂养或奶瓶喂养。

* **视觉**。现在宝宝的眼睛已经可以偶尔睁开了。眼睛常常被赋予一个特别的意义——心灵的窗户。所以，当父母们看见他们的孩子第一次睁开眼睛时，都会非常兴奋和感动。你应该感到高兴，但也要意识到这只是宝宝漫长的生长发育过程的开始。如果宝宝的眼睛只是忽闪了一会儿就再次闭上

了，别着急，多给宝宝些时间。记住，他本应该继续待在子宫中。此时，你的宝宝可能已经能感知光明和黑暗，但是他的双眼还不能聚焦在同一物体上，也不能协同工作，不过不要担心，大多数足月新生儿也有同样的问题，几个月后就好了。低龄早产儿的眼睛是很容易被直射光线损伤的，因为他们的视网膜的感光换能系统还没有成熟，感光系统由视锥细胞（主司强光刺激）和视杆细胞（主司弱光刺激）构成。他们的瞳孔收缩能力（通过缩小瞳孔减少光线过度地进入）还很有限，眼睑也太薄，起不到保护作用。所以他们的眼睛应该避免强光直射，即使在闭着的时候（所以大多数NICU会使用隔绝罩），而且早产儿在白天接触到的任何光线都应该是柔和和间接的。当你抱着宝宝时，如果室内的光线非常明亮，你可以给他自制一个防护罩：将一条小毛巾折叠一下，然后塞到他的帽檐下就可以了！

* **运动和协调**。宝宝的大多数动作仍然是笨拙而不协调的。别担心，对于一个此刻应该在你的子宫里踢你的宝宝来说，这太正常了。当他不再颤抖或者扭曲身体时，他的手臂和腿会平放在身体两侧。胎龄大约29周时，他的腿开始产生肌张力，就可以弯曲了。很快，他的手臂和躯干也开始出现肌张力。随着肌张力的出现和神经细胞

的发育，几周之后他就可以协调运动了。有一件事情宝宝可以做得非常好（即使是在28周大的时候），那就是将手指弯向掌心，然后轻轻握住你的手指（随着时间的推移，他的抓握会越来越有力）。虽然他还不能接受母乳喂养或奶瓶喂养（同时协调呼吸、吸吮和吞咽动作对他来说还是太复杂了），但早在子宫里时他就已经学会了吸吮自己的手指或脚趾了（就像许多超声照片显示的那样）。现在，他不再漂浮在羊水中，不得不应对重力，这暂时超出了他的能力范围。但是你可以帮助他把他的手放到他的嘴里，或者将你自己的手指放到他的嘴里，让他吸吮。在胎龄28周的时候，大多数早产儿喜欢吸吮手指或奶嘴放松自己，使自己感到舒适，这甚至可以缓解轻微的疼痛。一些极其早熟的28～29周的早产儿甚至已经准备好接受母乳喂养了，大多数早产儿几周后才能够接受奶瓶喂养。

胎龄30～33周的早产儿

* **行为**。虽然离完整的孕期结束还有7～10周的时间，但这一胎龄组的早产儿已经能够感受周围的世界并与之互动了。宝宝的睡眠也开始在动态睡眠和静态睡眠之间变得更加规律，虽然他们还不能进入深度睡眠，但促进身体生长和恢复的静态睡眠时相变得越来越长。这个阶段的早产儿每次清

醒和警觉的时间可以达到数分钟，并可以将注意力集中于周围的世界。他所有的感官和运动功能都被调动起来，每一次新的体验都刺激着他进一步发展。

* **触觉**。现在你的宝宝能够感受周围的环境了，他也有能力向你展示他是否感觉愉悦、是否因为过度刺激而感到有压力（详见第236页"宝宝在向你表达什么：怎样读懂宝宝的暗示？"）。特殊的辅助性的触摸，如巴掌子宫（hand womb）（详见第235页）、摇篮技术（cradling techniques），可以让宝宝感觉像是处于胎儿时期的环境中，这是一种让宝宝感觉舒适并且可以帮助宝宝安静下来的好方法。

* **听觉**。虽然还听不到窃窃私语，但宝宝的听觉确实在进步。胎龄34周时，早产儿可以听到40分贝的声音，即正常交谈时的分贝值。仅仅几周之差，他就可以与足月新生儿一样听见柔和的声音了。宝宝清醒时需要听到你和他说话或为他唱歌的声音，但一定不要打乱他刚刚形成的睡眠规律！如果他此刻还在子宫里，每天当母亲安静不动或是睡觉时，他保持安静和静止不动的时间可长达几小时。在这一胎龄，宝宝的前庭系统（使我们意识到自己所处的空间位置、保持平衡、按大脑的指令行动的系统）已足够成熟，可以感知并享受前庭刺激，如你

抱着他坐在摇椅里摇来摇去。听觉器官（你可能知道内耳中的半规管堵塞时会引起平衡问题）连同视觉器官、触觉器官和其他神经一起参与前庭功能。研究表明，摇摆可以减少早产儿发生窒息的概率、增加他们的体重、促进睡眠、提高警觉性。

* **味觉和嗅觉。** 宝宝的喂养之旅即将进入一个重要的阶段：第一次尝试母乳喂养或奶瓶喂养。他的味觉和嗅觉将和他的运动和协调能力一起帮助他接受母乳或奶瓶喂养：当开始喂养时，味觉和嗅觉信号会提醒他，刺激他的消化液分泌，帮助他形成进食的条件反射。

* **视觉。** 在这一胎龄，早产儿的视觉发育有了质的飞跃，他们开始花时间注视周围的世界了。胎龄30周的早产儿可以注视简单的图案，比如距离眼睛20~25cm的白色背景上的黑色线条。研究显示，胎龄31周或32周的早产儿就已经表现出视觉偏好，比如注意力集中在某种图案上的时间会更长。最有可能的是，你的脸很快会成为宝宝最喜欢的视觉图像。

* **运动和协调。** 你的宝宝的运动系统正在变得越来越高效。胎龄31周的早产儿有足够强的肌张力可以弯曲双腿。他的动作更协调，发生扭曲和抖动的情况更少，身体弯曲的姿势也更像足月的新生儿了。他甚至可以将头转向一侧（虽然他还没有足够的力量抬起

头），多么了不起！这项新获得的能力让他可以将视线固定在他想看的事物上，也可以让他去寻找某种声音和气味的来源。这一胎龄的早产儿已经可以表现出固有的行为了，也就是非条件反射，这种反射可以满足他的基本需求。胎龄32周时，宝宝的吸吮会更加有力，与吞咽动作也协调得更好。与此同时，觅食反射开始出现：当触碰宝宝唇周时，他会将头转到出现刺激的方向寻觅乳头。现在，你的宝宝已经做好接受哺乳的准备了。

胎龄34周和更大龄的早产儿

* **行为。** 这些大龄早产儿每天仍会睡18~20个小时，比每天睡16~17个小时的足月新生儿多几个小时。这是一个好的迹象，表明你的宝宝已经能够进入深度睡眠。在第36周时，宝宝第一次出现了真正的深度睡眠，这对身体的生长和大脑的发育至关重要。记住，当你的宝宝独自安静地睡觉时，即使你非常想与他互动，也一定要等他自己醒来，或者在吃饭前，那时他更活跃、更警觉。

* **触觉、听觉、味觉、嗅觉和视觉。** 这个时候，你的宝宝可能仍然需要重症监护，可能他看起来还是极度瘦弱，但他的神经系统发育得已经非常好了。他的触觉、听觉、味觉、嗅觉和视觉几乎和足月的新生儿一样完全发育成熟了（请记住，即使是足月分娩

的新生儿也需要到3个月大时才不近视，直到3岁的时候视觉系统才会完全发育成熟）。一旦呼吸和生命体征平稳下来，你的宝宝就会很熟练地组织和协调自己的行为，并与子宫外的新世界互动了。总而言之，宝宝已经有能力与你一起创造愉快的经历了，不管是在NICU还是在普通病房。他能表达自己的需求和好恶。你可以安抚他——让他听到你的声音，爱抚他，或者抱着他、轻拍他的背。但是，即使他喜欢与你待在一起，享受和你玩闹的时光，也不要忘记这最后的几周他本该安静地在子宫里成长。试着了解他表达压力的信号（详见第237页），如果可能的话，避免给他造成压力。

* **运动和协调**。现在，所有的条件反射都已经建立。绝大多数早产儿都可以协调吸吮、吞咽和呼吸动作。他们的抓握是如此有力，以至于当握住一个成年人的手指时，可以被提起来。他们的拥抱反射（或称为惊跳反射）——当被

突如其来的噪声所惊吓，或是担心掉到地上时，会张开双臂和双腿并且弓起背部——已经足够强烈，甚至会使他们的父母受到惊吓！不要试图自己测试宝宝的拥抱反射或其他反射，如果你不知道正确的方法，你可能会被吓到甚至伤害你的宝宝。如果你想看看宝宝的反射成熟到什么程度，当医生有时间时，你可以请医生演示。你的宝宝的动作还是没有足月的新生儿那样协调，因为许多肌细胞、神经和大脑的运动皮层还在发育，但是动作一天比一天流畅了。胎龄34周时，早产儿的姿势可能仍然有点儿像青蛙，双臂还不能弯曲，但是到36时四肢就都能弯曲了。当你将36周大的早产儿放在腿上时，他可以短暂地伸直脖子抬起头（用你的手撑住他的头仍然很有必要）。这个动作（可以让他看到更多的世界）的持续时间可能不会超过1秒。在接下来的几周，你会看到他的颈部肌肉慢慢变得更强壮。这对于早产儿来说是一个巨大的进步，你应该为他感到骄傲。

问与答

对隐私的渴望

Q：所有的朋友都想知道我们的宝宝为什么早产了，但此时此刻，我和丈夫只想独自待着。

A：父母们在应对早产儿出生时的震惊和压力时，会把自己孤立起来，试图以这种方式自我保护，这种情况很常见。他们可能不希望接到慰问电话，

或不希望有人探望，即使是他们最好的朋友。如果你也如此，不要感到内疚，也不要担心朋友会不高兴。不要犹豫，告诉所有人，你更喜欢一个人待着。此刻，比起在电话、探望、电子邮件中逃避或是敷衍他们，让他们知道你需要属于自己的时间，是一个更好的选择。当你做好准备时，可以向他们解释为什么会这么做——朋友们会理解的。

公布宝宝出生的消息

一些早产儿家长计划以电子邮件的形式公布宝宝出生的消息，他们把这看作一种纪念宝宝出生的方式。他们想知道："我该怎么办？高兴地宣布宝宝出生时只有1000g？"

思考1分钟后你会发现：谁规定宣布宝宝出生的电子邮件一定要写上宝宝的体重？没有人这样规定！事实上，许多人都会忽略宝宝的出生体重，对足月生的宝宝也是如此。宣布宝宝出生的电子邮件只需要写上宝宝的姓名、出生时间等亲朋好友需要知道的重要信息。你应该按照自己的意愿做这件事。

请不要误解我们：宝宝的出生体重并不是一件羞于启齿的事。以后你很可能会公开谈论宝宝的出生体重、你在医院的经历，甚至吹嘘宝宝非凡卓绝的生命开端，以及他的勇气和坚韧。但此刻，你仍然会觉得以上信息是隐私——好像宝宝的病历一样。你可能会觉得在不了解早产儿的人面前，宝宝的出生体重可能会被人笑话（对于我们这种了解早产儿的人来说，宝宝的出生体重更容易被视为一种荣誉勋章，唤起我们对小的、美好事物的赞美。那些重500g、1000g、1500g、2000g的小家伙们是精力充沛而又英勇无畏的战士）。

我们鼓励你发送宣布宝宝出生的电子邮件。你不必一定要在这周或者下周就着手做这件事，你现在太忙了，你首先要做的是照顾好你的宝宝。宣布宝宝出生的电子邮件通常在宝宝出生后的几天到几个月内发出，所以你可以等到宝宝的健康状况稳定下来再发送电子邮件。但是，如果你不让大家知道宝宝出生了，你一定会后悔的。虽然宝宝来到这个世界的方式与你预想的不一样，但是随着一切都恢复正常，你会想要给宝宝他应得的庆祝和荣誉。

为什么此刻你需要与他们保持距离呢？一部分原因是，通过将注意力集中在一件事情上，比如关注新生儿病房正在发生什么，应对早产儿出生所带来的巨大恐惧和责任。其他任何事情似乎都会使你分散注意力，使你的精力和体力受到削弱，而你正试图使自己保持良好的状态。另一部分原因是，你觉得没有人会懂得你此刻正在经历什么。也许因为你希望在朋友的眼中你的宝宝是完美的——就像在你眼中那样——不想让他们此刻看见宝宝身上的那些插管和导线。也因为事情本不该如此，所以宝宝出生后所有约定俗成的社会仪式都会强化这个让人痛苦的事实。

当然，你可以决定保留多少隐私。许多父母发现他们很愿意分享宝宝进步的消息，但却不愿意直接与朋友交流。如果你也是这样，这里有一些有用的资源。你可以建立一个免费的个人网页（就像许多足月新生儿的父母也会做的那样），通过一些线上提供的服务（登录然后遵循指示操作）就可以完成，非常简单。美国有两个专业的健康服务网站：www.care pages.com和www.caring bridge.com，允许早产儿的父母们建立安全的网页，网页可以只对你指定的人开放。另一个方法——通过偶尔给朋友们发送电子邮件的方式——你的情绪可以得到控制，你可以在感受到宝宝的进步时与朋友们交流。如果坐下来思考会对你有帮助，你可以自己将这些事情写出来；如果没有帮助，你要相信朋友或家人会很开心帮你做这件事。

然而，最重要的是，不要对交流感觉有压力。朋友可能只是想让你知道他们在惦念你，渴望通过某种方式帮助你。而且，当你准备好了，他们还是会在这里守候你。

拥抱宝宝，即使他戴着呼吸机

Q：护士说我可以抱抱宝宝，我也非常渴望能够把他抱在怀里。但是，他还在戴着呼吸机，我很害怕会不小心碰掉呼吸机的导管。我是不是应该等他脱离了呼吸机再抱他？

A：第一次抱起宝宝时，你当然会觉得紧张——任何早产儿的父母都会告诉你他们也觉得紧张。许多早产儿父母像你一样，对呼吸机的导管尤其关心；另外一些早产儿父母，他们的宝宝不需要使用呼吸机，他们则会担心会不小心拔出静脉内留置的导管、弄乱了各种导线；当然，还有早产儿父母会担心自己不小心伤害了脆弱的宝宝。

我们可以向你保证两件事：第一，护士不会随随便便地告诉你可以抱起宝宝。请记住，他们首先关心的是宝宝的健康。他们有足够的经验判断哪些早产儿的情况已经稳定，可以安全地与父母共度欢乐时光；哪些早产儿需要不被任何人打扰，安静地躺在床上养精蓄锐（另外，如果医生和护士没有提及此事，你可以询问他们。有时，哪怕宝宝的状况已经非常好了，医生和护士也会因为忙碌而忘记告诉你这件事）。

第二，无论宝宝正在使用哪种医疗辅助仪器，将宝宝抱在怀里都是这个世界上最正常不过的事情。

那么，让我们来考虑一下风险。你说得对，呼吸机的导管意外脱落的事情可能发生，也确实经常发生。但一项研究显示，最常见的意外拔管的原因是日常护理和操作中护士造成的；第二常见的原因是宝宝自己不小心碰掉的；第三常见的原因是导管固定部位不牢固了；第四个也是最不常见的原因，才是父母抱起宝宝时意外碰掉的。

父母们会非常小心翼翼——这也是出于对宝宝的关心。护士会在旁边协助你。当你坐好后，护士就会将宝宝放到你的怀里。他会教你怎样抱宝宝，试着按照护士的建议做。起初，护士会留在你身边，不时检查一下宝宝是否出现不适，如呼吸困难或者弓着背。当宝宝第一次被你抱起来，必定会有些不舒服的反应——他需要时间调整，这很正常。几分钟后，当他感觉舒适了，这些情况就会消失。如果他一直有不舒服的表现，可能是受到了过度刺激。这时护士会建议你把宝宝放回他的小床上，让他安安静静地睡一会儿，然后你可以再次尝试抱起他。请一定要再次尝试，因为当宝宝可以安稳地待在你的怀里时，他会开始喜欢与你亲近！关于如何抱宝

宝和了解他是否舒适的信号，请阅读第235～238页的相关内容。

护士会一直在你身边，以防你抱起宝宝时呼吸机的导管会脱落。如果真的发生这种情况，呼吸机的提示音会突然响起（可能会吓到你），NICU的工作人员会立即将导管重新置入宝宝体内（如果他需要的话——当宝宝脱离呼吸机时，我们会吃惊地发现他的状况可以保持稳定，这很常见）。这中间的几分钟时间，宝宝必须自主呼吸（这不会对他造成伤害）。请记住，宝宝并不是完全依赖呼吸机呼吸，他也需要自主呼吸。如果宝宝需要高级的呼吸支持，护士很可能会认为让你抱他太冒险了。如果宝宝真的出现了呼吸困难，护士可以暂时帮助他呼吸——通过面罩将氧气手动输送至他的呼吸道。

那么静脉输液管呢？它们真的很牢固，都用胶布固定了，有时还会用支撑棉、纱布、绷带甚至小的覆盖物固定。尽量不要移动静脉输液管或是将连接处拉得太紧。如果你认为输液器滑脱了，要立即通知护士，他会帮你解决。不要太担心——不小心的刮碰不太可能将静脉输液管扯脱落的。

至于那些导线，几乎没有父母能不把它们弄乱或者不把它们扯掉（其实医生帮助宝宝翻身或检查身体时也会如此）。没关系，如果导线被扯掉了，提示音会响起，然后护士会过来检查宝宝是否安好，顺便将顺乱成一团的导线，

问题就解决了！

虽然抱起宝宝是有一定风险的，但是好处更多。你可以给予宝宝被关爱的感觉，这是他应该得到的。你是在用行动告诉他，不是所有的触碰都是为了检查、都是带来痛苦的，触摸也可以让人感觉温柔和甜蜜。你也可以得到你应该得到的：将宝宝的身体紧贴在你的身体上，你会更强烈地感受到割舍不断的亲子之情。我们给你的建议是：不要犹豫，只要医生允许，立刻抱起宝宝。

胶布会对早产儿的皮肤造成损伤吗?

Q：宝宝的脸上有伤口，就是在贴胶布的地方。会留下瘢痕吗？护士是不是应该更小心些？

A：宝宝的伤口很可能会完全愈合而不会留下瘢痕——这是新生儿皮肤的优点之一，可以完美地进行自我修复。即使宝宝的伤口很深，最终会留下瘢痕，也是那种不明显的、很难看出来的瘢痕。幸运的是，因为细心周到的护理和为早产儿特制的黏度不高的胶布，特别严重的皮肤损伤已经很少见了。

在NICU使用医用胶布是不可避免的，几乎所有的医疗设备都需要用胶布将其牢固地固定在早产儿的皮肤上，以便不会意外脱落。胶布会刺激早产儿的皮肤，或者对皮肤造成损伤，更换或撕掉胶布时也会伤害皮肤。

但是也有好消息：NICU在预防早产儿皮肤损伤方面取得了长足的进步。近几年开始生产安全的医用胶布，这种胶布可以保护早产儿的皮肤免受伤害。你可以看到，大多数探头用看起来透明的凝胶状物质紧紧固定在宝宝的皮肤上：这种胶使皮肤得以保持湿润，比传统的胶布更适合早产儿使用。

仍然有一些必须使用传统胶布的情况。传统胶布的黏度更强，在固定的位置几厘米的偏差都不能有的时候，传统胶布就派上用场了，比如固定气管内插管时就必须使用传统胶布。护士知道该怎样小心翼翼地从早产儿的皮肤上取下胶布，轻柔地揭开边缘，然后用被温水或酒精浸湿的棉棒帮助取下剩余的胶布。矿物油或润滑剂是有帮助的，但前提是使用部位不再贴胶布了（没有使用可以溶解胶布的特殊的溶剂，是因为它们对早产儿来说是有毒的）。有时会在胶布下面涂一层胶（从植物中提取的天然胶）或其他物质，以便可以轻松地取下胶布。

早产儿的皮肤很脆弱，还没有发育成熟。对于胎龄小于26周的早产儿来说，即使护士在护理过程中极其小心，偶尔发生的皮肤损伤也是不可避免的。这些早产儿很容易受伤，所以护士也会定期帮他们翻身或者改变姿势。他们也许会被放到水床上、柔软的毛绒绒的垫子上，或者厚厚的泡沫板上。

即使是胎龄较大的早产儿，也比足月儿和成年人更容易发生皮肤损伤，因为他们皮肤表层细胞的排列不是很紧密。研究表明，连续10次从成年人的皮肤上取下传统胶布后，皮肤的正常功能就会发生改变，对于早产儿，仅从皮肤上取下1次传统胶布，皮肤的正常功能就会变化。

所以，即便有仔细的护理和新产品，许多早产儿的皮肤还是会受到损伤，好在这些表浅的伤口通常很快就会愈合。如果宝宝的皮肤出现了伤口，你不要感到震惊和愤怒，没有人应为此而受到责备。

为什么会有这么多静脉导管？

Q：为什么我的宝宝需要这么多静脉导管（简称IV）？看着那些针头扎进宝宝的身体，我的心都碎了。

A：看着宝宝身上有这么多针头是非常痛苦的，不只是在他的小手小脚上，也可能在他的脐带或头皮上。你直接的反应可能是：把多余的针头拔掉！1条IV就够了！但是，如同你所预料的，这些静脉通路可不是随意使用的。每一条静脉通路的建立都有充分的理由。以下是一些主要的静脉通路。

* 如果你的宝宝正在通过静脉输入的物质是不能互相影响的，这就意味着它们不能通过一条静脉通路进入宝宝的身体，所以需要1条以上的IV。比如，输入血液的导管不应该受到营养液或药物的污染。

* 如果你的宝宝正在通过中心静脉导管进食，但是他也需要每隔几小时滴注一次药物。护士可能不愿意因为用药而打开中心静脉导管，因为每打开一次，都会破坏无菌性，感染的风险就会上升。所以，药物可能会通过一条单独的外围IV注射。

* 另一种导管可能不是用于静脉输液或者静脉注射，而是进入动脉的。静脉通路是用来输送营养物质和药物等物质的，动脉通路是用来测量血压的。

医生可以通过使用三腔导管（一个导管里有2～3条特别的导管）减少早产儿所需要的IV数量，这种导管可以同时输送营养物质和药物。这是一个很大的优势，有效降低了发生感染的风险，并且可以避免许多针头留置于血管内。三腔导管比普通导管稍大一点儿，所以只应用于类似于脐带中的血管那样的大血管。当三腔导管被取出时，可能的原因是宝宝不再需要它了——万岁！但如果它被取出来是因为性能不好或是需要更换了（脐带处的导管不能在体内留置超过7～10天），可以用2个IV替代它。

这些输液通路的存在会让宝宝产生什么样的感觉呢？想象一下你自己输液的感觉。最初的穿刺之后就不会再感到疼痛了，你只要记得手保持不动就好了。针头取出后会留下针眼和一些胶布黏过的痕迹，几天之后所有输液过的痕迹都会消失。

宝宝的输液过程也是如此——除了管理他们对护士来说是个难题以外，因为护士没有办法告诉早产儿手或脚不能乱动。这也是输液时，宝宝的手或脚常常要与纱布卷或是厚纸板绑在一起的原因。所有的父母都不喜欢看见自己的宝宝被如此束缚，但这是非常必要的，因为这可以阻止宝宝关节弯曲，以免针头脱落或是使输液导管缠绕在一起。

随着宝宝逐渐长大，情况会越来越稳定，输液器也会一个接一个地被取出。到那时，你会开心地发现宝宝终于不用再输液了。

这些都是什么类型的静脉导管？

你在宝宝身上看见的导管，有些是静脉导管（简称IV），其他的可能是动脉导管。你可能不会相信，每一种导管都有自己独特的优势和用途。

* 一些IV进入小的外周静脉：浅表血管，通常在手臂和腿上，用来给宝宝输入药物、液体和一些营养物质。为了精确控制进入宝宝血液的液体量，这些导管会连接在一个叫作输液泵的机器上，这个机器可以控制液体的滴数。另一种选择是，1个IV可以间断使用——对于那些一天需要用2次药的情况来说——在2次用药之间停止使用。进入小的外周静脉的IV不能保留太长时间，因为时间太长（如几天的时间）对血管会造成损伤或使血管发炎。所以，你可能会发现静脉注射针头一天出现在宝宝手上、一天出现在他的脚上（如果他需要长时间的静脉注射，你甚至可以在他的头皮上看到针头。医生尽量不频繁地使用头皮IV，因为父母看着太心疼了，详见第273页"经头皮输液会伤害宝宝的大脑吗？"）。

* 被放置在手臂、腿或颈部更大的静脉中的IV，并进入心脏附近更大更深的血管（中心静脉导管）。最常用的两种中心静脉导管一种是经外周静脉穿刺的中心静脉导管（简称PICC），新生儿医生和护士在NICU通常会使用这种方式；另一种是静脉输液港（最常见的被称为Broviacs），外科医生在手术室通常会使用这种方式。两者的区别在于，输液港是可以固定的——有

一个涤轮套可以将其牢牢地固定在皮肤下（PICC没有涤轮套，只是简单地用胶布固定在皮肤上）。将有固定装置的导管置入中心静脉的操作要求更高，通常需要在麻醉或深度睡眠状态下进行。因为这个原因，PICC通常是早产儿的第一选择。如果医生无法将导管置入——这种情况很少发生——才会找外科医生置入输液港（或者如果宝宝因为其他原因需要手术或麻醉，那么医生可以同时置入输液港）。输液港可以在体内留置很久，PICC导管可以留置几个月。但是对于婴儿来说，需要导管留置很长时间是很罕见的。中心静脉导管有两个突出的优点，一个是它们可以提供高度浓缩的营养物质或药物，这些药物可能会刺激表浅的小静脉；另一个是它们可以在体内留置很长时间，只要宝宝需要，就可以通过中心静脉导管输入营养物质或药物。

✳ 动脉通路是将导管置入动脉而不是静脉中。动脉通路是用来测量血压并绘制血压变化图的。医生通过动脉通路监测血液中重要物质的含量，比如氧气、二氧化碳（这些被称为血气分析）和钙。动脉采血的部位可能是手腕或脚，但是对于早产儿来说，最常见的部位是脐带或肚脐（因此它被称为脐动脉导管，以下简称UAC）。UAC的置入是无痛的，因为脐带没有神经。UAC不仅可以像其他动脉通路那样用于监测血压的变化，还可以用于注射营养物质和药物。而且因为它是一条中央通路（注入一条大血管中），可以用于输送高浓度的营养物质，所以经常用于给宝宝提供全面的肠外营养。然而，没有任何事物是完美的。UAC的使用时间不能超过2周（有的不能超过1周），之后它必须被取出，以免发生血栓或感染。如果宝宝需要长期的肠外营养，可能会使用PICC或输液港。

✳ 宝宝的脐带中也有一条大静脉，脐静脉导管（以下简称UVC，也是中央通路），除了输送营养物质和药物外，还可以为医生提供一些关键信息：宝宝体内的循环血量是否足够。通常的测定方法，如测量尿量，对于胎龄太小的宝宝来说并不准确，因为他们会通过皮肤丢失大量的水分。通过UVC测量中心静脉压很有用。但UVC也不能长时间使用，像UAC一样，它也需要在1周或2周内移除，以避免发生血栓或感染。

脐动脉导管引起脚趾变色

Q：我女儿的脚趾变成了灰黑色，医生告诉我是因为她的脐动脉导管（简称UAC）中有血栓形成。他们怎么可以让这种事情发生？这种情况严重吗？

A：这是个看起来特别吓人的症状，但其实你不需要过度担心。护士会观察她的病情，以确保其脚部的血液循环良好，1小时左右她的脚趾就可以恢复正常。如果护士有任何疑问，或者你女儿的脚趾一直都是灰黑色，医生会移除UAC或者换个地方置入导管，这样就可以解决问题了。

作为UAC的并发症，这种情况真是太常见了，以至于医生和护士给这种疾病起了个昵称"插管脚趾"。这种情况是这样发生的：在导管内壁上会形成许多小血栓，当这些小血栓脱落，并随着血液运动到脚趾时就会引起脚趾变色。在NICU中，使用UAC时都会预先用肝素（一种抗凝剂）冲洗导管，以避免形成大的血栓。但是尽管使用了肝素，一些小的血栓还是不可避免。宝宝体内的抗凝物质会在接下来的几小时内被激活，消灭这些血栓。为了加速这个过程，护士会让宝宝的一条腿处于温暖的环境中，以使血管扩张、加快血液流动。

小的血栓，像你女儿的那种，基本不会造成任何不良后果。血栓没有溶解，反而越来越大，最终堵塞大血管，严重阻碍器官和末梢血流的情况实属罕见。如果出现这种情况，医生会使用药物使血栓脱落。如果药物没有效果，可能会手术取出血栓。首要的是，要给机体的纤溶系统时间溶解血栓。

即使存在罕见的非常严重的血栓，溶解或取出它的治疗通常也是有效的。只有非常偶然的情况，而且只有当血液完全被阻滞已达几小时或几天的时候，宝宝的腿或脚趾才会出现不可逆的损伤。既然医生在密切观察宝宝脚趾的情况，你就不用担心会发生上述情况。

只要你的女儿穿上一双袜子就可以让你忘记此刻发生的不愉快的事情，但是护士需要密切关注她的脚趾的状况。很快她的脚趾就会恢复粉嫩的样子，完美无瑕了。

血糖高是否意味着宝宝有糖尿病？

Q：医生一直说宝宝的血糖太高了，这是不是意味着宝宝有糖尿病？

A：不要担心，宝宝并没有糖尿病。因为过早出生，高血糖只是一个不可避免的结果。宝宝的身体可以自行调节血糖，几天之内血糖值就可能恢复到正常范围了。

由于压力和疾病，极早产儿通常血糖水平较高（也叫作新生儿高血糖）。需要重症监护的成年患者也会出现这种情况，因为激素可以使储存于身体中的糖原转化为糖的形式释放入血，以确保在应激状态下有足够的能量可以利用。

早产儿的出生胎龄越小、体重越轻，血糖调节系统（主要由肝脏、胰腺和肾上腺进行调控）就越有可能不成熟，血糖水平极易波动，不是太高就是太低。早产儿的出生后的最初一段时间无法经口进食，会通过静脉输液的形式获得营养物质，而这可以直接引起新生儿高血糖。医生希望给予宝宝足够的糖分（还有其他营养物质）使其茁壮成长，并有能力对抗疾病或因为出生过早而产生的不适，但是他们事先并不能准确地判断早产儿到底需要多少糖，或者能够处理多少糖。对于一些早产儿来说，新生儿高血糖是治疗低血压药物的常见副作用，而低血压在早产儿中是一个常见的问题。

如果宝宝的血糖水平不是特别高，或者高血糖水平持续的时间不是特别长，就不会引起任何问题。但需要密切监测宝宝的血糖水平，因为血糖过高说明宝宝的机体细胞并没有摄取到足够的糖分作为能量来源，这会减缓宝宝的生长速度。另外，严重的高血糖会导致宝宝小便过多，可增加脱水的可能性。脱水严重时会引起血液中电解质的失衡，且有并发脑室内出血的风险。而且在治疗期间，特别高的血糖水平会影响治疗效果，与高死亡率密切相关。

所以，医生需要做出的第一个决定就是，立即通过改变静脉输液或药物治疗来降低血糖，还是等待血糖水平下降。调整所输液体中葡萄糖的量（有时是蛋白或某种液体的浓度）就可以解决这个问题。有时，即使宝宝只摄入医生觉得安全的少量葡萄糖，血糖还是会高于正常值。

幸运的是，大多数早产儿在开始进食母乳或配方奶后一两天内，血糖水平就会稳定下来，因为早期喂养会促进肠道激素分泌、调节激素水平。因此，如果你的宝宝已经开始吃母乳或配方奶，医生可能不会治疗他的高血糖，但会密切关注其血糖的变化。

如果医生觉得有必要，可以用小剂量的胰岛素进行治疗（是的，就像治疗糖尿病患者那样）。因为一直用药有利也有弊，儿科专家对如何平衡利与弊还没有达成共识。使用胰岛素治疗的主要风险是，由于胰岛素的降糖作用过于明显，有时会突然引起严重的新生儿低血糖（血糖水平过低），这比你绞尽脑汁想要治疗的高血糖更加危险。为了避免发生这种情况，会对使用胰岛素治疗的早产儿频繁采血，以监测血糖，胰岛素用量也会根据血糖水平适时调整。如果医生考虑使用胰岛素对宝宝进行治疗，你应该询问一下利和弊。

简言之，如果你的宝宝有高血糖，你不需要担心。这很可能只是一个暂时的问题，对你和医生来说都不是重大的问题。

你的宝宝是如何被喂养的：从肠外营养、饲管喂养到吸乳

宝宝出生后，将他放在母亲的乳房上，或者给他一瓶奶，这是多么自然的事情。但是，对早产儿来说喂养却困难重重。妊娠32周及之后出生的健康的早产儿，也许可以接受母乳喂养。但是如果胎龄太小或健康状况不好，接受母乳喂养可能需要花费很长的时间。

为什么早产儿不能经口进食呢？因为虽然胎儿的肠道在妊娠20周时就形成了，但是许多重要的功能还没有发育成熟。比如，肠的蠕动和收缩功能（可以推动食糜向前移动）到妊娠28～30周才能发育成熟。而且，早产儿还无法合成重要的消化酶。妊娠32周之前出生的早产儿无法协调吸吮、吞咽和呼吸这3个动作，吸吮或吞咽时可能会窒息，或者呼吸时奶液会从口中流出。以上原因使早产儿无法经口进食。

早产儿的喂养之旅通常可以分为以下3个阶段。

* **肠外营养**。营养物质通过静脉输液或其他导管直接进入血液中；
* **饲管喂养**。通过从口或鼻直达胃部的饲管进食奶或其他食物；
* **吸乳**。哺乳或者奶瓶喂养，或者两者结合。

这些喂养方式可以根据早产儿的发育阶段和医疗条件而自行选择。但是请

记住，每个阶段并不是泾渭分明的。肠外营养通常会与饲管喂养有部分重叠，饲管喂养与吸乳也是如此，这样会让宝宝有时间适应新的喂养方式和喂养阶段。这3个喂养阶段也会有反复，你可能会因此而沮丧。但是能在这个过程中看着宝宝不断进步，你会觉得特别开心。喂养宝宝，看着他长大，是做父母最基本的乐趣吧——无论是足月儿的父母还是早产儿的父母都是如此。

第一阶段：肠外营养

出生后吃得不多、体重有所减轻，对于早产儿，甚至对于所有的新生儿来说，都是正常的。但是因为早产儿身体中的脂肪和其他营养物质较少，他们可能很快就需要摄入营养。这样做的目的是让早产儿能够像在子宫中那样继续生长，因为适度的生长发育对宝宝的健康以及日后的发展至关重要。

对许多早产儿来说，最初的营养来源是静脉输液，通常是在出生后24小时之内开始静脉输入糖和氨基酸（蛋白质的基本组成单位）溶液。在接下来的几天，会添加各种矿物质、维生素和脂质，并且会增加浓度，直至溶液包含了早产儿需要的所有能量和营养素，这叫作完全肠外营养（total parenteral nutrtion，简称TPN）。通常在早产儿出生后数天或数周内对其进行TPN喂养。

当采取TPN方式喂养宝宝时，医生会时刻关注可能发生的并发症，如静脉炎（当溶液从静脉流出时可能会造成皮肤损伤——TPN溶液中单位热量太高，极易损伤外周静脉，所以通常通过PICC输注）、血液中葡萄糖水平或脂肪含量（只有当上述水平持续过高时才会造成不良影响）、骨质疏松（如果发生这种情况，医生会给宝宝额外补充钙和维生素D）和肝脏损害（在绝大多数宝宝停止TPN喂养后，肝脏可自行恢复）。虽然医生会提示TPN可能会有以上并发症，但宝宝其实很可能不会出现上述任何问题，而且确实因为NICU的小病人们真的需要，医生才会选择这种喂养方式。

随着营养物质的逐渐增加，为了让宝宝有时间消化和吸收营养物质，避免出现不良反应，TPN的量会逐渐减少。

第二阶段：饲管喂养

将营养物质直接输送至肠道，可以刺激肠道更快地发育成熟。所以，出生的第一天或第二天，即使在进行TPN喂养，也应该通过饲管给宝宝一些母乳或配方奶（一些新生儿专家正在研究一种新型的合成物质，这种物质与羊水相似）。

每天给早产儿注入母乳、配方奶或营养素，并且逐渐加量，不是为了获得营养，而是为了更好地刺激肠道发育。

肠道的成熟是一个复杂的过程，包括激素的释放、消化能力的进步，以及协调能力的加强，这样食糜才可以沿着正确的方向通过肠道。医生把这点儿食物称为"营养饲料"，把这个过程形容为"启动肠胃"。

在早产儿出生后的最初阶段，最利于他生长的是母亲的乳汁。如果母亲不能提供乳汁，可能会用捐赠的乳汁（其他早产儿母亲的乳汁）或早产儿特殊配方奶喂养。即使产后立即催乳，至少也要48小时母亲才能分泌乳汁（可以保存4~5天）。初乳（母亲在生产后分泌的浓稠的黄色的乳汁），虽然量很少，但对早产儿来说却是极其珍贵的。饲管喂养是使用一根细的软管经过早产儿的口或鼻，直至他的胃部。通常会选用口–胃管（从口至胃），因为宝宝要使用鼻子进行呼吸。当早产儿稍微大一些，出现强烈的咽反射时，或者是已经开始母乳喂养但需要额外补充能量时，鼻–胃管（从鼻子至胃）是更好的选择。

置入饲管的过程是无痛的，通常不会引起任何不适。护士会将饲管滑到早产儿的喉咙后部，然后经过他的食管，到达胃部。护士会使用胶布将饲管固定在早产儿的鼻子下方或唇边。整个过程只需要几秒钟的时间，所以如果早产儿感到不适了（很少发生），可以取出饲管，每次喂养时重新置入就可以了（饲管通常会留在体内，因为撕掉胶带的过程会对早产儿脆弱的皮肤造成伤害，而且有些早产儿在置管的过程中会出现窒息或心动过缓的情况）。

　　到进食的时间，护士会将一次性注射器连接在饲管末端，注入适量的母乳、配方奶或营养液，然后轻柔地冲洗一下饲管，让液体在重力的作用下流入胃部；或者将注射器连接在一个泵上，以便母乳、配方奶或营养液可以缓慢地滴入早产儿的胃里（在进行饲管喂养时让宝宝含一个小的奶嘴可以帮助他更快地进入下一个阶段，即吸乳阶段）。如果你的宝宝可以耐受这种喂养方式（没有呕吐，并且吸收良好），我们会逐渐增加母乳、配方奶或营养液的量，直至他完全不再需要肠外营养。

　　护士可能会提出让你给宝宝喂食，如果护士没有提出，你可以要求。抱起宝宝，并且将母乳注射到饲管中。如果母乳是泵入的，在母乳被泵入时，你可以拿着奶嘴让宝宝吸吮。开始你可能会觉得索然无味，但是一旦看到宝宝在你怀中进食后出现的满足的表情，你就不会这样认为了。许多父母会将这个时刻视作在NICU经历的最感动的时刻之一，铭记一生。

喂养困难和解决办法

　　喂养可能并不总是一帆风顺。一些早产儿会出现进食不耐受的现象，尽管这可能需要暂停喂养，但一般不必恐慌。在这个奇妙的过程中，医生和护士会仔细观察宝宝是否有以下迹象。

＊ **胃不完全排空。** 在开始喂食之前，护士会使用注射器轻轻地抽取早产儿的胃内容物，然后对宝宝进行评估，并将内容物送回早产儿的胃里，以避免丢失重要的营养物质。大多数情况下，早产儿的胃里的液体量比正常的多，这意味着早产儿未成熟的肠道蠕动很慢，需要更长的时间完全消化食物或是推动食物向前移动。但是，如果胃内容物过多并且含有胆汁，医生会考虑存在感染、肠梗阻、坏死性小肠结肠炎（简称NEC）的可能性。当早产儿开始接受喂养时，NEC是最严重的并发症。

＊ **板状腹或便血。** 这些也可能是感染或NEC的征象。医生可能会对早产儿的肠道进行X线检查。这些症状也可能是对配方奶或牛奶强化剂中的牛奶蛋白的过敏反应。

＊ **呕吐。** 如果你的宝宝偶尔会呕吐，不要惊慌——每个早产儿都是这样。虽然通常情况下呕吐不是什么严重的问题，可能是由过度刺激、便秘或反流引起的，但是如果呕吐物中含有胆汁（看上去是深绿色的），则说明可能存在感染或NEC。医生会留意呕吐在什么情况下可以得到缓解。比如，喂得更慢一些，或者喂完保持仰卧位。他们可能还会尝试用谷物使营养液增稠，或者尝试用药物治疗反流。

＊ **腹胀但腹部柔软。** 这可能是由肠内积气、便秘或者不成熟的肠道系统蠕动缓慢导致的。足月的新生儿通常在出生24～48小时内第一次排便，然后一天会排便几次。但是，早产儿需要1周

或更长的时间才会第一次排便，而且之后也会隔几天才排便一次。甘油栓剂（一种温和的泻药）可以帮助早产儿解决便秘的问题。也有其他可以促进肠蠕动的药物，但药物通常有副作用，很少使用。

✳ **腹泻**。腹泻说明消化不完全，通常是营养液包含了过多的热量或是其他复杂的营养物质，早产儿不成熟的肠道无法消化造成的。解决办法就是暂时调整营养液的成分。另一个可能引起腹泻的原因是感染，但是不常见。还有一种罕见的原因是遗传性乳糖酶缺乏症，即缺少消化乳汁中乳糖所需的酶，但是这种情况通常出现得比较晚（别担心，你的宝宝可以食用营养液，营养液可以替代乳汁）。

✳ **呼吸暂停和心动过缓（心率太低）。** 当饲管从胃内脱出并滑入气管时，可能出现上述症状。每次喂养后取出饲管有助于解决这个问题。有时宝宝的胃过满以致膨胀，也可能会阻碍呼吸。医生也会考虑感染、NEC和反流的可能性。

✳ **胀气**。通过鼻子进行持续气道正压通气（简称CPAP）的宝宝可能会出现喂养困难，因为他们的胃部充满了气体。通过在胃中置入另一根导管排出气体，可以降低胃内的压力。

改变喂养过程中的任何一个要素都可能改善早产儿的消化能力，但这是一个需要反复试验的过程。医生可能会做出如下调整。

✳ **喂养的量**。退回到之前可以耐受的量。

✳ **两餐的间隔时间**。将时间增加到3～4小时，或者改为持续地泵入营养液。

✳ **一次喂养持续的时间**。将喂养时间从原来的20～30分钟延长至45～60分钟，以给胃更多的时间排空。

✳ **母乳或配方奶的浓度**。降低补充剂的浓度以改善消化功能，或在母乳或配方奶中加入谷物，增加奶液的浓稠度，以防止反流。

✳ **配方奶的种类**。对于那些消化系统极不成熟或者对牛奶蛋白过敏的早产儿，换成进行过预消化的配方奶；对乳糖不耐受的早产儿，换成特殊的配方奶（大豆配方的奶粉应避免给早产儿使用，因为其中含有类激素物质，并且不利于早产儿骨骼的快速生长发育）。

✳ **置管的位置**。如果反流和由持续气道正压通气（简称CPAP）引起的胀气非常严重，那么避开胃，让营养物质直接到达宝宝的肠道。

对你来说很微不足道的一个改变可能正是你的宝宝需要的。

第三阶段：吸乳

对于早产儿父母来说，这是一个激动人心的时刻。你的宝宝已经32～34周了，这时他应该可以同时进行吸吮、吞咽和呼吸了。他可以很好地吸吮小的安抚奶嘴或是你的手指了。他的生命体征平稳，脱离了呼吸机，并且只需要吸入浓度低于40%的氧了。他可以耐受饲管喂养并且通过喂养体重增加了。以上所有征象都在告诉医生和护士：这个宝宝已经可以开始尝试母乳喂养了——母亲亲自喂或是用奶瓶喂。如果你亲自给宝宝喂母乳，宝宝第一次尝试吸乳的时间可能会更早些。像研究显示的那样，在胎龄28~30周，早产儿学会使用奶瓶之前就会开始尝试吸乳。

虽然早产儿不能决定自己的进食方式，但是护士会观察到早产儿发出的信号，继而决定是否要更换喂养方式。护士会确保你的宝宝处于清醒的、反应灵敏的状态，确保他有很好的肌张力、四肢活动自如（说明他精力充沛能够接受喂养，对于早产儿来说吸乳是一项非常累人的活动），并且当他接触到手指或奶嘴时会迅速张开嘴，含住手指或奶嘴。当他含住你的乳头或开始吸吮奶瓶，护士会观察他的表现，以确保他正在吸乳并可以很好地协调吸吮、吞咽和呼吸。如果他睡着了，对乳汁失去了兴趣，或者吸乳困难，那么就该停止哺乳了。

护士可能会给你一些时间来平静和恢复，或者重新将宝宝放入襁褓，更好地支撑着他，然后让你重新开始哺乳。但是，如果宝宝看起来太累了，吸乳最好就此结束，剩余的乳汁会以管饲的方式喂给他。

请记住，热量和营养物质的摄入对宝宝的成长和学习进食是至关重要的。吸乳这个新任务，对早产儿来说可能是非常消耗能量的，导致他消耗的热量比摄入的多。在几个小时内，护士会对宝宝再次进行评估，如果他状态良好，就可以再次尝试吸乳。

你应该知道，刚开始接受母乳喂养或奶瓶喂养的早产儿表现得不会太好！他们一开始每天只会吸乳1~2次，在接受饲管喂养的同时学习怎样吸乳。一开始，宝宝只能勉强含住你的乳头，或者只能吸入一茶匙或两茶匙的配方奶。而且他可能还不够强壮，不是每次喂食都能顺利进行。别担心，不要着急。随着时间的推移，宝宝的吸乳技能将会逐渐得到提高。在这个过程中会不可避免地（通常莫名其妙地）出现波动，但总体来说一定会越来越顺利，你会发现最终他会自己吃得很好。

研究表明，一种温和的、灵活的喂养方式（被称为"婴儿主导的喂养"，即当早产儿准备好了的时候，让早产儿自己选择何时接受母乳喂养或奶瓶喂养）比预先安排好的喂养计划更适合早产儿的发展，也更容易获得成功。当早产儿能够积极参与其中、关注进食体验而不是进食量时，更有利于他们学习如何更好地进食（请记住，早产儿生长发育所需要的所有能量都可以由饲管喂养提供）。

当然，如果你是母乳喂养，在护士或哺乳顾问的帮助下，你可以见证宝宝的第一次尝试。一旦宝宝可以很好地吸乳，当你不在宝宝身边时，就可以将乳汁吸出来存放在奶瓶里，让护士用奶瓶喂宝宝吃奶（即使他不是每次进食都发出信号，即使他仍旧通过饲管喂养获得部分乳汁，但当他真的开始接受母乳喂养时还是可以做得很好）。如果你的宝宝采用奶瓶喂养的方式，护士会很愿意为你提供帮助。他们会让你进入NICU，以便你可以抱起宝宝给他喂奶，陪着他一起努力。你需要做的是事先通知护士你会到访。

有时，宝宝会需要额外的帮助，如换一个流速慢的奶瓶（一次流出少量的乳汁，使早产儿可以更好地协调吞咽的动作），或是需要额外提供氧气，或是通过不时地从他的嘴里拿出奶嘴来调节吸吮的节奏，以留出时间让他呼吸（与足月新生儿相比，早产儿在呼吸间隙会吸吮更多的乳汁，这是他们不成熟的呼吸系统的反射造成的。帮助他们控制吸吮的节奏可以避免窒息和心动过缓的发生）。即使你的宝宝是妊娠33周以后出生的，身体功能的不成熟也会使母乳喂养或奶瓶喂养暂时显得有些困难，所以应该让准备过程更长一些。

在妊娠26周或更早出生的早产儿，或者使用呼吸机的时间已达数月且患有慢性肺部疾病的早产儿，或者患有神经系统疾病（如脑积水或脑白质软化症）的早产儿，在接受母乳喂养或奶瓶喂养时会遇到更大的问题。气管插管、中心静脉导管（简称PICC）及脸上的胶布会使宝宝感觉唇周不适，这些都可以切断用嘴吸吮、饥饿和愉悦之间的联系。因为在他们生命的第一个月，在NICU度过的时光太艰难，可能会让这些宝宝拒绝接受母乳喂养。让语言病理学家尽早对早产儿进行评估，在母乳喂养开始前或开始时接受喂养治疗，可以有效解决上述问题。这种治疗方式（以及父母和其他看护人的时间和耐心）是解决问题的有效方法。在极少数没有效果的时候，可以直接用杯子或汤匙喂养宝宝。在饲管喂养的过程中，要让宝宝从心理和生理上做好接受母乳喂养的准备。

当你的宝宝完全采取母乳喂养或奶瓶喂养而不再需要饲管喂养时，当他可以在20～30分钟内完成吸乳、体重能够稳定地增长时，他的喂养之旅就到达目的地了。当你紧紧地把他抱在怀中，你会想到你的宝宝是怎样一路走来的，是怎样变得越来越强壮的，是怎样被用心喂养的。

用捐赠的母乳喂养宝宝

Q：我不能母乳喂养宝宝，医生建议给他喂捐赠的母乳。我以前从来没听说过还有捐赠的母乳，这样做安全吗？

A：是的，这是真的——一些母亲的乳汁充足到远超自己宝宝需要的量，于是她们慷慨地将乳汁捐赠给母乳银行。在美国，如果医生建议你用捐赠的母乳喂养宝宝，会有非营利的组织将捐赠的母乳送到NICU。这个组织负责收集捐赠的母乳，对母乳进行加工和检测，以保证捐赠母乳的安全。和那些患有严重的食物过敏、食物不耐受或有其他疾病的足月儿一样，母亲不能进行母乳喂养的早产儿也需要捐赠的母乳。

向母乳银行捐赠母乳的人中，有一些是早产儿的妈妈。她们的乳汁中蛋白质含量更高，与足月新生儿妈妈的乳汁成分略有不同（详见第133页），是为胎龄最小、最不成熟的早产儿准备的（只有约20%的早产儿可以得到这种乳汁，因为实在太稀少了）。

除了你自己的乳汁，捐赠的母乳常被儿科专家看作早产儿的第二选择。儿科专家如此选择主要出于以下几点考虑。

＊**与婴儿配方奶相比，母乳更容易消化吸收，不会给早产儿不成熟的肠道增加负担。**它还可以刺激肠道的蠕动和成熟，提高早产儿对喂养的耐受能力，使其可以更快地接受经口进食的喂养方式，不再采取肠外营养方式。

＊**接受捐赠母乳的宝宝，患坏死性小肠结肠炎（简称NEC）的风险更低。**当然，用妈妈的乳汁喂养的早产儿发生感染的概率更低，目前还没有研究表明捐赠的母乳可以达到同样的效果，可能是捐赠的母乳中的一些抗体或其他免疫物质在加工处理的过程中被破坏的缘故吧。许多人希望捐赠的母乳可以像自己妈妈的乳汁那样，可以促进早产儿的神经发育。然而，研究显示，用捐赠的母乳喂养的早产儿和配方奶喂养的早产儿，两者的远期发育并没有什么不同。

＊**北美母乳银行协会遵循美国食品药品监督管理局（简称FDA）的指导方针。**捐赠母乳是无偿的，而且捐赠者与献血者一样需要经过筛选，这样才能降低感染等疾病的发生以及食用有害物质的可能性。捐赠者的宝宝的情况医生也要询问，以确认宝宝很健康并且生长发育良好。收集的母乳会经过杀菌，然后再次检测是否有细菌感染，以确保母乳是安全的。无论是巴氏杀菌法（将母乳保存在62.5℃的环境中30分钟）还是冷冻消毒，人乳中的许多重要的成分如脂肪酸都不会受影响，其他成分如抗体、酶、生长因子、维生素和矿物质也只是有可能有轻微影响。

用巴氏杀菌法处理过的母乳确实不如未经处理过的母乳有营养，因为处理过程会影响母乳的成分，而且早产母亲的母乳（含有更高的蛋白质含量）并不是随时可以获得的。捐赠的母乳在喂给宝宝之前需要添加一种叫作母乳强化剂的产品，它可以增加乳汁的热量、维生素和矿物质的含量。除此之外，如果宝宝生长发育得太慢，可以通过添加少量的早产儿母亲的母乳，进一步提高捐赠母乳中蛋白质的含量和热量（研究表明，喂养不添加母乳强化剂的捐赠母乳的早产儿，生长发育较人工喂养的早产儿更为缓慢，但是远期的生长发育结果并没有明显的差异）。

如果你想捐赠母乳该怎么做?

如果你想捐赠母乳，你的母乳一定会成为珍贵的礼物，尤其是如果你的宝宝是早产儿，那么你的乳汁更是弥足珍贵：对于不能吃母乳的早产儿来说，你的乳汁就是宝贵的营养物质的来源（母乳银行定义早产儿母乳为：妊娠期不到36周的母亲在生产后4周内产生的乳汁）。

你和医生应该去联系最近的母乳银行。银行工作人员会接待你，让你填写一份调查问卷，然后会和你及宝宝的医生确认你和宝宝的健康状况，之后会让你进行血液检查，以便确认你没有感染HIV、乙型肝炎病毒、丙型肝炎病毒或者梅毒，这些病毒都可以通过乳汁传播。一旦你的健康状况被证实没有问题，银行会寄给你储存乳汁和邮寄回乳汁所需要的一切：容器、冷藏箱、打包材料和标签。但是，你需要自行准备吸乳器。

你会得到关于如何储存、包装和邮寄乳汁的指导。你可以通过联邦快递将乳汁邮寄到母乳银行，母乳银行会将你的乳汁与其他捐赠者的乳汁一起集中处理（如果这是早产儿的母亲的乳汁，那么将只会与其他早产的母乳混合处理）。在母乳银行中，乳汁会经过巴氏杀菌和冷冻处理。只有当所有关于病毒或是污染的检测结果都为阴性时，这些乳汁才可以提供给需要的宝宝。

虽然捐赠是无偿的，但是那些素未谋面的宝宝会因为你的乳汁而迅速恢复和茁壮成长，你会因此感受到一种无私给予的快乐和骄傲，还有那些接受了你的乳汁的宝宝和他的家人们没有机会说出口的感谢。

在美国，如果医生建议你用捐赠的母乳喂养宝宝，说明医院与母乳银行有合作。有些NICU建议所有没有进行母乳喂养的早产儿都接受捐赠母乳的喂养，而另外一些医疗机构建议给部分早产儿喂养捐赠的母乳，如那些胎龄不满27～28周就出生的早产儿，或者那些接受了坏死性小肠结肠炎（简称NEC）手术治疗处于恢复期的早产儿。如果你想用捐赠的母乳喂养宝宝但又没有人提供，可以把这个想法告诉宝宝的医生。另外，如果你不希望医院用捐赠的母乳喂养你的宝宝——有些父母不喜欢自己的宝宝靠别人的乳汁长大，不管多安全或多健康——也请一定要告诉医生。许多NICU在给宝宝喂捐赠的母乳前都会征得父母的同意，虽然不是所有的NICU都会这样做。

在美国，什么情况下你的宝宝无法得到捐赠的母乳呢？[1]

✳ **有时捐赠的母乳供应量非常少。** 当只有很少的捐赠母乳时，那些喂养有严重困难的，或者出生胎龄特别小的、最需要捐赠母乳的早产儿可以优先获得。

✳ **宝宝已经出院了。** 住在医院的任何一个早产儿，只要医生认为他需要，大多数母乳银行会提供捐赠的母乳。但是当你的宝宝出院后，可能就无法获得捐赠的母乳了，除非有极其特殊的情况。你必须出具医生的处方，保险或者公共医疗补助制度是否会予以报销，具体要根据宝宝的医疗需要来决定。

✳ **捐赠母乳价钱昂贵。** 加上运输和处理的费用，30ml捐赠的母乳大概需要3美元。价格昂贵是因为运营一个安全高效的母乳银行花费巨大。许多健康保险计划都包含捐赠母乳这一项，但是需要出具医学证明。

许多母亲会问，可以给宝宝喂亲戚朋友捐赠的母乳吗？虽然母乳银行不会处理指定的捐赠母乳（取自一个特定的捐赠者，用于特定的宝宝），但还是有一部分人愿意寻找特定的捐赠者并对他进行检测。如果你感兴趣，需要到离你最近的母乳银行咨询。你首先要确认宝宝所在的NICU是否允许使用指定的捐赠母乳。大多数医院不允许且会强烈阻止，因为没有经过巴氏杀菌法的处理，母乳安全性无法得到保证。

一句重要的警告！你可能会在网络上看见贩卖母乳的消息，永远不要给宝宝喂这种母乳，因为我们完全不知道它的安全性和质量。

虽然你可能对母乳银行还不熟悉，可能会觉得奇怪，但你可以对它的安全性放心，捐赠的母乳一定会给宝宝带来潜在的益处。

---

1 在中国，在很多早产儿医生的强烈呼吁下，一些医院开始尝试自建母乳库，但还没有比较系统的管理和使用规范。相信在不远的未来，这些也将成为我国早产儿的福利。

吸出和保存母乳的实用建议

如果你想用母乳喂养宝宝，需要开始学习吸出和保存乳汁。在这段非常有益的经历中，无论你是在短时间内还是在未来的几个月，你都能学到很多东西。这里有一些实用的指导，可以引导你度过母乳喂养的早期阶段。之后，宝宝的喂养就与足月出生的婴儿没有什么不同了。

吸乳

现在，绝大多数母乳喂养的母亲最终会选择吸出乳汁。这样做通常是因为她们不能长时间陪伴宝宝，需要离开宝宝去工作或旅行，也可能是因为孩子的父亲可以给宝宝喂奶。但是作为早产儿的母亲，即使没有以上原因，也要从一开始就学会吸乳。

早期阶段： 在激素的作用下，你的乳房与泌乳有关的功能在妊娠期的头几个月就开始发育了。即使你的宝宝出生得很早，处于可以存活的边缘，你也可以为他提供母乳。而且你的乳汁和足月生产的母亲的乳汁成分不同：早产儿母亲的乳汁完全是根据早产儿的营养需求量身定制的。

胎盘的娩出可以刺激催乳素的分泌，当乳腺接收到催乳素传递的信号后，泌乳就开始了。婴儿的吸吮或者吸乳器的使用也可以刺激催乳素的分泌。第一周以后，由于乳汁被频繁地吸出，

乳汁的分泌会根据供需关系进行准确的调节：吸乳越频繁（你的身体认为需要更多的乳汁），分泌的乳汁越多。如果你的早产宝宝还不能够接受母乳喂养，为了开始或维持泌乳，你不得不依赖电动吸乳器的刺激，这种刺激最接近宝宝的吸吮所带来的刺激。

在分娩后几个小时内就开始使用电动吸乳器的早产儿妈妈，更容易分泌足够的乳汁满足孩子生长的需求。通过使用吸乳器，你可以将乳汁吸出来并储存起来，然后通过鼻饲管将乳汁喂给宝宝，直到他成长到可以自己吸吮你的乳房。最初使用电动吸乳器的感觉可能是沮丧的，因为早期可以吸取出的乳汁量比较少。如果你继续坚持下去，情况会有所好转！如果你有任何不适或疑问，请咨询护士或哺乳顾问，请他们帮助你明确和解决存在的问题。在第116～120页，你可以找到使最初的哺乳更加容易的建议。

在医院里： 在妇产科病房或新生儿病房，你都可以使用电动吸乳器。许多新生儿病房都会提供一个安静的、隐蔽的房间作为吸乳的专用场所，这样就可以很好地保护妈妈们的隐私。提供给每位妈妈的存放乳汁的容器都是专属于她们自己的。不要羞于向护士寻求帮助和建议。在妇产科病房或NICU，帮助

你吸出乳汁是护士们重要的工作内容之一。许多医院会雇有哺乳期专科医生，专门教妈妈们如何进行母乳喂养。

在家：分娩之后要购买高质量的电动吸乳器，以便可以在家吸乳。

吸乳的时间和频率：分娩之后，你应该尽可能早地使用电动吸乳器，最理想的是在分娩后6～12小时内就开始。应该频繁地使用电动吸乳器，醒着的时候至少每2～3小时吸一次，每天至少吸6～8次。吸乳的间隔时间不应该超过6小时，即使是在夜间（如果你睡前准备好吸乳器，可以定一个闹钟早起吸乳，然后再睡上几个小时的回笼觉）。一些早产儿专家建议，在宝宝出院回家之前，你要做好在夜间被唤醒和每2～4小时吸1次乳的准备，这也是为接下来的母乳喂养做好准备。

在宝宝住院期间和出院回家后的2～3周，你一直都需要吸乳。早产儿能够有效吸乳并且使你的乳房排空，是需要一定时间的。你应该准备经历一段过渡期，在哺乳之后再使用吸乳器排空乳房，这样可以保证你的乳汁正常分泌。当你发现宝宝结束喂养后乳房里没有剩余的乳汁时，就可以停止使用吸乳器了。

如果你计划去旅行或早日返回职场，应该买一个轻便的吸乳器（电池驱动或手动的）。这种吸乳器方便携带，适合上班族妈妈使用。你还要掌握简单的乳房按摩方法（见下文）。

如何开始？吸乳时，良好的卫生是必需的。在接触乳房或收集容器之前要先洗手。在家里，要确保一切都是干净的。把吸乳器连接好，并放在你的乳房上。第一次你可能希望护士能演示如何操作。

最好能使用两个吸乳器，这样你就可以同时吸出双侧乳房中的乳汁了。虽然一开始你可能会觉得很尴尬，但是你会发现这种做法很方便，并且非常节省时间（一些早产儿的父母总是觉得时间不够用）。最重要的是，双侧乳房同时使用吸乳器可以刺激乳房产生更多的乳汁，这就是同时给双胞胎哺乳的母亲可以分泌足够多的乳汁的原因（如果你是多胞胎宝宝的母亲，可以在第331～334页找到更多的关于母乳喂养的建议）。

将漏斗置于你的乳房上：乳头的位置应该处于漏斗的中心。在打开电动吸乳器之前，将吸乳力度调到最低挡。然后在吸乳的过程中让吸乳力度调节到让你感觉舒适的档位，避免对乳房造成伤害（任何在使用电动吸乳器初期所感到的不适都应该逐渐消失，如果没有消失，或者你感觉到剧烈的疼痛，即使在你吸乳的过程中，也要向护士或是哺乳专家寻求帮助，弄清楚出现这种情况的具体原因是什么）。通过透明的漏斗，可以检查你的乳汁是否正缓慢地流入容器中。如果乳汁停止流出了，关掉吸乳器，然后将漏斗重新放置在你的乳头上。通过一些调整，通常乳汁可以再次正常流出。

在最初的阶段，每侧乳房吸10～15

分钟。以后可以逐渐增加时间至每侧乳房吸15~20分钟，这样有助于排空乳房。许多哺乳专家会建议在使用电动吸乳器期间和使用之后，可以进行乳房按摩以便吸出更多的乳汁。

为什么一开始不能吸出大量的乳汁？ 乳汁进入乳房需要花费几天的时间，所以在开始时如果你只能吸出少量乳汁，不要担心。最初可能只能吸出几滴乳汁，但这些乳汁非常珍贵。产后最开始分泌的乳汁（初乳）是黄色且非常浓稠的，初乳对早产儿来说非常重要，因为它富含蛋白质和抗体。在分娩后3~5天分泌的乳汁称为过渡乳，也富含蛋白质，但与初乳相比，过渡乳含有更多的水分。过渡乳之后是成熟的乳汁，从外观上看是稀薄的浅蓝色，看起来像是脱脂牛奶。与早期产生的乳汁相比，含有更多的热量和脂肪。

为什么需要完全排空乳房并且两次吸乳间隔的时间不能太长？ 这两点对于确保宝宝获得最好的营养支持并达到最佳生长水平至关重要。你用吸乳器最先吸取出的乳汁叫作"前乳"，前乳与之后吸出的乳汁（后乳）相比，含有较少的热量、脂肪和较多的糖。因为宝宝需要这些营养物质，所以每次吸乳时完全排空乳房就显得尤为重要了。而且，如果你不经常吸乳，你的身体会得到一个错误的信号：它会认为宝宝不需要那么多营养（尽管宝宝非常需要），会改变乳汁的质和量，你分泌的乳汁量会大幅减少，乳汁的成分也会有所改变，蛋白质等营养物质含量也会下降，而这远远不能满足宝宝生长发育的需要。

收集和储存母乳

细菌很容易在母乳中繁殖，所以你应该非常小心地收集和储存它。

乳汁的收集： 新生儿病房的医护人员会提供母乳收集容器，以供你在家或在医院使用。将你的乳汁直接泵到容器中，然后把容器从吸乳器上拿下来，盖上盖子，直接将容器拿到新生儿病房。你应该使用一个单独的容器储存你的乳汁，因为每次给宝宝喂食时只需要少量的乳汁，你肯定不希望浪费你的乳汁。要仔细挑选一个足够大的容器，可以装下你一次吸出的全部乳汁，以确保宝宝可以吸收前乳和后乳中的所有营养。

每一个储存乳汁的容器上都需要贴好标签，标签上要写上宝宝的名字、住院号和你收集母乳的日期和时间，这是你的责任。有些新生儿病房会提供盖好公章的标签（在这种标签上，你可以添加收集乳汁的日期和时间），不接受手写的标签。问问护士你所在的医院有什么规定。

乳汁的保存： 理想情况下，喂养早产儿的母乳应该是新鲜的，最好是吸出后就立即喂给宝宝。如果你正在医院的病房里，等着其他人来取你的乳汁送往新生儿病房，那么你可以将存放母乳的容器放在盛有冰水的器皿中，这样可以阻止细菌生长。

乳汁可以安全地在冰箱中冷藏24~

48小时，如果放在冷冻室，则可以存放更长时间。在喂给宝宝之前，需要将装有冷冻母乳的容器放在接近室温的水中解冻（高温和微波会破坏母乳中的重要成分）。冷冻和解冻的过程会轻微地减少母乳中营养物质和抗体的含量，但是当无法获得新鲜的母乳时，这就是最好的选择。

乳汁一旦被解冻，就需要在接下来的24小时内喂给宝宝。你应该了解宝宝每次能吃多少奶，这样你就可以在容器中存放适量的乳汁（比宝宝的正常需要量多一点点），不会造成任何浪费。

将乳汁从家送到医院： 如果你能在吸乳后24小时之内将乳汁送到医院，那么就可以将吸出的乳汁存放在冰箱里，之后与冰袋一起打包带到医院。如果你打算存放更长的时间，就要对吸出的乳汁立即进行冷冻处理，并且用装有冰块的箱子将它带到医院。确保它一直处于冷冻状态，直到你把它交给护士，放进新生儿病房的冰箱中。因为属于每个宝宝的空间有限，护士可能会要求你将额外的乳汁存放在自己家的冰箱中，只有在宝宝的乳汁供应不足时才会把乳汁存放在医院的冰箱里。

当宝宝开始接受母乳喂养时，最先喂给他的是你的初乳。在那之后，冷冻母乳常在无法获得新鲜母乳时喂给宝宝。存放时间最久的冷冻母乳会先喂给宝宝，这就是给每个容器贴上标签的重要原因。新鲜的母乳具有更高的营养价值和更多的抗体含量，所以许多妈妈每次到医院看望宝宝时都从家带来了新鲜的母乳，然后在离开之前在新生儿病房吸出更多的新鲜乳汁。你应该在每次去医院之前检查一下，准备带给宝宝的母乳是否足够。如果你无法分泌足够的乳汁满足宝宝的需求，可以与医生和护士谈一谈，看他们是否有能增加你的母乳供应量的办法（在第258～261页你可以阅读到相关内容），或者是否可以用来自母乳银行的捐赠母乳或配方奶补充。你可能会发现，尽管你尽了最大努力，宝宝仍然会因为你母乳不足或你没有及时赶到医院送母乳偶尔要喝配方奶，请不要责怪自己，母乳喂养的好处仍然得到了保留。

为什么护士经常检查宝宝的尿布？

Q：为什么护士总是检查宝宝的大便情况？为什么护士总是称尿布的重量？

A：每个NICU都会密切监测所有早产儿的重要生命体征和机体的各项功能，甚至是那些你认为理所当然的功能。比如，绝大多数足月儿可以在出生24小时内排出黑色的胎粪，但是早产儿也可能在出生后的几天内都没有排便。宝宝出生得越早，等待排便的时间就越长，因为太早出生的宝宝肠道功能还不成熟。健康状况不佳的早产儿或者没有开始喂养的早产儿也会晚些排出胎粪。难怪你的宝宝排出胎粪后，护士会骄傲地向你宣布这个喜讯。

你要多注意宝宝的尿布，因为尿布会提供许多有用的信息。除了对粪便外观的检查，护士还会对宝宝的粪便做许多检测，并根据结果评估其对营养物质的吸收情况，也可以检查粪便中是否有潜血。护士会在病历中记录宝宝排便的时间、排便的量和性状。如果宝宝出现腹泻（含水较多，排便较频繁），可能是由于食物消化不完全造成的——也许对他不成熟的肠道来说，食物的热量密度太高了，又或者是他不能耐受母乳或配方奶中的蛋白质。这些问题通过改善喂养都可以得到解决。当然腹泻也可能是感染的症状。

另外，对于早产儿来说，便秘会引起腹胀，甚至会影响到呼吸！别担心——这通常只是因为肠道发育不成熟，宝宝很快就可以克服的。在早产儿中，稀少的、不规律的排便是普遍的，因为在妊娠34周之前，肠道功能还不够成熟，能向下、向外的肠蠕动不够协调。早产儿甚至一周只有一次排便也并不罕见。

如果你的宝宝出现便秘，护士会给他使用甘油栓剂，或是用棉签或戴着手套的手指轻微地对宝宝的直肠进行刺激，希望以此促进排便。稍大些的早产儿的粪便会很硬，这时护士会每天给他们1～2匙西梅汁软化粪便。如果便秘已

经影响到宝宝的进食能力，或者持续的时间太长，医生可能会决定对宝宝进行肠道造影——对宝宝的结肠进行X线检查——然后清除可能会阻碍正常排便的胎粪。

在早产儿的粪便中存在少量的看不见的血，这通常是不需要担心的。这种情况很常见，通常是饲管对胃的轻微刺激造成的（护士知道有血是因为在粪便检测过程中，有血会呈现蓝色。在宝宝的床边就可以进行这项无痛的检查，护士会将少量粪便放在特殊的卡片上，然后在上面滴上化学试剂，观察颜色的变化）。肉眼可见的微量出血可能来自直肠内或直肠周围的微小损伤或特别严重的尿布疹。如果出血较多或持续时间较长，则可能是有严重的炎症的表现，也可能是因为对乳汁中的蛋白质过敏或是坏死性小肠结肠炎（NEC）。医生会尽快针对这种情况进行治疗以阻止病情进一步发展。

大多数情况下，粪便的颜色不具有重要的临床意义（即使是常常吓坏父母的绿色粪便），少数情况下粪便的颜色呈灰白色或白色的，这可能意味着宝宝的胆道存在梗阻。

潮湿的尿布同样需要引起足够的重视。正如你注意到的，护士是通过给尿布称重来监测尿量的，有时也会用试纸测试法（将涂有化学试剂的塑料棒置入尿液中，当尿液中含有某些物质时，如血、糖、蛋白质和酸性物质，塑料棒会

改变颜色）监测尿液。试纸法也可以用于检测轻度代谢障碍（比如宝宝是否完全利用了提供给他的糖分）、感染、并且可以评估宝宝泌尿系统的功能。宝宝的尿量和尿液浓度可以反映宝宝体内液体的情况（体内液体的含量是否处于正常水平），还可以帮助评估药物疗效。

当你给宝宝换尿布时，要确保将尿布保留在一旁等待护士检查，千万不要误把它丢到垃圾桶中。要记住：看起来很普通的脏的尿布，其实暗藏了有关你的宝宝健康情况的重要信息。

胎粪性肠梗阻

Q：我的宝宝患有便秘，并且喂养也很不顺利，医生说他的胎粪堵塞了肠道，如果这种情况没有好转，他可能需要接受手术治疗。我们非常害怕。

A：你的宝宝可能患有胎粪性肠梗阻，也被称为浓缩型胎粪。虽然这种疾病的名称令人费解，但其实只是一种严重的便秘。胎粪是胎儿时期形成的粪便，由脱落的细胞、羊水、胆汁和黏液组成。胎粪又黑又硬，看起来像沥青——与宝宝开始进食后产生的粪便一点儿也不像——并且会充满胎儿大肠的大部分。

如果胎粪变得非常干燥，就会慢慢变硬，如同形成一个栓塞，部分或完全堵塞肠道，阻碍气体和粪便通过。患有胎粪性肠梗阻的早产儿，即使在一次

或几次排出粪便后，还可能会有一个大的粪块或小一些的粪块碎片粘附在肠道内壁。医生也无法确切得知胎粪性肠梗阻形成的原因，但是他们认为与胎儿肠道血运的减少（可能发生于母亲怀孕期间，比如母亲患有子痫前期；也可能发生于出生后，如新生儿脱水或严重感染）和身体虚弱密切相关。极早产儿肠道蠕动缓慢使粪便停留，会让粪便中的水分被肠道重新吸收。

胎粪性肠梗阻的症状与喂养不耐受的症状相似：呕吐、大量乳汁停留在胃里、腹胀及便秘。X线检查可以看到宝宝的肠道被扩大、阻塞，但是医生并不确定问题出在哪里，直到他们对宝宝进行肠道造影——一种特殊的X线检查。这项检查会将造影剂以灌肠的方法注入宝宝体内。造影剂会使肠道内部的轮廓清晰可见，可以准确地看到浓缩的胎粪的轮廓。大多数情况下，肠道造影有两个好处：它不仅有利于胎粪性肠梗阻的诊断，也有利于治疗，因为由造影剂带来的额外的水分和压力可以帮助宝宝排出堵塞肠道的粪便。

在进行肠道造影之后，医生还会开一些非造影剂的灌肠剂（通常使用盐水灌肠），然后护士会给宝宝灌肠，将残留于肠道内的粪块冲洗出来。这些灌肠剂不会使宝宝感到很痛苦，并且当它起效时，宝宝会感觉舒适很多。在绝大多数情况下，灌肠可以解决胎粪性肠梗阻的问题，胎粪性肠梗阻不会造成长期的

不利影响。

少数患有胎粪性肠梗阻的宝宝，其症状无法通过灌肠得到缓解，并且因为粪块始终堵塞在肠道内，症状会变得越来越严重。这些宝宝需要进行肠道手术，因为粪块不被清除，会有肠道过于膨胀导致肠穿孔的危险（肠穿孔是指在肠壁上形成一个裂口，与气球充入过多空气的情况类似）。

为了阻止肠道穿孔或者修补穿孔的肠道，必须紧急进行外科手术。外科医生的目标是找到梗阻部位，寻找梗阻的原因，并且尽可能减轻梗阻的影响。医生会仔细检查宝宝的肠道，着重检查肠道各段的连接是否正确、肠道是否处于正确的位置、是否有什么东西压迫着肠道、阻碍胎粪的排出以及肠道看起来是否健康。如果肠道没有穿孔，只是因为胎粪阻塞，医生会切开肠道，然后尽可能多地清除掉浓缩的胎粪。如果肠道确实存在穿孔，外科医生就会切掉肠道受损的部分。在清除肠道中的阻塞后，外科医生会判断是否要将肠道缝合在一起——通常情况下都会这样做——或者判断肠道造瘘手术是否会更加安全。在肠道造瘘手术中，外科医生会在宝宝的腹部暂时性地开一个口，然后让肠道断端通过这个造口与外界相通，以后宝宝就可以通过腹部的这个造口排便了（详见第347～348页）。几周后，在肠道经过足够的休息和恢复后，医生会将肠道重新连接起来，并且关闭腹部的造口。

在大多数情况下，肠道造瘘术是不需要做的。几天之后，宝宝就会从手术的损伤中恢复过来，你会感谢这段痛苦的日子终于过去了。

如果你正面临这种情况，请记住，虽然看到早产儿因为各种原因而进行肠道手术是令人担忧、难过的事情，但是当病因只是胎粪浓缩时，父母应该对此保持乐观。手术的风险较低，术后恢复较快，并且很少发生远期并发症。事实上，出现这种情况的早产儿通常都很小了，以至于手术根本不会延长住院时间——到他们长到可以出院回家的年龄时已经完全康复了。

但是，你也需要知道，在少数情况下，胎粪性肠梗阻可能会发展为非常棘手的坏死性小肠结肠炎（简称NEC）。在手术过程中可以确诊这种肠道疾病（详见第269页"什么是新生儿坏死性小肠结肠炎"）。如果堵塞的粪块使肠道膨胀得非常严重，以至于会对肠壁产生影响，胎粪性肠梗阻就可能发展为NEC。医生可能还想对患胎粪性肠梗阻的宝宝进行一些检查，以确定其是否患有囊性纤维化或先天性巨结肠（简称HD），因为这些疾病可以造成胎粪过于坚硬以至于发生肠梗阻。医生会告诉你如果宝宝要做这些检查时不要担心，宝宝患有其中任何一种疾病的可能性都不大（这两种疾病与早产儿之间没有明确的联系），许多儿科专家甚至认为，只要宝宝正在逐渐恢复，并且在接受喂养，排便和生长发育方面没有特殊的问题，这些检查是完全没有必要做的。

目前来说，虽然可以理解，但你还是要努力试着减少担忧和恐惧，因为很可能宝宝的肠道正在变得干净，宝宝正在变得不那么痛苦，越来越健康，这只需要几天的时间。

熟悉黄疸和胆红素

许多人对黄疸的症状有大致的认识：皮肤黄染，但对黄疸产生的原因可能一无所知。

在我们所有人的体内都含有一种叫作胆红素的黄色的物质。正常情况下，胆红素一直都在产生，由衰老的红细胞的分解产生，然后会通过粪便排出体外。许多新生儿出现黄疸，通常是因为他们还不能很好地将胆红素排出体外，导致胆红素大量堆积在体内。肝脏会将胆红素转化为可以排出到体外的形式，但从宝宝出生到肝脏具备这种能力可能会需要几天的时间。而对于早产儿不成熟的肝脏来说，则需要更多的时间——1～2周。除此之外，新生儿会比月龄大一些的婴儿产生更多的胆红素，因为他们的红细胞的寿命更短。当医生看到新生儿出现黄疸时，不管是足月儿还是早产儿，很少会为此担心。黄疸通常是还没有发育成熟的表现，而不是疾病，所以只是暂时的。而且无论如何，胆红素的小幅度增加是不会对宝宝的身体造成伤害的。此外，光疗对黄疸有显著的治疗效果，可以阻止胆红素继续在体内堆积。如果胆红素持续堆积，会对宝宝的大脑造成损伤——但是在此之前，医生会将黄疸治好。

哪些宝宝容易出现黄疸？

所有的早产儿都可能会出现黄疸，尤其是那些出生得特别早的宝宝。这是因为与足月儿相比，他们的肝脏和肠道功能都还没有发育成熟。肝脏不能迅速地对胆红素进行处理和转化，而且肠道不能通过频繁的蠕动将胆红素排出体外（尤其是最初还没有接受喂养的时期）。由于难产而造成皮肤多处擦伤的宝宝、出生时红细胞数量就异常增多的宝宝、或脑室内出血的宝宝，尤其需要密切关注，因为随着衰老的红细胞的分解，他们体内会产生更多的胆红素。如果早产儿的母亲患有糖尿病、或早产儿与其母亲血型不同、或早产儿患有呼吸系统疾病或感染、又或者早产儿在出生时出现窒息，早产儿出现黄疸的可能性更大。

诊断：根据体征和血液检查进行诊断

与其他疾病相比，黄疸更容易被诊断。随着胆红素水平的升高，从头部到脚趾，宝宝的皮肤会逐渐变成橙黄色。根据宝宝的皮肤颜色和体表黄染的程度，或者使用经皮测胆红素仪，医生可以估计宝宝体内胆红素的水平。如果医生想准确地测量数值，可以通过血液检测胆红素的浓度。

如果宝宝的胆红素水平相对于胎龄来说太高了或增长得太迅速，医生会考虑造成这种结果的多种可能性，包括是否有什么原因造成红细胞破坏过多（如因为母亲的血型而发生新生儿溶血），是否胆红素没有通过粪便排出（这些问题可以很容易得到解决，比如使用栓剂或是开始进行喂养），是否母乳对胆红素的代谢造成了干扰（称为母乳性黄疸，这种疾病在几周之内缓慢发展，停止母乳喂养后几天之内就会消失），或者是否黄疸实际上是肝脏损伤而导致（由直接胆红素引起，详见第316~317页）。但是，大多数时候，病因还是宝宝的发育尚不成熟。

黄疸的发展过程

发生在早产儿身上的黄疸通常有规律可循，常在出生36~48小时后开始出现。胆红素水平会逐渐增高，在出生后5~7天达到高峰，然后在接下来的1~2周内逐渐下降到正常水平。

黄疸如何治疗？

进入任何一个NICU，你都可以看到在光疗箱里的宝宝，他们戴着眼罩，明亮的蓝色、绿色或白色的光照射在他们的身体上，他们就好像在沙滩上度假一样。英格兰的护士偶然间发现，相较于病房里的其他宝宝，靠近窗户的宝宝出现黄疸的概率更低，光照疗法就是这样被发现的。像从窗户中照进来的阳光一样，蓝光箱里的光线也可以使胆红素转化为某种可以轻易从宝宝身体中排出的物质——就像肝脏成熟时所具备的功能。

光照疗法十分安全。只有少数宝宝会出现暂时性的副作用——腹泻、皮疹——但是当照射停止后，这些症状就会消失。在光照治疗期间，眼罩可以保护宝宝的视网膜免受损伤，生殖器官也需要用尿布进行遮挡——虽然这些预防措施可能并不必要（当你在宝宝身边时，灯光会关掉一会儿，宝宝的眼罩也可以摘掉，这样做是为了让你可以和宝宝互相注视、享受亲子时光）。

大多数早产儿需要照射几天或1周。如果你的宝宝已经开始喂养母乳，并且胆红素水平非常高，他可能需要暂时停止母乳喂养，使用1~2天婴儿配方奶，因为有时候母乳会造成胆红素水平升高（与此同时，不要忘记使用吸乳器，因为一旦宝宝的胆红素水平有所下降，就会恢复母乳喂养。母乳性黄疸不是永久性的——宝宝的身体最终会自己进行调节——但是暂时停止母乳喂养可以迅速降低胆红素的水平）。

当宝宝的胆红素降至较低水平时，

医生会停止光照治疗。通常在光照治疗停止的1～2天，胆红素水平会反弹到较高的水平，然后宝宝会重新开始接受光照治疗。这并不是一种倒退，仅仅表明宝宝还没有做好脱离光照治疗的准备。几天后光照治疗会再次停止，如果宝宝的胆红素水平继续下降，则说明宝宝此时真的做好了脱离光照治疗的准备。

极少数情况下，宝宝的胆红素水平会继续上升，医生会觉得有必要考虑下一步的治疗方案：注入一种叫作IVIG（静脉内注射丙种球蛋白的缩写，适用于母亲和婴儿血型不合而引起的黄疸）的药物或进行血液置换。在血液置换过程中，宝宝的血液连同其中的胆红素一起会被抽出体外，然后输入献血者的新鲜血液。通常情况下，很少有进行血液置换的必要，因为对于早产儿来说，光照疗法和IVIG的疗效很好。

我应该感到担心吗？

在生命的初期，多达60%的足月儿和80%的早产儿都出现过黄疸。胆红素的小幅度升高，并不会对健康产生远期影响。事实上，轻微的黄疸甚至是有好处的，它可以保护机体组织不被自由基损伤。

在极少数情况下，胆红素水平过高时，胆红素会进入脑组织，引起脑损伤，甚至死亡。对于足月儿来说，医生会明确地知道胆红素的安全范围。然而对于早产儿来说，这个范围是无法确定的（最近的研究表明，那些在黄疸较低水平得到治疗的极早产儿，会获得更好的远期效果，并发慢性肺部疾病的概率也会降低。但是在研究中，也有许多特别小的早产儿死亡，可能是偶然，也可能是黄疸的早期治疗所导致）。根据许多相关因素，比如早产儿的胎龄、体重、医疗条件等，脑或其他组织损伤的胆红素的阈值也会随之变化。你可以询问医生，他所认为的不会对宝宝造成伤害的胆红素水平是多少。但是你应该知道，直到有更多的研究可以对此加以佐证，否则医生给出的数据也不是那么可信的。

虽然这种不确定性会让父母们觉得十分担忧，但是把握尺度是很重要的。幸运的是，了光照疗法的广泛应用，多年以来，NICU中几乎很少出现过由于过高的胆红素水平造成脑损伤这种病情严重的病例。

所以，如果宝宝出现了黄疸，请不要太过担心。对于许多早产儿来说，这不过是在回家时绕了一下路而已。

护士对警报的反应

Q：当NICU的警报响起来的时候，我被吓了一跳，但是护士们看起来一点儿也不紧张。我不在NICU的时候，她们可能都不会对警报做出及时反应！

A：有什么会比医疗仪器突然发出的"哗哗哗"声更加可怕？如果你像大多数父母一样，感到阵阵恐慌，目光会飞到宝宝床边的仪器上，寻找宝宝哪项生命体征处于危险范围。闪烁的警示灯会告诉你他已经停止了呼吸，告诉你他的心跳过于缓慢，或者告诉你他正处于缺氧的状态。你处于尖叫的边缘，希望以此来寻求医疗救助。那么，护士是怎么做的呢？他慢悠悠地走进来，仅仅瞥了一眼你的宝宝和监控设备，关掉警报，然后又走了出去。也许他会注意到你恐慌的表情，然后提醒你："看着你的宝宝，而不是仪器。"

在你看来，护士可能太随便，但事实并非如此——他们只是有经验。你一定认为连在宝宝身上的各种仪器是非常精密的，但事实上它们也会因为种种原因产生错误的警报，这就是护士并不惊慌的原因。

＊宝宝扭动身体或护士挪动他时，可能会导致心电监护仪的电极松动，或者某条导联线从宝宝的胸部滑动脱落。因为导线只是通过耦合剂固定在宝宝的前胸，所以这种情况经常发生。结果就是监护仪不能读取宝宝胸部运动的数据，会判断宝宝发生了窒息（呼吸暂停），或者不能读取他的脉搏，判断他出现了心动过缓（心率过低）。

＊扭动也常常引起血氧监测仪发出警报——不是因为传感器松动了，就是无法读取宝宝的脉搏，直到宝宝不再乱动。这类仪器需要准确读取宝宝的脉搏，以判断其血液中是否有足够的氧气。如果不能读取脉搏，仪器会认为宝宝的血氧饱和度下降。辨别传感器是否读取宝宝脉搏的方法很简单。如果心电监护仪显示心率为160，而血氧监测仪显示心率为80，或者表示宝宝脉搏的红线大幅震荡（心率不会如此），你一定会听到错误的警报。

＊几乎所有的早产儿都会进行间歇性呼吸。他们会先深呼吸几次，然后停止呼吸5～10秒，直到下一次呼吸开始。这并不是窒息，除非间断时间达到至少20秒，或者伴有心率的减低或皮肤颜色的改变。但是，由于心电监护仪设定的程序就是计数呼吸次数，它会将间歇性呼吸误认为窒息。

＊有时早产儿会进行浅呼吸：他们的胸壁轻微运动而不是明显运动。如果导线不能识别这种轻微的胸壁运动，监护仪会认为你的宝宝停止了呼吸。

宝宝的表情远比机器更有说服力。所以，按照护士所要求的，当警报响起时不要盯着屏幕上的数字看（这是每个人的本能）；相反，你应该看着你的宝宝。如果宝宝感到痛苦，会表现出来的。如果宝宝的胸腔上下起伏、鼻孔微微张大，说明他正在呼吸——即使监护仪判断他没有呼吸。如果他看起来健康粉嫩，说明他的血液中有足够的氧气。

甚至当宝宝真的发生了窒息、心动过缓或血氧饱和度下降时，也不需要过度恐慌。通常情况下，早产儿可以自己迅速恢复而不会出现生命危险。这对早产儿有好处，除非他已经表现出了低氧或低血流灌注的体征（我们一会儿说明这个体征）。为什么与立即冲进去相比，护士等待看接下来会发生什么情况是更好的选择呢？

＊对于医生和护士来说，了解你的宝宝是否可以自己恢复是重要的。这是一个重要的临床证据，将对医生做出宝宝是否需要进一步的治疗（如药物、吸氧或其他呼吸帮助）以及何时能出院的决定产生影响。

＊如果不是必须，不要干扰宝宝睡觉。如果出现的状况能够自行缓解，不打扰他的睡眠比叫醒他好得多。

＊有时候，只需要调节临护仪就能解决问题，宝宝并不需要治疗。随着早产儿的长大，他们正常的心率会逐渐减慢，尤其是在深度睡眠时。所以，如果你的宝宝看起来没有任何异常，但仪器却频繁发出警报，很简单，这可能意味着该重新设定心电监护仪的参数了。还有，有些宝宝就是呼吸得更快一些，或者心率比别的宝宝更快一

些。如果医生确定宝宝很健康，他们会适时调节监护仪器的参数的。

＊有些早产儿对刺激格外敏感。他们非常容易紧张，甚至大一点儿的声音、被抱起或者自己的运动都可能引起窒息或者血氧饱和度下降。当这些宝宝感到害怕时，他们需要的是抚摸和拥抱。一旦刺激消失，他们就会恢复（你可以阅读第236页关于如何与宝宝互动和如何理解宝宝发出的信号的内容）。

那么，什么迹象表明你的宝宝可能真的有麻烦，需要帮助呢？如果他不再呼吸，或者心跳过慢以至于不能将足够的氧气输送到皮肤，他的嘴唇会变成灰白色。然后，他可能看起来会毫无生气，皮肤也会变成灰白色。这种颜色的变化过程叫作发绀。如果护士看见了这种情况，一定会立即过来帮助你的宝宝（在生命最初的几天，宝宝的手和脚会呈现淡蓝色，这与发绀是不同的。对于新生儿来说，这是正常的现象，并且会自行消失）。

如果你的宝宝确实需要呼吸帮助，护士首先会温柔地抚摸宝宝：轻轻地挠一下或敲一下他的脚心。如果宝宝需要更强烈的刺激，护士会稍用些力摩擦宝宝的手臂、双腿或后背。如果这样做仍然没有效果，护士会给宝宝提供氧气。在NICU中，每个宝宝的床边都会有必要的急救设备。护士可以通过宝宝床边的导管或呼吸面罩，舒缓地将氧气输送到宝宝的肺部。只要宝宝的肤色重新恢复

红润、脉搏重新出现就没事了。

宝宝发生窒息和心动过缓意味着什么？大概除了说明他确实是早产儿外什么也说明不了，这些情况很可能是他发育不成熟的正常结果（如果是其他原因引起的，医生会告诉你的）。在胎龄36～38周时，这些情况就会消失。因为警报而备受折磨的，通常是早产儿的父母（想了解更多信息，请参阅第249页"了解呼吸暂停和心动过缓"）。

害怕离开宝宝

Q：我非常害怕从宝宝身边离开，如果有紧急情况我却不在可怎么办啊？

A：许多宝宝住在NICU的早产儿父母都会有这种担心，但有几件事情会让你感到安心。

如果医生和护士说你的宝宝情况很稳定，一般不太可能突然发生紧急情况。像其他早产儿一样，如果有什么不对劲，你的宝宝通常先会出现生病或状态不稳定的情况，给医生和父母一个信号。

如果真的发生了意料之外的紧急情况——需要紧急的医疗救助或心肺复苏——NICU都配有急救设备。虽然意外情况的发生可能预示着宝宝的健康存在潜在的问题，但是宝宝的病情迅速恶化的情况是很罕见的。紧急情况发生后，医院来不及打电话通知你，或你来不及在宝宝需要的时候赶到医院陪在他身边的情况，都是罕见的。

如果你被告知宝宝的情况非常不稳定，可以问问医生宝宝现在是否危险，医生通常都会告诉你。许多早产儿疾病都有急性期，然后逐渐好转。比如，宝宝进行了外科手术后的1～2天内，情况会不太好；宝宝发生感染的最初阶段情况是最糟糕的；或者当宝宝患有坏死性小肠结肠炎（简称NEC）时通常有几天会进行紧急手术。在经历了几天的不确定之后，突然出现紧急情况的可能性也会降低，你不要担心。这甚至适用于那些极早产儿，他们的父母一开始会担心他们活不下去，但是在出生后3～4天，宝宝已经脱离了最危险的时期，存活的机会也在增加。

如果医生认为你的宝宝正处于非常不稳定或危险的时期，你可能想要待在医院或附近，以便有什么事情发生，你可以很快到宝宝身边。你可以待在婴儿床边，或医院为家长准备的休息室（一些NICU为那些因为医疗原因需要陪护的家庭提供专门的休息室）或医院附近的旅馆。你一定要问一下NICU的护士，可提供哪些选择。

一些生病的宝宝的父母会发现，他们根本无法摆脱内心的恐惧，很害怕在他们离开新生儿病房的时候宝宝会突然死亡。如果这也是你所担心的事情，我们可以向你保证：这种情况几乎不会发生。医生通常能判断出宝宝的病情是否会变得严重，医生一定会提早告知你，让你有时间赶到新生儿病房陪伴宝宝。

最重要的是告诉医生和护士，当有紧急情况发生时，陪伴宝宝对于你来说非常重要。给他们留下可以联系到你的电话号码，这样医生会知道需要尽早给你打电话，以便你可以赶来陪在宝宝身旁。有时可能会是虚惊一场——谢天谢地！当你的手机铃声没有响起时，你可以稍微放松些，宝宝的一切很正常。

气胸

Q：我们刚刚接到一个糟糕的电话，是宝宝的医生打来的。他说我们正在使用呼吸机的儿子出现了气胸。我们对这种疾病一无所知，所以很担心。

A：当听到有意外的并发症发生时，父母的第一反应常常是害怕。这是可以理解的，许多父母也像你一样，之前从未听说过气胸。下面的内容可以帮助你了解什么是气胸、为什么会发生气胸，以及为什么医生无法回答你气胸是否只是一个暂时性的问题，几天内就能恢复还是会长时间影响宝宝的健康。

当我们呼吸时，空气从鼻子或嘴巴进入，经过气管，最后到达肺部的小气道或肺泡中。当这些小气道或肺泡受损时，气体就会泄露到本不该出现的位置，这时就发生了气胸。根据气体出现位置的不同，气胸被分为不同的类型。

当气体进入新生儿的肺和胸壁的间隙时常会引起气胸。有时候，泄漏出的气体很少，根本不会引起任何症状，甚至也不需要任何治疗。大约每100个新生儿中就有1个患有这种轻微的气胸。但许多早产儿泄漏出的气体量大或呼吸功能受到影响，气胸会导致宝宝的情况突然恶化，血氧饱和度、血压和心率都会下降。

通过使用明亮的透射光对宝宝的胸壁进行照射，医生可以快速做出诊断。当光线照在宝宝的胸壁上时，游离到肺部之外的气体会显示出明亮的斑块。胸部X线检查可以确诊。

严重的气胸必须进行治疗。气道本身的损伤不是主要问题，和小伤口一样，它可以自行愈合。但是游离到肺和胸壁之间的气体必须被抽出，因为大量的气体会对肺造成压迫，引起肺塌陷。医生会尝试用注射器将气体抽出，但是如果气体持续聚集，就需要进行一个小手术了。医生会在宝宝的胸部做一个小切口，然后将一根塑料导管插入气体聚集的部位，将气体持续抽出，阻止气体重新积聚（见图4.1）。

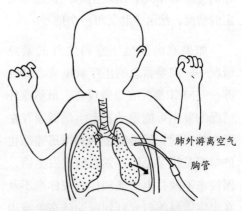

肺外游离空气

胸管

图4.1 肺部气体（见箭头）会泄漏到肺和胸壁的间隙。胸管可以抽出空气，直到肺部愈合

一旦气体开始被抽出，宝宝的情况就会稳定下来，危险期也随之结束。导管必须留在宝宝的身体里几天，直到肺部的损伤完全愈合。随后医生会停止抽出气体，并观察以确保不再有气体溢出。如果没有气体逸出，就可以移除导管了，在宝宝胸部留下的只是一块小小的绷带覆盖着的伤口。

患有单侧气胸的宝宝非常容易迅速痊愈，恢复正常。医生会特别留意的一个并发症是脑室内出血。伴随气胸出现的血压快速变化，可以导致早产儿脑部血管受损，甚至破裂。医生会要求宝宝做一个头颅彩超检查，或者观察在接下来的几天内宝宝是否会有脑室内出血的症状出现（如果你的宝宝确实存在脑室内出血，医生会告诉你情况是否严重。轻微的出血一般不会产生长期的问题）。大多数时候，宝宝的肺部会完全愈合，而不会发生脑室内出血。一旦宝宝可以脱离呼吸机，气胸复发的可能性就微乎其微了，你可以庆祝宝宝又渡过了一个难关。

对于一些宝宝来说，恢复的过程并不顺利。气胸的发生说明由于呼吸机的使用，宝宝的肺部已经受损，所以，如果宝宝使用呼吸机已经发生过一次气胸，再使用呼吸机发生第二次气胸的风险就会很高，尤其是那些并发过间质性肺气肿（简称PIE）的宝宝。医生无法估计你的宝宝会是什么情况，但是他们可以告诉你的是，一旦宝宝脱离了呼吸机，出现气胸的概率会下降很多，你会对他的康复过程更有信心。

间质性肺气肿也是宝宝的肺部被呼吸机损伤了的信号，但是这种损伤不仅仅局限于肺部的一个区域，是弥漫性的损伤。许多小气道和肺泡都会出现损伤，气体会泄漏到肺部的组织中。间质性肺气肿比气胸难治疗。泄漏的气体无法通过导管抽出，所以宝宝只能靠依靠呼吸机，等待肺部的损伤逐渐愈合，泄漏的气体逐渐被重新吸收。对于PIE患儿，医生会尽可能地降低呼吸机的压力，并且不会急于将血氧饱和度调节至较高的水平，这样做是为了减少呼吸机对肺的损伤。他们也可能会为宝宝换其他类型的呼吸机或者通气方式，使之对宝宝的肺部更加温和（相关内容详见第186页"不同呼吸机的操作原理"）。医生可能会和你谈论尝试使用类固醇类药物，这种药物可以显著改善婴儿的肺功能，但会带来一些短期和长期的风险（如果医生推荐使用类固醇，你可以阅读第289～291页有关类固醇使用利弊的内容）。

患有PIE的宝宝非常容易出现严重的呼吸问题，因此他们需要长期将呼吸机的参数设定在较高的水平，这是医生试图避免的情况。结果是，许多患有PIE的宝宝会出现支气管肺发育不良（简称BPD），或者慢性肺部疾病。在读到这篇文章时，请不要过于沮丧：不是所有的宝宝都会如此，一些病情不严重的宝宝在几岁之前就会恢复。医生会帮助你了解宝宝现在的情况，和他将来可能会发生的情况。

为什么有些宝宝会出现气胸，而另外一些却不会，这是最难回答的问题之一。我们能解释的就是为什么有些宝宝比另外一些宝宝更容易受影响。使用高流量呼吸机的早产儿发生气胸的风险更高，因为他们对氧气的需求较高，

氧气进入小气道和肺泡时会反复产生机械刺激，久而久之会对肺部造成损伤。肺部组织薄弱的部位更容易受损，那些过度扩张的区域也是如此。宝宝的肺部发育得越不成熟，越容易受损，因为无力与呼吸机抗衡。肺部较小的宝宝，比如那些在母亲胎膜早破后几周出生的宝宝，或者那些患有肺炎的宝宝更容易发生气胸。

不同呼吸机的操作原理

如今，需要高水平呼吸支持的早产儿拥有过去几代早产儿所没有的资源：新型呼吸机和传统呼吸机的新模式——对宝宝肺部的刺激会更温和。

所以，如果你的宝宝有气胸之类的问题、没有正常反应或者反应没有医生预想得那样迅速，你很可能会听到他们这样说：“让我们试试辅助控制通气模式”（一种不同的模式）或者“高频喷射呼吸机可能更好”（一种不同的呼吸机）。

为了帮助你了解正在发生的事情，下面我们对新生儿病房中常见的呼吸机类型进行介绍。请记住，要为每个早产儿找到正确的解决方案可能是一个不断尝试甚至不断失败的过程。每个早产儿

需要应对的医疗挑战、成熟度、身长体重甚至呼吸模式都不一样。此外，关于每种方法的最佳应用的研究仍旧受限，因为先进的仪器都相对较新，并且不是所有的新生儿病房都配备有相同的设备。医生会基于他对每种呼吸机工作机制的了解和目前的研究做出临床判断，并且会随着宝宝需求的变化做出调整。

＊**高频呼吸机**。与传统呼吸机通过气压的变化模拟正常呼吸不同，高频呼吸机采用了一种完全不同的方式帮助宝宝呼吸：它们以较低的气压每次提供少量的氧气，却保持很高的频率，使宝宝的保持肺处于持续扩张的状态，以避免肺泡开合所承受的压力。

一种类型是高频振荡呼吸机，通常叫作振荡器。它的工作原理是轻柔地振荡气体，使其进入宝宝的肺部，或将气体从肺中振荡出去。看见你的宝宝使用这种呼吸机，你一定会感到奇怪，因为他会轻轻摇晃就好像在接受振动按摩一样。如果你知道使用过振荡器的成人说感觉很舒适，一定会感到开心的。另外一种类型是高频喷射呼吸机，像一把微型气枪一样，将气体喷射到宝宝的肺中，强度会比振荡器稍微强一些。如果宝宝的肺部充满了液体或气体（通常伴随肺炎或气胸发生），喷射呼吸机也许可以帮助将其排出。

为什么不能给每个需要使用呼吸机的早产儿都使用对肺的刺激较为温和的呼吸机呢？因为对高频呼吸机益处的研究得出了相互矛盾的结果：一些研究表明，使用这种呼吸机气胸和远期并发症如慢性肺部疾病的发生率较低，而另外一些研究则没有得到相同的结论。使用高频呼吸机也会有这种风险。比如，使用这种呼吸机的宝宝通常血压较低，而且有少数研究发现，宝宝使用高频呼吸机后出现脑损伤、脑室内出血和脑室周围低密度灶的概率较高。还有，当宝宝有黏液栓塞、其他原因造成的气道阻塞或者需要频繁地抽吸时（因为抽吸会干扰这种呼吸机的工作，详见第200页"吸痰"），高频呼吸机的效果没有传统呼吸机好。

考虑到高频呼吸机的益处和未知因素，不同的医生在仔细衡量利弊后会做出不同的判断。有的医生会从一开始就让宝宝使用高频呼吸机，有的会先让宝宝使用传统呼吸机，如果出现气胸或肺气肿再将传统呼吸机换为高频呼吸机。通常情况下，如果宝宝使用传统呼吸机没有改善，或者宝宝需要高流量的氧气，而医生担心会对宝宝的肺部造成损害时，医生会尝试让宝宝使用高频呼吸机。这种情况常常发生在存在持续性肺动脉高压、肺炎或肺出血等并发症时。

＊ **传统呼吸机的不同模式**。现在，传统呼吸机已经变得更加精密和敏感，并且可提供多种操作模式。

同步模式：当宝宝开始呼吸时，呼吸机可以捕捉到这个信号，然后将工作频率与宝宝自主呼吸的频率同步。这种呼吸机支持宝宝自主呼吸，而不是代替宝宝呼吸，使用感更加舒适，并且可以设置较低的参数。宝宝不太可能与呼吸机对抗（当呼吸机输入空气时呼气），所以呼吸机不太容易对宝宝的肺和气道造成损害。

其他模式：一种模式是，宝宝完全自主呼吸，呼吸机给予每一次自主呼吸一定压力的辅助；另外一种模式则可以延长加深宝宝的每一次呼吸；呼吸机也可以被设定为：在宝宝的自主呼吸之间插入一次呼吸，直到泵入气体的量达到某一确定数值。几种模式甚至可以结合使用。有许多种排列组合的方法，听起来很复杂，但目的都是一样的：当给宝宝所需要的呼吸支持时，要尽可能轻柔，尽可能不影响宝宝的自主呼吸。

* **持续气道正压通气。** 持续气道正压通气（简称CPAP）的主要优势之一是它不需要进行气管插管，平稳的氧气和空气气流可以通过鼻插管（固定在宝宝鼻子里的小导管）进入宝宝的气道。使用CPAP的宝宝不需要额外进行呼吸，但是吸入的气体的气压会被增强，即使是在呼气时也能维持肺泡打开的状态，这样宝宝每一次呼吸都会是轻松的。CPAP通常是由专门的CPAP设备提供的（虽然呼吸机也可以通过专门的程序提供CPAP）。虽然多年来临床研究并没有指出哪一种呼吸机或者呼吸机的哪一种模式始终比其他的好，但研究已经清楚地表明，让宝宝脱离呼吸机，是避免对宝宝脆弱的肺部造成损害的最好的方式。因此，许多新生儿专家一开始就会让宝宝进行CPAP治疗（或者在宝宝出生后立即对其进行短暂治疗，给他们注射肺泡表面活性剂，然后使用CPAP进行治疗），希望这样能有效，不必再使用呼吸机了。

但是，如果早产儿还不能进行规律的呼吸或者呼吸程度不够深，就需要更多的呼吸支持。在这种情况下，一些医生可能会尝试使用呼吸机通过CPAP的鼻插管加深呼吸，而不是对宝宝进行气管插管。这种做法的效果还没有得到研究证实，所以不是所有的NICU都会这样做。但是从理论上讲，它可能是一种更温和的机械呼吸方式。

另外，在出生后不久应用表面活性剂进行治疗的早产儿，患气胸的概率较低（因为表面活性剂在早产儿出生第一天能很好地改善其肺功能。一些家长想知道，为什么当宝宝发生气胸时不能再次使用这种药物。因为研究并未发现，在出生后几天使用表面活性剂有明显的益处，可能是因为那时早产儿肺部的问题主要不再是表面活性剂不足而引起的）。

许多父母看到宝宝插着胸管，都想知道宝宝是否会感觉不适或疼痛。我们可以给你一些建议：不要将所有的疑问都埋在心里，这对你太苛刻了，对孩子也没有丝毫帮助。你应该与医生沟通，问问他能做些什么使宝宝感觉舒服些。不同的NICU，对疼痛的控制有很大的不同。如果宝宝看起来很躁动，大多数儿科医生会在插入胸导管之前给宝宝使用镇痛药。这样，当他们把导管取出来的时候，很可能你的宝宝正在舒服地休息。尽管如此，如果你怀疑宝宝很痛苦，要毫不犹豫地说出来。也许你可以影响医生，让他给宝宝更多的安慰，或者听一听为什么医生认为你的担心是不必要的——这会使你紧张焦虑的心情得到平复。

癫痫

Q：医生说他们无法确定我的儿子是否癫痫发作了，他们怎么会确定不了呢？我见过别人癫痫发作，症状很明显啊。

A：早产儿癫痫发作时症状特别不明显，常常会被父母或者受过训练的观察者忽略。

当宝宝的大脑异常放电时就会发生癫痫。你可以把这种情况想象为大脑损伤或刺激造成的正常的神经信号发生了短路。你可能见过成年人抽搐，身体不受控制地颤抖，但是有时癫痫的症状也可能是轻微的、不容易被察觉的。对于早产儿来说，他们的神经连接还不成熟，相同的疾病可能会表现得更不明显，只是与平时正常的行为有一点儿不同。

早产儿发生癫痫可能会出现如下症状：

＊ 手臂或腿部抽搐。

＊ 眼睑扑动。

＊ 眼睑不能闭合，视线固定。

＊ 嘴唇颤抖，有吸吮运动，流口水。

＊ 手臂或腿部有节奏地运动（也叫游泳样、划船样或者骑车样表现）。

＊ 背部、手臂或双腿呈僵直状或弓状。

＊ 短暂的窒息或者突然出现的短暂的高血压。

早产儿正常的紧张的动作，可以通过固定他的手臂和腿或把手放到他的身上使其停止，但是癫痫发作是无法通过上述方法使其停止的。

如果医生怀疑你的宝宝患有癫痫，会要求对宝宝进行脑电图（简称EEG）检查。这是一项无痛的检查（虽然宝宝的头发会因此有些凌乱），需要将电极固定在宝宝的头上，以记录其大脑内部的电活动，检查通常需要1个小时。

有时检查结果是明确的：要么绝对的正常，要么出现异常波形，可以明确提示患有癫痫。但有时，连EEG都无法让医生做出明确的诊断。某些不规则的波形可能确实是癫痫所致，也可能是宝宝正在服用的药物、压力、疾病或是大脑发育不成熟所致。理想情况下，宝宝的EEG会由一位有早产儿经验的神经科医生解读。

如果医生认为有不确定的因素需要再次确定，他会要求宝宝做24小时EEG或视频EEG。在测试期间，当你的宝宝出现异常的动作或者需要注意的情况时，护士会按下一个按钮，在EEG打印出来的时候标记这个事件。随着可疑事件的发生，神经科医生将能够检查那个时候宝宝大脑中发生了什么，无论当时的脑电活动是否异常。

正常的EEG是一个好的征象，但是你无法通过它判断症状出现之前是否有癫痫发作。医生可能还会希望你的宝宝做一个头部的磁共振（MRI）检查。MRI

检查可以看到导致癫痫发作的肿胀、出血或畸形。

对于早产儿来说，有许多诱发癫痫的因素。严重的脑室内出血是其中之一，这种疾病通常会在出血的同时引发1~2次短暂的癫痫发作——虽然有时，脑组织在形成瘢痕的同时会持续诱发癫痫发作。在出生时发生严重窒息的宝宝，可能在出生后几小时癫痫就开始发作；另一个常见的原因是感染，尤其是脑膜炎，脑膜炎就是大脑周围组织发生的感染；如果患有脑膜炎，大脑受到持续损伤，癫痫就会持续发作；而其他情况，癫痫不会再复发。代谢问题——葡萄糖、钠、钙和其他物质含量过高或过低——是诱发癫痫的另一个重要因素。当物质代谢恢复正常，癫痫发作也会随之停止。但是，有些早产儿癫痫发作的原因还不得而知。

你可能在想：为什么医生没有治疗宝宝的癫痫呢？无论是否确诊，治疗不是能以防万一吗？这是因为治疗有利也有弊。一方面，治疗癫痫是有意义的，因为癫痫可能会对身体造成伤害。癫痫发作时，大脑会消耗大量的氧气和葡萄糖，所以很可能会导致重要物质的缺乏。虽然癫痫偶尔发作可能不会引起任何麻烦，但长期的、持续的发作或频繁发作可能会对脑细胞造成损害。而且，如果癫痫伴发呼吸暂停，宝宝可能需要使用呼吸机。

另一方面，癫痫的常规治疗是使用一种抗惊厥药使大脑镇静。最常给早产儿应用的药物是苯巴比妥。你可能从NICU医护人员的口中听说过这种药，对癫痫的控制效果很好。但这种药会降低大脑的兴奋性，可能会影响宝宝以后的学习能力。长期研究表明，连续服用苯巴比妥6个月或更长时间的儿童，与同龄儿相比，他们发育方面的表现并不好，有时甚至会恶化，但是癫痫复发的概率和未使用这种药的患儿相比，几乎没有差异。所以，当宝宝只发生过一次癫痫时，医生一般不会对此进行治疗，因为可能只是一次偶然的发作，不会复发；如果宝宝癫痫发作不止一次，大多数医生会对此进行短期治疗（通常是3个月或更短）。

有一个经常被误解的重要事实：发生一两次癫痫的症状与癫痫不同，癫痫是一种持续发作的疾病。大多数早产儿有癫痫症状的发生只是暂时的，永远不会发展成癫痫，所以治疗不需要持续很长时间。

大多数时候，停止药物治疗都是要经过几次反复尝试的：一旦医生认为宝宝的癫痫不会复发，就会停止给宝宝用药，然后观察宝宝的表现。如果是物质代谢失衡造成了癫痫发作，那么只要物质代谢恢复正常，就可以不再使用药物了；如果癫痫发作是脑室内出血或脑膜炎引起的，儿科医生会给宝宝进行为期1~2个月的药物治疗。如果有潜在的大脑异常，或由于严重的脑室内出血而形成的瘢痕，药物治疗的时间可能会延长。

有过癫痫发作的宝宝，未来的预后取决于癫痫发作的诱因。持续的脑损伤可能会引起或轻微或严重的发育问题。宝宝离开NICU后，医护人员会密切关注他的病情变化情况，尽早发现问题，确保最佳的疗效和最小的伤害。许多癫痫发作是由暂时性的原因引起的，只要这些因素不再存在，癫痫就不会对宝宝造成长期影响。

因为医生都不确定你的宝宝是不是癫痫发作，所以你绝对不应该做最坏的打算。也许宝宝根本没有任何问题，或者只是需要留心些，很快就会恢复，不会再复发。

什么是脑室内出血？

早产儿的大脑还处于发育的早期阶段，还没有做好在子宫外生存的准备。早产儿的大脑中有许多微小的血管，非常脆弱，容易在血液流动过程中受到损伤。如果这些血管发生破裂，脑室内（脑室是大脑内充满液体的腔室）或脑室周围就会出血，这就是为什么医生把这种情况称为脑室内出血或脑室周围出血（简称IVH或PVH）的原因。

IVH通常是早产不可避免的结果。幸运的是，大多数情况下出血是轻微的，在造成不良影响前就可以痊愈。然而，当出血量多且分布范围广泛时，最坏的结果是可能会导致永久性脑损伤，甚至死亡。

当医生发现早产儿出现中度或重度IVH时，会将情况通知早产儿的父母，告知可能出现的后果。我们知道这是令人心碎的消息，但是在最初的震惊过后，你应该记住，早产儿的大脑还在发育，拥有强大的自愈能力，而且宝宝现在的情况对于预后来说是非常重要的。如果宝宝的状态很稳定，没有出现严重的呼吸并发症或其他异常体征，那么他战胜IVH的概率较大，可以逐渐好转起来。

为什么只有部分早产儿发生脑室内出血？

早产会伴随多种并发症，宝宝出生时间越早、出生体重越轻、越虚弱，发生IVH的概率越大。出生体重低于1000g的早产儿有35%的概率出现IVH，发生重度IVH的概率是20%。而出生胎龄大一些或出生体重重一些的早产儿，发生IVH的概率就小得多了。出生体重在1000~1500g的早产儿，发生重度IVH的概率只有约7%。妊娠30周后出生的早产儿，发生重度IVH的概率急剧下降到1%以下。出于这个原因，一些神经科医生并不建议通过头颅超声的方式对妊娠30周后出生的早产儿进行检查。

大脑血液在流动过程中或血压突然发生变化可能会引起IVH。出生本身所带来的创伤，对于早产儿来说，也是一个风险因素。机械通气是引起IVH的另一个原因，尤其是宝宝的呼吸与呼吸机不同步时。甚至是最普通的行为，比如吸乳或为宝宝称重，都可能过度刺激宝宝，增加出血的风险。

在出生前就使用类固醇进行治疗的早产儿，发生IVH的概率较低，因为类固醇可以阻止呼吸窘迫综合征的进展。要知道，呼吸窘迫综合征是引起IVH的主要风险因素；类固醇还可以加速早产儿脑血管的成熟。虽然一些研究表明，妊娠25周以前通过剖宫产生产，可以降低早产儿发生IVH的概率，但是另一些研究没有得出这个结论，还发现过早进行剖宫产，会使母亲面临更多的健康风险。

宝宝出生后在NICU进行的所有的医疗干预，目的都是相同的，那就是使他的呼吸、血氧饱和度、血液循环和血压处于稳定的水平，这对于降低IVH发生的概率也有积极的意义。随着医疗技术的大幅提高，IVH在早产儿中的发病率也在稳步下降。

近年来为了避免发生IVH，人们已经测试了许多种不同的药物，比如提高凝血功能的药物、镇静药物和肌肉松弛剂以及维生素E（因为它具有抗氧化的特性）。但是，这些药物不是没有效果，就是会产生一系列严重的副作用。研究表明，小剂量的吲哚美辛（一种可以改变血液流动的药物）可以有效降低早产儿出生6小时内IVH发生的概率和严重程度。但令人失望的是，这种药物仍然不能降低长期神经发育发生迟缓的风险。由于不同医院的常规治疗药物不同，你可以问问医生，他是否知道哪些药物可以阻止IVH的发生。

诊断：头颅超声检查

IVH一般发生于早产儿出生后的10～14天内，约75%会发生在早产儿出生后的5天内。所以，如果你的宝宝在出生后2周内没有发生IVH，你就可以松口气了，他应该不会出现这种情况了。

早产儿发生IVH的概率更高——那些在妊娠30周或30周之前出生的宝宝，或者出生体重低于1500g的宝宝——通常在出生后的1～2周也需要进行常规的头颅超声检查。无论何时出生的早产儿，如果医生怀疑其可能发生了IVH，都要进行头颅超声检查，但是出生胎龄大一些的早产儿很少发生特别严重的IVH。通过超声检查，医生可以深入了解早产儿大脑内部的情况，并且不会对宝宝造成任何困扰，因为检查是安全且完全无痛的。头颅超声利用超声显示图像，不像X线那样会对宝宝产生辐射。超声医生会将超声仪拿到宝宝的床边，挤出一些耦合剂涂在宝宝头部柔软的囟门处（宝宝那里的头骨还没有闭合），用探头仔细扫描宝宝的头部。整个过程大概只需要15分钟，得到的大脑内部图像是详细的、精确的。之后，放射科或儿科医生会对图像进行认真分析。

脑室内出血的分类

人类的大脑，有着复杂多变的结构和组织，对于不是医生的人来说，它大概是最陌生的人体器官了。图4.3～4.6从横截面水平展示了IVH发生的位置。

IVH通常是由生发基质（生发基质是指在大脑发育过程中非常活跃的原始、脆弱的细胞巢）中脆弱的血管破裂所引起。随着胎儿的发育成熟，生发基质会变得越来越小，大约在妊娠32～34周时消失。这就是胎龄较大的早产儿几乎不会发生IVH的原因。

生发基质层位于侧脑室腹外侧。脑室是一系列充满了脑脊液的相通的腔室。脑脊液，可以缓冲大脑与脊髓的压力，在大脑周围循环，汇集在脑室中并可以向下流入脊髓。脑脊液不断地产生和被吸收（见图4.2）。如果脑脊液没有被充分吸收，就会累积到危险的水平。

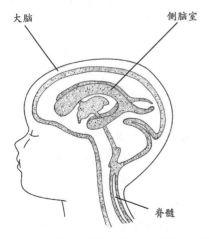

图4.2　脑脊液（阴影）在大脑中循环，汇集到脑室，向下流入脊髓和脊髓周围。生发基质位于侧脑室腹外侧

根据出血的部位和多少，对IVH进行了等级划分，左右脑是分别进行分级的。

＊ **1级**。最轻的脑出血类型，发生并局限于生发基质，不会进入脑室（见图4.3）。

＊ **2级**。生发基质发生出血，部分血液会进入脑室，但不会引起脑室明显的水肿（可能会因血栓形成或脑脊液的积聚而出现轻微水肿，但仅发生在初期）（见图4.4）。

＊ **3级**。出血量较大，血液会充满侧脑室的一半以上，足够引起侧脑室水肿。3级IVH出血量越多越容易引起慢性进行性脑室水肿（脑积水）（见图4.5）。

＊ **4级**。出血部位在脑室之外，通常位于大脑白质中，由生发基质外的血管出血引起。有时会被称为脑室周围出血（见图4.6）。

1级、2级脑室内出血的预后

如果你的宝宝发生过一次1级IVH，你真的不必为此担心。1级IVH几乎没有发生短期并发症的风险，并且宝宝健康成长的概率与没有发生过1级IVH的宝宝是一样的。如果你的宝宝发生过一次2级IVH，预后也应该还不错。虽然最近的一项研究确实发现了发生2级IVH的宝宝会出现轻微的功能障碍，但大多数研究表明，2级IVH并不会引起长期的并发症。在1～2周内，医生会检查宝宝的出血面积是否扩大，因为有些宝宝的出血面积确实会扩大。即使发生了这种情况，对宝宝的预后也不会有很大影响。所以，振作起来，不要对检查结果感到焦虑。最可能出现的情况是，宝宝会发

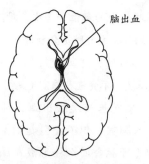

图4.3　1级，最轻度的出血，出血
只发生于生发基质

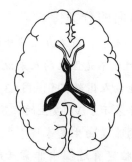

图4.4　2级，部分血液进入脑室，但
未使脑室扩大

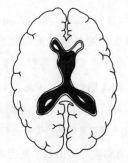

图4.5　3级，脑室中有大量液体，
伴水肿

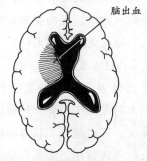

图4.6　4级，脑室外发生出血，通
常发生于大脑白质

生1～2次出血，然后你就会很快忘记和IVH有关的一切。

3级、4级脑室内出血的短期预后

许多发生过3级IVH的宝宝，和一些发生过4级IVH的宝宝，短期的预后是很好的。他们不会出现异常的神经系统症状，总体的健康状况也不会发生明显的改变。这是好消息，带来了积极结果的希望。

但是3级IVH也会给宝宝带来许多直接的风险，并且4级IVH带来的风险会更高。有中到重度IVH的宝宝，可能会出现呼吸的突然恶化、心率或者血压的突然下降、癫痫发作或是脑电活动异常。这些由脑积水和炎症引起的症状通常是短暂的，但有时会在几分钟到几天之内，导致早产儿死亡。发生3级IVH，这些症状出现的概率是15%；发生4级IVH，出现这些症状的概率上升到35%。

在发生一次或中度或重度的IVH后，许多早产儿需要进行一次或多次输血。如果医生怀疑宝宝的某些症状是由大脑组织或大脑周围组织发生感染所致，会给宝宝使用抗生素，或者进行腰椎穿刺检查。医生会将针头仔细小心地通过宝宝的椎骨间隙刺入椎管中，抽取一些脑脊液作为样品，送去做生化分析和细菌培养。有时出血会引起黄疸和血液电解质异常，医生会注意到这些情况并进行对症治疗。

3级或4级IVH发生后，宝宝的头围需要每天测量，这是一个简单但是至关重要的检查，可以观察是否存在进行性脑积水（因为脑室中过量的脑脊液可以使颅骨扩张）。医生也会注意其他的体征，比如膨胀或紧绷的前囟、发作越来越频繁的窒息和心动过缓。你的宝宝可能需要每周或每两周进行一次头颅超声检查，直到脑室的容积稳定下来或逐渐变小，这说明由于出血引起的炎症正在被解决，并且脑脊液的代谢和再吸收正在恢复正常。

脑积水：3级或4级脑室内出血最常见的并发症

在发生3级或4级IVH后至少两周内，大多数宝宝的脑室都是扩大的。这是由于严重出血造成的压力变化引起的。血凝块和瘢痕组织可以阻碍脑脊液的正常流动，而炎症会干扰脑脊液的再吸收。如果脑室中积蓄了过多的脑脊液，就会发生水肿。通常情况下，这种情况会在几周内自行缓解并消失，并不需要干预。但大约有1/3的患儿脑室会继续扩大，压迫周围的大脑。这种脑室的逐渐扩大被称为脑积水。

成年人或胎龄较大的早产儿患有脑积水，可能是因为头部受伤造成的，随之出现的颅内高压会立即使其感到头痛或令其呕吐，甚至有可能会让他进入昏迷状态。在紧急情况下，排出脑室内的液体可以降低颅内压，如果颅内压不能迅速降低，会造成不可逆的脑损伤或死亡。幸运的是，婴儿对脑积水有天然的防御系统。他们脆弱的颅骨还没有完全闭合，所以脑室的扩大会使整个头部扩大，表现为头围的增加，使颅内过高的压力得到释放。

如果你的宝宝出现脑积水，应该做什么？

医生会密切观察宝宝的病情变化，留意是否出现颅内压力过高的现象：嗜睡、吃奶差、呕吐、呼吸暂停和心动过缓的发生频率增加、以及高血压。如果发生这些情况，迅速采取措施防止脑损伤是非常重要的。治疗方案要取决于宝宝全面的健康状况和出血面积的大小。今天，治疗脑积水的唯一方法是脑室分流术，这是一种由神经外科医生完成的手术（详见第350～353页"脑积水手术"）。

进行脑室分流术的理想时间是宝宝的临床症状都稳定下来、可以自主呼吸、没有感染、喂养和生长发育能顺利进行的时候。神经外科医生会在发生IVH后等待几周的时间，以确定脑积水不会自行吸收，并且血凝块和脑室的炎症反应都趋于稳定，这样分流时就不会出现这些物质造成的堵塞。大多数神经外科医生还会继续等下去，直到早产儿的体重达到至少1800～2000g（如果体重低于这个数值，分流器可能不合适或无法正常工作）。

有一些宝宝，完全没有被脑室扩大所影响，睡觉、吃饭和生长发育都可以正常进行。也许，最终他们还是需要进行手术治疗，但手术未必是急迫的。他们可以再长大一些、再强壮一些，做好一切准备后再进行手术。

但是，如果医生开始对持续增高的颅内压感到担心——由于宝宝出现的症状，或是由于迅速增大的脑室体积——会尝试一些暂时性的医疗干预措施。有些NICU会进行腰椎穿刺。医生将针头刺入宝宝的后背下部，抽出一些脑脊液。这种做法可以帮助缓解急性症状，比如呼吸暂停和心动过缓，但是并没有研究表明连续的腰椎穿刺有任何长期益处。最有效的办法是，通过脑室穿刺的方法直接抽出脑室内的液体。脑室穿刺是一个小手术，神经外科医生会将针头刺入宝宝头部顶端柔软的部位，然后直达脑室，抽出一些脑脊液。然而，反复进行脑室穿刺是不安全的，所以，如果一个宝宝需要频繁地释放颅内压力，神经外科医生可能会建议进行脑室造口术（在脑室造一个人工开口），以便排出多余的脑脊液。医生会考虑的脑室造口术主要有3种：放置体外导管、储液囊埋植和帽状腱膜下分流。如果你的宝宝需要进行手术，可以在第350页阅读到相关信息。

你应该与新生儿专家和神经外科医生讨论，你的宝宝是否有机会避免手术治疗，以及推迟手术的风险。如果他们告诉你，你的宝宝可以等待，请相信他们并且试着放松下来。对于你来说，感到害怕是正常的，但是不要停止给你的宝宝需要的拥抱。要记住，如果宝宝的头部发育很好，就意味着他自己的防御系统运行正常。如果你的宝宝接受了脑室造口术，不要害怕抱他。如果你一直在用袋鼠式护理或进行母乳喂养，不要停止。一些父母每天只关注头围的测量结果，以至于完全忽视了除此之外的一切。请记住，虽然你的宝宝有脑积水，但他会成长得很好。

对于长期预后的期待

发生过IVH的早产儿的长期预后，取决于出血时由于血流量减少和缺氧造成的脑损伤的严重程度，也取决于出现的并发症，如脑积水。虽然第一次头颅超声检查就可以发现出血，但是与预后密切相关的损伤却需要几周的时间才可以通过头颅超声检查看见。有些时候，头颅超声检查并不能发现脑损伤，而脑部磁共振可以发现这种损伤。但是，磁共振的检查结果也不能确定宝宝的预后情况，因为同样的，并不是所有的脑损伤都可以被磁共振检测出来，也因为那些可以看到的受损区域也许对宝宝未来的大脑功能不会造成任何影响。但是，通过头颅超声或磁共振检查，加上对宝宝病史的了解，以及对宝宝行为和生长发育情况的观察，医生还是可以给出一个值得相信的对宝宝预后情况的猜测。随着时间的流逝，你也会逐渐了解更多：到6个月时，大多数受IVH严重影响的宝宝的情况可以确定；到2岁时，几乎所有的宝宝都可以得到确定的结果。在非常罕见的情况下，已经平稳消失的脑积水会重新恶化。所以，医生应该密切关注发生过脑积水的宝宝的头围，直到囟门闭合。

　　记住以下事情是很重要的：发生过IVH的宝宝的长期预后的统计学数据，并不能准确地告诉你宝宝的未来究竟会怎样。对早产儿的随访研究发现，大约65%出现过3级IVH和25%出现过4级IVH的早产儿生活正常，没有受到IVH的影响。但是，这些百分数并不能告诉你关于你的宝宝的所有信息，因为这些数据没有区分出血灶较大的4级IVH患者和出血灶较小的患者，也没有区分只有一侧大脑发生出血和两侧大脑都发生出血的情况，没有考虑可能会影响预后，使得宝宝情况变好或变坏的其他因素。除此之外，轻微的或严重的IVH所造成的结果、严重程度也大不相同——也许是缓慢发展的疾病，比如轻度脑瘫、学习障碍、视野缺损、听力或语言能力损伤；也许是严重的功能障碍，如重度脑瘫、智力缺陷、失明或者耳聋——对孩子的生活造成的影响也不尽相同。

　　为什么有些早产儿，在经历了3级或4级的IVH后，可以完全不受影响地成长，而另外一些就不可以呢？这可能与许多因素有关——我们对其中的许多因素还没有透彻了解——这些因素可以影响大脑的恢复力和自我修复能力。这些因素中就包含出血灶的大小和位置（少量的出血更容易恢复，而且有时除了脑室周围区域外，大脑的其他部分也会出血）；引起出血的原因是否还引起了大脑其他部位的损伤（这种相关的损伤通常会在之后的头颅超声检查或是磁共振检查中被发现，比如脑室周围白质软化症）；IVH发生在大脑一侧还是两侧（只要有一侧大脑没有受损，它就可以代偿另一侧的功能）；以及宝宝在成长过程中受到的刺激（从统计学方面来讲，早产儿的成长和学习环境对其日后认知行为的影响远大于IVH。这意味着一些宝宝会给父母带来惊喜，因为他们的状况会比预期好很多）。没有发生脑积水或脑积水自行吸收了的早产儿的预后，要比那些接受了脑室分流术的宝宝预后更好。如果宝宝接受过脑室分流术，预后会受分流修正术次数的影响（次数越少越好），脑膜炎和癫痫也会影响预后情况。

　　研究表明，许多在2岁以前被诊断为轻度或中度神经发育异常的早产儿，随着时间的推移，他们的病情会显著改善，最终在他们6～8岁时能完全恢复正常，这说明大脑的自我修复能力是惊人的。另外，一些学习障碍问题只有在学龄期才会表现出来。

　　你应该记住，研究或教科书中的数字和百分比，只代表大多数宝宝的平均预后情况，没有考虑到对你来说真正重要的是什么：你的宝宝的独一无二的病程、他现在的情况、他在最初的几个月和几年里得到的关注和接受的刺激，这些都会影响宝宝的预后。这些因素会使你的宝宝的未来变得不同——有希望比平均水平更好。

肺动脉高压

Q：医生说我的宝宝需要将呼吸机的参数设置得更高，因为他发生了肺动脉高压。为什么会出现这种情况呢？

A：正常情况下，当宝宝在出生后开始自主呼吸时，他的肺动脉血压会有所下降。如果肺动脉的血压一直保持较高的水平，这种情况就叫作持续性肺动脉高压，医生可以通过超声心动图进行诊断。当宝宝的血氧水平比预期得更低或更不稳定时，医生会怀疑是否患有肺动脉高压。

事实上，肺动脉高压在足月儿或大龄早产儿中更为常见，因为肺要足够成熟才能形成很高的血压。但是持续的肺动脉高压也可能由严重的呼吸窘迫综合征和肺炎引起，甚至反复发作的胎儿窘迫也可能引起肺动脉高压。肺部发育不成熟的新生儿（比如，如果母亲发生胎膜早破，宝宝就可能出现这种情况）也可能患有这种疾病。

肺动脉高压会阻止从宝宝心脏泵出的血液流入肺部，所以宝宝的血液会按照胎儿期的路线循环，因此在正常情况下，出生后应该闭合的动脉导管就不会闭合，大量的血液会绕过肺部，从动脉导管通过（或者称为动脉导管未闭）。当血液不能进入肺部时，机体就无法摄取到足够的氧气，所以血氧饱和度会降低。

肺动脉高压是很严重的，但好消息是通常会在四五天内得到缓解。治疗的第一步是提供更多的氧气，以确保宝宝的机体可以得到足够的氧气，并且氧气可以帮助松弛紧绷的肺动脉，从而适当降低肺动脉的血压。很多宝宝需要使用呼吸机，以提高血液中的氧气含量，或者已经使用呼吸机的宝宝需要将参数设定得更高，就像你的宝宝那样。医生会通过呼吸机让宝宝吸入一种药物——一氧化氮，这种药物可以帮助扩张肺内的血管，医生或许还会给宝宝使用一种让心跳更有力的药物。

多数时候，吸氧、给予一氧化氮和使用呼吸机的治疗效果很好，并且在几小时内，你就可以看到宝宝状况的好转。之后，宝宝的恢复只是时间的问题。但如果症状持续存在，医生可能会应用另外一种药物：西地那非。你一定听说过这种药物的商品名，伟哥。对……真的！西地那非的作用机制与一氧化氮类似，它可以帮助扩张肺内的血管，以便更多的血液可以流入，这种方法的疗效在成年患者中已经得到了证实，但是在早产儿中的研究很少，所以很难说明它的长期疗效和安全性，但是短期疗效是显著的。偶尔，宝宝的肺动脉高压无法得到缓解——只有当肺部没有发育或存在严重感染时，上述情况才会出现。

一旦宝宝的肺动脉血压有所下降，其自主呼吸的能力也会随之提高。患有肺动脉高压的宝宝患慢性肺部疾病的风险很高，因为长时间使用高参数设置的呼吸机会对肺部造成伤害——但很可能这对你的宝宝来说根本不是问题。

你可能认为关闭动脉导管就可以解决呼吸问题，但不是这样的。一些血液仍然会通过心脏的一个叫作卵圆孔的小孔绕过肺部。而且，将血液泵入血压较高的肺动脉中，对于心脏来说，是非常大的负担，如果情况得不到缓解，可能会导致心脏衰竭，这远比肺动脉高压更糟糕。一旦真的发生了这种情况，大多数时候动脉导管会自行关闭。

X线检查

Q：他们经常给宝宝进行X线检查，我担心宝宝会受到辐射或患上癌症。

A：在当今社会，我们常常可以听到关于健康风险的讨论。当它可以让我们规避一系列不必要的风险时是有益的，比如让我们开始戒烟或给宝宝使用汽车安全座椅。但是，当这些讨论徒增我们不必要的或过度的担心时，就是弊大于利的。

最容易产生不必要担心的就是早产儿父母了，那就让我们来减轻你们的焦虑吧：X线检查对宝宝健康造成伤害的概率是微乎其微的。

辐射量自然越少越安全，但我们在日常生活中都接触过一定量的射线，这些射线来自太阳、宇宙、土壤和其他自然元素。下面我们将你的宝宝在进行X线检查过程中受到的辐射量（以rads为单位），与自然界中其他来源的射线辐射量进行了对比：

* 自然条件下，海平面、环境中的本底辐射水平是：每年0.08rads。

* 专业飞行员和机组人员接触到的辐射量（高空中自然条件下的射线量）：每年1rads。

* 美国政府允许的工人可以承受的辐射量是：每年5rads。

* 出于医学原因的放射疗法的辐射量是：每周7000rads。

* 新生儿接受X线检查的辐射量是：0.004rads。

换句话说，你的宝宝接受20次X线检查，接触的辐射量才达到自然条件中的水平，我们所有人都暴露于这个水平的射线中——并且，每周用于治疗癌症患者的辐射量，相当于100多万次X线检查的辐射量！许多检查，比如钡餐这种荧光测试，需要连续不断地暴露在X线中或进行CT平扫。早产儿接受CT检查的频率比X线检查低得多，CT检查的射线量较高（CT平扫的辐射量相当于在自然环境中两年半的辐射量），所以大多数医生不会让早产儿做CT检查，除非对宝宝的健康至关重要。而超声检查和磁共振成像检查（简称MRI检查），根本不会产生射线辐射。专家们曾经估算过，即使是在NICU，因为疾病的原因多次接受X线检查的早产儿，由此患上癌症的风险不到0.01%。而不对早产儿进行必要的X线检查的危险性远远大于它。

为了避免早产儿的生殖器官或其他部位暴露于X线中，技师会严格遵医嘱进行指定部位的检查，护士会帮助你的宝宝仔细而正确地摆好体位以暴露检查部位。现在的X线检查技术都非常精准，这意味着如果技师想要对宝宝的胸部进行X线检查，就不会有射线照射到宝宝的头或脚上，也不会照射到周围床上的宝宝。

那为什么护士们总是在X线机启动前匆匆离开房间呢？一部分原因是习惯，过去X线检查还不够精准时养成的习惯；另一部分原因是，你的宝宝可能只接受几次X线检查，而护士每年（可能在20年或更长的时间里）要做几千次X线检查。有趣的是，一项研究表明，他们不用担心：在某个NICU，护士们戴着辐射标识牌收集他们接触到的辐射量。一年后，标识牌显示护士受到的辐射并没有比每个人都受到的天然本底辐射多多少。

所以，不要担心宝宝要进行X线检查。早产儿由于X线检查而出现病情恶化的可能性几乎是零。相反，许多宝宝因为X线检查发现了病情从而变得更健康。

吸痰

Q：护士一定要频繁地给宝宝吸痰吗？宝宝似乎很讨厌吸痰，吸痰时和吸痰之后，他的状况都会变得很糟糕。

A：大多数早产儿不喜欢吸痰，这是真的。他们会通过咳嗽或呕吐表示抗拒，或通过他们独有的方式，比如呼吸暂停或心动过缓，或暂时丧失肌张力。他们的反应，在父母看来无比痛苦，这是可以理解的。谁不讨厌一根管子在自己的鼻子或喉咙处动来动去呢？这确实是令人不愉快的。虽然导管在鼻子或喉咙只停留几秒，却可以阻碍气流使呼吸变得困难。

但是，有一件事情是你可以确定的：护士也不希望看到宝宝的这种反应，如果不是宝宝需要的话，护士也不会为宝宝吸痰。这个不愉快的操作是为了清除宝宝气道的分泌物，在没有帮助的情况下无法进行。使用鼻导管的宝宝（为了输送氧气或进行CPAP）偶尔会需要通过鼻导管吸痰，使用呼吸机的宝宝需要通过气管内的插管吸痰。虽然操作时宝宝会觉得不舒服，但一旦操作结束，宝宝会恢复平静，他们的呼吸会变得更加容易，呼吸频率也会更快，这样会更容易达到较高的血氧饱和度，宝宝也会比吸痰之前更加镇静。

考虑一下这个问题。早产儿的气道很狭窄，不到成人气道的1/4宽，所以很容易被黏液和成年人几乎察觉不到的碎片堵塞，比如机体脱落的细胞碎片、细菌或空气中的微粒。月龄稍微大一些的宝宝和成人，可以通过咳嗽毫不费力地清理喉咙和气道，但是早产儿的咳嗽还不具备这种功能——而且显然，他还不会擤鼻涕！

由于早产儿所处的环境，这种需求就更明显了。当你像早产儿一样长时间躺在那里，不怎么活动，分泌物会开始在肺部积聚，阻碍气道，增加感染的风险，比如肺炎。他们鼻子和气管中的导管或插管会刺激黏液的产生，而且患有呼吸窘迫综合征、支气管肺发育不良或呼吸道感染的早产儿会产生大量的分泌物。因为人工气道阻碍了大多数自我清洁活动的进行，比如咳嗽或将分泌物清到喉咙后部，因此将气管插管（ET管）处理干净是非常有必要的，可以防止气道堵塞，也可以更好地进行气道的清洁。

吸痰是怎样进行的？对于使用呼吸机的早产儿，护士会将一根与负压吸引装置连接的吸痰管插入ET管内，每3~6个小时吸一次，或在宝宝表现出需要吸痰时进行。通常，在吸痰过程中会暂时断开宝宝与呼吸机的连接。护士会在ET管中滴入几滴生理盐水，以稀释分泌物，然后小心翼翼地将吸痰管插到ET管的位置，不会超过ET管，所以吸痰管不会接触到气道并对其产生刺激。

对于没有使用呼吸机的宝宝，医生会通过他们的鼻腔或喉咙后部吸痰。使用一根与负压吸引装置连接的吸痰管（叫作深部吸痰），在分泌物积聚的时候吸痰。通常，深部吸痰的效果更好，但可能会引起水肿和轻微的出血，所以只在需要的时候才会进行。鼻导管也需要定期清理和替换，以确保导管内不会发生堵塞。

即使定期吸痰，分泌物形成的黏液栓也可能堵塞在气道或ET管的某个部位，阻断气流并触发警报。此时，医生和护士会立即准备进行紧急吸痰处理（如果ET管完全被堵塞了，就需要更换ET管）。如果早产儿父母在场，他们一定会感到害怕和恐慌。但是，当黏液栓被清除、气道重新恢复通畅后，危机也就解除了。所以，如果这种情况发生在你的宝宝身上，要记住，NICU的医护人员清楚地知道应该如何处理这种令人不愉快的情况。

有时黏液栓会使肺部更深处的小气道分支发生堵塞。这种情况发生时，宝宝的呼吸不会受到明显的影响，但他的血气和血氧饱和度会恶化，而且胸部X线片会显示肺部塌陷、气体无法通过堵塞的部位。有时，支气管扩张药物或胸部物理疗法（简称PT）可以帮助清除这种栓塞。

对于早产儿来说，胸部PT的疗效和安全性还存在争议，一些新生儿病房不使用这种方法。胸部物理疗法包括敲打和振动：护士会温柔地轻轻敲击宝宝胸部或背部的某一部位，以使黏液栓松动。正确的肺部保健还包括每2~3个小时改变一次早产儿的体位，有时让他仰卧，有时让他俯卧或侧卧。改变体位，结合重力的作用，可以让分泌物从肺的不同部位移动到中央气道，从而更容易将它们排出。然后，通过吸痰来完成这个工作。

在吸痰的过程中，护士会一直仔细观察宝宝的反应。如果宝宝觉得非常不舒服，护士会停下来让宝宝休息一下。使用呼吸机的宝宝，可能会给其服用镇痛药。你可以问问相关情况，因为每个NICU的诊疗过程都不相同。当这令人难受的几分钟结束后，宝宝就可以更轻松地呼吸，你也可以松一口气了。

肺出血

Q：我看见血从宝宝的气管插管中流出来，简直快要把我吓死了。护士试图向我解释发生的情况，但是我太震惊了，无法理解护士所说的。这种情况严重吗？为什么会发生这种情况？

A：使用呼吸机的早产儿，吸痰时ET管里有一些血性分泌物是很正常的。插管和吸痰都可能损伤宝宝上呼吸道黏膜，引起出血。这可能是一个令人不安的情况，但如果出血是轻微的，而且只是偶尔发生，那就没什么好担心的。医生会调整气管插管的位置。如果护士认为出血是由于吸痰位置过深引起的，下次就不会把吸痰管推得那么深。

医生和护士会尽最大努力避免损伤宝宝的呼吸道，防止形成瘢痕组织（如果呼吸道中出现很多瘢痕组织，会造成气流受阻，引起呼吸困难。幸运的是，现在这种情况很少发生了，因为医生和护士都会努力避免持续性的呼吸道损伤）。

然而，有时大量的血液和分泌物混合在一起，从气管插管中涌出，这就是医生所说的肺出血的明显迹象。与上呼吸道损伤造成的轻微出血不同，肺出血来源于肺的深处，被认为是肺部小血管（毛细血管）压力增高，导致周围组织的液体（水和血液）增加引起的。过量的液体积聚会对早产儿脆弱的肺部组织造成伤害，破裂后流出的物质会进入肺泡和呼吸道中。

如果你去看望宝宝的时候，宝宝发生了这种情况，你会很害怕，这是可以理解的。但你应该试着不要惊慌或绝望。尽管肺出血通常需要医疗干预，但这种并发症一般是比较容易治疗的，远没有看起来那么严重（有些宝宝会因为肺出血导致的呼吸困难和液体流失显得苍白无力，其他宝宝在肺出血期间和之后都状态很好）。

患有严重呼吸窘迫综合征（简称RDS）的早产儿更容易发生肺出血。患有动脉导管未闭（简称PDA）的早产儿，发生肺出血的风险最高。因为PDA使过多的血液进入肺部，从而加速了液体的积聚。其他的可能增加肺出血风险的因素包括，出生时严重缺氧缺血、感染或有凝血障碍。使用呼吸机也会增加出血的可能性，因为呼吸机会损害宝宝的肺部组织。另外，表面活性剂治疗虽然对RDS非常有效，但却增加了宝宝发生肺出血的可能性。

肺出血通常需要立即进行治疗。

＊最重要的事情是帮助宝宝呼吸，使他的肺可以很好地扩张。如果他正在使用呼吸机，通常需要调高氧流量以增加血氧饱和度。医生可能会决定给宝宝使用更多的表面活性剂，因为肺泡中的血液会使表面活性剂失效。如果宝宝焦躁不安，可能需要麻醉。

＊宝宝可能会需要液体、血液或是特殊的药物来改善凝血能力和心脏功能。

＊如果医生认为PDA是肺出血的罪魁祸首，会立即对其进行治疗。大多数医生会等到出血停止后，按照常规治疗方法，给宝宝服用吲哚美辛或布洛芬，因为这两种药物会影响血液凝固。如果药物治疗无效，且PDA还会引起其他的问题，可以通过外科手术的方式使其闭合。

当宝宝重要的生命体征稳定下来，危险就解除了，你应该试着放松放松。随着肺功能的恢复，你的宝宝会逐渐脱离高流量吸氧。值得庆幸的是，肺出血听起来很可怕，但是大多数早产儿可以痊愈。

用简单的语言告诉你：什么是PDA？

PDA是动脉导管未闭的缩写。PDA并不是解剖结构上的缺陷。动脉导管是靠近心脏和肺的一条血管，在胎儿期，它是宝宝血液循环的重要通道。宝宝出生后，动脉导管应该闭合并消失。但是许多早产儿——40%～60%的早产儿，65%妊娠28周前出生的早产儿——动脉导管闭合缓慢（这并不奇怪，按照正常的妊娠时间，早产儿还应该在妈妈的子宫里，仍然需要未闭合的动脉导管）。大多数PDA最终会自行闭合，并不危险，也不需要治疗。但是，如果PDA使宝宝更难从呼吸窘迫综合征或其他早产并发症中恢复，就可以通过药物或手术进行治疗。

从子宫到外面的世界是巨大的变化

出生后，婴儿必须离开子宫这个庇护环境，开始自己呼吸。关键的第一次呼吸引发了婴儿肺部的巨大变化，肺开始扩张，充满了空气。胎儿时期，宝宝通过胎盘获得氧气，所以不需要将血液输送到肺部。出生后，婴儿的血液循环必须改变路径，使血液流到肺部吸收氧气。对血液流动路径的重新规划，就包括关闭PDA。

正如第204～205页的图4.7～4.9所示，动脉导管是一条连接肺动脉（从心脏到肺部的主要血管）和主动脉（人体最大的动脉，将血液从心脏输送到身体各部位）的小血管。宝宝出生之前，动脉导管是开放的，大多数从心脏流到肺动脉的血液通过动脉导管进入主动脉，绕过了肺，因为此时肺还不能进行呼吸。随着宝宝出生后开始自主呼吸，肺被空气所充满，流经肺部的血液会增多。血氧水平的突然升高和一些其他信号，会给动脉导管发出信息，告诉它该关闭了。

关闭的第一阶段通常发生于早产儿出生后几天之内，动脉导管会收缩变窄以致血流无法通过；在接下来的几周到几个月是关闭过程的第二阶段，动脉导管会逐渐被瘢痕组织所取代，最后成为导管韧带。

在一些早产儿，动脉导管在出生的几天或几周内关闭，保持开放的时间长达几个月，到宝宝1岁左右才自动关闭，不会影响宝宝的健康和生长发育。在另外一些早产儿中，动脉导管会短暂地收缩闭合，在瘢痕形成之前重新打开，血液会再一次流经动脉导管（通常情况是，它会在晚些时候自行闭合，或者在医生的帮助下闭合）。

如果动脉导管持续开放会怎样？

当婴儿出生后开始呼吸时，通过动脉导管的血液就会改变方向：从主动脉进入肺动脉，使流经肺部的血液量增多。如果动脉导管开始收缩变窄，只允许少量血液通过，不会对宝宝的健康造成任何影响。但如果动脉

导管一直处于完全开放的状态，主动脉中的血液除直接进入肺动脉同时还通过动脉导管进入肺动脉，使肺循环血流量明显增多，引起呼吸困难，而且心脏为代偿流入动脉导管的血液，保障体循环的正常供给，需要更加超负荷地工作，这无疑增加了心脏的负担。动脉导管未闭可以引发如下并发症，如肺水肿（液体积聚在肺部）和充血性心力衰竭（这个吓人的术语并不代表不可逆的疾病，而是可治愈的疾病，心脏需要将所有的血液输送到身体各处，因此显出疲劳的迹象）。许多医生认为动脉导管未闭也会增加早产儿患慢性肺部疾病和坏死性小肠结肠炎（简称NEC）的可能性。但是，另外一些医生认为，这两种疾病只是偶然同时发生在出生非常早且身体赢弱的早产儿身上。对于那些出生很早的早产儿，出生后的几天，PDA还会增加发生脑室内出血和肺出血的概率，可能是由于流经大脑和肺部的血液发生改变所致。不幸的是，从存活率和更好的预

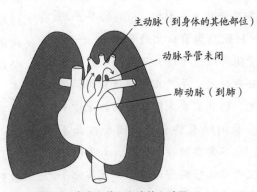

图4.7　出生之前：血液从心脏通过动脉导管被输送到主动脉，绕过肺部（肺部还不能呼吸）

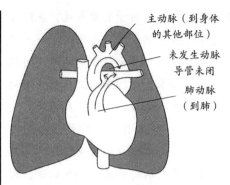

主动脉（到身体
的其他部位）

未发生动脉
导管未闭

肺动脉
（到肺）

图4.8 出生后，动脉导管闭合：
正常的循环

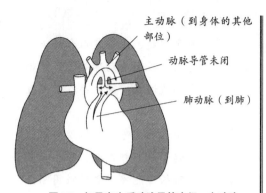

主动脉（到身体的其他
部位）

动脉导管未闭

肺动脉（到肺）

图4.9 如果出生后动脉导管未闭：主动脉
中的血液可以通过未闭合的动脉导管倒流进
肺动脉，过多的血液会加重肺的负担

后方面来说，没有研究可以表明，动脉导管在出现上述情况前就关闭是对长期预后有益的（可能是因为治疗所产生的副作用抵消了所产生的益处）。

PDA的发现和诊断

以下异常提示存在PDA的可能。

* 心脏听诊出现杂音（但有时可能不会出现）。

* 心率增快，或是在手臂、腿部或胸部出现水冲脉。

* 低血压。

* 尿量减少（当肾血流量减少时，尿量就会减少）。

* 脉压增大（比如从60/40mmHg变为70/30mmHg）。

* 心脏增大和肺水肿（胸部X线检查或心脏听诊可以发现）。

* 呼吸系统症状恶化。

当宝宝患有呼吸窘迫综合征（简称RDS）或需要呼吸机等呼吸辅助技术帮助时，肺内的压力会保持较高的水平。

肺内过高的压力会阻止血液从动脉导管进入肺部（就像一个闸门不允许过多的水进入），所以不会增加肺部的负担。但是几天后，当RDS逐渐好转，宝宝的肺就会扩张，压力也会下降。如果动脉导管未闭，许多血液会通过动脉导管回流到肺部，使得肺内压力再次升高，造成呼吸系统症状反复出现或持续存在。

PDA通常由新生儿专家发现，然后通过超声动图确诊。超声动图是一种良性的无痛检查，通过超声可以清楚地了解早产儿心脏和周围血管的结构和功能。这项检查甚至可以在早产儿床上进行。

PDA的治疗

如果你的宝宝患有PDA，但没有出现任何症状，就不需要任何医疗干预。医生会仔细观察宝宝，以便及早发现任何可能出现的并发症。动脉导管通常会自行关闭——通常在几周内，但有时也需要几个月的时间——然后很快你就会将这种疾病，连同它诡异的拉丁名字一起忘到脑后！

其他医学问题，比如贫血和感染，会使PDA恶化，或影响动脉导管自然闭合。医生会知道这些问题的存在，并且及时进行纠正。

如果PDA影响了呼吸窘迫综合征的恢复，或引起了其他并发症，医生会进行干预。宝宝很可能要遵医嘱服用吲哚美辛或布洛芬，这两种药物可以促进动脉导管的收缩和闭合。它们对2/3的宝宝起作用。这两种药物都是通过静脉给药，通常只应用几天。医生会密切观察宝宝的情况，防止副作用的产生，包括出血倾向、液体潴留（吲哚美辛的副作用）和肺动脉高压（布洛芬的副作用，但比较罕见）。在宝宝服用药物期间，应该暂时停止喂养，因为药物会减少流经消化道的血液，使一些宝宝发生肠穿孔。但是，大多数时候，宝宝的状况很好。不幸的是，对于出生2周以内的宝宝，虽然医生也会尝试给他们服用吲哚美辛和布洛芬，但效果并不理想。

如果药物治疗没有效果，由于宝宝的胎龄较大而不能进行药物治疗（对于早产儿来说是个多么大的讽刺啊）或者宝宝无法耐受服用药物出现的副作用，医生会认为既然PDA引发了这么多的问题，就应该立即关闭动脉导管，于是会选择手术治疗（详见第344页"动脉导管结扎术"）。对于父母来说，在这么小的宝宝身上做手术，是他们完全无法忍受的。有些父母会错误地认为关闭动脉导管的手术是心脏手术，其实关闭动脉导管根本不会碰到心脏。在许多医院中，这种手术是由普通外科医生操作的，而不是由心脏外科医生操作。如果手术是由专业的外科团队进行的话，风险是非常低的。

许多儿科医生认为，即使治疗PDA的风险很小，也不值得冒险，无论是药物治疗还是手术治疗。他们认为，许多问题出现的真正原因不是PDA，对PDA进行治疗所引起的潜在并发症，会比PDA本身更严重，因此还不如就让动脉导管保持开放状态。这些医生会选择等待动脉导管自行关闭——像通常那样，甚至需要更长时间。他们引用了一些临床研究，这些研究未能证明在早产儿出生后不久就关闭动脉导管是有益的。他们指出，没有研究可以明确地表明，那些症状较明显的PDA患儿，如果不治疗，预后到底会如何。不治疗，让患儿自己恢复的效果也许会很好。对于这个问题，还需要进行新的研究。

总之，当你第一次听说PDA的时候，需要记住的就是保持乐观，因为这种疾病对宝宝造成长期伤害的概率非常低。

低血压

Q：我常常听说高血压对健康不利，为什么医生和护士会如此关心宝宝的低血压呢？

A：与足月儿相比，早产儿的血压通常低一些。这本来不是一个问题，但是早产儿的各项身体功能还不成熟，保持血压稳定的调控系统也不成熟，血压的突然升高或降低可能会对重要器官造成损伤。

如果血压过低（医生称为低血压），身体的某些器官和组织可能得不到足够的血液，该区域的细胞可能会受到损伤（早产儿的大脑尤其脆弱，一方面是因为大脑中的血管非常脆弱，容易破裂并导致脑室内出血；另一方面是因为保护大脑不受血液流动极端变化影响的机制还不成熟）。值得庆幸的是，大多数时候，在引起相关问题之前，低血压就可以得到控制并逆转。极少数情况下，即便经过治疗，宝宝的低血压仍然非常严重时，医生可能会跟宝宝的父母讨论撤掉生命支持仪器，因为宝宝的心脏、大脑、肾脏或肠道正在遭受不可逆的损伤。

造成早产儿低血压的原因有很多。如果你的宝宝的体重低于1000g，且出生后的1～2天就出现了低血压，可能是因为他的血压调控系统还不成熟，需要逐渐进行调节。这种低血压会在1周之内自行消失，并不需要担心。健康的早产儿，只要临床迹象显示他有足够的血流量（他小便了、心率正常、没有酸中毒），许多医生都不会对他的低血压进行治疗，他们认为宝宝在这个阶段出现低血压是正常的。

另一个导致早产儿低血压的原因是脱水。早产儿的皮肤非常薄，肾脏的重吸收功能还没有发育成熟，而且他们需要频繁地进行血液检查，这些都可能造成体液丢失。脱水引起的低血压可以通过补液或输血纠正。另外，PDA可以导致低血压，当动脉导管闭合时血压会升高。

低血压也可能是某种严重疾病的征兆。出生时缺氧（分娩时严重的胎儿窘迫）或分娩过程中失血（可能是胎盘早剥造成的）的宝宝也会如此。当早产儿患有严重的呼吸窘迫综合征（RDS）、感染或心脏功能障碍时，就会发生低血压。如果血压突然下降，可能是出现急性并发症的信号，如气胸。

如果你的宝宝生病了，他的血压会随着身体的恢复而开始上升。与此同时，当医生在治疗他的原发病时，可能试图通过药物升高他的血压，比如多巴酚丁胺或多巴胺——可以提高心脏的泵血能力（多巴胺也会使血管收缩）。如果疗效不好，医生可能会尝试一种更有效的药物——肾上腺素。如果医生认为宝宝的血管因为发育不成熟而过于松弛，可能会给宝宝使用氢化可的松，这是一种人工合成也是天然存在的糖皮质激素，它是血压调节系统的一部分。氢化可的松可以紧致血管，血管越紧意味着血压越高。

所有的早产儿都需要经常检查血压。最年幼和最脆弱的早产儿会通过动脉导管持续监测血压，这种方法比袖带测血压更准确。如果血压降至危险的低水平，可以立即干预。信不信由你，没有人知道对于早产儿来说安全的最低血压值是多少。因此，一些新生儿专家并不是特别关注血压值，而是更多地关注早产儿是否有足够的血液在流动。大多数医生的目标是使早产儿的血压值和胎龄保持一致。比如，胎龄24周的早产儿平均血压为24mmHg，这是一个普遍规律，该规律得到了有关早产儿血压范围研究结果的支持。更保守的新生儿专家试图让早产儿的血压保持在更高的水平，即便是胎龄更小的早产儿，也会有30mmHg甚至更高的血压，他们认为更高的血压可以使更多的血液流向大脑。如果宝宝患有肺动脉高压，许多医生也会选择让宝宝的血压维持在较高的水平，因为这有助于提高宝宝的血氧饱和度。

对于那些不是新生儿专家的人来说，这一切听起来很复杂。作为家长，你应该相信医生的选择，尽量不要太担心。在绝大多数情况下，低血压要么自行消失，要么可以得到有效治疗，其可能引起的不良后果是可以避免的。

停止使用氢化可的松

一些早产儿在出生后的头几天需要服用氢化可的松解决低血压的问题。一般用药2~3天，但有时需要服用更长时间。

服用氢化可的松后，身体通常会抑制皮质醇（人体自身分泌的氢化可的松）的产生，就好像身体知道已经有足够多的人工激素存在，不愿意再产生过量的激素。让宝宝逐渐停止服用氢化可的松，是给宝宝的身体一个缓冲的时间，让机体逐渐增加激素的分泌量，直至达到正常水平。

但在某些情况下，逐渐减少用药量的过程可能会持续更长时间。有些宝宝可能需要更多的皮质醇，机体才能正常工作；或者是药物的原因，机体分泌皮质醇的机制被长时间抑制。通过反复试验，医生会减少氢化可的松的用量，并观察宝宝的身体是否会通过增加皮质醇的分泌量升高血压。有时，这是一个不断反复的过程，向前两步后退一步。

任何波折都会让父母感到焦虑、恐

慌，但是你应该保持耐心。最终，当宝宝的身体发育成熟，他就可以分泌更多的皮质醇了。这通常需要2~4周的时间。

如果你的宝宝需要几周的时间才能正常分泌皮质醇，那么在接下来的几个月，无论他是在医院还是在家里，医生都会格外小心，因为宝宝的皮质醇分泌仍然可能会被轻微抑制。通常这不是什么问题，但是因为皮质醇是身体对压力反应的重要组成部分，可以对抗感染和

损伤，如果你的宝宝在出生后6个月内要面临挑战，比如进行手术或有严重的感染，需要从儿科医生那里获得应激剂量的外源性的氢化可的松。

为了避免服用过量的氢化可的松，出院前，宝宝需要接受一项特殊检查，以确定其皮质醇分泌功能是否已经恢复到正常水平。医生可能会建议进行检查，也可能会认为根本不必检查，因为几个月后你就不再需要考虑这些了。

肺炎的诊断

Q：医生不知道我的宝宝是否患上了肺炎，他们难道连这点儿辨别能力都没有吗？

A：医学并不是一门精准的学科，这一定会让人感到失望，尤其是对于那些努力捍卫宝宝健康的父母来说。医生需要将患者临床表现和自己的专业经验结合起来，进行综合判断。诊断的过程不会永远快速而顺利，而且有些问题可能永远也得不到确切的答案。

肺炎——发生于肺深处的感染，可以妨碍宝宝的呼吸——尤其在早产儿中难以确诊。为什么呢？因为肺炎的症状与RDS的症状是一样的：肺水肿（可由PDA引起）、肺泡萎陷（可由黏液栓塞引起）或者炎症反应（可由呼吸机引起）。发生以上情况，早产儿的呼吸都会比正常情况下更快、更困难，血液中

氧气的含量也会降低。即使是胸部X线检查，也不能准确地将肺炎和其他常见的呼吸系统疾病区分开来。

致病原因过多是肺炎难以确诊的另一个原因：细菌、病毒或真菌，可能在分娩前、分娩时或在NICU中感染早产儿。根据肺炎疑似类型的不同，医生可能会对婴儿的呼吸道分泌物、鼻腔、咽喉、眼睛、血液、尿液或其他组织进行检测和培养。细菌检测需要几天的时间才能有结果，病毒和真菌检测则需要1周或更长时间，即使这样，如果采集的样本不是来源于受感染组织（可能因为存在于肺部深处），还会出现假阴性结果；或者如果样本中包含正常情况下定植于上呼吸道的非致病性微生物，会出现假阳性的结果。

最终，经过耐心的反复检测，肺炎及其病因可以被确定。但是，寻求一个明确的诊断可能是不必要且不明智的。

从肺的深处取出的分泌物的培养结果才是可信的，因为感染可能发生在那个部位，但这可能需要进行侵入性检查，甚至是肺组织活检，这些操作也会带来一些风险，而且等待这么长时间也可能太危险了。一旦早产儿出现肺炎的临床表现，医生就会使用广谱抗生素对其进行治疗，希望在病情恶化之前阻止感染。这样做，疗效通常都很好。如果不这样做，炎症很可能会蔓延。如果发现了致病微生物，就可以使用合适的抗生素对宝宝进行治疗，以根除感染。

除了抗生素，患有肺炎的早产儿还会接受辅助治疗——吸氧或使用呼吸机，密切观察液体和营养物质摄入的情况。如果宝宝出现了贫血，可能需要输血。在体内，氧气是由红细胞输送的，所以当血氧含量降低时，增加红细胞的数量可能会有所帮助。医生会尽力帮助宝宝恢复健康。虽然这种可怕的并发症在早产儿中很常见，但治愈的可能性非常大。

其他宝宝会成为感染源吗？

Q：我家宝宝邻床的早产儿发生了感染，我家宝宝会被传染吗？

A：所有医院的新生儿病房都会采取预防措施以阻止感染的扩散。美国疾病控制与预防中心有相关规定，许多医院都有自己的感染防控部门，基于自身的体系出台规定和应急措施。所以你尽管放心：如果邻床的宝宝明显有将感染

传染给周围宝宝的趋势，他会被安置到隔离室，或者会设置隔离设施保护他周围的早产儿，直到他不再具有传染性。

在新生儿病房，感染的传播主要有两种途径：第一种是与感染者的皮肤、粪便、尿液、唾液或血液接触；第二种是感染者咳嗽或打喷嚏时，其他宝宝会吸入空气中的飞沫。为了阻止感染的传播，NICU的医护人员会严格遵循相关规定，比如在接触早产儿前洗手（用水和肥皂洗手，或者用泡沫杀菌剂），前后接触两个早产儿时要更换手套，对每件接触破损的皮肤、血液或体液的物品认真地进行消毒。

大多数感染的传播——比如腹泻、尿路感染、皮肤和伤口感染，以及大多数败血症、肺炎和脑膜炎——可以通过观察早期症状而预防。大多数患有这些传染病的早产儿不需要被隔离。

通过呼吸道飞沫传播的感染包括感冒、流感和某些类型的肺炎。要感染另一个人，病毒或细菌必须接触他的眼睛、鼻子或嘴巴。但是含有病菌的飞沫通常只能在近距离内传播，而且病菌寿命很短。所以，它们根本无法到达邻近的床位，床位之间都要按规定保持一定的距离。然而，护士可以被感染，然后患病的医护人员或家庭成员可以通过近距离接触将病菌传染给早产儿。所以，护士、医生或相关人员，在近距离接触早产儿时，或者他们自身患有感冒时，需要戴上可以遮住口鼻的医用口罩。即

便是慈爱的祖父母或关系亲密的朋友，如果他们出现了喉咙痛的症状，也最好建议让他们过一段时间再来探望脆弱的早产宝宝。

患有传染性较强疾病的宝宝，或者对抗生素产生耐药性的宝宝，会被安置在单独的隔离室或新生儿病房的一个特殊区域（用屏风或窗帘隔开），直到他们不再具有传染性。通常情况下，患有传染性疾病的宝宝会由专门的人员看护，这些人员不会与其他未患病的宝宝进行接触。通过这种方式，传染病的传播可以得到控制。

当然，没有哪个系统可以做到万无一失，偶尔也会有感染传播，比如水痘。如果出现传染病的大规模暴发，医院通常首先会寻找传染源，然后尽一切可能阻断传播。那些暴露于病菌中没有被感染的宝宝，需要服用预防性药物或注射疫苗，有时还会被隔离，直到可以确定没有被传染。

父母会想尽一切办法保护自己的孩子，并且当宝宝暴露于新生儿病房复杂的环境中时，父母会变得异常紧张，这是人之常情。多亏了各种预防机制的建立，大多数感染不会在早产儿中传播。

用简单的语言告诉你：早产儿的感染

婴儿通过接触危险的细菌等微生物而感染。在早产儿中常见的传染性微生物是细菌、病毒或真菌。其中许多微生物可以在婴儿的皮肤、肠道、呼吸道或身体其他部位存活，并且不会给婴儿造成伤害（无论是暂时的还是永久的）。但有时，微生物突破了婴儿的第一道防线。它开始快速繁殖并扩散到不应该出现的地方，并导致感染。如果感染范围很小并被控制（如皮肤表面的伤口），可能只需要局部使用抗生素或根本不需要治疗。但有些感染可能更严重，会对重要器官造成损害，如肺（肺炎）、肝脏（肝炎）、肾脏（尿路感染）或脑

（脑膜炎）。这些感染需要更广泛的治疗。最严重的是许多微生物侵入血液，使诸如体温、呼吸、心率和血压等重要的生命体征变得不稳定。医生们将这种情况称为败血症。幸运的是，通过抗生素治疗和细心的支持性护理，大多数受感染的早产儿恢复得很好。

发育最不成熟的早产儿，或者在NICU时间最长的早产儿，最容易受到感染。早产儿尤其容易受到感染的主要原因有以下几点。

＊他们的免疫系统还不成熟，不能有效　对抗致病病原体。

＊为了挽救生命而进行的重症监护技

术，如插管、导尿术、外科手术、肠外营养，都会增加发生感染的风险。

＊早产和相关并发症为微生物的大量繁殖提供了机会。

＊所有的住院患者——包括早产儿——都暴露于各种致病菌中，这些致病菌致病能力强，或者对传统的抗生素已经产生了耐药性。

诊断和治疗

早产儿中感染的症状是非特异性的，容易与其他常见的问题混淆。呼吸暂停和其他呼吸问题、低血压、高血糖或低血糖、酸中毒、白细胞计数异常、黄疸、进食问题，甚至癫痫和体温不稳定，所有这些情况都可能是感染造成的，也可能都和感染无关。宝宝的病情突然恶化，或者出现了新的症状，或者几种症状同时出现，医生可能会怀疑是感染所致。

常见的诊断早产儿感染的方法有以下几种。

＊对血液、尿液、脑脊液，或其他可能存在感染的部位，如皮肤、眼睛或呼吸道进行细菌培养且出现阳性结果。

＊胸部或腹部X线检查可以看到炎症的征象。

＊进行实验室检查，以确定重要脏器功能正常，且重要物质如血气、电解质、钙和血细胞计数都保持正常水平。对于器官功能的检查也可以帮助判断感染的严重程度。

早期治疗对于缓解早产儿的感染症状是至关重要的。如果怀疑有感染存在，医生会使用广谱抗生素进行治疗，而不是等到确诊以后。找到病因后（细菌培养需要几天到几周的时间），医生会根据药敏实验针对性地选择抗生素。其他治疗方法，比如输血、抗癫痫的治疗、呼吸支持和血压调节等，如果宝宝需要也会使用。如果几天之后感染还没有完全消失，而宝宝置入了中心静脉导管（详见第274页"中心静脉导管"），医生通常会移除留置的针头，以防它会导致感染。

令人沮丧的是，有时宝宝的情况会突然恶化，细菌培养结果却为阴性，让医生和父母无法确定这种情况的出现是不是感染引起的。如果感染发生的部位不容易取得分泌物进行培养，或取得分泌物的过程中易受到其他定植菌的影响，比如肺，就会出现上述情况；也可能就是因为该项检查的敏感性低，以至于当微生物的数量较少时就会出现假阴性；又或者是因为特异性低，无法区分其他原因所导致的炎症。

早产儿在NICU可能发生的感染

早产儿在医院里发生的大多数感染是由体内的微生物大量繁殖引起的。不管采取怎样严密的预防措施，早产儿都可能通过其他患者、医护人员或是探望者被传染。

早产儿在出生时可能发生的感染

有些早产儿在出生时就已发生了感染。这些早发性感染，通常是由母亲羊水或产道中的细菌引起的。这些细菌不会对母亲造成伤害，却会感染早产儿，或者母亲也会发生感染。这些细菌可以在分娩过程中或分娩之前传染早产儿。细菌感染是引发早产的主要原因，但有些细菌感染只是引起早产，而不会传染早产儿。有些研究发现，对于早产儿来说，某些种类的细菌可能根本不会引起任何明显的症状，却会因为不间断的炎症刺激而增加早产儿患慢性呼吸疾病的可能性。有的微生物可以引起威胁生命的肺炎、败血症或脑膜炎。

B族链球菌是一种致病力很强的微生物，你可能在妊娠期或分娩过程中进行过B族链球菌的检测，或者进行过针对B族链球菌的治疗。如果你进行过B族链球菌的治疗，你的宝宝感染的可能性很小。如果产科医生怀疑你患有绒毛膜羊膜炎（羊膜或羊水发生的感染，常常导致早产），可能会对你的羊水、胎盘、尿液和生殖道分泌物进行细菌培养，并且应用广谱抗生素进行治疗。针对绒毛膜羊膜炎的治疗当然可以防止感染扩散给宝宝，但也有可能失败。

妊娠早期胎儿可能发生的感染

有时母亲在妊娠期间感染的疾病会传染给胎儿。最常见的感冒和流感不会对胎儿造成伤害，但是梅毒、HIV病毒、风疹病毒、疱疹病毒和其他病毒可以传染胎儿。这些先天性感染最严重可以导致如流产、早产、出生缺陷和生长发育等问题。

患有先天性感染的宝宝通常长得比较小。他们可能会出现严重的肺炎、肝炎、脑膜炎、贫血以及由败血症引起的其他症状，也可能没有任何症状。一些有先天性感染的宝宝虽然没有表现出任何症状，但具有传染性，这种情况可能会持续几个月。还有一些问题可能会在以后出现，比如视觉障碍、听觉障碍、运动功能障碍或者学习障碍。

先天性感染的诊断，需要依据细菌培养结果和其他实验室检查（对母亲血液和羊水进行的检查，或者对宝宝的血液、尿液和脑脊液进行的检查）。有时，医生会根据第一次查体时的体征（比如肝脾增大或皮肤红疹）、最初实验室检查的异常结果（如血细胞计数减少）、超声或X线检查发现肝脏或大脑中存在钙化灶怀疑宝宝有感染。

有些先天性感染可以得到有效治疗，比如梅毒、弓形虫病，但并非全部。如果你的宝宝有先天性感染，医生会告诉你宝宝还需要进行哪些检查。他会和你讨论接下来的治疗计划，力图保证宝宝日后的生长发育不受影响。

父母、早产儿和感染

对于早产儿来说，感染是一件真正可怕的事情。如果是父母将感染传染给宝宝，他们一定会感到崩溃。但请记住，大多数时候，没有人应该因此被责备，感到愧疚自责只会白白浪费精力。你的宝宝需要你坚定地在他身边，陪他度过这段难熬的时光，需要你帮助他获得舒适感、恢复健康，需要你帮助他茁壮成长。

洗手

Q：我真的很在意NICU的卫生状况。在进入之前我都会洗手，但我看其他人，包括医生和护士，好像对此都不是很在意。

A：你的做法绝对是正确的。在接触早产儿之前洗手，用水和肥皂，或用杀菌泡沫，是最有效的控制感染传播的方式。所有的父母和其他来访者，在进入新生儿病房之前都应该洗手，以免将门把手、楼梯扶手、方向盘或公交车座位上的细菌带给宝宝。

那么他们的鞋子、衣服、头发呢？有趣的是，有研究表明，要求来访者穿上医院的防护服或阻止家庭成员接触早产儿，并不能降低早产儿感染的风险。不是要禁止所有人进入NICU，即使是孩子们。当然，如果你患有感冒或流感，应该避免进入NICU。并且如果你接触了患有传染性疾病的人，比如起了风疹或水痘的稍微大一点儿的孩子，在进入之前要让医生或护士知道这个情况。他们需要确定你对这种疾病是否具有免疫力，如果你对这种疾病没有免疫力，即使没有出现任何症状，也有可能在无意中将你的宝宝暴露于病菌当中。

医护人员非常清楚早产儿发生感染的风险，也对必要的预防措施了然于心。每个NICU都要求父母在进入时必须要洗手（但是，如果医护人员使用杀菌泡沫洗手，你不会看到他们洗手的过程）。如果医生或护士需要接触血液、体液、皮肤伤口或黏膜，比如进行静脉输液或通过气管内插管吸痰的时候，还会戴上手套；需要进入体内进行的操作，比如腰椎穿刺或中心静脉置管，都需要在无菌条件下进行。如果医生或护士在感冒的情况下必须进入新生儿病房，他们会戴上口罩遮住口鼻，以防将感冒传染给新生儿病房中的宝宝。

进入新生儿病房中的来访者（大多数像你一样，是早产儿的父母），通常很有责任心，会遵循新生儿病房的规章制度，落实预防措施，以控制感染的传播。但是人们会在不可预测的情况下患病，并且都很健忘。因此，你可能会在新生儿病房看到有些人正在打喷嚏或擤鼻涕，或者吸乳回来的母亲忘了洗手就去触碰自己的宝宝。她是不是应该再洗一次手呢？也许是的。但是，你应该为你所看到的那些无法原谅的、粗心大意的行为而感到愤怒或恐惧吗？当然不应该。那个喷嚏也许根本不会让宝宝患上感冒，那个妈妈也许在吸乳室中洗过手了。对于护士来说，当宝宝需要急救时，第一时间赶去挽救宝宝的生命，比停下来去洗手要重要得多。

一些好心的父母将卫生问题看得过于重要，以至于成了心病，导致他们会仔细审视每一个来访者和所有医务人员的日常行为。但是，良好的卫生不等于无菌。NICU不可能也不应该是一个无菌病房，因为早产儿需要皮肤接触，这对他们是一种安慰和治疗，有助于他们正常的生长发育。而且早产儿需要暴露在正常生活环境中，正常生活环境中微生物可以刺激他们产生抗体，增强免疫防御能力。

如果你注意到，在新生儿病房中，有人违反卫生准则，你应该指出来。但是，不要让过度的恐惧破坏了你和宝宝在一起的快乐。把他紧紧地贴在你的皮肤上，把你的手指放到他的嘴里，感受他的吸吮多么强烈。这些都是你的宝宝需要的，他们可以快乐健康地成长。

兄弟姐妹的探望

Q：我的女儿要求去医院看望小弟弟。让弟弟接触姐姐身上的细菌，是不是会危及弟弟的健康？或者，让姐姐看到弟弟身上的各种导管和导线，是不是会在情感上对姐姐造成伤害？

A：有时，孩子们虽然还没有理性思维，但似乎可以本能地知道什么事情是正确的。你的女儿似乎就是如此。她的小弟弟出生了，为了自己和家里的其他人，她需要尽快与弟弟熟悉起来。

你的担心是可以理解的。家人们常常会觉得非常纠结，是追随内心的想法将大一点儿的孩子带到NICU，还是考虑到可能带来的后果而忘掉这个念头。有些父母会含糊其词地拖延大孩子去医院的时间，但这种做法是不正确的。

研究发现，如果年幼的访客洗手且经筛查没有传染性疾病，兄弟姐妹的探望并不会增加NICU中发生感染的风险。研究还表明，兄弟姐妹的探望是大有益处的。

到医院看望过弟弟妹妹之后，大一些的孩子出现的行为问题会减少，会表现出自尊心增强，并且更愿意表达他们的想法而不是藏在心里。他们更愿意将照顾小宝宝看作全家共同的任务。

怎样帮助大一些的孩子？

当弟弟妹妹出生时，大一些的孩子内心会十分矛盾：既感到开心骄傲，又有将要被弟弟妹妹取代的失落，以后父母的爱和关心都要与另一个人分享了。

对于大一些的孩子来说，早产儿的出生难免会让他们的生活发生改变——

他带走了所有的好处，放大了所有的坏处。在家里，没有可爱的新生宝宝可以拥抱、照顾。父母会为早产儿的健康问题感到焦虑，这会使大一些的孩子觉得自己格格不入甚至有种被遗弃的感觉。

想象一下你的爸爸妈妈留在医院里

很长时间，却把你交给亲戚或者不熟悉的看护者，甚至把你送到别人家里。而且因为他们非常悲伤和失望，根本无暇顾及你的感受——有时他们会分心，以致忽略了你的反应和需求。

当然，不同的孩子有不同的反应方式，有些会比其他人更容易调整自己。你需要记住的最主要的事情是，对于大一些的孩子来说，这是一段充满焦虑的时光，他们需要很多的安慰。

理解大孩子的感受

孩子的感受部分取决于他的年龄。即使是学步的孩子也会感受到焦虑和沮丧，并且他们的生活会受到你的情绪变化的影响。大一些的孩子常会有以下感受。

* 当他们产生消极的想法或做了不好的事情时会感到愧疚。
* 他们很害怕是因为自己做了什么才使弟弟妹妹早早地来到这个世界，比如不小心或生气地踢到了你的肚子，或希望这个宝宝可以消失（孩子经常会有奇幻的想法）。
* 当他们的生活习惯被打破，当你花费大量的时间去陪伴早产宝宝，大孩子会嫉妒和愤怒。
* 他们很害怕自己也会和小宝宝一样生病，就像他们听说人们患上感冒必须要去医院一样。
* 他们很担心小宝宝会死掉。
* 他们很害怕小宝宝正遭受痛苦，或者有先天畸形等比实际情况严重得多的问题。
* 他们很难相信家里多了个新生宝宝这件事，因为新生宝宝并不在家，这种情况与他们预想得太不一样了。

了解大孩子的压力信号

一些孩子会表现出自己的压力，另一些则会将压力藏在心里。你可以发现一些典型的表现（年龄是一个重要因素）。

学龄前儿童可能会发生行为习惯上的退步，比如尿床和吃手，或者会出现进食或睡眠的问题。他们可能表现得急躁易怒、不听话，或者表现得过于依赖父母、不断寻求关注。

大一点儿的孩子在学校里会表现为注意力不集中。他们也可能会出现行为习惯的退步——比如尿床、吃手、依赖——可能比小宝宝更典型。对父母和新生儿，他们可能会表现出漠不关心。不要生气，这可能是孩子进行自我保护或者表达焦虑的方式。

帮助大孩子

面对如此强烈的感情，你该怎样为大孩子提供足够的安慰呢？

* **敞开心扉，诚实相待。**告诉你的孩子发生在早产儿身上的事情，即使他们不知道要问什么（与他单独交谈，让他知道你不是在跟其他家人说话）。记住，孩子可以理解和处理多少信息，只有你能判断。对于两三岁的孩子，只要简单地向他们解释新生宝宝

需要在回家前长大一些、强壮一些就可以了。对于更大一些的孩子，你可能需要简单描述一下早产的原因，以及目前主要的问题是什么。

* **告诉他们，他们可能会看见你情绪激动（甚至哭起来），但那不是因为他们做了什么——事实上，是他们给你安慰。**

* **如果可以，继续他们每天的固定活动。**如果你不能带他们去上亲子课或带他们去公园，就安排一个他们喜欢的人，比如祖父或他们喜欢的临时看护者。

* **每天挤出一些私人的、一对一的时间和他们一起度过，即使只是一个短暂的拥抱，要告诉他们，他们对你来说有多重要。**记得问问他们的感受，安慰他们，使他们不再感到恐惧和担忧。

* **在他们和新生宝宝之间建立联系。**如果医院允许兄弟姐妹探望，带他们去见见NICU中的弟弟妹妹。让他们画画，选择一张全家福，或者选择一个动物玩偶放在新生宝宝的床边。给大孩子写感谢信，拍下照片，并记录新生宝宝的情况（比如他体重增长了多少，或他的喂养情况有没有进步），尤其别忘了让医生或护士将信和照片寄给大孩子。在家为新生儿布置房间时，请大孩子一起做。

* **如果你为了可以让家人和朋友及时得到新生宝宝的消息而建了一个网页，那么可以让大孩子帮忙更新网页。**根据他们的年龄，他们可以简单地帮你选择照片、画一幅画，或是写一篇在医院探望弟弟妹妹的记事。鼓励他们发布自己的动态消息，可以是在学校取得了优异的成绩，也可以是进行了愉快的约会。这样他们会觉得自己也得到了关心，并且会从亲戚朋友那里得到反馈。

使兄弟姐妹的探望获得成功

去医院看望新生宝宝应该提前进行准备。你可以给大孩子看照片，描述一下新生宝宝的样子，并且可以适当解释一下为什么新生宝宝会需要帮助。

* **如果大孩子送给弟弟妹妹有意义的礼物**——一个玩具，一幅画，一张照片——记得在探望过程中将礼物展示于早产儿的床头，让它可以陪伴早产儿，并且可以让早产儿想起自己的哥哥姐姐。

* **如果护士允许，鼓励大孩子温柔地触碰早产儿，并和他说话。**在探望过程中，试着关注他们的反应，并且回答他们所有的问题。

* **有些新生儿病房会为早产儿的哥哥姐姐准备特殊的节目。**这些节目是医院工作人员安排的，意在帮助年龄大一些的哥哥姐姐表达自己的情感，释放自己的焦虑，并且通过有趣的活动，比如游戏、阅读、画画或手工制作，让哥哥姐姐们了解NICU。

即使只是一次短暂的探望，也可以让大孩子对早产儿有初步的了解，他们会记住在探望过程中提及的人和事。有些宝宝想要将探望的经历与人分享，而有些不会，至少暂时不会。

有了你的帮助，当你的早产宝宝在医院中逐渐康复且茁壮成长时，你的大孩子会坚定地站在你的身旁。你的敏感和耐心可以在很长一段时间内有效安抚大孩子的情绪，尤其是当早产宝宝从医院回到家里时。哥哥姐姐早就已经学会了怎样以正确的方式爱他，而你也会知道你能给孩子们的，就是无条件的支持。

考虑到兄弟姐妹探望的好处大于风险，大多数NICU现在允许这样做（唯一的例外是在冬季寒冷的季节，从11月到来年3月，一些NICU出于谨慎，禁止一定年龄的访客进入，通常是8~12岁。因为感冒或流感对早产儿或重症监护的人来说是很危险的，而年幼的孩子如果得了感冒或流感可能无法清楚地陈述自己的症状）。因此，你应该询问一下NICU的规定，或者要求医护人员帮你组织这次探望。最有可能的是，你会发现医生和护士会给你很多帮助和支持。

有时，所谓的见面就只是隔着玻璃窗看一眼，或者如果早产儿情况稳定，哥哥姐姐可以触摸他，甚至抱起他。如果要进行更长时间的探望，年龄小一些的孩子可能会想画画，大一些的孩子会想读故事给弟弟妹妹听。所以，如果你打算停留一段时间，可以考虑带上蜡笔和故事书，因为这些可以让孩子们保持安静。不管怎样，这次探望对于大孩子来说，是一次难忘的经历。

除了探望，父母还可以做很多有益的事情帮助孩子们熟悉起来。

将病房布置成家的感觉

Q：我们不能忍受宝宝一个人孤零零地躺在医院。一个朋友建议我们装饰宝宝的病房，并且将我们的声音录下来，当我们不在宝宝身边时，让护士播放给宝宝听。

A：几个月来，你一直都在想象将宝宝带回家，让他躺在舒适的婴儿床上，当你不能抱着他时，他可以被柔软的毛毯、泰迪熊玩偶和音乐所环绕，这些都会向他传达他在你心里是多么重要，以及你有多么爱他。

像你一样负责任的父母，只要一想到宝宝孤独地躺在NICU中就会觉得心碎，即使他们也知道对于早产儿来说，现阶段NICU是最适合他们的地方。像你的朋友一样，还有许多人会有疑问：为什么不在NICU中创造一种私人的、温馨的氛围呢？

对这个问题，我们想告诉你两点：第一点，这是一个特别好的想法，你当然应该这样做；第二点，这件事需要谨慎执行。

　　这样做的原因是，虽然早产儿需要父母的陪伴和爱护，但是他们非常容易受到刺激。如果你的宝宝受到了刺激，就违背了做这件事的初衷。随着早产儿逐渐长大，他们可以承受更多刺激，不会被刺激所击垮。通常出生非常早或病情严重的早产儿，一次只能够接受到一种感官活动：可能是听到你在和他谈话，可能是感受到正在被触摸，也可能是专注地看着什么。最初父母们会感到意外，以为这件事情本会使宝宝感到愉悦，但是请别忘记，对早产儿来说积极的刺激也和消极的刺激一样有压力。

　　你可以为宝宝挑选一些装饰品，或者添置一些新的物品。但要记得在为宝宝购买任何物品之前，问问医护人员是否允许以及是否合适（有时，动物玩偶可能会是感染的传播媒介）。还有，记住你放在新生儿病房中的任何物品都有可能与其他宝宝的物品混淆，以至于拿错或丢失。下面的指导原则将帮助你选择适合NICU的个性化装饰。

＊**婴儿保温箱的遮光帘**。长时间面对从头顶照射过来的明亮的光线，对早产儿来说是无益的（一些NICU会在不需要的时候将灯光调暗，但并不是所有的NICU都会这样做）。所以，你首先应该给宝宝准备一个婴儿保温箱的遮光帘，这个遮光帘应该厚一些，这样才能遮挡强烈的光线。一些新生儿专家建议胎龄较小的早产儿应该尽可能待在黑暗的环境中，因为子宫内的环境即是如此；而另外一些专家则认为，任何胎龄的早产儿都需要适应昼夜的交替出现。他们认为昼夜节律可以刺激激素分泌，促进健康作息规律的形成，并且帮助早产儿的视觉和听觉正常发育。无论怎样，光线都不应该直接照射早产儿的眼睛（即使是白天）。你可以问问医生和护士，遮光帘是应该一直悬挂还是只在夜间悬挂。

　　许多新生儿病房会给保温箱配备遮光帘，而有些则只有当父母提出要求时才会提供（所以一定要向护士要），还有一些根本就没有准备遮光帘。如果你的宝宝所在的新生儿病房没有遮光帘，你可以买一个——或者，简单一些，从家里带一条毛巾或小被子，将它挂在宝宝的床头（将边缘处折叠起来，以便护士可以看到宝宝，并且不会影响护士打开保温箱）。确保布料足够厚以便将光线阻挡在外（还可以帮助吸收一部分医院里的噪声），并且一定要选择图案简单的，甚至可以选择黑色的来模拟子宫。不要担心，当你或护士在白天与宝宝互动时，或当你发现宝宝睡醒时，他还是可以得到足够的刺激的。

＊**艺术作品：全家福、照片和风铃**。当宝宝醒着的时候，他想看什么呢？适合足月新生儿看的东西，可能并不适合早产儿。比如，引人注目的黑白设

计会非常吸引足月儿，但可能对早产儿就并非如此了。事实上，任何针对保温箱所做的设计，新生儿专家都是谨慎对待的。如果这种设计会给早产儿造成压力，而且无法轻易将视线移开，就会消耗早产儿宝贵的能量。人脸是早产儿最喜欢盯着看的，尤其是父母的脸，或者镜子中自己的脸。但即使如此，当你或其他照看宝宝的人注意到他需要一些刺激时，间断性地给予刺激对早产儿来说更好。当他已经接受了足够的刺激需要休息时，就不要再继续刺激他了。

✳ **你独特的声音。** 早产儿会被父母熟悉的声音所吸引。研究者发现，早产儿可以辨别父母说话时饱含爱意的声音和那些热心但是没有血缘关系的看护者的声音。另外，就像需要避免强光刺激一样，他们也需要避免噪声的刺激。许多父母会认为保温箱是隔音的，事实正好相反：响亮的声音会在保温箱内回响。吵闹的声音会让早产儿感觉不适，他们暂时还只应该倾听母亲的心跳声和一些轻柔的类似于子宫中出现的声音。

所以，你应不应该将说话或唱歌的声音录下来，在保温箱中播放呢？这要根据具体情况决定。如果你和护士关系特别好，并且可以拜托他们观察宝宝的情况，以确保录音可以让宝宝感到愉悦，而不是打扰宝宝的休息，就可以录下来；如果你注意到宝宝对声音非常敏感，或者你觉得护士只会不加区别地一次又一次循环播放录音，那么还是别录给宝宝听了。

也许你已经注意到了，你可以购买到录制有心跳声的CD。对于足月新生儿来说，这种声音可以使其放松，早产儿也是如此吗？还没有可靠的相关研究。一些看护者认为，对于早产儿来说，这种最熟悉的韵律可以帮助他们保持镇静，并且可以阻隔那些可能打扰宝宝的噪声。这是说得通的。如果你想要试一试的话，要仔细些。与其他录音一样，播放时音量应该调到非常小，而且你或护士应该观察宝宝的反应，当CD对宝宝产生过度刺激时，及时关掉它。如果不能播放心跳的声音，不要感到失望：因为当你陪在宝宝身边时，当他倾听你的声音或心跳时，他会感到无比快乐。

✳ **妈妈的气味。** 即使胎龄最小的早产儿也可以识别出妈妈的气味，因此对于任何胎龄的早产儿来说，将妈妈的气味放入保温箱中，都可以使其感到妈妈一直陪在他身边。这件事情做起来很容易，只要准备一块小手绢，将它贴身放一段时间（大约一晚上）。当你在医院抱着宝宝时，也要让手绢贴着你的身体，然后当你回家的时候，将手绢留在宝宝的保温箱里（一定要告诉护士手绢是你故意留下的，否则他们很可能会将其拿出来）。你可以每天用一条干净的手绢来做这件事，也可以按你喜欢的频率更换手绢。

* **泰迪熊和其他填充玩偶。**你的宝宝可能根本不会注意到你在他的保温箱内放置了泰迪熊玩具，但是它确实是一个重要的装饰品。和在足月儿房间中放置动物玩偶一样，在保温箱中放置一个填充玩偶也是一种声明：这是一个可爱的宝宝，一个被家人视若珍宝的宝宝，他会收到家人精心挑选的饱含爱意的礼物。

　　一些填充动物（比如长蛇之类的），可以让早产儿靠着它们时感觉特别舒适。这可能会有些好笑，送给早产儿的最好的玩具不是传统的熊或兔子，而是一条填充蛇玩偶。它能卷曲起来将早产儿圈在其中，对于早产儿来说这种感觉是非常放松的，是缓解早产儿压力的最好的方式。护士常常会将毯子卷起来垫在早产儿的身体下，让宝宝可以保持一种舒服的侧躺的体位，这种填充蛇玩偶就可以替代毛毯。在其他时候，宝宝的手也可以抓着或握着玩偶。记得在购买之前问一下NICU的医护人员，是否允许将填充玩偶带入NICU。

* **宝宝的漂亮衣服。**宝宝的穿着打扮有特别的意义。就像看见泰迪熊就可以感受到婴儿床内的宝宝有人陪伴一样，看见早产儿穿着漂亮的衣服也可以温暖父母和医务人员的心。宝宝躺在保温箱里时，通常是不穿衣服的，以便在情况出现变化时，医护人员可以第一时间发现。如果宝宝正在进行黄疸照射治疗，为了让光线可以照射到裸露的皮肤上，也不可以穿衣服。但是在其他时间，宝宝是可以穿衣服的。要确保你所选择的衣服很宽松，布料柔软，在给宝宝穿上之前要先用温和的肥皂进行清洗。衣服不需要太贵，因为在新生儿病房衣服有时会丢失（虽然不是经常发生）。告诉护士，将宝宝换下来的衣服放在一旁，你会拿回家清洗，而不是送到NICU的洗衣房中清洗。小帽子和袜子是不错的选择，那种容易穿脱的前开式的衣服也可以选择，这样就不会影响检查和尿布的更换了。

　　如果一开始宝宝的衣服有些大，没关系，这也是一种魅力，最终会成为你美好的回忆。许多网站都售卖可爱的早产儿服装，我们已经为你挑选了一些网站，你可以阅读附录5（详见第553页）的相关内容。

　　尽管这些指导原则值得仔细考虑，但请记住没有两个早产儿是一样的。你的早产儿宝宝不管多么小，他都会有独特的个性和自己的好恶。他的个人喜好远比任何的指导原则重要得多，当你和他在一起时，你会发现他的喜好并回应他，你将获得一种亲密的喜悦。

为什么父母会被要求离开？

Q：有些时候，当我看望宝宝时，护士会要求我离开一会儿。一次是因为交班，另一次他们告诉我要进行一个操作，我不能看。什么操作这么神秘，不让我看？

A：被要求离开宝宝的床边，你会本能地感到沮丧。如果护士或医生要进行操作，比如抽血或腰椎穿刺，而你不能陪在宝宝身边安抚他时，你可能会对宝宝即将遭受的疼痛感到非常焦虑。如果医生正在查房，你可能会觉得自己有权得到关于宝宝情况的第一手消息；如果护士正在交班，你可能会不理解，为何你的存在对护士来说是一种打扰。你最不能理解的是，你为什么要浪费与宝宝相处的宝贵时间而在走廊等待？

这里有一些很好的理由，也有一些有待商榷的理由。当医生查房或护士交班时，他们之间会传递患儿的详细信息，这个时候要求家长离开，可能是出于保护隐私的目的，也可能是为了让住院医生和医学生更加自由地表达自己的观点，无论是出现了问题还是承认自己知识的不足对他们来说都会更轻松，不会像在早产儿父母面前那样尴尬。然而你可能会说，实习医生需要学会在父母面前公开准确地表述问题，而且这些隐私问题，在NICU、在宝宝床边、在任何时间都会被讨论，那时并没有人要求你离开。

事实是，每家医院都有责任保护患者的隐私，不同的新生儿病房也会有不同的规定（甚至有些新生儿病房不会要求父母离开，而是在讨论其他宝宝的病情时让他们戴上耳机，这样他们就听不到讨论的具体内容了）。

当医生需要给你的宝宝或周围床位的宝宝进行某种操作时会怎么样呢？有些NICU会有要求父母们在操作时离开。这是出于安全的考虑，因为NICU空间非常狭小，并且在操作过程中，设备和医护人员都需要自由而迅速地移动。除此之外，医护人员也会关心你的情绪（不要认为是你一个人的问题，几乎所有的父母都是如此），或者你的存在会让他们感到紧张，干扰他们快速而顺利地完成操作。

也许他们不应该如此担心。一项研究调查了当医生或护士在急诊室给患儿进行简单的医疗操作时，父母被允许在场时是否会产生影响。研究人员评估了患儿的疼痛程度（根据他的动作和哭声的强度）、操作的成功率，以及父母、医生和护士的焦虑程度。其中一项研究结果可能会让那些在操作过程中不能与宝宝待在一起的父母感到安心：父母的存在对减少孩子的痛苦并没有什么作用。另外，医护人员的表现没有受到父母在场的影响，而父母留下来的主要好处是：父母的焦虑程度会明显减轻。该研究认为，如果父母想在操作过程中留下来陪伴孩子，应该鼓励他们这样做。

有些父母会离开，以免目睹自己的孩子遭受痛苦，而另一些父母则不愿意离开，他们觉得即使他们不能把痛苦带走，也可以给孩子提供非常重要的情感支持——我们是你的父母，在你身边陪着你、安慰你。既考虑医护人员的感受，又考虑父母们的本能需要，这才是公平的。所以如果你想留下来，不要犹豫，直接说出来。如果你的宝宝所在的新生儿病房没有要求父母离开的规定，你或许可以留下来。即使新生儿病房有规定，规定也常常是灵活的。越来越多的新生儿病房允许家庭更多地参与到孩子的护理中，所以，如果你特别希望在操作过程中和你的宝宝在一起，一定要把这种诉求告诉医护人员，他们可能会满足你。

解决情感上的问题

Q：我需要帮助！我觉得快要被情感问题吞噬了。

A：不要觉得只有你一个人出现这种情况，大多数早产儿父母会感到困惑，也承受着巨大的心理压力，这种情况会持续几周到几个月。这根本不奇怪，因为你经常会得到很多消息，这些消息通常都是让人害怕的，完全不同于你已经习惯了的NICU中的世界，并且分娩——尤其是早产——完全改变了你的人生。这种感觉不仅是正常的，而且是健康的。表现得若无其事只能说明你正在试图逃避事实。最好的解决方式是：正确认识你的情感和需求，这是非常必要的。当然，你也可以采取其他措施，

以便你和宝宝可以共同适应新生活。

最可能的是，你和宝宝都会有光明的未来，早产对你们来说只是暂时出现的危机。但是此时此刻，情况确实有些艰难。没有父母能够真正地做好迎接一个需要重症监护的新生儿的准备。所有的父母都需要经历最初的适应阶段，适应宝宝的提前出生，适应随之而来的责任。早产会为你带来很多负面情绪。

＊ **担忧甚至是恐惧**——宝宝是否能够度过危险期。

＊ **后悔**——你不能像之前渴望的那样亲近宝宝。

＊ **局促**——不得不面对医生和护士，因为你必须将宝宝的健康完全托付给他们。

＊ **罪恶感**——你觉得让宝宝和周围关心你的朋友失望了。

＊ **困惑**——这一切为什么会发生？

＊ **悲伤**——宝宝的生命有一个苦难的开端。

＊ **愤怒**——这所有的一切本不应该发生在你和宝宝身上。

＊ **无助**——无法让时间倒流，做什么都于事无补。

＊ **眩晕**——来自强烈的情绪变化，从最初的兴奋、敬畏、对未来的希望，到害怕、恐惧、痛苦甚至麻木。

谁能提供情感上的帮助？

自己帮助自己：在家中这种私人场合，你可以尽情释放你的情感。花一些时间听你喜爱的音乐。如果有眼泪，那就尽情地哭吧。哭诉、喊叫甚至通过捶打东西表达愤怒，这些都是释放方式。如果没有做好与他人交流的准备，可以尝试用日记与自己交流。每天晚上，在探望宝宝或是给NICU打完电话之后做一下记录，可以帮助你用文字调整心绪，在最美好的希望和最深层的恐惧之间找到平衡（不管你信不信，你会想记住这段经历中的许多细节，这会成为你生命中最重要、最有意义的一段经历）。在这段时间，通过任何一种形式的创作和艺术表达情感，都会让你感觉舒适。你可以现在就开始，即使以前你从未尝试过某种活动。一些父母会用写诗的方式记录宝宝在NICU中的生活，还有一些会用画画的方式记录宝宝的生活。一些父母回到家中，在想念宝宝时演奏乐器或即兴创作。不管你是否有经验，艺术创作都是安全有效的减压方式。它可以使你忘记痛苦，感受心灵的平和宁静。要花时间运动（尤其是到户外运动——离开NICU这种让人紧张的地方，是令人愉悦的）。散步、游泳、园艺、瑜伽，任何一种活动都可以帮助你变得平静而释然（你知道吗，运动是非常有效的抗抑郁剂，疗效与处方药的疗效不相上下）。尽最大可能让自己吃好睡好。健康的生活方式可以帮助你控制压力和消极的情绪。

来自伴侣的帮助：请记住，至少会有一个人，想要与你分享这一切——没有人比你的另一半更清楚发生了什么。事实上，研究表明，早产儿的爸爸、妈妈或者生病的足月儿的爸爸、妈妈，他们会发现伴侣是自己最好的情感支持，当宝宝住在NICU的时候，他们互相鼓励，度过那段时光。和你的伴侣分享宝宝一天中的活动细节，和你对于宝宝进步或退步的反应，是非常重要的。如果没有这个过程，彼此很有可能发生误会，而随着误会不断累积，在将来的某时某刻，一定会让你感到痛苦难过。即使你的伴侣现在还不能表达他（她）的情感，你也应该努力表达你的感受。你们对宝宝的浓浓爱意可以给予你们力量，帮助你们克服一个又一个危机，并且让你们的关系更加牢固亲密，你们的关系很有可能会更进一步。

来自家人和朋友的帮助：也许还有其他可以分享的人，你与他们关系亲密，愿意与他们分享宝宝的点点滴滴、分享你真实的情绪。这个人也许是你的妈妈、爸爸、兄弟姐妹或最好的朋友，他们愿意通过任何可能的方式帮助你、宽慰你。如果他们此刻犹疑不前，可能是他们觉得你并不想让他们参与，担心会打扰你。其实，他们对你的经历感同身受，只是觉得你不会允许他们谈论这件事。即便你还没有准备好联系你的家人和朋友，但至少选择一两个人敞开心扉聊一聊，尽可能地将你的感受告诉他们，对你是非常有帮助的，可以让你不再饱受情绪情感问题的困扰。邀请他们看望你的宝宝，让他们进入NICU参观。通过接受这些亲近的人的帮助，你也正在帮助他们，让他们了解你的所感所想，不再为你担忧，你也不必独自承受巨大的负担。

NICU能提供的帮助：生下一个必须住在NICU的宝宝，通常被认为是一种不寻常且艰难的经历，因此NICU都会配备专业的医护人员和资源，以更好地为早产儿父母提供支持和帮助。有些医院提供的帮助是非常常规的，而有些则提供一些特殊的帮助，一定要问清楚你可以获得的资源和帮助有哪些。

来自其他父母的帮助：有许多父母像你一样，此刻他们的早产儿也正在住院，当然也有许多父母已经从医院"毕业"了。这些父母可以给那些迷茫的早产儿父母提供支持、倾听他们的心事和感受、与他们交流、分享心得和传授经验。宝宝正在住院的早产儿父母，可以与你一起分享快乐、恐惧和不安，使你觉得自己被理解、不孤单。而已经从医院"毕业"了的父母们，可以从过来人的角度开导你，为你提供建议。他们可以用朴实无华、简单易懂的非医学术语和你沟通，为你解释目前的状况。最重要的是，作为最真实的案例，他们可以让你相信，度过NICU的日子后，可以迎来幸福快乐的生活，只这一点，就可以让你获得巨大的安慰。你也可以通过网络获得其他父母的支持。你可以加入某些博客的讨论，或者是创办自己的博客（你一定会惊异于有特别多点击量——这些浏览你博客的人逐渐都可以变成网络上的朋友，你可以结交的朋友）。只要你在家有时间，就可以开始做这件事，有的NICU也配备电脑以供父母们使用。去读一读网站上的留言吧，你能很快找到与你有着共同烦恼的朋友。当你分享宝宝的成长故事和你的所感所得，成为早产儿父母的线上社区中的一员时，你在网络上的那些朋友就会成为你珍贵的能量来源，他们会源源不断地为你提供支持，不论几周还是几个月，他们始终陪伴着你。他们的存在就是单纯的基于你的需要，他们会陪你度过艰难的时期，完成你心理上的成熟蜕变。

来自心理治疗师和心理医生的帮助：许多早产儿父母需要情感上的支持，最好的方法莫过于寻求心理治疗师的帮助。你可以先找心理医生或是心理咨询志愿者，这些人都富有经验，并且非常专业，他们可以帮助你度过心理危机。心理医生可以为你提供各种类型的心理治疗方法，包括谈话疗法这种短期治疗方式（效果很明显）。如果你患有焦虑症或抑郁症，心理医生可以用心理疗法和药物对你进行诊断和治疗。特别要说明的是，产后抑郁症在早产儿母亲中发生率很高——并且易于治疗——如果宝宝住在医院，这种情况会使母亲的抑郁症加重。许多早产儿父母都会过度担忧，以致出现睡眠问题。如果你的睡眠也出现了问题，心理医生会让你服用非常有效的安眠药物（他们会要求你减少咖啡因的摄入）。

可以列举出负面情绪太多了——这些只是其中的一部分。但是当你表达出这些负面情绪，即使只是一部分，都会使你感觉不再那么沉重。

不要觉得对不起宝宝、对不起你的父母和丈夫、对不起你自己。正视你的害怕和恐惧——对于许多人来说，倾诉可能是解决这些痛苦的情感问题的最有效的方式了。如果不说出来，它们可能会逐渐削弱你与宝宝相处时快乐的感觉。

通过时间和社会的帮助，以及来自家人、朋友的精神上的支持，还有在NICU发展的新的人际关系，你会重新获得内心的强大力量。在第224页，你可以找到如何帮助自己以及接受别人帮助的相关信息。

虽然你现在所经历的压力和情感上的痛苦都是正常的，也是可以被理解的，但你应该意识到，早产儿母亲患上产后抑郁症的风险更高。如果你感觉特别不好，以至于想要伤害自己，请立即与身边的人交谈并且寻求帮助。

情绪失控的状态不会持续太长时间，很快你就可以控制自己的情绪了。你永远不会忘记此刻的经历，你可以学会怎样坦然接受并理解正在发生的一切。宝宝生命之初的这一段沮丧的时期，是你们共同成长的时期。许多人觉得在经历了这段时间之后变得更好了，成为了更加成熟的人，也成为了更善解人意的父母。

多胞胎

双胞胎宝宝住在不同的医院

Q：我们的双胞胎宝宝，一个住在家附近的医院，另一个住在规模较大的医院，到达那里大约需要1小时。我不知道应该怎样合理解决这个问题。

A：你一定知道，养育双胞胎可以获得双倍的快乐，但在抚养他们的过程中，也势必要付出双倍的心血。你必须在相同的时间照顾在不同地方的两个早产宝宝，谁都无法想象这是怎样的一种挑战！如果你有足够的时间奔波于两个医院之间，那么你当然可以花费一个早上的时间陪伴其中一个宝宝，然后利用下午或是晚上的时间陪伴另一个宝宝。但是许多父母都觉得，每天合理安排时间，探望在不同医院的宝宝真是太难了，何况他们身上还肩负着其他的责任。

第一件要做的事情，一开始可能会让你觉得很困难，但却是非常重要的，那就是：试着让自己接受一个事实——无法每天都去探望两个宝宝也是说得过去。即使你有几天无法陪伴在宝宝身边，只要你陪伴在他们身边时是温柔、细心、充满爱意的，他们在最初的几周从你这里获得的关注和亲密也足以帮助他们恢复和成长。

以下是一些可能解决你问题的方法。

* **与你的配偶或伙伴分工合作，分别去看望两个宝宝。** 你们每个人在每一天都留出一些时间与其中一个宝宝一起度过，然后第二天再交换，这样你们两个人就有时间和每个孩子在一起。

* **与你的配偶一起，花费一天或几天的时间，与一个宝宝一起度过，然后在接下来的一天或几天内陪伴另一个宝宝。** 这样也会让你和你的配偶共同度过一段时间，有利于增进你们的感情，牢固你们的关系。

* **请祖父母、朋友或其他与你关系亲密的人帮助你。** 在你无法去看望宝宝时，请这些人代替你去看望。你可能会觉得这是在给他们增加负担，但更可能的是，他们非常希望能帮助你。当你在寻找你非常信任的人帮忙时，你想到了他们，他们一定会为此感到开心、荣幸和骄傲的。

* **试着将另一个宝宝也转到规模较大的医院。** 尤其是你确实有交通方面的问题，又或者是两个宝宝需要在不同的医院住几周或更长时间，你确实应该好好考虑一下，是不是要将另一个宝宝也转到大医院。你可能会遇到些问题，比如没有空的床位，那相对来说健康状况好一点儿的宝宝就需要让出床位；另外一个问题就是费用，如果你的健康保险不报销转院的费用，这个费用就需要你自行承担。

* **暂时多去看望病情更严重的宝宝。** 因为宝宝病情的不稳定，你可能会考虑是不是要住在医院附近的宾馆里。记住，你这样做是在根据实际情况满足宝宝的需求，而不是出于偏心——并且随着时间的推移这种情况会逐渐得到改善，在未来你会有足够的时间给另一个宝宝更多的疼爱。

* **当双胞胎中病情较重的那个宝宝服用大量镇痛药或是陷入深度昏迷时（比如接受外科手术治疗后的几天内），** 他真的不知道发生了什么，也不知道谁陪在他身旁。那么这段时间你就可以多陪陪双胞胎中的另一个了（如果你放心不下，选择继续留在病情较重的宝

宝身边，也没有人会因此责怪你。在其中一个宝宝患严重疾病时，大多数父母的感受和选择与你相同）。

幸运的是，这种左右为难的情况，通常不会持续几周以上。要么病情较重的宝宝情况可以很快改善，赶上他的兄弟姐妹，两个孩子就可以住到同一个医院去了，要么另一个宝宝可以很快出院回家了。那时，也许你还是会觉得，把时间平均分配很难。但是，如果你忘记掉交通工具的问题、堵车的问题、停车位的问题、往返于两个医院的开销问题，事情就会变得容易得多。

让双胞胎宝宝彼此靠近

Q：我看过双胞胎在医院睡同一张床的照片。为什么我们的双胞胎女儿不能共用一个房间？我不想让她们分开。

A：医院在安排床位时，会尽量让双胞胎宝宝靠近彼此，因为这对早产儿的家人来说更方便，也是早产儿的家人所希望的。但是，当双胞胎宝宝第一次住进NICU时，未必可以成为彼此的邻居的。如果一个宝宝的病情比另一个宝宝严重，他们就不得不面临分开，因为许多新生儿病房中都设有专门的区域，供病情严重的早产儿使用（在那里工作的护士所接受的训练、护士和早产儿的比例、设备和布置都和别的区域不一样）。即使这都不是问题，让同一个护士照顾双胞胎宝宝也是不太可能的，双胞胎通常会由不同的护士照顾（护理工作的安排是经过深思熟虑的，为了不让护士的负担过重，以免无法为患者提供优质服务）。有时，将双胞胎分开的理由很简单，仅仅因为当双胞胎到达NICU时，没有两张相邻的床位了。相对于其他情况，父母们对最后一种情况的反应最强烈。你应该和护士沟通，告诉他们这对你来说很重要。绝大多数情况下，护士在听到你的要求后，都会尽可能地把你的宝宝安排到一起。

同床双胞胎——将双胞胎放在同一张床上，以便他们可以像在子宫中那样，互相感受得到彼此的存在——近几年在北欧国家非常普遍，而在美国，同床双胞胎的做法则是最近才开始流行，因为关于这种做法的好处和风险研究很少，许多医学专家对此表示担忧。现在，这种做法已经非常普遍了，并且在许多医院，一旦双胞胎的健康状况稳定下来，可以睡在开放的小床上时，让双胞胎同床是标准的做法（许多婴儿床都太小了，无法容纳两个早产儿）。

当然，这在双胞胎的父母看来，是自然而然的事情，因为父母们认为双胞胎是彼此一生的伙伴，在这个全新的、艰难的世界，他们会更需要彼此。并且有一些关于双胞胎的故事在流传，这些故事有着鼓舞人心的力量——双胞胎宝宝与窒息、心动过缓或是血氧饱和度过低作斗争——直到他们被放到同一张床上，他们紧紧依靠着彼此，健康情况也会随之迅速稳定。

迄今为止，临床研究得出的结论表明，这种方式的效果并不像传说的那样显著，仅表现出一些作用——比如呼吸暂停次数的轻微减少、体重逐渐增加或是承受的压力日渐减少——其他没有同床的双胞胎没有出现好转的迹象，但是他们的症状也没有变得严重。儿科医生常常会担心这样做的潜在风险，害怕医生、护士或是技师会分不清两个宝宝，使治疗过程受到干扰；或者这种亲密接触会增加两个宝宝相互感染的可能性，又或者两个宝宝需要的温度并不相同。目前，还没有证据可以证实这些问题确实存在。

记得一定要采取预防措施。为了宝宝的安全，如果双胞胎中的一个出现了感染，使用了呼吸机，或是进行了脐带插管、放置了胸腔引流管（周围小宝宝的一个踢腿或推拉就可以将导管意外拨出），那么他们可能暂时就不能够同床了。如果你有疑问那去问护士吧，问问他你的双胞胎女儿是否还可以同床，如果可以，要等到什么时候。

延伸阅读

让宝宝在NICU感受到爱

亲爱的爸爸妈妈：

我知道我来到这个世界比你们预想的早了一些，我理解你们不得不将我留在医院新生儿病房直到发育成熟的做法。但是我仍然是你们的宝贝，真的希望你们可以做点儿什么让我感觉更好一些。你们能想到什么呢？

爱你们的
刚出生的宝贝

当宝宝被冰冷的医疗仪器所包围，时不时就要遭受疼痛的折磨，接受虽然必要却痛苦的治疗，怎么做才能让他感受到父母的爱呢？这是一个非常难回答的问题，早产儿的父母常常对此感到极度担心。有些人认为这是不可能完成的任务，其实不然。

你可以为宝宝做很多事，发展性照护就是一个很好的选择。这是许多新生儿专家和心理学研究者推荐的方法，是由NICU的医生、护士及早产儿父母共同实施的一种早产儿看护方式，在过去几十年一直非常流行。如果你愿意，可以马上付诸实践。

不要认为你正在阅读的内容是天方夜谭，或没有常识的人说出的蠢话。发展性照护基于一个简单却非常重要的理念：早产儿，此刻本应该仍然漂浮在子宫中，和母亲一起处于祥和、安定的情境中。他们需要母亲的保护，使其避免承受医院的环境和治疗对身体和心理造成的过多的负担和压力。早产儿在子宫中的体验和出生后的体验完全不同，通过缩小这种差异和给予细致周到的护理，以及注意他的反馈信息（他会以某种方式告诉你他们喜欢什么、厌烦什么）。即使是在医院，你仍然可以为他提供保护，甚至可能影响他的预后——尽可能多地让他有被照顾的感觉。

难道这不是任何一个合格的父母的本能吗？

发展性照护的科学依据

发展性照护的目的是为早产儿提供强度和类型适合的刺激，像自然条件下所需要的那样；当他不成熟的感官有可能受到过度刺激时，对他进行保护。不论刺激是否明显令人不悦，比如特别吵闹的噪声；还是看起来似乎不会造成什么不良后果，比如清脆的风铃声或换尿布时不会让宝宝感到疼痛的轻柔的触摸，早产儿不成熟的神经系统都无法正确处理这些感官刺激。

所有人的机体都会对压力做出相应的反应，包括成年人在内。早产儿也不例外，他们会做出一些动作——一些是所有的父母都可以读懂的动作，比如哭或者皱眉；另一些动作可能与足月儿有明显的差异，比如张开手指或打哈欠。随着压力越来越大，早产儿的呼吸、心率、血压可能会发生改变，导致其健康状况处于不稳定的状态。

生命早期的经历可以影响大脑的功能，随着科学家对此认识的加深，许多人会感到好奇，如果在胎儿的大脑迅速发育的时期，将其从母亲的子宫取出，置于NICU这个完全不同的环境，是否会改变早产儿大脑的结构。

研究者们注意到，当早产儿逐渐成长为学步的幼童，继而成长为学龄儿童时，与其他的孩子相比，他们出现某些问题的概率更高，如学习障碍、注意力不集中、兴奋或焦虑。造成这种结果的原因可能有很多，包括先天性原因和家庭环境中存在的问题。

妊娠中晚期，胎儿大脑中的数以亿计的神经元会进行迁徙，通过大脑皮质到达特定的部位，然后这些神经元会互相接触，或形成突触。此时突触数量过多，所以在接下来的几周、几个月或者几年中，突触的数量会逐渐减少。普遍认为的原因是，那些由于刺激和生活经历而得到强化的突触会保存下来，而那些常年不用的突触会逐渐消失。如果你相信自然的力量无比强大（像大多数科学家相信的那样），并且子宫是胎儿生长的最佳环境，那么你能做的，就是考虑在NICU这种环境中度过生命的最初阶段会对宝宝的大脑产生什么影响。

一系列的临床研究表明，发展性照护是具有积极效果的。接受发展性照护的宝宝会更快地接受母乳喂养或奶瓶喂养，在短期内可以更好地生长，使用呼吸机的时间和留院观察的时间都更短。纠正胎龄为24个月时（预产期后的24个月），他们的神经系统已经发育得非常好了。

但是也有许多人对研究的有效性提出质疑，认为缺少对照实验。发展性照护专家认为，出于种种原因，他们多方面的护理方法不能像药物或其他直接治疗那样被测试。也许准确了解发展性照护对早产儿预后的影响还需要一段时间，但可以确定的是，这种护理方式可以让宝宝不再感到孤单，感到他的感受并没有被忽视。有人在身边陪伴、照看，对他发出的信号做出回应，并且对他进行安慰，这些已经足够了。如果还存在其他益处的话，自然是更好的。

调暗灯光并减少噪声

怎样做才能使NICU的环境与子宫类似呢？NICU就是NICU，早产儿需要NICU提供的特殊护理。但是一些微小的改变，如调暗灯光和减小音量可以让早产儿感到舒适，让他们多少有一些回到子宫的感觉。

明亮的光线会对早产儿造成不良影响，使他们受到过度刺激，并且会引起一些早产儿血氧饱和度下降、心率加快和体重减轻。此外，对于早产儿来说，如果明亮的光线连续不断地进入眼睛，在清醒的状态下保持警觉和适应昼夜循环的规律会变得更困难——而这两者对早产儿的生长发育都至关重要。

发展性照护提倡尽可能让胎龄特别小的早产儿在黑暗的环境中，让胎龄稍大一些的早产儿适应昼夜循环的规律，形成自己的生物节律。

＊调节早产儿头顶光线的亮度，使光线昏暗而不是明亮。

＊将毛毯或其他遮光物品搭在保温箱上，以隔绝光线的照射（如果NICU不提供毛毯，你可以从家里拿一条）。

＊使用亮度低、光线集中的床头灯，以便在需要时使用，一旦不需要立即关闭。

＊如果宝宝躺在开放式保温台上，或者在清醒状态下被你抱出保温箱，要遮住宝宝的眼睛，避免光线直射。

你应该知道，并非所有的脑发育专家都同意以上建议，有些专家建议即使是胎龄较小的早产儿，也只能在夜间调暗光线或使用遮光帘。他们认为，日间的光线，只要不是太刺眼，对早产儿的生长发育其实是有积极影响的。他们指出，胎儿在子宫中时，母亲的血压、心率和体温，所有的一切都遵循昼夜节律，胎儿也就习惯并产生了昼夜节律。在这个问题被研究清楚之前，护士和父母们只能根据收集到的信息和经验，自己选择了。

在每个保温箱的周围，声音都应该被控制在最小分贝，这种观点也不是所有专家都同意的。响亮的声音会使早产儿受到刺激而进入警觉状态，干扰早产儿的睡眠，消耗早产儿的能量，减轻早产儿的体重。突然出现的噪声可能会引起早产儿血氧饱和度下降、哭闹，以及颅内压的改变。成年人有能力处理响亮的声音对机体造成的影响，因此，很容易低估噪声可能对早产儿造成的影响。独立而密闭的保温箱看起来像是安静的港湾，然而出现在其中的声音却常常会被放大。将奶瓶放在保温箱上这一个小小的动作所产生的声音是108分贝，关上保温箱的活动门所产生的声音是111分贝，所以，发展性照护的指导原则包括以下几点。

＊用平和的语调温和地说话，以免吓到宝宝（但如果声音太小，宝宝可能听不到）。

＊避免在新生儿病房播放节奏强烈的音乐。

＊在关上保温箱的活动门时，动作要轻柔。

＊避免用手指敲击保温箱，也要避免在

保温箱上放奶瓶。

✳ 在保温箱外悬挂遮光帘，在阻挡光线照射的同时，也能阻隔声音的传播。

　　许多早产儿父母都想知道，他们是否应该将自己的声音录下来让宝宝听。这种做法在某些情况下可能会对部分宝宝产生积极的影响，但是对于胎龄较小或容易被刺激的早产儿来说，最美的声音莫过于没有声音。

NICU中的家人

　　为了让宝宝感觉到被爱，所有你能做的事情中，最重要的就是陪伴。发展性照护专家坚持认为父母和其他家人应该留在NICU，医护人员应该允许父母和其他家人一天24小时陪伴在宝宝身边，并且不应该将父母及其他家人看作访客，而应该将他们看作宝宝最主要的照料者。这种理念被称为"以家庭为中心的护理"，你应该听说过这种理念。

　　发展性照护专家认为，除了母亲的子宫，早产儿的成长还需要另外两种环境：父母的身体和家庭。在生命的最初几周或几个月，足月儿可以享受与父母肌肤接触的乐趣，但早产儿却不能。所以发展性照护的重要组成部分就是袋鼠式护理——父母会将宝宝抱起来放在自己裸露的胸膛上，进行肌肤贴着肌肤的接触。发展性照护专家将袋鼠式护理称为"母爱之床"，虽然父亲也会这样做（袋鼠式护理的相关内容详见第252页"如何进行袋鼠式护理"）！

　　有些新生儿病房对以家庭为中心的护理持鼓励态度，努力在NICU为早产儿营造家庭的氛围。医护人员会在保温箱或开放式保温台边放置舒适的座椅，还有留言本或邮箱，护士和父母们可以通过留言本或邮箱彼此传递信息。你在NICU可以悬挂全家福照片，或者兄弟姐妹的画作，也可以带来衣服或毛毯，这些都可以营造温馨的氛围。当妈妈决定采取母乳喂养这种费时又费力的喂养方式时，会得到实际行动和情感上的双重支持。

　　当然，父母们还肩负着工作或其他责任，许多父母还有一个年龄大一些的宝宝，他们不太可能有一整天的时间在NICU中度过。爸爸妈妈们也不应该太累或让自己承受太大的压力，应该照顾好自己，不管是身体上还是心理上。如果需要，你可以请爷爷奶奶、外公外婆、叔叔阿姨，以及关系亲密的朋友轮班，这样宝宝可以每天都有人陪伴。你也可以问问医院是否有志愿者，如果有志愿者，你可以和志愿者达成协议，让他在指定的一个小时或一天内都温柔地抱着宝宝。

　　如果你愿意亲自照顾宝宝，受益的不会只有宝宝一个人，你也会在这一过程中享受到乐趣。曾因早产而倍感失落感的你，一定会非常享受对宝宝的照顾，并且会发现你与宝宝的感情日渐深厚。

关注宝宝发出的信号

　　根据发展性照护理论，早产儿正在

努力适应意料之外的医院环境。他正在积极地学习怎样调节不同种类、不同强度的刺激，这样做是为了避免感觉器官被过度刺激，也是为了继续在子宫中就开始的生长发育。为了帮助他，我们应该听从他的指挥，按照宝宝的指示满足他的需求。

不同的早产儿有不同的需求。所处的生长发育阶段不同，健康状况不同，个性不同，需求自然不同。如果你想要向宝宝表达爱意，并且想在恰当的时间以恰当的方式给予他刺激，必须时刻关注他发出的信号。第236～237页的示意图和说明，介绍了在早产儿承受压力或感到满足时，会出现的典型的姿势和表达方式。一定要留在宝宝身边！随着时间的流逝，宝宝的神经系统会逐渐发育成熟，那时宝宝就不会如此脆弱了。但此时此刻，他需要特别细心的护理，以使其尽可能地保持平静和舒适的状态。

满足宝宝的需求

一旦你学会观察宝宝发出的信号，是为了能够采取合适的措施，让他感觉舒适。这一阶段最重要的事情就是帮助宝宝规避过多的刺激。千万不要增加刺激。当宝宝只是需要你轻微地表达爱意时，你一定不要觉得生气或失望，也不要通过不恰当的方式强行让宝宝感受你强烈的爱意。

尝试遵循以下指导原则。

＊当你接近宝宝时，要保持安静。如果要说话，一定要轻声细语。不要敲击保温箱或将物品放在保温箱上。

＊如果宝宝正处于安稳的睡眠状态，不要喊醒他。宝宝非常需要睡眠，因为他的大脑会在睡眠时发育。观察宝宝，当他自己醒来的时候，你就可以与他互动了。如果你不能经常去看望宝宝，或者每次看望的时间都很短，很难等到宝宝自己醒来，怎么度过这段珍贵的时间呢？你可以轻柔地将宝宝从床上抱到你的怀里，这时宝宝可能会醒来，但是很快就可以再次进入睡眠状态。

＊一开始只对宝宝进行一种形式的刺激是一个正确的选择，如你可以温柔地和他说话，或者唱歌给他听，或者直接抚摸他，或者将他抱在怀里，又或者让他的视线在你的脸上停留一会儿。早产儿的年龄越小，越容易受到过度刺激，所以你所施加的任何刺激都应该更简短、更轻柔。要留心观察宝宝发出的信号。当宝宝的年龄大一些，看起来健康状况更稳定一些时，你就可以尝试在同一时间对他施加两种刺激了。

＊在所有的感觉中，触觉是最先出现的。如果护士告诉你，宝宝过于年幼或过于脆弱，以至于你还不能将他抱在怀里，你可以试着让宝宝抓握你的手指。一旦得到护士的允许，你就可以将手指或手掌放在宝宝的皮肤上了。避免用力拍打宝宝，否则会使宝宝受到过度刺激。

＊当你抱着宝宝时，要温柔地将他的手

臂和双腿固定好，并且一定要支撑他的颈部。一旦得到护士的许可，就应该立即开始进行袋鼠式护理。在这个过程中，你和宝宝都会感受到极大的乐趣。

＊即使宝宝必须留在开放式保温台上，或者你没有时间进行袋鼠式护理，那么通过发展性照护所提倡的"巴掌子宫（hand womb）"，你依然可以让宝宝平稳下来，并且让他感知你的存在：将你的手指递给宝宝，让他抓握，将你的另一条手臂放在宝宝身后，托住宝宝的脚、臀和背，并且用手掌托住宝宝的头。另外一种可以让宝宝感觉舒适的方法是：用你的一只手托起宝宝的头，另一只手以同样的方式托起宝宝的膝盖，以放松的方式使宝宝的头和膝盖弯曲并且靠近宝宝的胸部。如果他想摆脱你温柔的双手，不要立即脱手，要继续为宝宝提供支持和帮助，直到将他安稳地放回小床上。这些方法可以让宝宝感觉到安全，感受到你对他的保护。

使宝宝感觉舒服

足月出生的宝宝已经足够成熟，可以接受各种各样的刺激，并且可以保持平静。当觉得受到打扰时，他们有能力摆脱刺激。但早产儿就不同了，他们不太能够回避刺激，而且当受到刺激时也无法维持自身的稳定。

如果宝宝的表现告诉你他正在承受刺激所带来的压力，你一定要帮助他平静下来。

＊早产儿最喜欢的睡姿是趴着睡，这种睡姿可以让宝宝感到安全，并且与仰面睡时手臂和双腿随意摆放相比，趴着睡可以使他们对自身的运动加以控制（想一想动物宝宝多么不喜欢将腹部暴露出来）。所以，如果你的宝宝仰面睡，你应该试着将他翻过来，让他趴着睡。如果你能够用胳膊和双手全方位为宝宝提供保护，或者有卷起的毛毯可以提供支撑，他也会很享受侧着睡。

＊被包裹可使早产儿感觉安全，所以用毛毯将宝宝紧紧地裹起来，可以帮助他迅速平静下来（但是不要一直紧紧地束缚宝宝，应该给他留有伸展的余地，像在子宫中那样）。

＊对早产儿来说，吸吮也是一种很好的安抚方式。即使你的宝宝特别小，还没有开始接受母乳喂养或奶瓶喂养，你也可以让他吸吮一个迷你小奶嘴（可以向护士要）或是吸吮你的清洗干净的小手指。这样做不仅可以帮助宝宝稳定情绪，也可以锻炼宝宝的吸吮能力，为即将到来的喂养做好准备。

＊如果宝宝正在接受痛苦的治疗，你可以给他一个奶嘴吸吮——最好是蘸了糖水的奶嘴——这样可能有助于宝宝恢复平静，并且可能会减轻疼痛。

宝宝在向你表达什么：怎样读懂宝宝的暗示？

宝宝会通过行为表达自己的需求和感受，通过学习读懂宝宝的行为并积极做出回应，学会辨别宝宝的需求，比如他是需要摆脱过多的刺激、放松自己，还是做好了继续接受更多刺激的准备。了解并满足宝宝的需求都可以让宝宝感到满足和被珍视，甚至可能会对宝宝长期的生长发育有积极的作用。请记住，以下关于早产儿行为信号的说明是不完全的，并且对于你的宝宝来说，这些信号可能会有完全不同的含义。在你们相处的过程中，你会慢慢发现宝宝信号的确切含义。

通常代表"我感觉满足"的信号。这些信号代表宝宝此刻感到非常舒适，他们喜欢此刻的刺激，你可以继续这种刺激！甚至可以尝试在此刻增加一些刺激，因为这时是宝宝最容易接受的时候。

＊双臂、双腿以及面部表情都非常放松（见图4.10）。

＊肤色均匀而红润。

＊温和轻柔的运动。

＊平稳的呼吸。

＊四肢和头弯曲，靠向腹部。

＊四下观望。

＊含糊不清地说话，或者面带笑意。

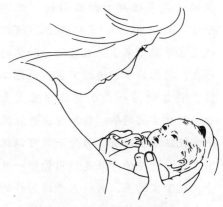

图4.10　一个平静、警觉的宝宝，正注视着母亲的脸

通常代表着"试图使自己平静"的信号。这些信号说明你的宝宝在某种程度上受到了过度刺激，他在努力尝试着自我平静。这种自我调节是需要鼓励支持的，你可以对他稍加帮助。但如果他自己完全可以进行自我调节，就不要打扰他。此时此刻，千万不要继续对宝宝施加任何刺激了。

＊将手放到脸上（见图4.11）。

＊吸吮手指和手掌，或者寻找自己的双手（你可以帮助他找到自己的手）。

＊紧握双手。

＊握紧某些物品。

＊蜷缩在婴儿床的一角或其他角落。

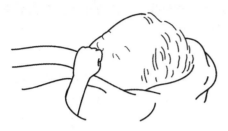

图4.11 一个使自己平静的姿势

　　通常代表"我觉得压力很大、请帮助我"的信号。这些信号意味着宝宝需要做出一些改变或需要休息。试着限制刺激强度，并且尽快帮助宝宝放松，具体方法请参阅第235页的相关内容。谨记，早产儿同一时间只能接受一种刺激。比如，你可以抱着他，或和他说话，但是不能两者同时进行。

＊打哈欠。

＊呼吸频率加快。

＊皮肤苍白或潮红，或出现瘀斑。

＊眼神空洞，眉头紧锁（见图4.12）。

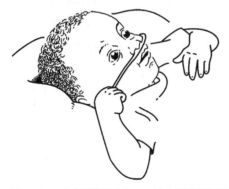

图4.12 一个高度警觉的宝宝，睁大眼睛凝视着

＊痛苦地呻吟或呕吐。

＊胡乱挥动双臂或双腿，或是将五指分开（见图4.13）。

＊肌肉抽搐和痉挛。

＊背部和颈部呈弓状。

＊易怒且不停哭闹。

＊皱眉或表情痛苦（见图4.14）。

＊转移视线，眼神闪烁或干脆闭上眼睛。

＊突然进入睡眠状态。

＊面部表情了无生机，四肢绵软无力（与宝宝感到舒适时出现的肌肉放松不同，这是疲惫的迹象）。

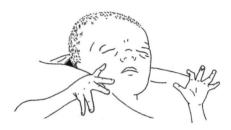

图4.13 手指伸展可能是充满压力的迹象

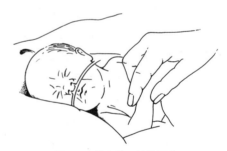

图4.14 扮鬼脸，皱着眉头

　　如果你无法对宝宝的状况和需求做出正确的判断，可以让护士和你一起去看一下宝宝的情况，以便及时满足宝宝的需求。不久之后，通过与宝宝相处时间的增加，和对宝宝的耐心观察，你也会成为读懂宝宝需求的专家，那时护士会反过来向你寻求帮助的！

对过渡期保持敏感

　　处于过渡期的宝宝是很脆弱的，他

们容易因受到刺激而承受压力。什么是过渡期呢？举个例子，当护士开始一项操作，或者当他们进行完一项操作，需要开始另外一项操作，或者完成了所有需要的操作将要离开，都是过渡期。在绝大多数时候，NICU的护理活动应该冷静而迅速地执行，而不会将宝宝是否感觉舒适纳入考虑范畴（一位研究者宣称，当结束护理活动后，护士在婴儿床附近停留的时间大概只有1分钟，然而早产儿需要5分钟的时间才能表现出压力缓解的迹象——没错，通常在护士离开之后）。

通过发展性照护的实施，护士们会帮助早产儿做好接受医疗干预的准备，也帮助他们为日后的恢复做好准备。在护理活动开始之前或正在进行时，护士会若无其事地走向早产儿，愉快地和他说话，以使早产儿感到放松。在护理活动进行的过程中，护士会一直仔细观察早产儿的生命体征。在必要的时候，护士会停止操作，以给早产儿一些时间缓解不适。我们提倡父母也为早产儿的护理贡献一份力量（从简单的换尿布到抽血之类的操作），因为凭借父母们对自己孩子的了解，他们可以轻松地判断早产儿何时需要放松。

随后，护士会留在早产儿的床边，直到确定其恢复到平静状态。在早产儿接受医疗操作后，如果父母在场，让早产儿恢复平静和感觉舒适，无疑是父母们最重要的工作。所以，当护士为宝宝洗澡或喂养宝宝时，你应该尽可能留在NICU。我们鼓励父母抱着早产儿，让早产儿可以在父母的怀抱中感受爱意，然后趋于安定和满足，直到重新进入甜美的梦乡。

对宝宝进行发展性照护，有很多重要的注意事项，以上内容只是其中一项。在NICU工作人员的帮助下，你也可以学会护理早产儿的正确方法。但不幸的是，只要宝宝住在NICU，就不可避免地会接受一些让人感到不舒服的痛苦的医疗操作，这是你无法阻止的。这种护理虽然不是你原本想要的对宝宝表达爱意的方式，但是这种身体的接触可以让你与宝宝的关系更加亲密和令人愉悦，有助于宝宝感受到你浓浓的爱意。

Chapter 5

如何在医院安定下来？

· · · · · · · · · · · · · · · ·

让NICU成为你和孩子家庭之外的最佳选择。

· · · · · · · · · · · · · · · ·

养育的故事

虽然这听起来有些矛盾，但是早产儿及其家人确实需要在医院的新生儿病房安定下来。稍大一点儿的早产儿，随着体重每天增加，出院回家的日子指日可待。新生儿病房的医务人员经验丰富，可以悉心照料早产儿，从而减轻医疗器械的使用给他们的身体造成的伤害，早产儿父母的困扰也会大大减少。尽管医院中有各种高科技设备，父母们还是要学会如何照顾自己的孩子。

我的宝贝女儿克洛伊是妊娠27周出生的，出生时体重低于900g。她出生后的1周内一直需要吸氧。曾有位护士问我是否需要进行袋鼠式护理。这种生活在澳大利亚的动物与我们有什么关系呢？后来我终于明白是怎么回事了。护士用屏风给我创造了一个私密空间，让我解开衬衫的扣子并坐在摇椅上，然后把克洛伊交给我。克洛伊只穿着尿不湿，戴着羊毛帽子。"把宝宝的头贴在你的胸口上，并让她保持直立。我会把毛毯盖在她的背上，让她听着你的心跳声好好地睡一觉。"护士对我说。就这样，我和克洛伊以这样的姿势在一起足足待了1个多小时。并且，在过去的3周，每天都进行袋鼠式护理。对我来说，这种感觉像在天堂一般美妙。我是如此渴望这个时刻，以至于每天早上一醒来就想赶紧到医院去。克洛伊似乎也很喜欢这种方式，护士说她看起来很安静，并且在我怀里从没出现过窒息。现在，克洛伊正在学习如何吃奶，体重也在稳步增加。

虽然克洛伊的这些进步并不一定完全是袋鼠式护理的功劳，但我相信袋鼠式护理有一定的作用。当我把克洛伊抱在怀里的时候，我们的距离是那么近，这让我觉得我们彼此的生命是紧紧连在一起的。在医院新生儿病房里，我们拥有了一个属于我俩的私密空间。

度过了最初几天令人抓狂的日子后，早产儿的情况会慢慢稳定下来，但这种状态通常只能持续几天或几周，因为离发育成熟还有很长一段时间。在这个过程中，父母们会学到很多关于早产儿的知识，并且为宝宝不停奔波。他们看似已经掌控了一切，但是内心潜在的焦虑感却一直都在，经不起一点儿刺激。

"距离9点哺乳还有几分钟的时间。"我在等电梯的时候这样安慰自己。如今，作为父亲，我已经是NICU的常客了，对周围的一切都很熟悉。我的一对双胞胎西蒙和扎卡里比预产期早11周出生，如今已经1个月大了。我每天都来看他们。这段时间很难熬，因为他们的状况时好时坏。西蒙之前患上了肺炎，需要依靠呼吸机呼吸。虽然现在他已经脱离了呼吸机，但是仍然比扎卡里长得小。"扎卡里胃口很好。"我笑着嘟哝了一句，然后准备等他醒来给他喂奶。奇怪的是，扎卡里的床位是空的，我想我一定是走错路了。但是我发现扎卡里床位左边的早产儿还在，所以应该没走错。我忽然感到一阵眩晕，心想扎卡里一定出什么事了！于是我冲到护士站，正要大喊："我的宝宝在哪里？"就在这时，一位医生走过来说："扎卡里可以搬到普通病房了，高兴吧？你的妻子刚才接到电话通知时非常兴奋！西蒙应该很快也可以搬到普通病房了。"他在说什么？普通病房，那是给不需要重症监护的早产儿准备的啊！我从没想过扎卡里可以搬到普通病房。我心急如焚，但是精神却不像之前那么紧绷了。我要赶紧去看一下扎卡里的新环境怎么样，或者应该先去看看西蒙，抱他一会儿。如果你有双胞胎，就可以体会这种抉择有多困难了。

新生命的诞生本应该是令人高兴的事情，但是如果新生儿需要在医院治疗数周，得知此事的亲戚朋友通常不知道应该如何做出恰当的反应。早产儿的父母意识到这种尴尬，经常会扪心自问："关于孩子的情况我应该和别人说多少呢？有标准答案吗？"

"你太瘦了！我简直无法相信你刚生了宝宝！"面对这样的评价，妻子很尴尬，我也很气恼，因为她必须一次又一次地回答类似的问题。"我没有时间增重，因为我的妊娠期只有6个月。"妻子回答。我试图为妻子解围："但不用担心，我们的女儿艾米莉很健康。"的确，如今艾米莉的健康状况已经改善了很多，但她刚出生那几天的经历对我们来说的确是沉重的打击，当时她的状况很危险。我拉起妻子的手，感到她非常紧张。"我一遍又一遍地讲我们的故事，这简直要了我的命。"妻子说。我说："你可以不用这样说，你为什么要让每个人都知道你早产了呢？还有，人们对早产儿本就一无所知，所以他们可能根本不知道你在讲什么。"这时，我的远房表妹玛丽走了过来，身边跟着一位高大帅气的男孩。她说："我只是想向你们介绍一下我的外甥马修，他是一个早产儿，但是你们看他现在多好啊！"玛丽人很好，也很善解人意，她渴望了解艾米莉的一切。妻子喝了一小口饮料后点了点头，给我使了一个眼色，表示同意由我介绍艾米莉的情况。于是这次，我成了讲故事的人。

有些父母会将自己每天的时间安排得很满，只是利用零碎的时间到医院照顾宝宝。他们可能会为了事事追求完美，反而忽视了某些非常重要的事情，他们会逐渐意识到应该灵活一些。

我一直是一个做事很有计划的人。一个半月前，妻子妊娠28周时，我们的第三个孩子菲尔出生了。我很快就制订了日程表，试图合理安排去医院看望菲尔、照顾两个上学的儿子以及其他各种琐事的时间。虽然我没有一点儿空闲时间，但是菲尔一点一滴的进步让我倍感欣慰。一开始，我每天陪他吃两次奶。中午，他会自己用奶瓶吃奶（是我给他准备的奶瓶！），然后很快就会到下午3点，他需要再次进食。这一次我会通过饲管给他喂食，因为要帮助他节省体力，避免他过于疲劳。这次喂养结束后我会立即将菲尔放回婴儿床，然后和他吻别。然而今天情况有些不同——我之前从没见过的一个护士刚刚担任了菲尔的责任护士，当我站起来准备离开时，她问我："你这就要走了吗？宝宝刚刚吃过奶，你难道不能多抱他一会儿吗？""恐怕不行……"我说。但是，接下来的一幕打动了我，菲尔吃饱了心满意足地在我的怀里睡着了。对他来说，即使是通过奶瓶或饲管进食，仍然可以获得满足感，他是多么天真可爱、无忧无虑呀。我怎么能对这么幸福的时刻视而不见呢？好吧，我管不了所谓的时间表了，也许是时候开始习惯一些改变了。

大多数父母更愿意花时间去医院陪伴宝宝，他们把所有的精力都放在宝宝身上，以至于没有足够的时间和精力发展和维系新的社会关系。

莉斯走了过来，沉默不语，脚步匆忙。她穿着宽松的黑色长裤和干净的白衬衫。一进病房，她就赶紧去看她的儿子，以确定昨天她离开医院后儿子没有出现任何突发情况。我完全理解她的焦虑，因为我也如此。"他醒了一会儿了。"我轻声说，莉斯对我微笑了一下。早产儿脱离生命危险后便会搬到普通病房，学习做一个正常的新生儿。莉斯就是我在普通病房认识的朋友。当她离开时，我会帮忙照看她的宝宝，我知道她也是这么对待我的宝宝的。是什么让我们成为朋友的呢？我们很少聊天，却常常可以默契地相视一笑，抱着宝宝坐在摇椅上也会相互点头致意，就像是两个站在相邻岛屿上的船员，声音被海浪声淹没，却彼此挥手致意。每天早上，我们都会回顾宝宝的点滴进步，并展望未来。"今天发生了几次窒息？""宝宝的体重增加了多少？"当我们吸奶后急匆匆地返回病房时，有时会在走廊相遇，那时我们会多聊一会儿。我们都渴望与彼此多交流，但又都不约而同地担心交流会占用过多的时间，珍贵的时间是要留给我们的宝宝的。谁的宝宝会先出院回家呢？我们交换了电话号码。我的脑海中浮现出一幅画面，我们的儿子在一起愉快地玩耍，但是我并没有跟她描述这幅画面，我们必须活在当下，这些事情等发生了再谈论吧。

一旦在医院中安定下来，许多早产儿父母都会允许自己稍微放松一下。他们可以偶尔离开NICU，甚至一两天不去探望宝宝，因为他们知道宝宝正在康复、身体各项功能正在恢复到正常水平。大部分早产儿预后都很乐观，父母不必总是那么紧张。

夏天的清晨，面对着海湾旁的小沙滩，一切都是如此美好：四周郁郁葱葱，可以闻到金银花的花香，阳光照耀在水面上，波光粼粼，正如我此刻平静的内心。我们的早产宝宝出生以后，我们已经很久没有外出度假了。我开始逐渐习惯他的世界——医院的新生儿病房：以灰色和白色为主色调的房间，布满了树脂玻璃和金属制品，还有塑料、金属、粗漂白棉。昨天晚上他吸吮了我的乳汁，没有因此而筋疲力竭，而是在我的怀里睡着了，也许是摇椅的晃动和我充满爱意和感恩的呢喃使他安静入睡。"你应该离开了。"护士说，"你吸出来的乳汁足够宝宝今晚和明天食用了。不要担心。宝宝的母乳喂养进行得很顺利，他不会忘记这个技能的。"于是，我和丈夫决定到沙滩上共度一天美好时光，远离医院的环境。作为一个生活在城市的人，整日被钢筋、混凝土包围着，已经忘记了从中脱离出来是怎样美好的一种感觉。我的内心如此平静，但又感觉空荡荡的，因为我好想念我的宝宝。我确信，暴风雨总会过去的，所有的苦难也会成为历史，很快我们就可以带着宝宝一起来认识这个五彩斑斓的世界了。

医生的视角

许多宝宝在习惯了新生儿病房之前，就已经出院回家了；而有的宝宝在新生儿病房停留的时间比较长，并且最终新生儿病房会成为他们舒适的住所。你有你的习惯，但你也知道我们的程序。在如此陌生而紧张的环境中，所有的医务工作者和早产儿父母在一起：耐心等待，互相分享，彼此陪伴。

身体检查和实验室评估

我们会继续监测宝宝的呼吸系统、循环系统、营养状况和运动能力，根据宝宝的具体情况调整治疗方案。有时可能会有新的情况出现，比如听到新的心脏杂音或是突然发生疝气。如果出现这类情况，我们会寻找原因并着手解决。虽然这些新出现的问题常常会引起父母的担忧（即使是最轻微的问题，也会引发他们的恐慌），但我们知道那通常不会对早产儿的生命造成威胁。随着时间的推移，我们可以为你提供更多的信息，告诉你宝宝未来的健康状况可能如何，以及会对你的家庭造成什么影响。

生长发育情况

医生会特别关注宝宝的生长发育情况，因为这是反映和影响宝宝健康状况的一个重要指标。健康的组织会继续生长，并且会修复大脑、肺部或是肠道的损伤。生长与发育是紧密相关的。新的更成熟的组织，可以通过更复杂的方式发挥功能，因此机体的各项调节功能会越来越完善，他对医疗帮助的需求会越来越少，最终他会从医院"毕业"，回到家中。

我们会通过每日测量体重和每周测量头围的方式，监测宝宝的生长发育情况（几个月后宝宝就不用如此频繁地接受测量了，因为那时每天的变化情况就不那么重要了。但对于发生颅内大面积出血的宝宝，会更加频繁地接受头围测量，以评估其大脑的发育情况）。因为宝宝的身长变化太慢，不能反映即时的营养状况，并且很难精确测量，所以我们不会密切关注他的身长变化情况。

我们还会通过实验室检查评估他的营养状况：测量宝宝体内用于骨骼和肌肉生长的蛋白质和矿物质的含量、一些维生素的含量，以及红细胞计数，以确定宝宝是否贫血。这些检查对于通过完全肠外营养（简称TPN）喂养的宝宝和可能需要进一步营养支持的宝宝尤为重要。

几乎所有的宝宝在出生后10天左右体重都会有所减轻，这是体液改变的结果，这种情况在宝宝开始母乳喂养后会得到改善。对于一些危重早产儿，医生也无法预测他们是否可以恢复良好，通常会为其提供尽可能多的能量，以帮助他们对抗疾病。但是之后，当你的宝宝处于康复期时，我们会将宝宝的体重增长控制在平均每天增加15~30g。如果宝宝体重增长迅速，超出上述范围，则不是正常的生长发育，可能是发生了液体潴留，也可能是因为进食过多；如果宝宝的体重增长缓慢，我们会尽可能增加他的能量摄入或减少其能量消耗，如可以通过限制经口进食的次数（相较于通过饲管将食物注入胃中的管饲法，吸吮所消耗的能量要多得多），或者通过延长宝宝待在保温箱中的时间，以尽可能多地为他提供能量、减少自主产能。

视网膜检查

如果你的宝宝出生于妊娠30周以前、出生体重少于1500g，或者健康状况不稳定、患有疾病，那么在他出生后1个月左右，我们会安排眼科医生对他的视网膜进行详细的检查，以判断他是否患有早产儿视网膜病变（简称ROP），这种功能障碍性疾病会影响早产儿眼球后方血管的分布。眼科医生会决定宝宝是否需要接受后续的眼科检查，以及检查的频率（通常1周1次或2周1次，直至宝宝的胎龄接近预产期），并且提出合适的治疗方案。早产儿有轻微的ROP很常见，并不需要任何治疗。但是，如果病情比较严重，就需要进行治疗，阻止疾病发展。

头颅超声或磁共振成像检查

当宝宝的胎龄接近预产期时，我们会对宝宝进行头颅超声或磁共振成像检查（简称MRI检查），以协助父母决定宝宝出院后所需的后续服务。我们还会仔细检测宝宝是否存在脑损伤，脑损伤会增加宝宝生长发育过程中的风险。切记，我们无法通过脑部扫描获得所有信息，因为可能存在扫描不到的损伤或痊愈的部位。我们只能看到大脑的形态，而无法评定大脑的功能，更别提评估宝宝的修复能力和所在家庭可以给予的支持了。我们一直提醒自己，早产儿的未来发育情况不是依据这种检查预测的，这种检查只能提供一些参考。

听力筛查

所有的早产儿在出院前都需要接受听力筛查。我们会等到宝宝32周时进行这项筛查。在宝宝吃饱后处于安静、放松的状态时筛查结果会更准确。如果第一次筛查结果为阳性，不要太担心，这项筛查常会出现假阳性。我们会在一两周内重复进行这项筛查。通常情况下，第二次筛查的结果会提示宝宝听力正常。

常见问题及其解决办法

呼吸：支气管肺发育不良和呼吸暂停

长时间住院且患有呼吸系统疾病的早产儿，使用呼吸机或氧气面罩的时间，对于父母来说是很漫长的，呼吸暂停似乎永远都在发生。早产儿呼吸问题的治疗时间确实很长，我们评估的指标——宝宝的呼吸系统是否属于通常情况下的发育不成熟，或者他的呼吸类型是否能提示我们做出其他的诊断或寻找其他的治疗方法。

　　根据宝宝呼吸的舒适程度及是否能自主呼吸、需要的氧气量，以及胸部X线检查，我们会判断其是否患有支气管肺发育不良（简称BPD）。一般来说，除非宝宝依赖呼吸辅助技术提供氧气的时间超过4周，否则医生不会轻易做出诊断。而且，除非宝宝36周以后仍然需要额外的氧气供给，否则医生不会认为情况非常严重。但是如果宝宝存在肺损伤，医生会马上发现。患有轻微BPD的宝宝，可以吸入少量氧气或进行持续气道正压通气（简称CPAP），直到自行恢复；其他宝宝药物治疗可以取得较好的疗效，如使用利尿剂减少肺部的液体潴留，或使用支气管扩张剂开放气道（尤其是对于呼吸困难的宝宝）；患有严重BPD的宝宝，在呼吸机参数设置非常高仍不能很好地呼吸时，短期内服用类固醇会有所改善，此时可降低呼吸机的参数设置，以减少对肺部的损伤，甚至可以完全脱离呼吸机。几乎所有的治疗都有副作用，因此我们会尽可能地缩短治疗时间，在宝宝对仪器或药物形成依赖之前停止治疗。

　　即使你的宝宝患有BPD，也不要感到绝望。只有那些病情非常严重的早产儿才会面临长期的呼吸障碍，患有轻微

BPD的早产儿只是需要多一些关注和照料，他们一样会有美好的未来。

　　即使你的宝宝因早产接受了咖啡因治疗，可能还是会发生一些其他情况，如呼吸暂停和心动过缓，大多数早产儿会这样。如果心跳慢的现象并不严重（心率每分钟60次以上），就不需要对呼吸暂停太担心，一些温和的刺激就可以使其缓解，并且平均每天的发作次数不会超过12次。

　　如果你的宝宝呼吸暂停的情况越来越严重，我们会考虑是否存在使病情恶化的因素。有些早产儿非常敏感，受到声音、光线的刺激便会出现呼吸暂停和心动过缓。我们会要求护士将宝宝安置在安静的地方，然后尽可能地减少这些刺激。如果宝宝的呼吸暂停突然加重，我们会考虑感染的可能，并且通过血液化验、细菌培养、胸部X线以及其他检查进行诊断。有些宝宝贫血时会需要更多的氧气，并频繁出现呼吸暂停，我们会根据情况判断宝宝是否需要输血。如果宝宝在进食时频繁出现呼吸暂停和心动过缓，我们会调整他的进食速度，让其在两次吸吮之间有更多的时间呼吸；或者将奶液变稠，以便他更好地控制吞咽。我们也许会对宝宝做X线吞咽造影，以选择最适合宝宝的治疗方法。

喂养：从特殊喂养向正常喂养过渡

　　对于父母来说，早产儿出生后特殊喂养的时间十分漫长，尤其是当早产

儿在喂养方面存在问题的时候。当早产儿的肠道可以消化食物，并且大脑能够给出正确的指令摄入这些营养素时，针对早产儿的特殊喂养之旅就结束了。这个漫长的过程也会给医生和护士带来挫败感，但是付出的耐心终究会换来可贵的经验。大多数早产儿成熟一些后，有一段时间会出现一些问题，如腹泻、便秘、腹胀、反流或食欲不振，但这些问题最后都会奇迹般地自愈。同时，我们会调整他们的进食量和进食时间，不会一味地增加他们的进食量，否则容易出现新生儿坏死性小肠结肠炎（简称NEC）、吸入性肺炎或厌食。如果我们不停地增加进食量，宝宝有可能需要再次入院，重新接受肠外营养或者饲管喂养。肠外营养并不能像他自己的胃肠道一样很好地提供营养。我们知道，不断地练习可以帮助宝宝熟练掌握吸乳的要领，但不能让宝宝过于劳累。保持喂养过程的愉悦，有助于帮助宝宝将来形成进食的欲望。所以，这是一个需要平衡的行为，也是我们需要对早产儿提供的帮助之一，直到他们可以自己执行这个重要的功能。

贫血：是否治疗以及如何治疗

在出生后2个月，随着体内红细胞计数逐渐减少，几乎所有的早产儿都会出现贫血，但之后红细胞计数会慢慢恢复至正常水平。许多早产儿没有任何贫血的症状。如果你的宝宝很活跃，生长发育得很好，不需要额外的呼吸支持，不存在越发严重的呼吸暂停，且没有明显的心动过速，我们可以认为他对贫血有很好的耐受能力。但是，如果宝宝有贫血的症状，或者红细胞计数远低于自身可以产生的数量（如果宝宝小于6周，且频繁取血进行血液检验或饥饿时，可能出现这种情况），我们会决定是立刻纠正贫血，还是观察一下等待其自行恢复。有时候我们很难判断，因为已经自行恢复的早产儿，也可能还会有类似贫血的症状。并且，早产儿体内最理想的红细胞计数或者最危险的红细胞计数到底是多少，我们还不知道。

贫血的治疗方案有两种：一种是输血治疗，另一种是使用促红细胞生成素（简称EPO）进行治疗。这两种治疗方案各有利弊：输血治疗的效果立竿见影，但是会带来一些风险，并且会推迟宝宝自身产生红细胞的时间；EPO通常需要几周的时间才能见效，并且必须与铁剂一同服用，这会给宝宝的消化道造成负担。

如果你的宝宝贫血严重，身体马上需要血液的支持，我们会选择给他输血；如果宝宝以前输过血，并且他此刻输入的血液可能与之前输入的血液来自同一个献血者（有的医院的政策是某位献血者的血液指定给某一个早产儿使用），这样输血不会增加感染的风险。如果捐献的血液用完后宝宝仍然需要输血，并且他可以等待，那么我们会开始使用EPO进行治疗，以代替频繁输血。

感染：评估和治疗

住院时间长达几周的早产儿，会接受感染评估和治疗（虽然只有一部分早产儿被确诊为感染）。宝宝可能会接受血液及尿液检验、胸部X线或脑脊液检查，或者对其他可能感染的部位的分泌物进行细菌培养，以及静脉输注抗生素。我们希望尽可能做好鉴别诊断，以消除那些对早产儿造成困扰的症状，让父母们安心。不幸的是，我们并没有100%的把握确定哪些早产儿需要接受感染治疗、哪些不需要，因为感染的症状常常与早产儿断断续续出现的其他情况，如呼吸暂停、额外的呼吸支持、喂养不耐受或轻微代谢异常的症状相似。早产儿的免疫系统尚不成熟，不能很好地对抗感染，所以通常我们不会在观察早产儿的症状是更严重还是好转后再决定治疗方案，因为在等待的过程中可能发生严重的并发症。有时检查结果都无法帮助诊断，此时就需要医生基于自己的经验以及对早产儿的了解进行判断、做出决定。大多数时候，如果早产儿确实发生了感染，治疗是有效的，患儿会很快康复。

转院的时间

如果医院离家很远，那么当宝宝状况稳定、不再需要复杂的检查（包括针对早产儿视网膜病变的眼底检查）或改变治疗计划，以及不再需要最先进的护理时，我们就认为宝宝做好了转院的准备，可以转到离家近的医院，直到他发育成熟、可以出院。这是一个值得庆祝的时刻——如同高中毕业典礼般重要！但许多父母会对此感到焦虑，担心宝宝太脆弱，不能随意移动，或者担心住所附近的医院无法为宝宝提供优质的护理。你要相信，医生和护士会对他们所做的每一个决定负责，如果不安全或者接收医院不能很好地照看早产儿，他们不会同意宝宝转院的。

转到离家近的医院是非常有好处的，这意味着一切都将回到正常的状态。你不用再花大量的时间在路上，可以有更多的时间与宝宝相处，与家人和朋友在一起，也有更多的时间处理日常琐事，宝宝状态稳定时你也可以享受片刻的放松。与大医院NICU的忙碌和喧闹不同的是，住所附近（或出生）医院的新生儿病房比较安静，宝宝也会更加平静，负责宝宝的儿科医生或家庭医生也可以开始了解他的医疗情况。另外，宝宝之前在大医院NICU的床位可以提供给其他有迫切需要的早产儿。

家庭问题

现在，让我们来谈论一下早产儿长时间住院时，父母可能需要面对的问题。有些是会造成严重后果的，你最好要注意，并且尽可能避免。

不要比较

许多父母会将自己的宝宝与新生儿病房中的其他早产儿作比较，尤其是当父母之间交了朋友时。不要这样做。每个宝宝都有自己的特点和与众不同的成长道路。有些宝宝在其他同龄宝宝飞速进步时可能会止步不前，然后突然给你一个惊喜，表现出飞跃性的进步。每个宝宝的成长过程都会有起伏，并且有些疾病的病程会比其他疾病的病程长。患有呼吸系统疾病的宝宝并不比患有消化系统疾病的宝宝更好，当然也没有更坏，任何疾病都是如此。

也不要将自己与其他父母作比较。作为父母，每个人有自己的性格特点和个人需求，在宝宝住院期间的不同阶段，会采取不同的方式处理遇到的问题。请记住，并没有所谓的养育早产儿的唯一正确的经验。你可以获得的，是你在养育早产儿过程中总结出来的自己的经验。

没有看到宝宝的进步就认为是自己的失败，这种想法是错误的，你要避免。医生会详细告诉你治疗效果，你应当对此予以重视。但是你要认识到，生长发育是需要时间的。宝宝取得点滴进步的过程，医生都会给予关注和监测。如果你的宝宝还不能适应脱离呼吸机或增加进食量，你要说出来，那并不是一种退步，可能只是说明我们过于心急了。对于所有的父母而言，耐心是至关重要的——对于早产儿的父母来说更是如此！

如果你在医院陪护的时间足够长，并且了解一些医疗术语，可能会试图通过各项数据判断宝宝的情况：吸入的氧气量、呼吸机设置的参数、血氧饱和度、出现呼吸暂停的次数、红细胞计数等。这一点儿也不意外，因为大家普遍会认为，数据是宝宝健康状况的客观反映，医生和护士也据此监测宝宝的状况并决定治疗方案。

但是，数据是具有误导性的。医生和护士接触过成千上万个早产儿，他们有丰富的经验，这种经验使得他们可以综合考虑宝宝的所有情况。但父母们没有这种经验，很容易因为起伏不定的数据而陷入恐慌。有些异常数据确实及时反映了宝宝病情的变化，但有些就只是围绕正常值的微小波动，甚至是错误的读数。有些数据对一个宝宝并不重要，却会对另一个宝宝产生重大影响。

父母们常常会要求医生和护士解释各项检查和数据的重要意义，这也许可以帮助父母们理解宝宝的情况。但是过于关注数据是没有益处的——真正有益的是掌握父母应该掌握的知识，如宝宝感觉舒服或不舒服时会有何反应、什么情况会让他感觉良好或糟糕。宝宝真正需要你做的，是温柔的抚摸、充满爱意的话语，而不是更多地关注数据。

并且，在医院度过的时光可能会使你的想法有点儿极端：你可能会想要掌控生命中的一切事物；或者产生无力感，觉得来医院也没有用。直到这段重要且艰难的时期过去后，你才会变得释然一些。请试着无论有多困难，都保持自己的日常状态吧。暂时离开医院，但千万不要对此感到愧疚。如果你可以更好地保持内心的平衡，振作起来，一定会成为更好的父母。努力维系好重要的人际关系，不是只有你的早产宝宝需要你，你的配偶、朋友或者其他孩子也一样需要你，而且他们会给你提供支持，这对你的健康大有益处，也会带给你无穷无尽的力量。无论是现在还是未来，你的自强不息也会给在NICU的早产宝宝带去力量，你们在一起的时光也会更加丰富多彩。

远离新生儿病房是对父母们很有诱惑力的事情，因为可以逃避那些悲伤的情境和对话，也可以逃避那种失落感，或者可以避免遇到陌生的人和让人感到不适的、忙乱的环境。你绝对需要休息，但是不要认为你的存在没有任何价值。即使觉得自己无能为力，你仍然可以做一些了不起的事情，让宝宝感受到爸爸或妈妈的存在：以父母特有的方式抚摸宝宝，轻声向宝宝表达你的爱意，告诉宝宝你在他身边陪伴着他，让他知道他不是孤军奋战——这也是在孩子整个童年中，你需要一直做的事情，就从此刻开始慢慢习惯吧。

了解呼吸暂停和心动过缓

呼吸暂停和心动过缓是早产儿最常见的两个问题，只有当症状特别严重或出现潜在并发症时，医生才会担心，但大多数时候不会有上述情况发生。

呼吸暂停的出现，提示早产儿的呼吸调节功能尚不成熟，导致其无法吸入任何气体。早产儿很常见的周期性呼吸表现为呼吸停止5～10秒以后又开始呼吸，只有当早产儿呼吸停止20秒以上，且伴有心动过缓或皮肤颜色改变时，才被称为呼吸暂停。正常新生儿的心率为120～160次/分，当心率少于100次/分时，即为心动过缓（早产儿的心率是正常成年人的两倍）。多数情况下，心动过缓是由呼吸暂停造成的。

引起呼吸暂停的原因是什么？

＊早产儿的呼吸和心率调节中枢还没有发育成熟，有时会忘记发送呼吸指令，导致呼吸停止；或者，虽然大脑没有忘记发送呼吸信号，胸廓开始运动，但是使上呼吸道保持开放的肌肉松弛无力，就会气流无法进入肺部。

＊当宝宝进入深睡眠或者缺氧的时候，开始呼吸的指令会发送失败。此时如果给予镇静药，会使病情恶化。如果宝宝在一段时间内呼吸急促，身体可能会过度代偿，之后会有一段时间的停顿。

＊一些常见的医疗措施也可能引起早产儿呼吸暂停。比如，从气道中吸痰、

测量体重时宝宝感受到温度的改变、疼痛或疲劳、未成熟的感觉器官受到过多的刺激，均可以引起呼吸暂停。一些看似正常的行为，如进食、肠道蠕动、肢体伸展活动或颈部过度弯曲，都可能引起呼吸暂停。

＊接种疫苗或接受麻醉后的48小时内，呼吸暂停和心动过缓的发生率也会增加。所以，安全起见，如果宝宝在过去几周内频繁出现呼吸暂停和心动过缓，医院方面会推迟给宝宝注射疫苗的时间。

＊呼吸暂停和心动过缓也可以作为其他疾病的症状出现，包括呼吸窘迫综合征（简称RDS）、脑室内出血（简称IVH）、癫痫、感染和新生儿坏死性小肠结肠炎（简称NEC）等，这时情况会变得复杂得多。如果宝宝突然出现呼吸暂停和心动过缓，或病情突然加重，医生会考虑存在其他潜在的并发症的可能性，这时就需要进行治疗了，但这些情况比单纯的呼吸窘迫综合征（简称RDS）要少见得多。

哪些早产儿会出现呼吸暂停？

80%妊娠30周之前出生的早产儿、30%妊娠30～34周出生的早产儿、7%妊娠34～35周出生的早产儿，会发生呼吸暂停。

呼吸暂停如何治疗？

如果症状不严重就不需要治疗。当早产儿出现呼吸暂停或心动过缓时，护士会立即查看，以确保其可以恢复呼吸。护士会给予适当的刺激（如轻拍他），这个方法通常是有效的。

有些早产儿会频繁出现严重的呼吸暂停，这时他们需要更强烈的刺激和额外的氧气供给。一旦皮肤恢复红润，就表明脱离危险了。医生可能会给予药物治疗，以防复发。胎龄非常小的早产儿更易发生呼吸暂停，所以在他们出现严重的呼吸暂停前，医生会给予药物预防。

治疗早产儿呼吸暂停最常见的药物是咖啡因。咖啡因能有效刺激呼吸中枢，增加呼吸频率和强度。最近的研究表明，用咖啡因治疗早产儿呼吸暂停还有其他积极的作用，如可以减少发生支气管肺炎和远期生长发育问题的风险。咖啡因几乎不会引起早产儿过敏或失眠（如果你的宝宝由于咖啡因服用过量出现心率过快或情绪激动，医生会减少用药剂量，但这种情况很少见）。服用咖啡因的早产儿可能会暂时出现生长发育缓慢，但只要增加热量的摄入，他们就可以迎头赶上。一旦宝宝不再出现呼吸暂停，就不需要服用咖啡因了。

通过其他非医学方式也可以减少呼吸暂停和心动过缓的发生。其一，减少诱因，如温度的突然改变和过度刺激；其二，研究表明，当早产儿俯卧时发生呼吸暂停的次数会减少，这也是你常常在NICU看见绝大多数早产儿采取俯卧位的原因之一（有些父母了解到俯卧有可能会引起新生儿猝死综合征，但是早产儿在NICU有医务人员的实时监护，所以不需要担心）。

许多NICU会采用摇晃婴儿床的方法暂时缓解早产儿呼吸暂停的症状。为了避免早产儿的颈部过度弯曲阻塞气道，护士会小心地将宝宝安置在婴儿床中。当你哺乳或抱着宝宝时，要注意不要让宝宝的颈部过度弯曲。护士会告诉你正确的做法。一项研究发现，滴几滴香草液在布料上，然后放到婴儿床中，可以减少早产儿呼吸暂停的发生率。你可以问问医生是否可以这样做！

如果这些对你的宝宝都不起作用，可以采用额外的呼吸支持技术进行治疗，即持续气道正压通气（简称CPAP）或高流量通气或者吸氧。这种技术通过两个方面起作用：一是进入早产儿鼻腔和咽喉的气体可以刺激呼吸；二是额外的气压可以帮助呼吸道保持开放状态。如果呼吸暂停非常严重，可以暂时使用呼吸机进行治疗。当宝宝不能自主呼吸时，呼吸机可以帮助其呼吸。一旦病情好转，医生就会撤走呼吸机。

早产儿发生呼吸暂停的规律

早产儿呼吸暂停的发生似乎是有规律可循的，它通常开始于早产儿出生后的几天之内。有些早产儿一天只发生两三次呼吸暂停，也有一些早产儿一天出现的次数超过12次。无论现在发生次数多还是少，随着时间的流逝，早产儿身体的各项功能会逐渐成熟，发生的呼吸暂停没有以前那么凶险，发生次数会越来越少，为重新开始呼吸而需要进行的干预和刺激也会越来越少。虽然有时呼吸暂停反复发生的情况会持续几周，但在胎龄达到预产期之前的2~4周，几乎就不会再发生呼吸暂停了。通常的规律是，出生得越早，呼吸暂停症状消失得越晚。

父母都想知道宝宝什么时候不再出现呼吸暂停了。如果宝宝不再发生呼吸暂停，那该多么令人惊喜。但如果你的宝宝是极少数需要更长的时间才能不再出现呼吸暂停的早产儿，不要太担心，他只是比其他孩子推迟一两周出院，不会在医院待太久的。

父母们关心的问题

当早产儿发生呼吸暂停时，父母常常会特别关心下面这些问题。

* **呼吸暂停会对宝宝的生命造成威胁吗？** 如果宝宝只是单纯地发生呼吸暂停而没有其他并发症，造成生命威胁的可能性微乎其微。当宝宝的生命体征出现波动时，监护仪会发出警报通知护士。监护仪的设定给护士留出了足够的时间对宝宝进行抢救。护士知道怎样正确地对宝宝施加刺激，或者在必要时进行心肺复苏。

* **呼吸暂停和心动过缓会造成远期损伤吗？** 轻微的、偶发的呼吸暂停或心动过缓，即使导致血氧饱和度下降，也是没有危险的，早产儿完全可以耐受短时间的缺氧。但是如果呼吸暂停持续时间长、发生频率非常高，血氧饱和度会急速下降，发生早产儿视网膜病变（简称ROP）或肺动脉高压的风

险也会相应增加。如果早产儿的心率低于50～60次/分，且持续几秒钟，会导致器官血液灌注不足，从而增加早产儿患新生儿坏死性小肠结肠炎（简称NEC）和其他器官损伤的风险。接受外科手术并处于恢复期的早产儿，手术切口的愈合需要氧气和血液的供给，这时出现呼吸暂停和心动过缓对身体恢复是不利的。但即使如此，只

要血氧含量及心率能迅速回升，且不是频繁地发生呼吸暂停和心动过缓，出现生命危险的可能性是很小的。

＊ **呼吸暂停会增加早产儿患新生儿猝死综合征的风险吗？** 这不是你需要担心的问题，两者并无相关性。随着早产儿的逐渐成熟，呼吸暂停的情况不再发生，不会对早产儿产生任何影响。到那时，你就不会再担心这个问题了。

问与答

如何进行袋鼠式护理？

Q：我已经阅读了有关袋鼠式护理的内容，直觉告诉我这是正确的选择。但是我从没见过其他的母亲这样做，并且我也不知道该如何开始。

A：如果你的宝宝在预产期出生，不假思索地把他拥入怀中，大概是世界上最理所应当的事情。对于大多数足月儿来说，婴儿期的早期是在父母的怀里度过的——躺在妈妈的怀中吃奶，趴在爸爸的胸膛上入睡，可以整整一天都被父母紧紧抱在怀里。

但是，如果你的宝宝是早产儿，那么袋鼠式护理对他更有益。抱起赤裸的宝宝（通常只穿着尿不湿），让他贴着你裸露的、温暖的胸膛，然后给他盖上毯子保暖。你可以这样抱着他几个小时，期间可以保持安静，也可以轻声对他说话；可以纹丝不动，也可以轻轻摇晃身体，即使和宝宝一起平静地入睡，也是一段共同度过的美好时光。

在NICU，鼓励父母和自己的早产宝宝皮肤贴皮肤地抱在一起，是生长发育专家提出的最重要的建议之一（详见第230页"让宝宝在NICU感受到爱"）。这是因为从某种程度上说，袋鼠式护理是一种触觉刺激，对早产儿的生长发育具有积极的影响。除此之外，通过建立身体上的联系，可以唤起早产儿对父母照顾的依赖。你应该向医生和护士寻求帮助，让他们指导你进行袋鼠式护理，不要害羞。宝宝都做好准备了，你就更没有犹豫的理由了。

袋鼠式护理的医学作用和远期影响

如何呢？到目前为止，这个问题还没有完整的答案，但是研究的结果是非常乐观的。研究表明，早产儿通过与父母的身体接触可以获得热量，更好地维持自己的体温，效果与在保温箱里相同，甚至更好。袋鼠式护理不但能让早产儿出院后得到更好的照护，而且有利于母亲分泌更多的乳汁。一些研究发现，当早产儿接受袋鼠式护理时，他们不容易哭闹，很少发生呼吸暂停，血氧饱和度较高，平静睡眠的时间更长，对疼痛的耐受力增强。与没有接受袋鼠式护理的早产儿相比，他们体重增加得更快，对周围环境也更警觉。

袋鼠式护理对早产儿父母也有益处。研究者通过观察了解到，进行袋鼠式护理的母亲出现产后抑郁的可能性更小，并且对宝宝的需求更敏感。皮肤相贴地抱着你的早产宝宝，可以缓解你自宝宝住院以来的压力，并且加深你和宝宝的关系，使你们变得更亲密。很多早产儿的父母表示，袋鼠式护理对他们产生了深远的影响，让他们找到了为人父母的感觉。

一些研究表明，早产儿可以从袋鼠式护理中获得长远好处。接受袋鼠式护理的早产儿，注意力集中的时间更长，可以更多地凝视自己的母亲，他们在3个月、6个月和12个月大时能承受更多的刺激。皮肤相贴的拥抱可以促进早产儿长期的生长发育，专家们认为这是意料之中的，因为它可以满足宝宝所有的生理

需求和期望：父母的养育和婴儿时期与父母的身体接触。还有一些专家对袋鼠式护理的长期影响表示怀疑，他们推荐袋鼠式护理的理由很简单，就是因为袋鼠式护理可以让宝宝更加快乐，可以让他忘记一天中所经历的伤痛。另一些专家认为，赤裸身体的方式固然好，但是穿或不穿衣服不重要，真正重要的是让宝宝与父母的身体进行接触。所以，如果在新生儿病房裸露身体让你觉得不礼貌或没有隐私，你也可以穿着衣服抱宝宝，宝宝同样会喜欢这种感觉的。

顺便提一下，袋鼠真的与早产有一些关系。袋鼠宝宝出生时只完成了一部分的生长发育，所以它们会跳进袋鼠妈妈的育儿袋里，在那里继续生长发育几个月。人类开始进行袋鼠式护理起源于几十年前发生在哥伦比亚圣菲波哥大医院的一次危机。这个医院的ICU设备落后，感染的发生率居高不下，以至于医院采取了新的措施：即使是最小的、出生只有几小时或几天的早产儿，也会被要求出院，让父母在家中采用袋鼠式护理的方式照看自己的孩子。实施这种护理方式的结果非常令人吃惊：新生儿的死亡率和被遗弃的婴儿数量显著下降。

从此以后，早产儿父母都愿意在NICU对早产宝宝进行袋鼠式护理，这种护理方式在全球范围流行开来。袋鼠式护理简单易行，再加上父母的本能，尝试一次之后你很快就可以成为这方面的专家。

以下是一些进行袋鼠式护理前需要

做的准备。

* **询问医生和护士宝宝的健康状况是否稳定，以判断能否进行袋鼠式护理。** 不同的医院掌握的标准不同：有些医院倾向于让能自主呼吸的宝宝或仅需要额外吸氧的宝宝接受袋鼠式护理；有些医院甚至鼓励依靠呼吸机的早产儿接受这种护理。

* **穿一件前开襟的衬衫。** 如果你没有，就从护士那里借一件病号服，别让任何衣物遮挡住你的前胸。

* **找一把舒适的椅子。** 现在许多新生儿病房都会配备专供袋鼠式护理使用的斜躺椅，其实摇椅也不错。如果在宝宝的床旁没有看见合适的椅子，不要犹豫，直接询问工作人员哪里可以找到舒适的椅子。

* **请护士帮助你将宝宝舒适地放在你的胸膛上。** 首先你或者护士应该脱掉宝宝的衣服，只留下尿不湿。然后解开你的衬衫或病号服（如果你想要保留更多隐私的话，问一问新生儿病房中是否有屏风，大多数新生儿病房会有），让护士将宝宝竖着放在你的两个乳房之间，让宝宝的脸颊舒适地贴在你的皮肤上。如果宝宝蠕动，就帮助他调整到一个舒适的体位。用轻柔的毛毯盖住宝宝的背部，然后用你的衬衫或病号服包裹住宝宝。护士会定时测量宝宝的体温，以确定宝宝始终处于足够温暖的环境中。如果你的身体所散发的热量使宝宝感到热，你可以移去宝宝背上盖着的毯子（如果在移动宝宝的过程中，宝宝出现了轻微的呼吸暂停或心动过缓，或需要调高氧气流量，不要担心。在移动的过程中需要一些额外的支持是很正常的）。

* **现在……放松！这是最重要的事情。** 你可以试着和宝宝说话或唱歌给宝宝听，你的声音可以使宝宝安心、让宝宝入睡。这时你可以摇晃摇椅，为宝宝读书或与宝宝一同入眠。只要你有时间且护士同意，你想和宝宝在一起待多长时间都可以。有些父母每天只对宝宝进行半个小时的袋鼠式护理，而有些父母则是尽可能地将时间延长到 4 ~ 5 个小时，甚至更长。一旦你开始进行袋鼠式护理了，就会理解这种心情。这对于父母和宝宝来说，都是异常珍贵的时刻。

* **如果你有双胞胎宝宝的话，可以同时对两个宝宝进行袋鼠式护理。** 为了同时进行袋鼠式护理，你可以要求护士将你的两个宝宝分别放在你的两侧乳房上，并且让两个宝宝面对面。令人惊奇的是，许多研究发现，母亲的两个乳房可以通过增加或减少热量供给，分别满足两个宝宝维持体温的不同需求，还有比这更美好的事情吗？

早产儿什么时候可以开始接受母乳喂养？

Q：我的宝宝出生这么早，他什么时候才能接受母乳喂养呢？

A：你的早产宝宝很可能在出生几周之后就可以开始接受母乳喂养了。过去人们认为，婴儿从乳房吸吮乳汁要比用奶瓶吃奶花费更多的力气，会导致早产儿过于疲劳，所以母乳喂养不适合早产儿。只有当早产儿学会了用奶瓶吃奶后，才可能接受母乳喂养。

但现在结论变了。有证据表明，许多在妊娠28～30周出生的早产儿，在熟练掌握如何使用奶瓶前几周就可以开始接受母乳喂养了。研究表明，接受母乳喂养的早产儿，与相同月龄使用奶瓶喂养的早产儿相比，血氧饱和度的水平更接近正常，心动过缓发生得更少，皮肤更加温暖，并且可以更好地协调吸吮和呼吸。

原因很简单：宝宝可以通过吸吮调节妈妈乳房中乳汁的流动，当他发生呼吸暂停时，乳汁的流动也随之停止。然而，奶瓶中的奶液在很大程度上是靠重力的作用进入宝宝嘴里的，所以为了阻止奶液流动，宝宝需要学会使用舌头或咬紧牙关中断乳汁的流动，这意味着宝宝需要同时进行吞咽和呼吸两个动作。这是一个复杂的过程，需要很好的协调能力才行。

当早产儿脱离了呼吸机或不再需要持续气道正压通气（简称CPAP）时，就可以进行母乳喂养了。如果他的呼吸频率正常（每分钟呼吸次数多于80次的早产儿，根本没有时间安全地进行吸吮和吞咽），只是需要通过鼻导管吸氧，是可以接受母乳喂养的。宝宝第一次尝试吃母乳时，护士会全程陪同，以确保哺乳前、哺乳时、哺乳后宝宝的血氧饱和度都处于正常水平。

即使母乳喂养比奶瓶喂养更容易，但对于出生胎龄非常小的早产儿来说，平静地在母亲的怀抱中吃奶也是非常辛苦的事情。你应该优先考虑使用电动吸奶器，把乳汁吸出来储存好，以满足宝宝的需求。如果宝宝的努力吸吮可以得到回报，在继续尝试的过程中，宝宝就不会产生被强迫的感觉。你的香甜的乳汁是对宝宝最好的鼓励（同样，当在奶瓶喂养和母乳喂养之间切换时，充足的奶量供应十分重要）。

以下建议也许会对你有帮助。

* **袋鼠式护理。**对于早产儿来说，这是为接受母乳喂养所做的最好的准备。当医生认为宝宝的健康状况足够稳定时，即使他还需要使用呼吸机，也可以开始学习辨认你的味道、享受与你温暖的皮肤相贴时所带来的愉悦感。如果宝宝没有使用呼吸机，他可能会先舔舐你的乳头，也可能开始试着吸吮（这种行为可能会引起强烈的喷乳反射，这对还不能协调好呼吸和吞咽的早产儿来说是很危险的。所以，在进行袋鼠式护理之前，安全起见，你应该使用电动吸奶器排空乳房）。随着宝宝逐渐成熟，他会含住你的乳头，并接受真正的母乳喂养。袋鼠式护理还可以在早期哺乳过程中帮助维

持宝宝的体温。

* **让宝宝了解乳汁的味道。** 为了帮助早产儿建立吸吮反射，应在宝宝可以接受母乳喂养之前就让他熟悉妈妈乳汁的味道。经过医生的允许，你可以滴一滴乳汁在宝宝的嘴唇上，一天尝试几次。宝宝会爱上这个味道的，日后这些愉悦的感觉体验会促进母乳喂养的顺利进行。

* **营养性吸吮和非营养性吸吮。** 小胎龄的早产儿，通常需要接受气管内插管，然后接受肠外营养（简称TPN）或饲管喂养，这个过程会持续1个多月，以至于其无法将吸吮动作和饥饿感得到满足时的愉悦感联系在一起。为了使其尽快为吸乳做好准备，可以在进行饲管喂养的同时给他一个小号的奶嘴，帮助他练习吸吮动作。更有效的做法是，让宝宝直接吸吮你的乳头（由于宝宝还无法协调吸吮和吞咽这两个动作，你应该事先用电动吸奶器排空乳房）。

* **哺乳姿势。** 舒适地坐在椅子上，将宝宝面朝你侧身放在你的膝盖上，让他的腹部贴着你的腹部。用你想哺乳的那侧乳房同侧的胳膊环抱宝宝，然后用另一只手固定乳房。将宝宝抱至与乳房一样的高度，让他的嘴可以吸吮你的乳头。确保你的手可以支撑宝宝的头和肩膀，并且让宝宝的头和肩膀保持在一条直线上（对于早产儿来说，将头侧向一边进行吞咽是很困难

的）。进行袋鼠式护理是最自然的开始母乳喂养的契机。

* **帮助宝宝含住乳头。** 有时早产儿并不能含住妈妈的乳头，因为对于他们的嘴来说，妈妈的乳头太大了。如果遇到这种情况，你可以用拇指、食指和中指捏住乳头，使其变小；或者试着使用乳头保护罩：无论你的乳头形状和大小如何，它都能帮助宝宝更好地含住乳头，并且更容易地进行吸吮。乳头保护罩可以拉长你的乳头，这样宝宝只用一点儿力气就可以将乳汁吸入口中，可以节省宝宝的力气，对吸吮和吞咽的协调能力也没有很高的要求。大多数早产儿在出院回家后的几周内，妈妈会继续使用乳头保护罩，直到他们可以毫不费力地接受母乳喂养。

* **母乳喂养后要使用电动吸奶器。** 除非宝宝完全发育成熟，在吸乳方面没有任何问题，否则最好在母乳喂养之后使用电动吸奶器吸空乳房。这样做既可以将乳房完全排空、有助于你分泌更多的乳汁，宝宝又会从中受益，因为他可以喝到蛋白质含量丰富的后乳。不要担心宝宝在母乳喂养后又用奶瓶吃奶，只要他继续练习吸乳，一定会掌握这项技能。后乳含有丰富的营养物质，可以帮助宝宝长得更高、更强壮。

* **母乳喂养的频率。** 早产儿开始接受母乳喂养，需要一个循序渐进的过程。应该在宝宝做好准备、清醒而警觉的

时候开始喂养（在护士的帮助下，你可以很快学会如何读懂宝宝的需求）。母乳喂养的频率取决于你的时间安排。如果你在一天中可以多次到医院陪伴宝宝，与一次长时间的哺乳相比，短暂而多次的哺乳更好。刚开始的几天或几周，大多数早产儿需要在母乳喂养、饲管喂养和奶瓶喂养几种方式中来回切换。如果母乳无法满足宝宝的所有需求，医生会给宝宝喝早产儿配方奶（如果你的乳汁不是很充足，不要觉得内疚，这很常见。你甚至还要为自己感到骄傲，因为你的每一滴乳汁都喂给了宝宝）。在出院回家之前，医生会对宝宝进行24小时的连续观察，以确定他是否可以完全接受母乳喂养。

＊ **在哺乳过程中获得帮助**。即使宝宝不需要吸氧，在刚开始母乳喂养的阶段，你也仍然需要护士或母乳喂养专家的协助，以确定宝宝没有出现任何不良体征，如皮肤颜色的改变、呼吸暂停、心动过缓、血氧饱和度下降、体温降低。此外，首次进行哺乳的母亲最关心的事情，就是宝宝是否确实吸到了乳汁。如果你感受不到喷乳反射，别担心，有些妈妈确实是感受不到的。一开始护士会查看宝宝的吸吮模式是否发生了改变，以及是否进行了吞咽。有时，喷乳反射对于没有经验的早产儿来说过于强烈，可能会呛到宝宝。护士会指导你处理这种情况。护士或母乳喂养专家会陪着你和宝宝，直至你们找到舒适而高效的母乳喂养方法。很快，你就可以在安静的环境中独立进行母乳喂养了。

＊ **评估宝宝是否得到了足够的乳汁**。每一位进行母乳喂养的母亲都会担心这个问题，早产儿的母亲更是如此。不要太担心，要相信医生和护士会仔细照顾宝宝。早产儿的情绪表现（他是烦躁的还是满足的）、尿不湿的更换次数、每天体重的增长情况都可以提示他是否喝到了足够的乳汁。甚至，护士会在你哺乳的前后分别给宝宝称重，以确定宝宝到底喝到了多少乳汁。如果在哺乳后你感觉自己的乳房变得柔软了，说明宝宝的吸吮是有效的。

用奶瓶给宝宝喂母乳会使宝宝出现乳头混淆吗？

Q：*如果我不让宝宝吸吮我的乳头，而是由护士用奶瓶给宝宝喂母乳，宝宝会出现乳头混淆吗？*

A：直到体重能够稳步增长，并且可以自己吸吮妈妈的乳头或奶瓶进食，医生才会允许早产儿出院回家。早产儿每隔几个小时就要进食一次，一定会遇到妈妈不在身边的时候。有些医生和护士会担心早产儿分不清乳头与奶嘴的区别，造成乳头混淆，所以不会对妈妈不在身边的早产儿进行奶瓶喂养，而是选择饲管喂养。然而，还有一些医生和护士认为，对早产儿来说练习吸吮更重要，他们相信即使真的发生了乳头混淆也不严重，并且很快就会消失。他们认为，大多数在家接受喂养的宝宝，从父亲或其他看护者那里接受过奶瓶喂养，这不会引起任何问题，也不会让宝宝忘记已经熟练掌握的吸吮乳头的技能。

人们对乳头混淆的担心主要是因为宝宝吸吮乳头和吸吮奶嘴的技巧不同。母乳喂养需要宝宝进行强有力的吸吮，因为一旦宝宝停止吸吮，乳汁的流动也会中断；而用奶瓶喂养，奶液会连续地、比较快速地流入宝宝嘴里，宝宝根本不需要用力吸吮，但是他必须学会在呼吸或吞咽时控制奶液的流入。

咨询护士当你不在宝宝身边时宝宝用哪种方式吃奶更好。如果你同意对宝宝进行奶瓶喂养，最好让宝宝先掌握吸吮乳头的技能后再让他通过奶瓶进食。另一种方法是手指喂养：将饲管喂养使用的饲管与看护者的手指绑在一起，然后一起放入宝宝的口中，让宝宝进行吸吮。这个办法既满足了宝宝的吸吮欲望，又可以避免发生乳头混淆。但手指喂养比奶瓶喂养需要更多的时间，护士可能没有时间对宝宝进行手指喂养。

当你不在宝宝身边时，如果医护人员用饲管喂养宝宝，那么在宝宝出院前24～48小时，医护人员会在你进行母乳喂养时对宝宝进行观察，以确定他不会因为需要自己进食而筋疲力竭，可以继续茁壮成长。

乳汁不足怎么办？

Q：每次在新生儿病房吸奶，都会让我觉得很受挫，因为我看见其他母亲有很多乳汁，而我的乳汁似乎越来越少了。

A：有一部分进行母乳喂养的母亲需要比其他母亲克服更多的心理障碍，因为她们发现自己的乳汁在逐渐减少或分泌不足。

这种情况很常见，而且不是你的错。的确，有一些母亲很容易就能分泌大量的乳汁。但研究表明，大多数早产儿的母亲无法满足不断长大的早产宝宝的营养需求，最终还是需要给宝宝补充捐赠的母乳或早产儿配方奶。导致早产的贫血、糖尿病或接受辅助生育治疗等因素，均会影响乳汁分泌。此外，电动吸奶器无法像婴儿那样刺激母亲的乳房（一是吸力的原因，二是电动吸奶器无法给予母亲情感上的满足）。哺乳的过程会给女性带来非常丰富的情感体验，良好的泌乳反射在给婴儿开始喂奶后才会出现。女性早产后容易出现心理压力和情绪混乱，这些均对母乳喂养不利。

因此，一些母亲，特别是依靠电动吸奶器连续吸奶几个星期的母亲发现，尽管她们投入了大量的时间和精力吸奶，母乳供应仍不能满足宝宝生长发育的需要。大多数依靠吸奶器吸奶的母亲有一个泌乳周期，这个周期可以持续数天或数月。在此期间，母乳供应量会先增加，然后逐渐减少。一个周期结束后往往会开始下一个周期，但有时则不会。

下面这些有用的建议可以帮助哺乳的母亲促进乳汁分泌。

* **多喝水，吃好饭，多休息。** 吸奶前后带一瓶水，记得每天至少要喝6～8杯水、牛奶或其他液体。还需要在每天的正常饮食中增加大约600kcal热量。你要经常让自己休息一会儿。尽管需要经常去医院，但是在家休息同样重要。

* **不要太早服用避孕药。** 常用的口服避孕药和Depo-Provera（甲羟孕酮醋酸酯，安宫黄体酮的商品名，是一种每3个月注射1次的避孕药）含有雌激素，会抑制乳汁分泌。从产后4～6周开始服用不含雌激素的避孕药，一般是不会影响乳汁分泌的，但有一些服用过此类药物的女性仍然反映她们的泌乳量减少了。所以，建议你最好试试其他避孕方法。

* **不要吸烟。** 研究表明，吸烟的早产母亲的泌乳量明显少于不吸烟的母亲。如果你是烟民，在哺乳期控制住自己的烟瘾，会对乳汁分泌非常有益。

* **吸奶前按摩乳房。** 先用温毛巾敷乳房，放松一下，然后按摩乳头和乳晕几分钟，慢慢增加按摩的力度。按摩有助于乳腺通畅，触觉刺激还能促进催乳素的释放，促进乳汁产生。

* **袋鼠式护理。** 研究已经证明，袋鼠式护理能促进母亲乳汁分泌。

* **多看宝宝的照片，听听他的声音，闻闻他的气味。** 当你在家的时候，宝宝的照片、录音或最近穿过的T恤的味道，都能让你放松，有利于乳汁分泌。听见婴儿的哭声（不一定是你的宝宝）或将宝宝的衣服贴在自己的脸上，也可以刺激乳汁分泌。但要记住，如果这些东西让你感到悲伤，反而会适得其反。

* **经常吸奶。** 每隔两小时左右吸一次奶有助于增加泌乳量。母乳喂养专家认为，关键是要增加吸奶频率，而不是增加吸奶时间：如果每天吸10～12次，每侧乳房吸10分钟就足够了。如果你连一天吸两次奶都做不到，应该增加吸奶次数。

* **检查吸奶器。** 通常情况下，即使是同一品牌的电动吸奶器在吸力方面也会有所不同。如果你发现吸奶器吸出的乳汁少，可以更换吸奶器。

* **正确使用药物疗法。** 可以让产科医生开一些药（如甲氧氯普胺和利血平），刺激乳汁分泌。为了避免药物通过乳汁对宝宝产生影响，建议事先咨询一下新生儿科专家。在健康食品店出售的一些中草药制剂，如啤酒酵母、葫芦巴、草药茶的混合物等可能会增加泌乳量，但应该在医生指导下服用，不能乱用（有一些中草药制剂含有精油，如小茴香或大茴香精油，会通过乳汁进入宝宝体内，引起进食困难、呕吐或嗜睡）。早产儿比足月儿受这些药物影响的风险更大。一般药物疗法3天就会见效，否则说明这种方法可能不适合你。

泌乳过晚怎么办？

母乳喂养专家认为，并不是所有母亲都能在早产后的几小时开始泌乳。有时因为母亲生病或担心孩子，从而影响了母乳的分泌。当早产儿的情况稳定下来时，她们可能会对还没有开始哺乳感到焦虑。

不必焦虑，乳腺组织不会立即恢复到妊娠前的状态。恢复月经、抑制乳汁分泌的激素需要一段时间才能恢复，乳汁分泌的窗口期在几天到几周不等，所以你还来得及。

你应该咨询产科医生和母乳喂养专家，听听他们的建议。以下措施未必一定有效，但值得一试。

＊频繁用吸奶器吸奶，进行乳房按摩；
＊饮食要丰富，营养要均衡；
＊多注意休息；
＊增加液体摄入量；
＊在医生指导下适当服用药物。

＊**尝试SNS辅助哺乳系统。**当宝宝想含住你的乳头但还不能熟练吸吮时，SNS辅助哺乳系统可能可以帮助你增加泌乳量。这个设备是将母乳、捐赠母乳或早产儿配方奶放到收集袋中，然后将收集袋挂在母亲的脖子上（如图5.1所示）。袋子下端有一根细管，细管贴附在母亲的乳房上，顶端固定在乳头上，目的是让宝宝同时吸吮母亲的乳头和细管。这样宝宝既能从细管中获得所需要的乳汁，又能知道可以从妈妈的乳房中获得食物、满足饥饿感。同时，宝宝的吸吮动作能刺激母亲泌乳。你可以在网上购买这种设备（购买可以长期使用的，而不是只能使用24小时的）。

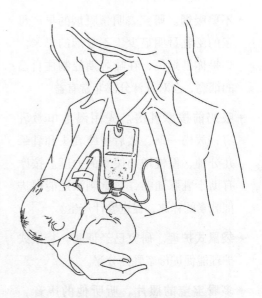

图5.1　SNS辅助喂养系统可以帮助喂养早产儿，同时刺激母亲泌乳

你应该保持积极的态度、期待最好的结果，因为担忧只会让泌乳量减少。如果上述建议都没有用，也不要感到内疚，你要庆幸还有捐赠的母乳和早产儿配方奶，你的宝宝喝这些一样能够茁壮成长。所有的研究都强调了母乳喂养的好处，尤其强调初乳的重要性。所以，你应该为能给宝宝提供珍贵的母乳而感到骄傲，无论哺乳时间长短，都值得你骄傲。

什么时候可以用奶瓶喂养宝宝？

Q：我好沮丧！宝宝已经喝了几瓶奶了，但是护士仍然用饲管给他喂食，难道他不需要练习用奶瓶喝奶吗？宝宝应该怎样用奶瓶喝奶呢？

A：接受奶瓶喂养是早产儿的身体和心理进一步发育的重要一步，但对于妊娠32~34周前出生的早产儿来说，经口喂养是一件很困难的事，因为他们的神经系统尚未发育成熟，注意力、吸吮、吞咽和呼吸的协调能力还达不到奶瓶喂养的要求。此时宝宝还不够强壮（你试着吸吮一下奶嘴，就知道宝宝多费劲了），发育到可以接受奶瓶喂养的时间比你想象得要长，而且有些时候他们的情况会反复不定。

护士之所以用饲管给宝宝喂食，并不是懒惰或不关注宝宝的需求。相反，她们所做的正是喂养专家推荐的：先考虑质量再考虑数量。观察宝宝发出的信号，当他表现出有兴趣的时候再进行奶瓶喂养。成功喂养早产儿的关键并不是让他尽可能多地喝奶（有的护士或父母会将奶瓶强塞进宝宝的嘴里，这样会让宝宝讨厌奶瓶喂养），而是在宝宝准备好接受奶瓶喂养的时候让他多练习，要给他足够的时间熟练掌握这项技能，学习如何吸吮以及如何满足自己的饥饿感。进食不仅是人生存的本能，也应该能带给人愉悦感。

尽管在最开始的时候早产儿所需要的大部分食物都是通过饲管摄入的，但是基本上都能接受1~2次奶瓶喂养。这是一个好的开始！你的宝宝还在学习，不要着急，也不要不耐烦，慢慢地，你会看到他每天都努力适应奶瓶喂养次数的增加。护士会很乐意向你解释宝宝是否已经准备好进食，他会教给你最好、最安全的喂养和拍嗝方法，让你享受喂养宝宝的乐趣。

"我已经准备好学习如何喂养宝宝了"

当宝宝表现出下列迹象时，提示他可以尝试接受奶瓶喂养了。宝宝进食前，护士会观察宝宝的情况，以判断其是否已经做好接受奶瓶喂养的准备。如果宝宝还没有以下表现，则继续进行饲管喂养。

✳ 冷静和警觉的状态至少可以保持5~10分钟/次。

✳ 当你抚摸宝宝的嘴唇时，他能迅速张开嘴，伸出并卷起舌头，准备好接受奶嘴，并会主动寻找。

＊ 给宝宝一个安抚奶嘴，或者把你的小拇指伸到宝宝的嘴边，他能立即含住吸吮。

＊ 有良好的肌肉张力，能保持身体弯曲，手臂和手向中线靠拢（表示他有足够的力量接受奶瓶喂养）。

＊ 呼吸平静而有节律，血氧饱和度超过93%。

　　几小时后，当宝宝再次进食的时候，护士会重新检查他的情况，判断他是否适合进食。这种检查会持续一段时间（通常每3小时检查1次）。

"我饿了"的提示

　　稍大一点儿的早产儿能够发出饥饿的信号，当出现以下表现时提示他想要进食了。

＊ 用手碰触自己的嘴，或者把手放入嘴里。

＊ 吸吮自己的手指、拳头或奶嘴。

＊ 表现出警觉、不安、挑剔，爱哭闹。

＊ 动嘴唇，用手碰他的脸时，能朝大人手指的方向张嘴寻找。

奶瓶喂养的正确姿势

　　第一次给宝宝喂奶的最佳姿势是让他侧躺在你的腿上，脸朝向你，用毯子裹住他的身体，但要把他的手臂和双手放在毯子外。用毯子、枕头或臂弯支撑宝宝的头部和胸部，使其呈半直立位，把你的手放在他的背部，这样你就能感受到他呼吸的节奏和深度了（如图5.2所示）。

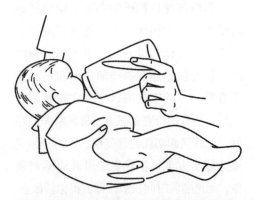

图5.2　给宝宝喂奶的姿势：让宝宝侧躺在你的腿上，用你的手臂支撑着他（也可以用枕头或毯子支撑）将他的头部和胸部抬高，把你的手放在他的背部，有助于感受他的呼吸

　　请教护士如何才能让宝宝更好地吸吮。用毯子包裹住宝宝可以使他保持平静、集中注意力进食。

奶嘴的选择

　　早产儿专用奶嘴比普通奶嘴流速慢，适合嘴小、吸吮和吞咽不协调的早产儿。奶液通过这种奶嘴的流速接近母乳从妈妈乳房中流出的速度，所以如果你的宝宝同时进行母乳喂养和奶瓶喂养，使用早产儿专用奶嘴会让二者吸吮和吞咽的经历更相似。如果奶流速度过快，不仅不会让宝宝喝到更多的奶，还会增加发生吐奶、血氧饱和度下降、呼吸暂停以及心动过缓的风险。

"我可以吃得很好"的提示

　　以下是宝宝可以完全接受奶瓶喂养的信号。如果宝宝有以下表现，说明奶瓶喂养是成功的。

✳ 吸吮动作流畅、有节奏。

✳ 吸吮与吞咽配合良好，可以通过宝宝脸上平静、放松的神态判断他感觉良好。他的眼睛可能是睁着的，也可能是半闭着的，会随着吸吮和吞咽的节奏来回转动。

✳ 没有奶液从宝宝的嘴里流出。

✳ 呼吸、血氧饱和度以及其他生命体征稳定，即便在吸吮的时候也是如此。

✳ 表现出良好的肌肉张力和身体灵活性，这反映出他很警觉，有足够的体力接受喂食。

✳ 如果宝宝没有被紧紧地裹住，他可能会伸手抓奶瓶。

应该避免的事情

想要让宝宝喝到更多的奶，应该避免以下行为。

✳ 按压宝宝的脸颊鼓励他吸吮，或推动他的下巴帮助他吞咽（这些动作虽然能使奶液流出得更多，但是超出了宝宝能接受的程度。同时，强迫他吸吮和吞咽，会让进食变得不愉快，反而延长了吃奶的时间）。

✳ 按压奶嘴，使奶液流出（因为宝宝无法通过吸吮动作控制奶液流出，所以可能会发生呛奶）。

✳ 在宝宝停顿时通过摇晃奶瓶刺激吸吮（你应该在宝宝准备好后再开始让他吸吮，他需要呼吸和休息）。

✳ 当宝宝对喝奶不感兴趣时，用手掌按压，诱使他张开嘴。

✳ 喂奶时经常抱着宝宝移动。太多的动作可能会引起反流，导致宝宝呕吐。

"我需要休息"的提示

进食是件美好的事情，但对于早产儿来说很艰难。如果宝宝出现以下迹象，说明宝宝累了，需要休息了。

✳ 你可以听到、感觉到宝宝的呼吸变得急促，或者呼吸停止超过3秒/次。

✳ 奶嘴从舌头上滑落，发出"啧"的声音。

✳ 吸吮得太快，能听到宝宝大口吞咽的声音（在没有足够时间呼吸的情况下，喝太多的奶会导致呼吸暂停、心动过缓或者奶液呛入气道）。

✳ 鼻腔听起来不通畅（这提示奶液可能回流进入鼻腔）。

✳ 出现呕吐、咳嗽、呼吸暂停、打嗝，或者把舌头伸出来。

✳ 显得焦躁不安：扬起眉毛，眨眼或睁大眼睛，拱起背，奶嘴从嘴里滑落，挥动手臂，或者用力打奶瓶。

✳ 脸色变得苍白或通红，或接近蓝色。

✳ 很疲惫，奶液从嘴里流出（因为疲惫唇肌力量下降）。

✳ 在喝奶过程中睡着了。

✳ 血氧饱和度下降5%以上，出现呼吸暂停或者心动过缓——这些可能是宝宝痛苦或疲惫的表现，也可能他只是需要歇一歇，在喂食的过程中，宝宝需要几秒钟休息的时间。把奶嘴从宝宝嘴里取出，他就可以停止吸吮、正常呼吸。一旦呼吸变得规律，心率和血氧饱和度就会恢复到正常水平。如果呼吸暂停没得到解决，轻轻摩擦他的背部会有帮助。

一旦观察到上述现象，应慢慢停止喂奶，给宝宝一些时间调整呼吸、恢复体力。短暂的休息之后你可以继续喂奶或暂停喂奶。护士会帮助你。请记住，早产儿喂养重要的是质量而不是数量。你可以让宝宝自己主导喝多少奶，这有利于培养他良好的进食技巧。研究表明，早产儿的奶瓶喂养是基于他们的行为表现和准备程度进行的，而不是按照预先计划的时间表进行的。

把饲管喂养引入奶瓶喂养的练习中

如果你的宝宝还在接受饲管喂养，下面的做法可以帮助宝宝将进食和吸吮、拥抱等行为联系起来。在用饲管给宝宝喂奶的时候，把宝宝抱到你的腿上，甚至在他的舌头上滴一滴奶液，或者把浸过奶液的奶嘴给宝宝吸吮，这些都能帮助他把吸吮、舌头品尝的味道、鼻子闻到的气味所带来的愉悦感和满足饥饿感联系起来。在妈妈的怀抱里舒服地进食，这是一种宝贵的亲密体验，这让他（还有你）为将来分享喂养的快乐做好了准备。

帮助有喂养困难的宝宝

有时候宝宝已经准备好吃奶了，但忽然变得情绪不稳定。下面是一些可以帮助他集中注意力、平静下来好好吃奶的方法。

* 先暂停一下，给宝宝一个安抚奶嘴让他吸吮几分钟。不必让他把注意力过于集中在吃奶以及协调呼吸和吞咽上，先让他安静下来才是最重要的。

* 减少对宝宝的感官刺激（把窗帘拉上，关灯，停止摇晃），帮助他集中注意力。

* 咨询医生在奶瓶喂养的过程中是否要给宝宝补充一些额外的氧气（与足月儿相比，早产儿往往会吸吮更长的时间才呼吸，所以在喂奶过程中，他们的血氧含量会下降。如果宝宝出现呼吸短促，会导致不愿意吸吮或吞咽）。

如果宝宝在喂奶过程中出现血氧饱和度下降、呼吸暂停和心动过缓，试着调整他的姿势（详见第263页相关内容）。

拍嗝

并不是所有的新生儿都需要在喂奶时拍嗝，早产儿亦如此。有些宝宝在吃奶的过程中会打嗝，但很多宝宝不会。如果你发现宝宝在吸吮奶嘴的时候变得焦躁不安，可以尝试给他拍拍嗝，将其吸进去的多余的空气拍出来。你可以利用宝宝吃奶期间的自然停顿让他打嗝。如果他自己停不下来，就在他吃到一半的时候给他拍嗝，在他吃完的时候再帮他拍嗝，直到他在你怀中入睡。

母乳喂养和奶瓶喂养的宝宝拍嗝方法很相似，尽管奶瓶喂养的宝宝可能需要更频繁地拍嗝。把宝宝竖着抱起来（手放在宝宝的颈后，扶住宝宝的头，因为宝宝还无法自己支撑头部），让他面向你，头靠在你的肩膀上，然后轻轻地揉他的背，这样做很有必要。注意，即使是轻拍后背也可能会对早产儿有很大的影响（这样做会让他烦躁不安，甚至吐奶）。

另一个不错的拍嗝方法是，让宝宝坐在你的膝盖上，用你的一只手支撑宝宝的胸部、颈部和下巴，让他的背靠着你的腹部，头部微微前倾，另一只手按摩他的背部。

或者让他腹部朝下趴在你的大腿上，抚摸他的背部。护士们对早产儿使用的最具创造性的拍嗝方法叫作"草裙舞打嗝法"，你可以尝试一下：喂完奶后，竖着抱起宝宝，轻轻摇动他的臀部，像一个草裙舞的舞者！随着时间的推移，你会发现宝宝最喜欢哪种拍嗝方法。

好好享受给宝宝喂奶这个与宝宝最亲密的时刻吧。把你的行程安排好，不要在喂奶后就匆匆离开。喂完奶后温柔地抱着宝宝，让他在你温暖的怀抱中入睡。对宝宝来说，没有比这更快乐的事了。

即便每天只是简单地吃奶，你也会看到宝宝在不断进步，如每次吃奶花的时间更少了，母乳或配方奶的摄入量增加了。当然也可能会有一些起伏，如吃奶情况没有预期的好，会出现困倦或动作不协调；可能会发生吐奶或喂养不耐受的现象（大多数早产儿出现过这种情况）；为了节省宝宝的体力，需要采用饲管喂奶；为了改善反流问题、提高喂养技巧、确保宝宝生长发育得更好，需要调整宝宝的饮食结构。但是，你也会有收获。你可以享受温馨的与宝宝的互动时光，你给宝宝提供充足的营养时，他会茁壮成长。吃奶对宝宝来说是一件快乐的事，同样这也是你的快乐之源。

宝宝体重增加不理想怎么办？

Q：宝宝的体重增加没有医生预期得快。医生告诉我不要担心，然后给宝宝的配方奶中添加了一些营养成分。我需要担心吗？

A：如何帮助早产儿在子宫外生长得更好，是新生儿医学的重大难题之一。这不难理解。理想的生长发育是营养摄入良好的表现，良好的营养对早产儿短期康复和以后的健康至关重要。但是，由于大多数早产儿需要一段时间才能开始正常进食，生长发育速度也不一样，所以医生必须根据每个早产儿不同的情况，调整他们的饮食，以满足其生长发育的需求。

医生会根据宝宝的胎龄、健康状况、血液检查、之前的生长发育速度和活动水平，将额外的营养素补充到配方奶中。这是很常见的，你没必要担心。早产儿需要补充营养的原因有：与饲管喂养相比，母乳喂养或奶瓶喂养会消耗早产儿更多的力气；离开保温箱后，他们必须自己维持体温；与其他宝宝相比，早产儿的呼吸更快、更困难，还要应对感染之类的并发症；那些尤为活跃的早产儿需要更多的能量维持并加速成长。对喂养不耐受、X线或血液检查提示骨骼发育不良的早产儿，还需要特殊的配方奶，以补充额外的营养。经常给早产儿提供母乳，能增加其热量、钙和磷的摄入量。你可以向医生咨询你的宝宝补充了什么以及补充的理由。

对于早产儿父母来说，孩子的体重是一个极度敏感的话题，他们不得不接受这样一个事实：宝宝的出生体重远低于足月新生儿的出生体重。与足月新生儿一样，大多数早产儿出生后第一周体重会降低5%~15%，可能需要3周才能恢复至出生时的体重。之后，医生希望其每天增重15~30g——与在子宫里的生长速度一样——大部分治疗都是为了实现这一增重目标。因此，早产儿父母怀着急切而又忧虑的心情等待着每天的称重结果就不足为奇了。

但是，体重并不能说明一切。体重的变化或许是体液改变的结果（婴儿的体重变化通常受液体摄入量变化的影响，如利尿剂的使用或出现肾脏、心脏或肺部的疾病）。两天之内测量的体重的差异往往是没有意义的，引起早产儿真正有意义的体重变化的因素主要有：是否使用了医疗设备，如静脉注射、臂夹板、持续气道正压通气（简称CPAP），甚至宝宝排了一次大便都会引起体重的显著变化。

能准确反映早产儿生长发育情况的是身长和头围的增加。住院期间，每周至少要测量一次头围。理想情况下，每周头围应该增加1厘米（表明宝宝的大脑正在生长发育）。身长可以用特殊的测量板测量，健康的早产儿身长也应该每周增加1厘米。

良好的营养摄入不仅是指热量的摄入，为了确认宝宝是否存在营养素缺乏，医生会进行血液和尿液检验。比如，由于早产儿肾脏发育不成熟，体内的钠或碳酸氢盐可通过尿液大量流失，造成生长缓慢；出现低水平的钙和磷以及高水平的碱性磷酸酶，提示矿物质缺乏；蛋白质、钠和其他元素如铁和锌的缺乏也会导致生长缓慢。许多问题都可以通过改变或增加营养摄入得到改善。

当早产儿患有肺炎、败血症或新生儿坏死性小肠结肠炎（简称NEC）等疾病时，体重可能会停止增加。为了应对这些疾病，早产儿对热量的需求会增加，但这也可能使喂养不耐受的风险增加，所以医生一般不会增加其进食量，或者只是在其恢复前通过静脉补充一些营养。随着疾病的痊愈，生长速度会追赶上来。

如果早产儿生长发育情况不理想，可以通过以下几种方式强化饮食结构。

＊补充母乳强化剂。蛋白质、脂肪和碳水化合物是构成人体的三大基础物

质。专家认为，与配方奶略有不同的是，母乳中含有的这些成分类型是最佳的。虽然早产儿母亲的乳汁比足月儿母亲的乳汁营养丰富，但是仍然满足不了早产儿的生长需求。母乳强化剂的使用恰好弥补了这一点。它含有更多的热量（以蛋白质、脂肪和碳水化合物的形式）、维生素和矿物质（如钙、磷、钠、铁、铜和锌）。当早产儿可以完全耐受强化喂养的时候，可以为其补充更多的铁和维生素，有时还会添加蛋白质粉（尤其在喂养捐赠母乳时，通常需要补充更多的蛋白质）。添加了母乳强化剂的乳汁对早产儿来说营养最丰富，因为其既保留了母乳的优势（可以帮助他抵抗感染，比配方奶更容易消化和耐受），又能为他提供促进骨骼矿化和追赶生长所需的额外的营养物质。

* **补充早产儿配方奶。**当需要补充比母乳强化剂更多的热量时，也可以将早产儿配方奶添加到母乳中。大约每30ml母乳强化剂可以增加22～24kcal的热量摄入，再添加30ml早产儿配方奶，可使补充的热量达到30kcal，同时营养也更均衡。

* **补充复合维生素制剂。**专门针对早产儿的配方奶营养素组成要尽可能地与母乳相似。由于早产儿的消化系统还不成熟，因此早产儿配方奶中的蛋白质、碳水化合物和脂肪要比足月儿配方奶中的更容易消化。此外，还需要添加更多的维生素和矿物质。

如果早产儿每日摄入的配方奶少于146ml，则需要服用复合维生素制剂，以满足每日推荐摄入量。一些维生素对早产儿生长发育尤为重要。比如，叶酸（一种B族维生素）有助于改善贫血；维生素D有助于骨骼强壮；维生素K有助于防止出血；维生素A和维生素E（两种抗氧化剂）有助于预防组织损伤，包括多种早产并发症，如支气管肺发育不良（简称BPD）、早产儿视网膜病变（简称ROP）以及脑损伤。这些维生素以及矿物质，如铁（由生产商添加到早产儿配方奶中）被认为是最有益于早产儿的营养物质。医生如果发现早产儿每日摄入的奶量不足，通常不用监测血液中这些营养素的水平，就会给早产儿补充营养素。

* **补充益生菌。**如果早产儿消化和吸收营养困难，医生可能会给他喂一些益生菌。益生菌可以帮助其更好地吸收营养，保护他不受坏死性小肠结肠炎（简称NEC）的影响。近期接受过抗生素治疗的宝宝也会服用益生菌，因为抗生素既能杀死坏细菌，也能杀死好细菌。有些新生儿病房会给所有早产儿都补充益生菌。

有些早产儿需要的能量较多，简单的解决办法就是增加母乳或配方奶的摄入量。或者，对于那些必须限制液体摄入的早产儿，可以在冲泡配方奶时少放一些水，进行浓缩喂养（千万不要在家自己操作，必须在医生的指导下进行，以避免宝宝的身体超负荷运转，导致脱水和生病）。在配方奶或母乳中添加额外的碳水化合物、蛋白质和脂肪，也可以增加早产儿的能量摄入。因为浓缩的配方奶更难消化，而且一些早产儿一开始无法耐受，医生通常会在喂养1周后逐渐增加热量供给（服用高浓度配方奶容易便秘，需要给宝宝补充西梅汁！）。

有些早产儿无法接受母乳或普通的早产儿配方奶，这可能是因为他们有NEC或其他肠道问题，难以消化和吸收营养；或者他们可能对牛奶蛋白过敏（牛奶是大多数婴儿配方奶的基础原料）；或者难以消化乳糖（牛奶中的糖）。牛奶蛋白过敏和乳糖不耐受都是家族遗传的，通常会用母乳喂养有这些问题的早产儿，而不会用配方奶喂养。

现在有许多不含乳糖的配方奶，含有不同种类和浓度的蛋白质和脂肪，以及大多数对喂养不耐受的早产儿可以成功得到的其他营养素（也就是预消化）。这些配方可能缺乏早产配方中的一些营养成分，所以喝这种奶粉的早产儿可能需要进一步的营养补充。对喂养严重耐受的早产儿甚至可能需要在一段时间内补充一点儿肠外营养，直到其耐受性得到改善。

早产儿的能量需求

理想情况下，早产儿在子宫外的生长速度应该和在子宫内一样：每天增长15～30g。要想生长得好，每天每1000g体重应该摄入110～120cal热量。如果不想体重减少，则至少需要大约70cal热量。但是，早产儿的能量需求变化很大，可能会因为新陈代谢、活动水平、健康水平的变化增加或减少（因为对抗疾病需要更多的能量）。

大多数院内早产儿配方奶每100g约含84.7cal热量，出院后早产儿配方奶每100g约含77.6cal热量，普通婴儿配方奶每100g约含70.5cal热量。母乳通常每100g约含70.5cal热量（具体会受近期饮食、泌乳时间及其他因素影响，在56.4～120cal范围内波动。经过巴氏杀菌的供体母乳，能量会更低一些）。在给新生儿病房中的早产儿喂母乳时，通常会添加母乳强化剂，以达到每100g提供约84.7cal热量（详见第266页的相关内容）的要求。了解了这一点，你可以大约计算出你的宝宝应该补充多少母乳。

还有其他一些常见的情况，通常需要膳食补充剂以确保早产儿能良好生长。服用利尿剂的早产儿会通过尿液流失大量的盐，因此需要补充钾、钠和氯；有反流问题的早产儿，医生会在配方奶中加入谷物，以增加奶液的黏稠度（谷物也会引起便秘，可能需要少量西梅汁的温和帮助）。

看到上面这些内容，许多家长可能会想，喂养早产儿需要一个生物化学博士帮助才能完成。请放心，大多数营养补充剂只需要添加几周，很多早产儿出院后就不再需要了。早产儿需要接受一段时间的特殊饮食（浓缩配方奶、加入谷类的牛奶或母乳强化剂），这些在家里都能办到。

你要相信，在NICU，医生会与营养师一起为宝宝制订合理的食谱，让你的宝宝能吃得好、消化得好、对抗疾病、顺利生长。

什么是新生儿坏死性小肠结肠炎？

新生儿坏死性小肠结肠炎，是一种新生儿肠道疾病，英文缩写是NEC。NEC患儿几乎都是早产儿。即使在NICU，NEC也并不常见：出生体重低于1500g的早产儿发病率为6%，出生体重低于1000g的早产儿发病率为8%（和其他早产儿所患疾病一样，出生胎龄越小，患病风险越高）。

尽管如此，由于NEC的危险性和不易诊断性，早产儿父母经常听到它作为早产可能的并发症被提到。请放心，这种疾病虽然发病凶险但往往预后良好。如果宝宝被确诊患有NEC，不必恐慌，多数情况下是可以通过药物治疗（必要时手术）痊愈的。

为什么NEC病情有时会十分严重？

NEC可对肠道壁造成损伤，影响的可能仅仅是肠道的一小部分，也可能是小肠或结肠的大部分，严重时可导致肠道坏死或穿孔。多数情况下受损部位能愈合良好，但有时肠道受损严重，以至于功能丧失，需要手术切除。NEC有时可伴有胃肠道或血液感染，即使没有感染，患儿所有的重要器官都可能受累，对生命构成严重威胁。幸运的是，绝大多数NEC患儿能够存活。

NEC病因不明

在所有早产并发症中，我们对NEC的了解最少。医学研究人员仍未找出病因，也未明确为什么只有一部分早产儿患病。我们认为，缺血、缺氧或感染所引起的链式反应可对早产儿不成熟的肠道造成损伤，从而导致NEC的发生。肠道内机会致病菌（平时存在于肠道内但不致病）可侵入损坏的肠道组织，当细菌数量急剧增加时，就会造成NEC的特征性改变，即炎症和损伤。

早产儿肠道内血液循环不佳的原因是什么？可能是在分娩过程中出现了问题，如胎盘早剥、胎心率极低；母亲使用可卡因（可卡因作用于子宫会扰乱胎儿的血液循环）；低血压持续较长时间（也许是由败血症或动脉导管未闭引起的）；正在使用药物治疗动脉导管未闭（此类药物可使血管变窄，因此会减少血流量）。早产儿常见的呼吸暂停和心动过缓与NEC的发生似乎并无关联（虽然现在还不清楚特别严重的呼吸暂停和心动过缓是否与之有关）。过去认为，NEC发生的主要原因是脐静脉置管导致肠道缺血，但现在这个结论已被推翻。有报道称早产儿输血后易患该病，故目前医学界主要研究输血是否是NEC的一个可能病因。

医院新生儿病房偶尔会出现NEC集体发病的现象，提示该病可能与细菌或病毒感染相关。但如果在新生儿病房内只有一个早产儿患病，不必担心，这种情况很少会造成疾病传播。

目前为止，预防早产儿患NEC的方法不多。分娩前母亲使用类固醇类药物能促进早产儿肠道成熟，有助于防止NEC发生。此外，母乳喂养优于配方奶喂养，在早产儿的食物中加入益生菌对预防NEC也有一定作用。一些研究表明，每日缓慢增加母乳或配方奶的供给量能减少NEC的患病风险。因此，大多数新生儿科医生会谨慎地增加早产儿的喂食量。

经口喂养：危险还是有益？

由于NEC的发病与进食有关（尽管从来没有进食过的早产儿也可能患病），所以当医生发现早产儿肠道血流量严重受损时（如血压极低，或正使用吲哚美辛治疗动脉导管未闭），他们通常会停止让宝宝进食。

过去医学界认为，NEC可能由积存的、肠内未消化的乳液残渣诱发，早产儿消化系统尚未成熟，所以这种病很常见。但推迟经口喂养，直到早产儿的肠道更成熟，也不能避免该病的发生。相反，现在新生儿科医生认为，早产儿应尽早且谨慎地摄入少量的母乳或配方奶，刺激胃和小肠的成熟，降低NEC的发病率。

早产儿最好的营养来源是母乳。如果小胎龄的早产儿得不到母乳，也可以选择经巴氏杀菌的捐赠母乳。人乳独特的成分能促进早产儿肠道成熟并改变其内部环境，利于有益菌的生长（帮助消化），防止其他细菌过度生长（可引发NEC炎症的细菌）。

如果你的宝宝喝配方奶，也不用担心。最近的医学研究表明，添加了益生菌的配方奶（如双歧杆菌和乳酸菌等益生菌），可以降低早产儿患NEC的风险。一些研究发现，母乳喂养的早产儿，添加了益生菌，患NEC风险也较低。益生菌一直是人类饮食的一部分，是酸奶、奶酪和葡萄酒等健康食品中必不可少的活性成分。在早产儿的食物（如母乳和早产儿配方奶）中加入益生菌，能帮助早产儿的肠道植入益生菌，促进消化和防止其他有害的微生物过度生长。一部分医生还在等待更大规模的临床试验结果，证实益生菌的益处和安全性，并确定益生菌的最佳剂量与种类，而有些专家已经付诸实践了。目前尚不清楚仅食用母乳的早产儿能从中获益多少，你可以咨询医生对益生菌的看法，以及最新的研究结果。

NEC的发展及其表现

早产儿出生胎龄越小，患NEC的风险越高。平均发病年龄为出生3周。有时早产儿会突然发病，特别是在喂养、生长等方面看起来都很好的时候。

该病不易诊断，其早期症状可能是轻微的，也可能表现为与早产相关的感染或不稳定状态，如频繁发作的呼吸暂停或心动过缓、体温不稳定、血糖水平改变、血液pH值降低；还可能出现消化系统症状，但往往与未成熟的肠道无法耐受食物的表现相同，如胃中有奶液残留、轻微腹胀、呕吐、腹泻或便潜血阳性。

病情可迅速恶化，出现急性呼吸衰竭伴严重呼吸暂停和心动过缓，有血便、弥漫性腹胀及压痛，有败血症表现，伴嗜睡、低血压以及血生化和凝血异常；也可毫无预警地突然进入进展期。

X线检查可用于进展型NEC的诊断：医生发现有微小的气泡积存在受损肠壁内（肠壁间积气）；也可显示气体是否已经通过撕裂或穿孔的肠壁进入腹腔，这种情况需要手术治疗。一旦患儿被诊断患有NEC，需要每隔12~24小时做一次腹部X线检查，以早期发现穿孔或者积气是否被吸收，后者是决定康复情况的关键。

仅借助X线检查不能确诊该病，需要结合患儿的临床表现以及实验室检查（低钠血症、白细胞及血小板计数减少、血酸性增加）进行诊断。

NEC的治疗

医生对NEC的早期征象通常都很警惕，因为早期干预是患儿能够最大程度地对抗疾病和恢复的关键。当怀疑宝宝患有NEC时，医生会通过一段时间内停止经口喂养、给予肠外营养以及胃肠减压（将胃管经鼻腔或口腔插入胃里，释放多余的气体或分泌物）使患儿的肠道充分休息。除此之外，医生还会对患儿进行腹部X线检查、血尿培养（检测感染）、生命体征监测（发现恶化征象）以及广谱药敏试验。护士会经常测量患儿的腹围，以监测肠道气体排空情况，并复查患儿的血常规、血生化，反复进行腹部X线检查，直至各项指标恢复正常。

抗生素通常要使用7~14天，以控制感染、阻止病情进展。如果患儿呼吸症状恶化，则需要使用呼吸机辅助呼吸；如果血压异常，需要通过输液或药物维持患儿血压；如果血细胞计数低，则需要输血治疗（输红细胞纠正贫血，输血小板或血浆纠正凝血功能异常，这两种情况通常是严重NEC的伴随表现）；如果患儿的血细胞计数极低，可以静脉输注免疫球蛋白（一种抗体，用于对抗感染）。新生儿科医生通常会请外科医生会诊，但大多数患儿最终并不需要手术治疗。

在患儿肠道功能恢复前，医生通常会给予肠外营养。大多数医生会在患儿生命体征平稳、肠道内积存气体排空至少5天后才逐渐恢复经口喂养，通常需要7~10天才会完全停止肠外营养。配方奶喂养的患儿开始时会被给予预消化分解的配方奶（比普通早产儿配方奶更易被肠道吸收）或捐赠的母乳，母乳喂养的患儿会恢复母乳喂养。

当药物治疗有效时，该病从第一次发作到完全康复通常需要2~3周的时间，但病情的急性期会很快结束，病情在几天内就会稳定下来。到时候，宝宝的主治医生会告诉你危险期已经过去，你就可以放心了。

如果经过上述治疗，患儿的病情仍在恶化，或X线检查提示肠道穿孔或受损肠道没有恢复，则需要手术治疗。腹腔引流术简单易行，可经局部麻醉后在患儿床边实施，能帮助患儿度过急性期。腹腔引流术是将一根软塑料导管置入患儿腹腔，将炎性分泌物和积气通过导管排出。若腹腔引流术效果不佳，可手术切除撕裂或坏死的肠道并清理感染区域。有关手术的内容详见第346页。

NEC的近期和远期愈后

多数情况下，只要患儿已康复，就不必担心病情会反复，但偶尔可能在恢复过程中会因手术后的瘢痕组织导致一系列并发症：瘢痕组织通常会导致局部肠道狭窄，如果狭窄比较轻微，可以完全不被察觉；但如果狭窄严重，则会阻断肠内气体或粪便的排空，导致肠痉挛、腹胀、呕吐、便秘或间歇性出血。如果患儿康复后出现喂养困难，可通过使用显影剂（吞食或灌肠）显示肠道轮廓，在X线下发现狭窄或梗阻的部位。如果存在狭窄，可通过简单且安全的手术纠正。

有时瘢痕组织可阻断胆汁流入肠道，引起黄疸。这种情况通常会随着时间的推移自行消失。

NEC最严重的远期并发症被称作短肠综合征，发生在肠道广泛损伤必须被切除的情况下。请放心，这种情况发生率极低。大部分肠道的缺失会导致患儿消化能力缺乏，同时会伴有营养成分及水分吸收不良，会增加脱水、电解质异常、频繁感染的风险。经口喂养联合辅助肠外营养需持续几个月或几年，可能影响患儿的肝功能及生长发育。

如果你的宝宝发生了这种并发症，要乐观些，记住很多早产儿的短肠综合征最终都会治愈，并且能完全恢复为经口喂养。因为剩余的肠道有惊人的代偿能力，能够适应且增强消化吸收能力，使患儿康复。研究表明，剩余的肠道一般在病变肠道切除后48小时开始发挥代偿功能，恢复经口喂养（少量）是刺激其发挥代偿功能的关键。临床上此类案例不在少数，有的患儿肠道仅剩20cm也能够完全脱离肠外营养，三四年后其剩余的肠道能够完全代偿消化吸收功能。如果患儿的剩余肠道不能发挥代偿功能，医生会对其进行肠道延长手术，以增加肠道的容量。

　　患有NEC的早产儿患发育迟缓的风险略高，原因尚不清楚。医学研究人员正在研究急性炎症对患儿脑细胞生长的影响，这可能是导致脑损伤的原因。这类患儿在必要时应进行重点随访及早期干预，最大程度地激发患儿的生长潜力。预防长期的生长缓慢也是确保早产儿智力正常发育的关键。好消息是医生能通过肠外营养及给予适当的维生素及矿物质补充剂，避免NEC在发病过程中和痊愈后的营养不良，再加上人类肠道神奇的再生能力，患儿在得到治疗后是能够快乐、茁壮地成长的。

经头皮输液会伤害宝宝的大脑吗？

　　Q：今天早上我吓了一跳，我发现宝宝的头上有一根静脉导管（简称IV），看起来真可怕，我很怕它会伤到宝宝的大脑。

　　A：在你看起，这可能是最糟糕的医疗操作了。医生不仅在宝宝的脚、脚踝、手和胳膊上扎了很多针，还要在他的头皮上扎针。你觉得他们太过分了，不明白为什么他们会做这样一件看起来很危险的事。

　　事实上，某些医疗操作看起来既会带来痛苦又充满侵入性，但其实是无害的。头皮IV就属于这一类。正如你已经知道的，宝宝需要通过IV输入液体、营养和药物，以满足身体恢复和茁壮成长的需要。在靠近皮肤表面的小静脉置入IV是最简单、最安全的静脉输注方式，

如果你的宝宝已经住院一段时间了，他的手臂和腿部的浅静脉可能会因为多处置入IV而引发炎症，需要休息和恢复。

　　这时头皮IV便是很好的选择。头皮IV通常很容易插入，而且像其他静脉注射一样，置入后完全无痛。它的优点是护士容易检查，不易移位。IV在皮下很浅的位置，不会对宝宝的大脑造成任何影响，因为大脑被头骨和几层坚韧的膜安全地保护着。

　　尽管有许多优点，但头皮IV的确让人看起来很不舒服。医生或护士不得不剃掉宝宝需要IV置入部位的头发，宝宝还要戴着古怪的帽子保护IV。考虑到早产儿父母的担忧，除非必要，否则医生和护士一般不会选择头皮IV。你只需要记住，IV只是暂时的，宝宝的头发还会长出来的。

中心静脉导管

中心静脉导管是将一根导管置入靠近心脏的深静脉内，有时也会进入心脏。当早产儿需要静脉输液几周以上（比如一段时间内不能进食或因为感染需要长期输抗生素），或使用的药物会刺激小血管，或者因为没有外周血管可用，才会选用中心静脉导管。由于大的、深的静脉不像浅静脉那样脆弱，所以，只要需要，中心静脉导管可以一直放置（宝宝可因此少被扎很多针），且可通过中心静脉导管输注浓度更高的液体。

有两种中心静脉导管：带涤纶套的和不带涤纶套的。不带涤纶套的叫作PICC，是一种小的、可弯曲的导管，通常在NICU内由新生儿科医生或护士置入。在置管过程中，早产儿会被给予镇痛和镇静药物。带涤纶套的叫作静脉输液港（最常见的被称为Broviacs），是一种稍大且硬的导管，可将其固定在皮下。静脉输液港的放置过程稍复杂，需要做一个需要麻醉或深度镇静的小手术，但放置后能够使用更长时间。有时新生儿科医生或护士无法将导管放入正确的位置，这时就需要外科医生协助。外科医生会在患儿的皮肤上做一个小切口，以便观察和定位静脉，然后将导管直接置入。

在置入中心静脉导管后，要通过X线检查其是否处于正确安全的位置。如果是PICC，因其可能松动或移位，需要每隔几周进行一次X线检查。

因为所有中心静脉装置的组件对人体来说都是异物，相较于外周静脉导管，这种操作会带来更高的感染风险（如果你的宝宝置管发生感染，医生会使用抗生素对其进行治疗，且同时拔除导管）。此外，因置管而穿破血管引起出血或将其内液体注入周围组织导致局部刺激或损伤的概率很小。中心静脉置管虽然有一定的风险，但对早产儿来说益处很大。

让宝宝趴着会增加患婴儿猝死综合征的风险吗？

Q：目前已证实婴儿猝死综合征的发生率增加了，那护士为什么还让我的宝宝趴着呢？

A：美国儿科学会（简称AAP）最初大力提倡让健康的、足月的婴儿平卧或侧卧睡眠，以减少发生婴儿猝死综合征（简称SIDS）的风险，但这一建议并不包括有呼吸问题的早产儿。

AAP在1992年的指南提出："有呼吸窘迫的早产儿、有胃食管反流症状或明确呼吸道异常的婴儿，俯卧位是首选的体位。"

指南如此规定的理由很充分。早产儿俯卧时，能更容易地进行缓慢的呼吸，血氧含量增加，睡眠质量更好。高质量的睡眠是身体和大脑良好发育的重要保证。此外，平卧位睡眠可能会造成早产儿以后体态或姿势的异常，比如早产儿肌张力差，平卧位睡眠时更易两腿外张，像青蛙一样。长大后学走路时，更容易出现髋关节外翻和足外翻。所以，早产儿更喜欢趴着睡，这样他们会感觉更舒适，也能更好地保存体力。

问题是，一些父母看到宝宝在NICU采取俯卧的姿势，会错误地认为这是安全的，于是在家里也会让宝宝采取俯卧的姿势。其实这样做是错误的，因为早产儿在NICU能得到持续观察和监测，生命体征出现任何问题都会被及时发现和处理。在家里则应采取仰卧位，以减少发生SIDS的风险。

为了让早产儿的父母知道应该怎么做，许多医学专家希望医院在早产儿出院前一周让他们开始仰卧睡觉（有时候护士发现宝宝能顺畅呼吸、保持平静，就开始让其采取仰卧位了）。

为什么宝宝的胸部会凹进去？

早产儿的肋骨并不坚固，胸壁非常脆弱，当他们吸气时（特别是呼吸困难时），胸部中间部位就会凹进去。一些家长甚至担心宝宝会一直存在这样的情况。放心，这只是暂时的。这个阶段的早产儿多采用腹式呼吸，因为其肺功能还不完善、胸部肌肉还不够发达。

了解反流

几乎所有的父母都遇到过孩子吐奶，医学上称为胃食管反流（简称反流）。事实上，所有足月儿都会出现反流现象，多数情况下是正常表现，家长不必担心。但有些婴儿反流现象特别严重，会出现吐奶量增多或其他症状，这就需要治疗了。

反流现象在NICU的早产儿中更普遍，有的早产儿还会出现呼吸暂停、心动过缓、餐中或餐后血氧饱和度下降，以及慢性肺部疾病和体重增长过缓，但目前的研究并不能支持早产儿反流的发作与这些症状有因果关系。事实上，早产儿反流现象通常发生在呼吸暂停和心动过缓发作之后。

一些专家认为反流和上述症状有关，应给予治疗。但使用药物治疗也存在风险，所以可以通过一些检查来监测早产儿的反流情况。此外，还可以通过改变喂食或睡眠体位减少反流的发生。

令人高兴的是，随着早产儿消化道的逐渐成熟，并采取必要的治疗，反流现象只是暂时的，并不是早产儿最严重的并发症。

什么是反流？

要了解反流是怎么回事，不妨想象一下我们吞下食物时会发生什么。首先，食物沿着连接口腔和胃的食管向下移动，食管的底部的"小门"（食管下括约肌）会打开，让食物进入胃。括约肌在食物进入胃后闭合，使食物不能返回。

人的胃就像一台搅拌机，将食物与胃酸充分混合后，打开胃底的另一扇"门"，将食物转移到小肠。如果在这一过程中食管下括约肌重新打开，有一些食物可能就会"逃回"食管，甚至从口中流出（有时会发生，但并非总是如此），即为反流（见图5.3）。

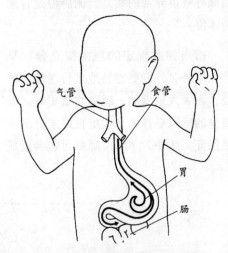

图5.3 发生反流时，胃内食物反流至食管，到达咽喉，有时会进入气管

如果反流的食物含胃酸较少，则称为非酸性反流，这通常发生在喂养时和喂养后1小时以内（因为食物与胃酸混合能中和胃酸）；如果反流的食物含有大量胃酸，则称为酸性反流，通常发生在喂养后1小时以外，那时胃已经排空。

什么是异常反流？

几乎所有的婴儿（事实上，所有的成年人也是）都会有某种程度的反流。研究表明，健康的婴儿一天内会发生约24次反流，50%的婴儿在生命最初的几个月里呕吐2次或2次以上，但只有1%的婴儿在1岁的时候还会发生呕吐。

如果呕吐次数增加或出现其他并发症，这种反流就是疾病的表现。成年人会因为混合着胃酸的食物刺激食管而产生烧灼感。

当早产儿的反流引起下列症状时，应给予高度重视：进食时食物刺激食管导致出血或疼痛；频繁呕吐或拒绝进食，导致热量摄入过少进而体重增长缓慢；因吸入反流食物导致吸入性肺炎；进食中或进食后发生呼吸暂停、心动过缓或血氧饱和度下降；出现慢性肺部疾病或气道炎症。患有支气管肺发育异常的早产儿也可能发生反流，这种患儿更容易缺氧、呼吸困难，从而引起胃酸反流。

请记住，并不是只有反流才能导致上述症状。所以，在确诊和治疗前，医生会进行诊断性检查。

一项检查采用的是pH探针：把一个细小的导管通过宝宝的鼻腔向下置入食管。导管的头端有一个传感器，能探测出胃酸是否从胃中反流出来。探针通常需要在食管中留置24小时，电脑会记录反流的情况。医生会根据检测结果判断是否存在异常的酸性反流。通过其他特殊检查，医生还能判断反流的发生是否与心动过缓或其他症状有关。

另一项检查叫作阻抗监测，可以像pH探针一样检测非酸性反流的发生，是通过探针测量食管内压力的变化（正常吞咽的压力，以及与反流发生相关的压力改变）。综上所述，pH探针和阻抗监测可以用于酸性和非酸性反流的鉴别诊断。

医生还会对宝宝进行上消化道造影检查。宝宝需要服用造影剂，然后通过X线照射显示造影剂沿着食管经过胃进入小肠的过程。通过上消化道造影，医生能够得知宝宝胃排空的速度以及程度，确保上消化道没有任何能够导致反流或使其加重的阻塞或狭窄、扭转。如果在检查期间发生反流，医生也能通过造影剂观察反流的严重程度与是否被吸入肺里。

早产儿反流的治疗

如果没有解剖学异常，反流可以自行消失。但如果出现并发症，则需要对症处理。

医生和护士会先进行一些简单的调整帮助宝宝：少食多餐、在母乳或配方奶中加入燕麦等谷类食物，喂食的时候多促使宝宝打嗝，采用鼻饲与间歇吸乳喂养，增加两次喂食的间隔，或更换预消化的配方奶。由于平卧位会加重反流，反流食物更易进入气管或肺部引起呼吸暂停或呼吸困难，医生会将宝宝的床头摇高，使其餐中或餐后平躺的时候胃处于较低的位置（一项研究表明，右侧卧位胃排空最快，餐后1小时最好维持这种体位，此后左侧卧位更好，因为它最大限度地减少了反流）。

咖啡因可治疗早产儿呼吸暂停，但

可使反流加重。所以，如果医生认为你的宝宝呼吸暂停是轻微的，可能会尝试停用咖啡因以改善宝宝的反流症状。

如果以上措施无效，医生会给宝宝使用抗反流药物。常用药物是甲氧氯普胺类药，使食物在胃内停留时间更短、胃排空更快。还有一类药（通常是甲磺噻脒和兰索拉唑缓释胶囊剂）能减少胃酸，因此当反流发生时，使用这类药物会减少胃酸对食管的刺激（抗酸剂会增加早产儿感染的风险，对此医生会密切观察。甲氧氯普胺可能会引起异常的肢体动作，但在早产儿中这种副作用非常罕见）。

如果药物治疗没有帮助且患儿的症状很严重，医生会尝试通过鼻饲管将食物直接送入患儿的肠道，抑制反流的发生。这样做效果很好，但是鼻饲管容易移位。

如果上述治疗措施均无效，且出现严重的并发症，医生会考虑给予手术治疗。这种情况很少见，所以你不必过于担心。有关反流手术（称为胃底折叠术）更多的内容，详见第354页"胃食管反流手术"。

反流持续多久是异常的

随着早产儿身体逐渐发育成熟，反流会在宝宝6月龄时得到缓解，在1~2岁时消失。

有反流问题的宝宝可能住院时间会稍长一些，且回家后需要继续服药。幸运的是，大多数有反流问题的早产儿最后都能像其他同龄人一样进食、茁壮成长。

父母在家里遇到宝宝发生反流时应该怎么做，详见第381页"在家里如何处理胃食管反流？"。

早产儿的皮肤需要用特殊产品护理吗？

Q：宝宝皮肤这么娇嫩，他们却用普通的香皂给他洗澡！难道不能用好一点儿的产品吗？

A：早产儿的皮肤护理，使用的产品越少、越简单越好。因为早产儿的皮肤薄且敏感，稍用力摩擦就会受到伤害，有害物质也容易被皮肤吸收。一些化学物质（包括香水）都可能引起早产儿皮肤损伤及过敏。

因此，大多数NICU会选择最常见的婴儿皂或中性无香料、染料的成人皂给早产儿洗澡。一些新生儿病房会尝试用特殊的抗菌或消毒皂对抗早产儿的皮肤感染。然而，考虑到这些产品中的化学成分可能会被早产儿的皮肤吸收，所以并不常用。我们的目的是使早产儿皮肤保持良好的卫生状态，并给予最少的干预。

早产儿每周的洗澡次数通常不超过3次。出生胎龄小于26周的早产儿用水擦浴即可，胎龄大一些的早产儿可用温和的皂液清洗（但研究未表明使用肥皂比清水更能减少早产儿皮肤发生细菌感染的风险）。

由于早产儿的汗腺不发达，水分和

天然油脂分泌不足，过度清洗会加重其皮肤的干燥。皮肤干燥时，与衣服或被褥的轻度摩擦都会导致刺激和损伤，令细菌更容易侵入。你可能认为润肤霜会有帮助，但一些研究表明，使用润肤霜后虽然早产儿皮肤脱水和皮肤病变减少了，但感染发生率会增加，或许是因为润肤霜中的某种成分成了细菌的培养基。

因此，早产儿在出院前，只需要对其娇嫩的皮肤进行最简单的护理即可。

尿布疹

尿布疹在婴幼儿中很常见，早产儿也不例外。尿布疹是由于婴儿的肛门附近、臀部、会阴处的皮肤受到尿液和粪便的刺激导致的轻度感染。白色念珠菌引起的尿布疹进展迅速，看起来有些可怕：红色的斑丘疹或疱疹可从尿布区延伸到腹部或大腿。有的婴儿嘴里也会有白色念珠菌感染。

与正常足月儿相比，早产儿的免疫系统尚未发育成熟，所以他们的皮肤特别敏感。此外，早产儿的排便不规律，难以预测，再加上睡眠时间长，尿布不能及时更换（一般护士不想无故叫醒早产儿，所以会每隔几个小时才检查他们的尿布），所以更容易患尿布疹。此外，乳类可能会造成便溏，刺激臀部皮肤，从而导致尿布疹的发生。

NICU的医护人员通常在喂食前后（一般隔3小时）给早产儿换尿布。换尿布时应该用干毛巾（或用水浸湿后的毛巾）清洗宝宝的臀部。不要用肥皂或婴儿湿巾，否则容易破坏早产儿皮肤上的酸性屏障。最好的预防措施就是尽可能保持尿布区的干燥。

宝宝患了尿布疹怎么办？可以给患处皮肤涂上隔离霜或药膏，保持局部清洁。白色念珠菌感染可以用抗真菌霜或粉末，每天用几次，在涂隔离霜之前使用。如果婴儿有鹅口疮（由白色念珠菌感染引起的口腔白斑），应给予抗真菌治疗。如果你是母乳喂养，医生也会给你一些抗真菌霜，让你在喂奶前涂在乳头上，避免宝宝感染。用于治疗炎症的类固醇药膏，有时被用来治疗大龄婴儿的尿布疹，因为早产儿皮肤容易吸收过多药物，所以并不常用。

如果尿布疹很严重，且伴有出血，护士会给你的宝宝停用尿布一段时间，这样可以保持局部干燥。护士甚至会脱光宝宝的下半身，用加热灯帮助宝宝的皮肤彻底干燥。父母不要过于担心，只要适当护理，尿布疹很快就会痊愈。

早产儿有必要长时间使用抗生素吗？

Q：我平时感冒，总是尽量避免使用抗生素。但现在我的女儿已经用了好几个星期的抗生素了，我有些担心。

A：你对抗生素的态度是明智的。正如你所了解的，抗生素会促进耐药菌株（经过长期的抗生素选择之后出现的对相应的抗生素产生耐受能力的菌株）的生长，这是整个社会面临的问题。医生很清楚这种风险，知道不能轻易使用抗生素。

你应该问的第一个问题是，你的女儿使用的抗生素是在预防或治疗感染吗？在NICU，早产儿发生细菌或真菌感染的概率非常高（妊娠28周以内出生的婴儿约有40%会发生感染）。因此，一些医生会预防性地使用抗生素。例如，一些NICU对极度早产的婴儿会常规性地通过中心静脉置管给予抗生素，降低血液感染的风险。在医疗实践中，医生会判断某种病原体在NICU感染的概率，及预防性使用抗生素治疗的益处。你应该经常和医生沟通，了解相关情况。

对早产儿预防性使用抗生素的价值是有争议的，但如果你的孩子被确诊为感染，抗生素是治疗的基石。特别是抗感染能力未成熟的早产儿，通常需要额外的医疗帮助。你的女儿的治疗时间对你来说似乎很长，但想要彻底根除感染，使用抗生素是必要的。

常规使用抗生素一般不会产生耐药性，除非在很长一段时间内间断性地使用同一种药物。医生会通过药敏试验判断哪种抗生素对早产儿的感染有效。如果早产儿对某些药物产生了耐药性，医生会选择其他效果更好的药物。

抗生素的副作用（最常见的是肾功能或肝功能损伤、盐和矿物质的丢失、血细胞计数的变化和听力问题）众所周知，但大多数抗生素对早产儿是安全的。医生将监测早产儿的这些表现，如果出现并发症或血药浓度超过安全水平，则会停止用药或减少剂量。在密切监测的情况下，抗生素治疗很少会导致长期损害。

抗生素也可能会暂时改变婴儿体内常驻细菌的种类。由于这些常驻微生物能帮助婴儿消化和对抗其他细菌，一些使用抗生素的婴儿会发生腹泻或其他感染。以上情况在早产儿中很少见，所以你不需要担心。

静脉滴注免疫球蛋白也是一种抗感染治疗方法，可以增加宝宝体内的天然抗体水平。在特殊情况下，如某些病毒感染或者当宝宝的白细胞计数特别低时，可用药物刺激其产生对抗感染的白细胞。但应用抗生素仍然是对抗早产儿感染的主要手段。

抗生素并不是万能的，但在宝宝最脆弱的特殊时期（如发生细菌感染）使用是有益的。

宝宝被隔离了怎么办?

你可能已经有所了解,如今医院里的一些细菌已经对普通抗生素产生了耐药性,最常见的是耐甲氧西林金黄色葡萄球菌(简称MRSA)或耐苯唑西林金黄色葡萄球菌(简称ORSA),下面以MRSA为例进行介绍。

感染了MRSA的婴儿可能会发病,也可能成为不发病的带菌者(研究人员发现,在人体中,细菌数量比人类细胞还要多)。大多数感染了MRSA的婴儿是不会发病的。虽然MRSA比其他类型的葡萄球菌感染更致命,但幸运的是,使用少量抗生素即可达到很强的治疗效果。

当早产儿被诊断患有耐药菌感染或患有传染性很强的疾病,如某些病毒感染性疾病,就会被隔离,以防止疾病的传播。诊治患儿的医护人员也会穿上隔离衣,患儿病房门口会挂上隔离的警示牌。

看到自己的孩子被隔离,会让本来就对孩子的病情担忧的父母更加不安,更别说感染急性期结束孩子仍然需要隔离了。他们会问:"为什么我的宝宝还在隔离?现在他很好啊!与宝宝接触后,我也要小心,以避免传染给其他早产儿和他们的父母吗?隔离什么时候结束?谁应该为孩子受到的感染负责,是护士、医生,还是我自己?"

患儿的隔离时间一般会持续几天、几周或更长的时间,这是因为即使感染症状已经消退,但细菌或病毒仍在孩子体内繁殖,仍具有传播性。大多数NICU会对感染患儿进行多次检查,待细菌或病毒已经消失、不具有传染性后停止隔离。

照顾患儿的家长也可能被感染,很多时候你并不知道自己携带了致病细菌或病毒。例如,如今MRSA就在普通人群中很常见。不要一味地责怪可能把MRSA传染给你的人,也不要责怪NICU中照顾孩子的医护人员,因为很多人都是未发病的带菌者。

MRSA或其他细菌、病毒难以完全被根除,有的医生认为在治疗患儿的同时,对患儿的家人使用抗生素也是有必要的(虽然这并不总是有效)。医生会事先征求你的意见。有的医生不同意这种做法,他们宁愿把患儿隔离起来。

一旦你的宝宝健康出院,他便拥有了更成熟的免疫系统,不需要采取更多的预防措施了。

甲状腺功能检查异常怎么办？

Q：检查发现宝宝的甲状腺功能异常，这严重吗？

A：这种异常的检查结果很可能是宝宝发育不成熟的表现，他的甲状腺并没有病理性的改变。甲状腺水平的降低，在胎龄23～25周的早产儿中十分常见，胎龄26～29周的早产儿1/3以上会出现这种情况，胎龄30～33周的早产儿发生率约10%。当早产儿长到约34周时，其甲状腺水平往往会恢复正常。因此，如果是发育不成熟造成的甲状腺功能异常是不需要治疗的，没必要担心。

医生会给宝宝做一项筛查（有1/3出生体重少于1500g、出生4～6周的宝宝，会被检测出甲状腺功能异常）以判断宝宝是否存在甲状腺功能减退。正常的甲状腺激素水平对大脑、皮肤、骨骼以及其他组织的发育是很重要的，如果宝宝被确诊为甲状腺功能减退，医生会立即给予甲状腺激素替代治疗（液体或药片的形式），以防止其出现神经生长发育延迟，治疗越早，效果越好。但这种情况非常罕见。

为了促进早期诊断、及早预防甲状腺激素缺乏带来的不良后果——美国各州卫生部门于1975年就开始进行大规模的筛查。如今，所有的新生儿在出生后第一周就会进行甲状腺功能减退的常规血液检查。这一筛查就像免疫接种一样，被认为是预防医学成功的方案之一，已经使成千上万的孩子受益。对早产儿进行早期血液筛查至关重要，因为许多甲状腺功能减退的症状，比如体温不恒定、喂养不良、便秘、长时间黄疸、水肿和嗜睡——容易与早产儿的常见疾病混淆。

早产儿甲状腺激素水平低下很常见，通常是由生长发育未成熟导致的，这种情况会随着宝宝的生长发育而得到纠正。下丘脑（大脑中调节许多激素分泌的部位）在完全发育成熟前，可导致甲状腺激素水平低下。早产儿的常见疾病（新生儿呼吸窘迫综合征、缺氧、感染或低血糖）也可能导致甲状腺功能异常。上述情况并不是真正的甲状腺功能减退，随着原发疾病的康复，甲状腺激素异常的表现在几周内会自行消失。

另外一个导致早产儿甲状腺功能减退的不常见的原因是，如果孕妇患有甲状腺疾病，其生病期间服用的药物会通过胎盘传递给胎儿，其作用会持续到孩子出生，表现为新生儿甲状腺功能检测异常，甚至引起一系列症状，但这些症状不久后就会消失。医院的一些消毒药品如碘伏含有碘，会影响甲状腺的功能，一旦被医生用于手术和抽血前的皮肤消毒，或脐带护理时的消毒，早产儿的皮肤可吸收过量的碘。现在医生已经意识到这一风险，对含碘的消毒药品的使用很谨慎。

新生儿筛查时的假警报

就像所有新生儿一样，你的宝宝要进行各种疾病的筛查，如甲状腺功能减退症、苯丙酮尿症（简称PKU）、镰刀型细胞贫血症、半乳糖血症等（不同国家或地区筛查疾病的种类会有所不同）。对于早产儿来说，每项筛查都是有意义的，但检查结果有可能不准确，常见原因有如下几种。

＊静脉滴注的肠外营养可能会引起血液中的某些物质含量增加；

＊不给早产儿喂食可能会掩盖一些新陈代谢问题；

＊母亲分娩前使用类固醇可暂时改变早产儿体内的激素水平；

＊早产儿出生后的压力体验会暂时改变体内的激素水平；

＊输血可以掩盖遗传问题或血液疾病；

＊血液标本的采集量、采集时间以及筛查时的室温，都会影响筛查结果的准确性；

＊早产儿都会有一些发育尚未成熟的器官，这也会导致筛查结果异常。

出生时体重低于1500g的早产儿，即使出生时甲状腺功能筛查结果正常，也会在出生4～6周时重复筛查，因为第一次筛查结果正常可能只是个假象。此外，在第一次筛查之前输血的早产儿将在最后一次输血后4～6个月重复筛查，其目的是尽快检测和治疗某些血液病（如镰刀型细胞贫血症），这些血液病在第一次筛查时有可能被遗漏。

当早产儿长大一些，更健康，能够正常进食，或者距离最后一次输血已经有几个月的时间了，或最初的筛查条件不佳，你可以要求再次筛查。如果医生认为有必要，会主动这样做。

应该花多少时间陪伴宝宝呢？

Q：我和丈夫都有工作，我们还有一个大儿子要照顾。我们应该花多少时间在医院陪我们的女儿呢？对于这个问题，我一直很纠结。

A：对于这个问题，我们很难给出一个简单的答案。

即使是最具有奉献精神的父母，也想知道花费多长时间陪伴宝宝是合适的。有些父母像你一样，必须在相互矛盾的责任之间平衡。有些父母家离医院很远，所以想更合理地安排时间，有些只是想在劳累之余得到片刻身体和精神上的放松。

大多数早产儿父母都会感受到，宝宝出生后最初的几周或几个月是需要父母陪伴的。他们这样想十分正确。有充足的证据表明，热情地照顾、拥抱、触摸婴儿并和他说话，对刺激婴儿的情绪和认知发展是非常重要的。众所周知，一些长期被剥夺关爱的婴儿和儿童，其生长发育会受到影响。一些儿童发展心理学家将这种情况称为依恋障碍，即如果没有接受过特定照顾者的安慰、照顾的早期经历，那么这个孩子以后在情感上就无法形成信任别人、与别人产生亲密关系或自我安慰的能力。

所以，让宝宝得到足够的爱是很重要的。但是，这并不意味着你每天24小时都要在医院里陪伴他。虽然那的确很美好，但对大多数父母来说并不现实。幸运的是，大多数早产儿住院的时间只有几周或几个月，在这个阶段，他们大多数都沉浸在自己的世界里。

我们向专业人士寻求这方面的意见，他们提供出的建议本质上几乎是相同的：尽你所能，最大限度地利用你与宝宝在一起的时间。但当你不能和他在一起时，你也不必感到内疚或担心。

一位发展性照护领域的专家提出，你的宝宝能从你和他的相处中获益。如果你的时间是自由的，那么尽可能多地陪伴他，并且好好享受你照顾他的时间（你也要照顾好自己，你太累了）。你一天能腾出多长时间，就陪宝宝多长时间。

专家解释说，婴儿和父母之间关系的建立发生在生命最初的1~2年。早产儿住院仅几个月时间，在此期间，父母的关爱的中断是短暂的，一旦宝宝出院回家，婴儿和父母的关系很容易修复。

一位心理学家也有类似的观点，他对在孤儿院度过了出生后头几个月或头几年的儿童进行了依恋问题的研究。他发现，在出生后6个月之内没有得到悉心照顾的婴儿，以后的依恋障碍问题能完全解决；但如果缺乏照顾的时间更长，以后的依恋障碍问题就很难解决。因此，这位心理学家指出，如果你因为工作而时间有限，那么当你的宝宝在医院时或回家后，你需要认真地考虑时间分配的问题。

下面是几条相关建议。

* 在医院，如何利用好与宝宝在一起的时间和你在医院花费多长时间照顾宝宝是同等重要的。曾经有发展性照护的研究人员回忆有这样两位母亲：一位母亲只能周末才能去医院照顾宝宝，但是她对宝宝的关注度很高；另一位母亲每天都来医院，但总是带着朋友们一起来，在照顾宝宝时，经常和朋友们聊天。研究发现，第一个婴儿后来没有显示出有依恋障碍的迹象，而第二个孩子却有依恋障碍的迹象。

* **来医院看望宝宝时，尽可能多地喂养宝宝。**无论你是给他一个简单的拥抱，还是给他哺乳或用奶瓶喂他吃奶，这都是你们的甜蜜互动。

* **当你和宝宝在一起的时候，尽可能多地抱着他，多和他进行皮肤接触。**许多研究发现，婴儿在早期与父母多进行身体接触，无论是微小的动作，还是偎依在一起，都是有益的。众所周知，爱的触碰能促进婴儿的生长发育。你可以阅读本书第252～254页关于袋鼠式护理的相关内容，这是帮助你和宝宝增强亲密感的好方法。

* **如果你担心你和伴侣没有足够的时间看望宝宝，可以向他人寻求帮助。**孩子的祖父母或你的亲朋好友都能对宝宝倾注很多的爱，给宝宝提供温暖。

* **如果你花很长时间在医院照顾宝宝，应适当休息一下。**这么做不仅对你自己好，也对宝宝好。照顾好自己才不会伤害宝宝。等你恢复了体力，才能更好地照顾宝宝。

* **不要感到内疚。无论如何，你已经很棒了。**宝宝能够感受到你的付出。

早产儿的妈妈可以重返职场吗?

Q：在宝宝早产之前我一直认为自己既可以做一个好母亲，又可以做一个优秀的职业女性。但是现在，我不知道是否应该像当初计划的那样回去工作。

A：有的母亲想法很明确，她们出于经济原因或者认为职业生涯很重要而决定要继续工作；有的则很纠结，不知道是应该留在家里照顾宝宝还是应该重新上班。

无论职场妈妈们多么看重自己的事业，但当她们看到宝宝一天天长大，那么健康可爱，几乎所有的职场妈妈都舍不得离开自己的宝宝。而早产儿的妈妈更是会有一些特殊考虑。与正常足月儿相比，早产儿出院后会更难照顾（如，早产儿可能存在更多的喂养困难，有的早产儿需要使用心肺监护仪数周或数月）。因此，早产儿的父母难以将其完全交给保姆照顾，也很难找到可以满足早产儿照护需要的机构，有些早产儿的父母还不得不处理宝宝出现的医疗并发症，所以他们的选择非常有限。举例来说，第一年就把患有支气管肺发育不良（简称BPD）的宝宝送日托是不可取的，因为这样的宝宝更容易生病感染（详见第391页"日托安全吗？"）。

每个家庭的情况不同，我们不能替你做决定，但可以提一些建议供你参考。

* 如果你只是暂时离开工作岗位，可能会庆幸宝宝的出生延长了你的假期。宝宝如此弱小，此时重返职场对你来说并非易事。但是你可以放心，他会被医生和护士照顾得很好。而且，仍处于早期发育阶段的早产儿不需要过多的刺激。宝宝出院后，你会有更多的时间把宝宝的生活安排得井井有条，并找到适合他的护理人员，然后再返回工作岗位。

* 职场妈妈会因为一些意外或额外的负担打乱自己的日常工作和计划，因为早产儿出现健康问题，在很多时候都是不可预见的。你会比其他正常孩子的母亲更不容易，你需要伴侣的配合和参与，才能灵活安排工作和生活。

* 请记住，要想找到家庭生活和职业生涯的平衡点，有很多好的方法，并且这些方法是因人而异的。研究人员无法证明在日托或在家由保姆照顾的孩子比在家由母亲照顾的孩子成长得更好或更差，这一点能缓解许多职业女性的心理压力。是否每时每刻与宝宝在一起并不重要，高质量的陪伴才是最重要的。

* 实际上这个问题没有正确的答案，无论母亲们做出什么决定，几乎都会在做决定之后不断琢磨自己的做法是对是错。随着生活的继续，在孩子成长的不同阶段，母亲的情感和孩子的需求也会发生变化。

父母情绪低落怎么办?

Q：我从医院回家后坐在女儿的空摇篮旁边哭了好几个小时，这是产后抑郁症吗?

A：几乎所有的母亲都会在产后几天出现情绪低落。许多新妈妈可能会体验到短暂的快乐，但之后就会突然和摇篮中的宝宝一起哭起来。

大多数新妈妈和少数新爸爸在宝宝出生后的第一周或第二周内会有一些抑郁情绪。除了止不住的哭泣外，产后情绪低落还会让你感到焦虑、疲劳、无法集中精力或做决定，并且容易受刺激，睡眠和食欲不佳也很常见。对母亲来说，这些情绪波动部分是由于激素的变化引起的，但是，精神压力也是重要的诱因。因为此时父母们全面认识到了自己的新责任，要调整心态适应新角色，由此带来的压力和焦虑可能会让新手父母们彻夜难眠。

许多国家的社会文化都认为，应该对女性分娩后面临的情绪和生活上的变化给予帮助。在英国，专业人士都会提到产后10天的抑郁期。在中国，产妇在分娩后的月子里会得到家人的关爱和照料。在美国和其他许多欧洲国家，宝宝出生后祖父母即使不住在附近也会经常来看宝宝。

对于母亲来说，早产儿出生带来的巨大压力会使一些正常的情况变得复杂，有时会导致母亲情绪变化更明显且持续时间更长。一些研究发现，在分娩后的1个月内，早产儿的父母出现抑郁和焦虑情绪的概率显著高于足月儿的父母。一项研究指出，在产后1个月内，宝宝的体重在1500g及以下的母亲，有13%会遭受严重的心理困扰。而相比之下，只有1%的足月儿的母亲会产生心理问题。除了抑郁和焦虑情绪之外，她们更容易感到内疚、无能力养育子女，并会对他人产生敌意，表现出社交孤立。高达1/3的早产儿母亲被发现有轻、中度精神压力，尤其是那些有高风险并发症的早产儿的母亲。

另一项研究发现，85%的早产儿母亲和65%的极早产儿的父亲在孩子出生后1周内会经历危机反应，包括不信任、愤怒、内疚、悲伤，有时还会表现出无法控制的哭泣。因为孩子早产本身就是件可怕的事情，所以许多健康早产儿的家长也会有惊恐和焦虑的反应。从早产儿生下来住进NICU那天开始，父母的担忧就从未停止过。

虽然在宝宝住院期间你可能会持续担心和紧张（许多父母描述早产儿出生后的前几周的心情就像坐过山车一样跌宕起伏），但你的危机感将很快消退。早产儿的母亲在孩子出生后的最初几周和几个月后会开始逐渐恢复平静。到宝宝1岁时，她们的心理困扰程度已与足月儿的母亲相似。如果早产儿长期存在健康问题，他们的母亲更容易出现中度情绪低落和焦虑。一项研究发现，24%的早产儿母亲在两年后仍然情绪低落，10%的母亲会长期抑郁。但是在孩子3岁时，几乎所有的母亲都适应了她们各自的情况，表现出对孩子的强烈依恋并对自己的育儿经历表示满意。

虽然大多数早产儿的父母都会慢慢适应，但一些母亲的抑郁情绪会发展为

产后抑郁症。产后抑郁症的危险致病因素有家族史、严重的经前期综合征（简称PMS）或精神疾病史。母亲可能在婴儿出生后就发病，或者在婴儿出生后第一年内受到某种打击时才发病。父亲也可能得产后抑郁症。

焦虑和抑郁情绪持续的时间和严重程度是区别产后抑郁症与产后情绪低落的关键。患病母亲会感到无助或绝望，失去自尊和自知力，食欲不振，无法入睡，易疲劳。此外，产后抑郁症患者还会出现以下反应。

＊ 极度烦躁，经常暴发敌意和愤怒情绪；

＊ 感到迷茫，即使很简单的事情都不愿做（如列购物清单）；

＊ 出现不正常的激动和兴奋；

＊ 针对自己、家人或宝宝有暴力想法或行为；

＊ 反复出现自杀念头。

有一些早产儿父母的抑郁情绪会在几个月后自行消失，另一些父母如果不进行治疗，人格和行为的改变会持续数年。

如果你认为自己有患产后抑郁症的可能，该怎么办呢？首先，你应该接纳自己，你的任何情绪反应是由你的经历所导致的，不要对此感到内疚或羞耻；其次，你应该试着向自己的伴侣、其他家人或朋友倾诉你的痛苦。如果你的朋友和家人不认为产后抑郁症是一个严重的、需要治疗的疾病，请立即寻求医生

或心理健康专业人士（心理科医生、心理咨询师或社会工作者）的帮助。即使有良好的社交环境的支持，如果你的症状严重，也应该向心理健康专业人士寻求帮助。确保你在遇到问题时能够得到帮助，如果需要的话，甚至可以服用抗抑郁药物或激素补充剂。

有些事情是很令人鼓舞的：虽然在早产儿住院期间，早产儿的父母会感受到更多的压力，甚至出现抑郁情绪。但当宝宝回家约1个月后，早产儿的父母处理日常压力和繁重家务的能力要比同龄的足月儿的父母强很多。这可能是因为他们可以根据孩子的实际需求更快地进行调整（他们比自己想象中更强大），而足月儿的父母不会想到他们的孩子需要比他们预期更多的关心和照顾。此外，早产儿住院期间，母亲有更多的时间进行身体康复，所以通常在宝宝回家时，她们的体力已经恢复了。

所以，振作起来吧！作为早产儿的母亲，慢慢平复你的情绪，即便这取决于孩子健康与否。当孩子出院回家时，这些痛苦的经历会让你更加感激他给你带来的快乐。

宝宝仍然需要使用呼吸机

Q：我的宝宝仍然在使用呼吸机，尽管医生告诉我他有很大进步。但是，我看到已经有好几次，医护人员降低了他的通气设置参数后又不得不再次调高。再这样下去，我害怕他一直无法自主呼吸。

A：几乎从未发生过一直依赖呼吸机的情况，甚至很少有早产儿使用呼吸机超过几个月的。特别是当医生认为你的宝宝正在好转时（即使他的进步偶尔停滞或病情反复），你更没有必要担心他日后会和别的孩子有什么不同。

在情感层面，我们理解你的恐惧。所有的上呼吸机的宝宝的父母都期待着自己的宝宝脱离呼吸机的那一刻，这表示宝宝可以自主呼吸了。无论你的宝宝使用呼吸机多长时间，一旦医生试图中断使用却未达到理想效果时，便会令人感到沮丧甚至痛苦。

你应该告诉医生你的焦虑。医生通常会做出解释：脱离呼吸机是一个不断尝试的过程，有时候会反反复复，时间往往比父母预期的要长。

如果你的宝宝暂时还脱离不了呼吸机，可能存在以下常见的原因。

* **只是单纯的早产原因**。一些刚出生不久的早产儿需要更多的时间才可以恢复正常呼吸。原因是早产儿肺部尚未发育成熟，胸壁和呼吸肌仍然很弱，不足以进行有效呼吸。呼吸时胸部深陷，导致排气太多，没有足够的空气留在肺内，使肺不能保持开放状态从而让新的空气进来，需要借助外界的帮助，才能进行深呼吸及规律呼吸。一般出生时胎龄为26周或以上的早产儿会克服这个问题，而再小一些的早

产儿，即使使用呼吸机，也需要几个星期的时间呼吸道才能发育成熟。

* **肺损伤**。不幸的是，呼吸机的使用和额外的氧气供给是一把"双刃剑"。在应用到一定程度时，它们会干扰肺发育，造成肺部损伤。这种肺部损伤需要一定时间才能愈合。如果宝宝需要的氧气浓度和通气参数设置不是很高，只要他能获得良好的营养帮助新的肺部组织生长，愈合能力就可超过所造成的伤害（一般来说，当氧气浓度超过约60%时，被认为是高水平的设置。而高排气设置更复杂，可随婴儿生长发育的需要而变化，你可以咨询医生了解宝宝需要得到多少呼吸支持）。有时候，医生可以通过给予宝宝类固醇类药物使其脱离呼吸机，但是因为类固醇可能有严重的副作用，所以除非绝对必要，否则尽量不要使用。如果医生告诉你，宝宝有支气管肺发育不良（简称BPD，肺损伤持续1个月以上），你可以阅读第293页"什么是支气管肺发育不良？"。通常在这之前，许多早产儿的肺部损伤都会自然愈合。

* **呼吸道（简称气道）问题**。呼吸道是空气进出肺部的通道。从鼻腔和口开始，包括咽喉、气管和分布到肺部的大小支气管。呼吸道向肺部输送氧气，然后将二氧化碳排出体外。当气道出现以下问题时，必须使用呼吸机。

气道软化。气管过于柔软，当婴儿呼吸时气管塌陷而不是保持开放的状态（大多数早产儿随着生长发育气管软骨逐渐变硬，就不需要用呼吸机了）。

气道内阻塞。例如，气道肿胀或支气管内瘢痕组织造成的梗阻（婴儿随着生长发育气道会变宽，梗阻可相对变小而痊愈，否则需要手术切除）。

最不常见的原因是外部有压迫气道的解剖异常，如存在异常的血管（需要外科手术矫正）。医生可以通过使用支气管镜检查或上消化道造影进行诊断，你可以在本书第277，292页读到相关内容。

* **一些新发疾病**。有时候，当早产儿呼吸状况变好、呼吸机参数设置稳步下调时，突然出现的新发疾病也会影响呼吸机的使用时间，如感染、手术、呕吐、动脉导管未闭（简称PDA）或其他并发症。在这些情况下，医生必须先解决原发问题，然后再考虑停止呼吸机的使用。

所以，请耐心等待。让宝宝脱离呼吸机需要医生不断尝试，并且要确定宝宝的肺能自己运作，等一切都准备好了，就是脱离呼吸机的时候了。

使用类固醇类药物会有危险吗？

Q：我的宝宝呼吸困难，医生建议尝试使用类固醇类药物，这种药会很危险吗？

A：你的想法没有错。类固醇类药物药效强，副作用显著。但是请放心，医生会慎重做决定。与使用其他任何药物一样，医生会衡量此类药物的风险和药效，跟你充分沟通，解释此类药物的优点和缺点，帮助你做出是否使用此类药物的决定。

或许你的宝宝已经患有严重的支气管肺发育不良（简称BPD）或处于疾病初始阶段，并且一直在使用呼吸机。医生希望使用类固醇类药物减少宝宝体内的炎症反应，即人体对创伤、细菌感染或刺激物的反应。这种治疗方法对使用呼吸机的早产儿有很大的好处。由于呼吸机会造成肺部损伤，所以早产儿患肺炎是很普遍的。气管和声带也会因为受到刺激而肿胀，分泌大量黏液，随着时间的推移会变成瘢痕组织。呼吸系统的炎症可造成宝宝呼吸困难，严重者甚至要依靠呼吸机维持呼吸数周或数月。

早产儿患BPD的炎症反应比一般的炎症反应更严重，这可能是由于其在母体子宫中受细菌感染（如母亲发生宫内感染）、机体免疫系统未发育成熟导致的。遗传因素也会引起早产儿发生严重的炎症反应。

接受类固醇类药物治疗的早产儿，可能在一两天内就可以脱离呼吸机。虽然类固醇不是对每个有呼吸问题的早产儿都有效，但是一般来说可以降低BPD的发生率和呼吸机的使用概率，帮助宝宝提前摆脱呼吸机。当医生认为早产儿能够自主呼吸了就会撤掉呼吸机，然后给予类固醇类药物治疗，以便减少气道肿胀，避免再一次使用呼吸机。有时类固醇类药物的使用甚至能挽救一些早产儿的生命。

父母当然都希望宝宝能尽快撤离呼吸机、偎依在自己的怀里，但不要因此而让孩子滥用类固醇类药物，因为这是有风险的。类固醇类药物短期内主要的副作用是免疫抑制，患儿更容易受到感染。另外还有其他副作用：研究发现2%～20%的使用了类固醇类药物的早产儿会发生肠管破裂，需要紧急手术修复；服用类固醇类药物的早产儿经常会出现血糖或血压升高，生长发育也会受到影响。医生会仔细观察这些问题，在问题变得严重之前给予治疗。

最令人担心的是，使用类固醇类药物是导致早产儿出现严重发育问题的因素之一。比如，一项应用地塞米松治疗早产儿的研究发现，虽然患儿的存活率提高了，但与那些未接受地塞米松治疗的早产儿相比，有40%以后会出现严重残疾（脑瘫、精神发育迟滞）。研究人员认为这个结论是有意义的。这个结论在动物试验中也得到了验证。另外，有研究报告指出，通过MRI扫描发现接受地塞米松治疗的早产儿大脑体积普遍偏小。

需要重点说明的是，这里我们提到的类固醇类药物指的是地塞米松（BPD患儿一般需要静脉注射这种药物几周的时间才能有所好转），其他类固醇类药物可能不具有相同的风险。比如，在早产儿出生前，医生会给予一种叫倍氯米松的类固醇类药物促进胎儿肺部发育，治疗时间为1~2天，这种治疗方法一般是安全的。在早产儿脱离呼吸机后，为了保证气道不肿胀，医生会给予短疗程的地塞米松治疗，这也是安全的。

对于严重BPD的患儿，若使用类固醇类药物几周才能获益，可以将静脉注射改为吸入给药，以减少副作用。吸入给药能够抑制患儿肺部的炎症而不影响身体其他部位，但药效会减弱，需要持续给药1~2周。

现在科研人员正在研究降低在治疗早产儿BPD时使用类固醇类药物的风险的方法。许多医生认为，可能有安全的方式使用类固醇，如使用不同类型的类固醇类药物、较低的给药剂量或不同的治疗时间，但关键还是识别哪些患儿最需要使用类固醇类药物。严重的BPD本身就会导致发育问题，因此，此类患儿适合使用类固醇类药物。公平地说，类固醇类药物的使用能够改善BPD患儿的病情，并阻止其恶化，甚至能挽救生命。当你在阅读本书的时候，也许很多人都了解了这个常识。所以，当你想向医生咨询时，不要犹豫。

一旦宝宝使用了类固醇类药物，医生会仔细观察其用药后的反应。如果宝宝的病情没有得到缓解，医生会在几天之内给宝宝停药；如果宝宝的确有好转，那么问题就变成什么时候停药。医生有可能选择几天后就停药，也可能考虑到类固醇有助于降低呼吸机的设置参数，并可以把氧含量控制到更安全的水平而选择缓慢停药。短期使用类固醇会减少副作用，但也可能影响药效。

对于正在努力呼吸和生存的早产儿及其父母来说，使用类固醇类药物是一项艰难的选择。药物虽能救命，但也会影响宝宝正常的生长发育。那么，到底该怎么做呢？其实最重要的是，你要理性看待这个问题，这个问题没有对错之分，但你必须深思熟虑。

有些父母觉得孩子的生命值得不惜一切代价保护，有些父母认为保护孩子免受严重残疾的威胁更为重要。如果你不确定，可以与医护人员交流，并要冷静地做出决定。

宝宝把气管插管拔出来会伤到自己吗？

Q：我的宝宝总是试图拔出气管插管，昨天他居然真的拔出来了。他会受伤吗？

A：宝宝受伤的可能性很小。宝宝自己拔出气管插管，或者气管插管意外滑出是很常见的。常见的原因有：宝宝嘴边固定插管的胶带被唾液润湿而松动；较小的早产儿的气管很小，插管容易脱落；较强壮的早产儿如果觉得插管不舒服，会转头或用手拽插管——他们最有可能自己拔掉插管。

支气管镜检查

如果宝宝脱离不了呼吸机，父母会很焦虑，担心长时间使用呼吸机会对宝宝造成危害。如果宝宝使用过三四次呼吸机，还尝试接受了类固醇类药物治疗，医生查体听到上呼吸道阻塞的声音，或者宝宝的肺部X线片显示一些区域有不清晰的暗影，则应该查明原因。

其中一种检查方法就是支气管镜检查，是将细长的插管通过声门插入气管和支气管以及更远端，观察气管和支气管的病变，判断是什么原因导致宝宝呼吸更加困难，也可以采集呼吸道分泌物或细胞样本进行活检。

支气管镜检查可以帮医生判断：宝宝气管插管后是否有瘢痕形成，是否有一些肿块或囊肿引起阻塞；宝宝是否存在气道软化的问题（早产儿的气道软、易塌陷，需要一段时间才能使软骨变硬，以便在呼吸时保持开放的状态）；如果宝宝肺部感染严重，是否有办法取样进行细菌培养；宝宝呼吸道炎症是不是由于吃奶时误吸引起的。支气管镜检查不但有助于回答以上问题，还能指导治疗。

支气管镜分为硬支气管镜和软支气管镜两种，呼吸科医生一般将软支气管镜作为首选。这种支气管镜检查可以在新生儿病房对宝宝给予浅镇静的情况下操作（宝宝是清醒的）。整个过程通常需要约30分钟，医生会在宝宝的咽喉部喷一点儿麻醉药进行局部麻醉，以缓解操作引起的不适，并对宝宝进行静脉镇静，以确保宝宝不会感到疼痛。如果你的宝宝在使用呼吸机且气管插管内径足够宽，甚至可以不需要拔出插管，支气管镜将顺着插管直接插入肺部，宝宝仍然可以呼吸。首选这种有弹性的支气管镜的原因之一，是当宝宝呼吸时医生可以通过操作看到宝宝的气道，并且判断宝宝是否有气道软化。

如果宝宝的气管内径太小无法下镜，或者宝宝在手术过程中情况不够稳定不能拔管，或者下镜时无法呼吸，则可以选择硬支气管镜检查。该项操作通常由手术室的外科医生在宝宝全身麻醉的情况下进行。宝宝在整个过程中会保持生理上的稳定。医生无法诊断宝宝是否存在气道软化（因为宝宝的气道在全身麻醉期间无法自如地运动），但会检查宝宝的呼吸道深处是否有炎症或阻塞，并能收集分泌物和细胞样本进行培养，以判断何种细菌感染。在硬支气管镜检查中，如果发现了梗阻，外科医可以立即将其取出。

　　任何一种支气管镜检查都会导致宝宝产生一些不适感，但不适感的持续时间不长。有的宝宝比较敏感，可能需要药物镇静几个小时；有的宝宝检查结束就能恢复正常；有的宝宝只需要一点儿泰诺。支气管镜既能检查出病变部位，又能进行一定的治疗。

　　NICU的工作人员会努力防止意外的发生，所以因意外拔管造成严重后果的可能性很小。在NICU，护士总是守在早产儿床边。如果早产儿的心率或血氧含量下降，仪器会发出警报，护士在几秒钟内就会为其输氧（每个病床床头都会有氧气袋或吸入器），这样做能让宝宝在插管被重新插入前保持呼吸顺畅。重新插管时宝宝可能会出现心动过缓等症状，但这种情况很少发生，而且即使发生也仅会持续几秒钟，不会造成伤害。

　　重新插管时，应停止喂养宝宝。操作可以在胸部X线帮助下进行，以确保插管被放置在正确的位置。如果医生没有预先给宝宝使用止痛类药物，那么当插管被重新插入时，宝宝会有点儿不舒服。一些宝宝可能会因此出现声音嘶哑或声带肿胀，但这些大多是暂时的。

　　如果宝宝多次拔出气管插管，医生可能会尝试从宝宝的鼻腔而不是口腔插入插管。这种方法只能用于较大的早产儿（小宝宝的鼻孔太小，插管插不进去），而且操作会比较困难和缓慢，但是这样插管会更稳固。医生也可以考虑限制宝宝的活动，给予镇静药或采取其他方式，如使用襁褓，减少光、声音、触摸的刺激，因为宝宝平静的时候是不太可能自己拔管的。

　　有时，意外拔管还会带来意外的惊喜。医生可能会发现宝宝的呼吸比他们预期的好，宝宝可以脱离呼吸机了。此外，重新置入插管可以让宝宝获得更干净的气管插管，以及更好的气流供给。

什么是支气管肺发育不良？

　　如果出生时发生呼吸窘迫综合征（简称RDS）的早产儿几周后仍然脱离不了呼吸机，医生就会怀疑已经发展为慢性肺部疾病，如支气管肺发育不良（简称BPD）。这提示给其补充氧气和机械通气时造成了肺部损伤，影响了肺的发育或自然康复。这是使用呼吸机的弊端。

针对这个问题，医学上采取的治疗措施主要是保证患儿良好的营养、使用有效的药物，以及给予良好的照顾和关注，以帮助患儿肺部发育和愈合。

值得庆幸的是，大部分BPD患儿在短短数周内就可以康复，但有的可能需要的时间长一些。一些患儿回家后需要辅助吸氧。BPD预后一般良好，大多数患儿能够及时康复，不会出现严重的长期并发症。

哪些婴儿易发生BPD？

NICU中的早产儿发生BPD的风险较高，因为这些宝宝还不能自主呼吸。早产儿出生越早，肺发育越不成熟，患BPD的风险就越高。除了肺部尚未发育成熟这一因素外，一些医疗操作，如连续几天给予机械通气和高水平的辅助吸氧（如早产儿患肺炎或呼吸暂停时间延长时）都会增加患BPD的风险。

研究人员认为，BPD有一定的遗传倾向。婴儿在母亲子宫内接触到细菌（如母亲感染绒毛膜羊膜炎）也能增加其患BPD的概率。

加速早产儿肺部发育、减轻RDS的治疗方法（如孕妇在早产前服用类固醇类药物、促进胎儿肺部发育的表面活性剂和良好的肠外营养）有助于降低发生BPD的风险。给小胎龄的早产儿摄入维生素A，并用咖啡因治疗呼吸暂停被证明是有帮助的。医生也会通过监测早产儿的血氧含量和最小化呼吸机的设置防止其发生肺损伤（肺内过度通气尤其有

害，在某些情况下最初的阶段使用高频呼吸机可能是有帮助的）。出生体重不足1000g的早产儿，BPD的发生率约为40%，甚至更高，这是他们治疗RDS和其他早产并发症需要付出的代价。

早产儿肺部会出现哪些异常？

早产儿因为肺尚未发育成熟，易患RDS，会引发炎症，造成肺损伤。炎症反应会使呼吸更加困难，因此，通常需要氧气和呼吸机辅助呼吸。同时，损伤附近的肺细胞通过快速增殖和分化修复损伤。但是，肺的正常发育和愈合过程会受到呼吸机的压力和宝宝吸入过量的氧气的干扰。当呼吸机用强大的压力把空气送入宝宝肺部时，宝宝脆弱的肺组织无法承受来自呼吸机的强力牵拉。早产儿尚未发育成熟的肺组织，由于缺乏天然抗氧化剂对抗氧自由基的损伤，所以给予过量的氧气是有害的。

有些患BPD的早产儿，肺的正常发育突然停止了，随后肺的体积变大、肺泡变少，呼吸道分支也变少了，因此肺部能吸收氧气的肺泡表面积就更小了。出生胎龄越大的早产儿，所受的伤害也就越大：随着肺部新的细胞生长和损伤，整个肺部散布着小片的、无用的瘢痕组织，破坏肺的正常功能。这也是BPD被称为支气管肺发育不良的原因——它意味着异常组织的生长。

如何诊断BPD？

早产儿出生1周以后，如果对辅助

呼吸支持的需求不是减少而是一直在增加，则考虑有发展为BPD的可能。胸部X线片显示其肺部浑浊或有瘢痕。早产儿出生后4周或胎龄达到36周时仍需要氧气辅助呼吸，则可确诊为BPD，因为这时他的肺按照标准应该已经成熟到可以自主呼吸（后一种标准——在胎龄36周后仍需吸氧——对于出生时胎龄不足30周的早产儿来说更准确，也更能预测哪些早产儿会存在长期的呼吸问题）。BPD患儿往往呼吸比正常早产儿更快、更深，因为过多的液体渗入肺部而产生呼吸急促或出现喘鸣音，由于气道变软、塌陷或者气道变紧而出现类似哮喘的表现。

BPD可以分为轻度、中度和重度，严重程度取决于患儿的症状以及需要呼吸支持的程度。如果早产儿在出生8周或胎龄36周（以后者为准）仍在使用呼吸机或持续气道正压通气（简称CPAP），或者仍需要超过30%的氧气支持，大多数新生儿专家会认为他已经患有严重的BPD。

如何治疗BPD？

为了使肺部愈合，BPD患儿需要得到全面的支持和护理。以下治疗方法并非适用于所有患儿，且有些方法有较大的副作用。医生会给出最有益的治疗方法，你也应该随时与医生沟通。

＊**给予营养支持**。BPD患儿比其他早产儿需要更多的营养和能量支持呼吸、发育及形成新的、健康的肺组织。为了将伤害最小化，充足的营养摄入是抵御BPD的关键。优质的营养摄入有时是很难实现的，因为如果BPD患儿需要限制液体摄入量，母乳或配方奶就会被浓缩，变得更难消化。大多数早产儿需要一段时间的肠外营养，但肠外营养不如母乳或配方奶喂养。有时母乳喂养可能会让BPD患儿感到沮丧，因为长时间使用呼吸机会让早产儿没有机会练习吸吮动作，从而把乳头碰到嘴唇联想成被插管，从而产生负面情绪。所以，BPD患儿通常比其他早产儿发育差，并且可能需要继续进行饲管喂养，以增加热量的摄入。但是，随着BPD患儿逐渐康复，他们生长发育的速度会明显加快。

＊**排出肺内分泌物**。吸痰可预防黏液和分泌物阻塞呼吸道，防止肺部的局部塌陷。

＊**控制液体摄入**。BPD患儿肺部有液体潴留很常见，这会影响他们的呼吸。所以，医生会限制早产儿静脉注射或营养液中液体的含量。

＊**使用药物**。利尿剂（促进排尿的药物）可以减少肺内蓄积的液体，支气管扩张剂可以扩张呼吸道，类固醇类药物可以减少炎症，以上药物都能帮助早产儿脱离呼吸机和辅助吸氧。

＊**处理可能使病情恶化的情况**。如果宝宝患有动脉导管未闭（简称PDA），医生会考虑是否将动脉导管闭合以减少肺内多余液体的蓄积；如果患有肺炎或任何其他感染，先治疗炎症，以减少对呼吸机或氧气的依赖；如果患

有贫血，纠正贫血可以提高其血液的携氧能力；如果患有肺动脉高压（肺动脉压力过高），医生会设法暂时降低患儿的血氧饱和度，并给予药物治疗。降低肺动脉高压在一定程度上可以减轻宝宝的心脏负担。

如果早产儿的呼吸问题是由气管软化（气管软骨发育不好而容易受压塌陷）引起的，医生会避免使用支气管扩张剂，因为这种药物会使气道变得更软。患儿可能需要持续气道正压通气（简称CPAP）或高流量吸氧数月，直到他能克服这个问题。

医护人员将努力防止早产儿出现反流和误吸，因为这些情况会加重气道缩窄和肺部炎症。

一些BPD患儿对过度刺激非常敏感，很容易感受到明亮的灯光、噪声和触碰的刺激。减少过度刺激对于BPD患儿效果显著，因为这些刺激会导致血氧饱和度降低、气道缩窄以及肺动脉高压，这些都可能导致BPD恶化。

BPD的治疗过程

照顾BPD患儿需要极大的耐心。治疗目标是使患儿的情况保持稳定并逐渐脱离呼吸机和氧气支持。医生通过密切监测患儿的血氧含量和生命体征，找到减少呼吸支持的正确方法。整个治疗过程持续的时间会有所不同，这取决于患儿肺部受损的严重程度，通常需要几周或几个月，很少有持续数年的。

在达到良好的血氧饱和度之前，

大多数BPD患儿的肺部能够自行扩张，所以应该先撤离呼吸机、后撤离氧气支持。一些患儿在一段时间内需要接受CPAP治疗，或通过鼻插管吸入高流量氧气，以帮助其保持气道开放，这有助于其从呼吸机过渡到自主呼吸。

在整个治疗过程中，医生会尝试不同类型的呼吸机，或切换呼吸机的不同模式，以找到最适合宝宝的治疗方法。这需要不断尝试。此外，即使是最好的解决方案，也可能随着时间的推移，或患儿的生长、情况的改变而变化（比如患儿发生感染或需要手术）。

如果患儿的血氧饱和度达到85%～95%，医生就已经很满意了。较低的血氧饱和度能够使患儿避免过度通气和过度吸氧。一旦患儿恢复自主呼吸，其血氧饱和度自然就会逐渐上升，直到接近100%。

另外，如果宝宝患有严重的BPD，医生会使其血氧饱和度水平提高到90%以上，因为此类患儿会发生肺动脉高压。肺动脉高压会对心脏造成损害。提高血氧饱和度可以减轻肺动脉高压、保护心脏。但要注意的是，过量的氧气供给可能会加重BPD。

患有肺动脉高压的早产儿也可以用西地那非或一氧化氮等药物治疗。患儿可以口服西地那非，但目前还没有研究证明长期服用西地那非是安全的。为了检查患儿是否有肺心病的迹象（一种特定类型的心脏病），BPD患儿通常需要每月或更频繁地接受心脏超声或心电图的监测。幸运的是，大多数BPD患儿的心脏都是健康的。

接受气管插管的早产儿不能经口进食，长期插管会影响其正常的生长发育，患儿身体活动太多也会导致插管脱落。有一种外科手术叫气管造口术，是将导管直接插入气管，这样婴儿能够更自由地活动并与周围环境进行互动，用嘴、舌头和面部表达自己的情绪。第358页"气管造口术"一节有详细介绍。如果患儿撤离呼吸机的日期将近，但仍不能自主呼吸，医生通常会考虑气管造口术。

幸运的是，大多数BPD患儿在摆脱呼吸机、自主呼吸后，很快就可以出院了。即便是还在接受氧气支持的患儿通常也可以出院回家。

BPD患儿的父母必须有强大的内心。即使孩子的病情非常严重，即使你们身处困境，也不要害怕：你要学会克服困难，度过这段艰难的时期。你要知道，孩子的这些情况是典型的BPD患儿的表现，当他的呼吸得到改善后，就会向着正常发育的方向发展。

有部分BPD患儿会突然发作，血氧饱和度和心率会突然下降，当护士给予更多的氧气和呼吸支持时，他们也没有反应。这些突发事件被认为是由肺部压力突然升高或气道突然变窄引起的。如果你的宝宝发生过这种情况，你就会知道有多么可怕。有的患儿甚至不得不重新使用呼吸机。不幸的是，这些情况可能会反复发生，直到病情显著改善。当孩子终于战胜病魔，父母会有如释重负

的感觉。虽然时间可能会很长，但你们不是唯一要面对这个问题的父母。

BPD患儿面临的另一个严峻挑战是，他们会因呼吸困难而情绪激动。即使是最温和的刺激，他们也会过于敏感地做出反应。甚至父母的安慰都会使其感到紧张。一些反应剧烈的患儿会出现躁动，之后会精疲力竭。由于能量耗尽，他们会变得困顿疲乏、睡眠增多，甚至出现沮丧和反应迟钝，即使父母在身边。

对父母来说，没有什么比无法安抚孩子、无法与孩子互动更令他们痛苦的了。当你无法改变孩子的情况时，感到沮丧、失望和愤怒是很正常的。正确的做法是不要放弃你的孩子，尽量坚强一些，经常去医院看看孩子，在他身边支持他。慢慢地，孩子会感知到你的爱。

BPD患儿的预后

尽管BPD患儿通常是最年幼和最虚弱的早产儿，但其中约80%能活下来并痊愈。患儿的预后取决于BPD的严重程度。如果你的宝宝只是有轻微的BPD，那么他出院回家时完全能够自主呼吸。

对于重度BPD患儿，患病后的第一年和第二年生活会很艰难，家人应齐心协力帮助患儿战胜疾病。中度BPD患儿会携带氧气支持设备回家，但通常几个月后就不需要再使用这些设备了。本书第374页给出了一些照顾此类患儿的指导建议。这些建议很重要，需要牢记。因为早产的BPD患儿（尤其是重度BPD患

儿）在婴儿期更容易患呼吸道感染和耳道感染。呼吸道感染可能会比较严重，患儿可能因此需要重新住院治疗。父母应该意识到，如果宝宝开始出现呼吸困难，就要到医院寻求帮助。

BPD患儿也容易发生咳嗽和呼吸困难，因此不应让其接触烟雾环境或其他有刺激的物品，如家居清洁剂等化学制品。这些症状往往会逐渐消退，到青春期时完全消失。BPD患儿肺活量较小，运动能力较差，但这通常不妨碍他们跑步、玩耍，进行正常生活和积极活动，别人甚至很难注意到他们有什么不同。

BPD患儿还可能出现其他并发的问题。比如，住院时间延长，造成生长发育迟缓，但大多数患儿随着时间的推移，日后都能正常发育（痊愈延迟多发生在有严重BPD的早产儿身上，他们在NICU使用呼吸机大多超过两个月）。

BPD患儿除了生长发育问题，还会出现运动问题（如脑瘫等疾病引起的肢体不协调或异常运动）或认知问题（包括精神发育迟滞或学习困难），这些长期的发育不良的症状除了BPD这一原因之外，还可能是脑室内出血或脑白质软化症造成的。你还要注意，认知能力受到环境因素（如父母的教育水平、社会经济状况和对孩子的关注程度）的影响。这就意味着如果父母能为孩子提供一个有利于其认知能力发育的环境，孩子的进步就会很快。

面对BPD患儿，父母要承受巨大的心理压力：早产的创伤，长期复杂的住院治疗造成的焦虑，以及对未来的担忧。如果你的宝宝在回家的时候仍在恢复中，实际的生活问题会增加你的痛苦，使你很难恢复正常的生活状态。无论你是在生理上还是心理上有需求，一定要寻求帮助，因为你所得到的支持对宝宝也会非常有利。逐渐地，宝宝会健康成长起来，父母也会从心理阴影中走出来。

为什么宝宝脱离呼吸机后声音会变得嘶哑？

Q：我的宝宝已经脱离呼吸机了，我多么渴望听到他的声音，但他的声音听起来像路易斯·阿姆斯特朗的声音一样嘶哑。

A：想象一下，你的小宝宝和美国伟大的爵士音乐家路易斯·阿姆斯特朗竟然有共同的特点！早产儿摆脱呼吸机后，一般都会发出嘶哑的声音或微弱的哭声。这是因为呼吸机导管的轻微刺激使他们的声带肿胀，通常需要几天才能恢复正常。接受较长时间（几周或更长的时间）气管插管的早产儿，需要经过几周的时间声带才能恢复。

呼吸机使早产儿声带受损的可能性很小，所以如果你的宝宝的声音在几周后听起来仍然不正常，医生会检查他的声带是否运动正常。不过你不用太担心，声带受损的可能性很小。你现在要做的是放轻松，等待宝宝展示他第一次大声清脆的哭声，这将成为你难忘的回忆。

早产儿会发生高血压吗？

Q：为什么小宝宝也会发生高血压？这种情况严重吗？

A：一提到高血压患者，大多数人会联想到腰圆体胖的中老年男女，但是高血压也会发生在小小的早产儿身上，原因不尽相同。

早产儿发生高血压时，血压会不停波动，但一般不会出现太大问题，除非血压极高或持续很长一段时间（长达几周或几个月），所以情况并不是很紧迫（有个例外情况：体重过轻的早产儿出生后第一周可能会因为血压很高而发生脑室内出血）。但是，随着时间的推移，高血压会损伤血管和器官如肾脏、心脏和眼睛，医生会进行检查和诊断。如果患儿持续发生高血压，就要接受治疗。医生也会努力寻找早产儿血压升高的原因，并尽力治疗潜在原发病。即使找不到导致高血压的病因（这种情况很常见），也可以采取有效的药物治疗。大多数时候，血压升高现象会在几个月后逐渐消失。

你应该知道，早产儿高血压的指标和成人高血压指标有很大不同。如果你听到早产儿被诊断为高血压的指标很低，请不要惊讶。随着孩子长大，诊断指标也会变化。医生会评估早产儿血压升高和其胎龄、身长的关系。对于出生体重极轻的早产儿，诊断标准还没有制定出来，医生需要根据自己的经验判断。

导致NICU中的早产儿血压升高的原因有哪些呢？最常见的原因是情绪激动或身体不适。大多数情况下，当宝宝平静下来时血压会变得正常，医生不会太关注这种情况。如果宝宝在安静状态下血压升高，有可能是镇静药导致的。使用较长时间镇痛药的宝宝应逐渐减药，但不要太快减药。

患有高血压的早产儿会接受肾脏的超声检查，因为肾在调节血压方面有重要作用。医生会检查患儿的肾发育是否正常、排泄功能是否良好。如果患儿的肾发生感染性疾病，则应接受抗生素治疗。有脐动脉插管的早产儿，在通向肾脏的动脉中形成的小血块或炎症也会导致高血压。这时应该移除导管。如果移除导管后血压依旧很高，那么应该给予患儿降压药物治疗。此时，他的机体正在消除血块或缓解炎症。这通常需要几周的时间才能恢复（很少需要去除血块的额外治疗）。

重度脑积水（早产儿脑室内出血后出现的脑积液现象）可引起血压升高，但一旦多余的液体被引流，高血压症状就会消失。如果是因服用类固醇类药物引起的血压升高，解决办法是降低类固醇类药物的剂量，或者让患儿继续服用类固醇类药物同时给予降压治疗。这种情况引起的高血压持续时间较长，但随着BPD的好转，症状会逐渐消失。

严重的、持续性高血压是罕见的，你不要太过焦虑。很可能宝宝的血压很快就会降下来了。

眼底检查与早产儿视网膜病变

Q：我的宝宝明天要接受眼底检查，我很担心。我知道眼底问题在早产儿中很常见。

A：一提到早产儿，很多人会想到眼底问题，但其实眼底问题在早产儿中并没你想象得那么常见。

影响早产儿眼底状况的疾病被称为早产儿视网膜病变，简称ROP。这在本书第301页有详细的解释。如果你的宝宝眼底检查发现有视网膜病变，可阅读这部分内容。

你应该对ROP有所了解。幸运的是，如今大多数早产儿的ROP症状都很轻，可以自行消退。20世纪50年代发现有早产儿患ROP，从此该病被大众所熟知。当时ROP的发生是由于给予早产儿过量的氧气造成的。如今，新生儿科医生已经意识到过量的氧气会损害早产儿的视网膜。早产儿的供氧量只须维持他可接受的血氧饱和度即可（需要持续监测）。

眼科医生在病床边为宝宝做眼底检查的操作很简单，只会引起宝宝轻微的不适。医生会在检查前1小时给宝宝散瞳，以便更清楚地观察眼底。大多数眼科医生会给宝宝使用麻醉药，以确保宝宝不会感到疼痛（一些新生儿病房可能会采用其他安慰方式，帮助宝宝顺利完成这项检查。你应该提前咨询医生如何安抚你的孩子，更多详细内容详见第113～114页）。

接受检查时，宝宝的眼睑会被撑开，有的宝宝很配合，而有的宝宝不喜欢这种感觉或看向明亮的光。眼科医生将使用一种被称为间接眼底镜的医疗仪器观察宝宝的眼底，查看其视网膜的血管生长是否正常。

一些新生儿病房——特别是较小的、没有眼科医生的新生儿病房——正在使用一种新的眼底检查技术（眼底数字成像系统），由护士或医生来拍摄早产儿视网膜的数码照片。他们用特殊的相机系统分析宝宝的视网膜，并将图像和数据远程发送给眼科医生。对于那些中度或重度ROP患儿，这项检查与传统眼底检查一样有效：使患儿不必前往另一家医院就可以接受检查和诊断。但是，它有一个缺点：这种成像技术不能很好地观察视网膜的外周，所以一些轻度的ROP可能会被漏诊，或者在判断早产儿的视网膜是否发育成熟时（ROP的风险期结束时）可靠性较差，但最重要的是，这个办法能够让医生知道宝宝是否需要治疗。

检查结束后，如果宝宝腹部鼓鼓的

且已经好几个小时了，或者不愿意接受下一次喂养，不要惊讶。这是药物使用后的正常反应——肠蠕动会有所减慢。医生还会给有的早产儿使用一些药物，使其对光线非常敏感。所以，你在宝宝使用药物之后给宝宝盖上毯子，让他单独待一会儿，他可能会更舒服。

宝宝可能会接受多次眼底检查，因为医生会对早产儿进行随访，直到早产儿眼底的血管发育成熟（通常是在预产期前后）。如果宝宝患有ROP，医生会对其进行多次检查，以了解ROP的进展情况。后续检查的时间取决于宝宝患ROP的严重程度。大多数情况下，NICU的早产儿从出生后的4~6周开始，每隔1~2周就应该检查一次。

随着早产儿视网膜发育成熟，ROP的患病风险会降低。早产儿大约每半年要接受一次后续检查，以避免日后患其他眼科疾病如斜视和弱视。几乎所有的早产儿都会面临弱视和斜视等眼科问题，特别是那些患ROP的早产儿，但只要早发现、早治疗，预后是很好的。

妊娠28周以后出生的早产儿发生ROP的概率很小，即使是胎龄更小、更虚弱的早产儿，大部分眼底也不会有太大问题，所以你不必太担心。

简单介绍：什么是早产儿视网膜病变？

早产儿的眼睛只要睁开了（通常在妊娠26周时）就能看到物体，虽然很模糊。在接下来的几周，他会逐渐变得能够专注于身边的事物，最终你会注意到他痴迷地盯着你充满爱意的脸庞。直到几个月后，他才会开始环顾四周，欣赏景色。视觉能力就是这样发育成熟的。

从妊娠16周左右开始，视网膜（眼底内层感受光线和图像的部位）的血管网开始形成。这个复杂的血管网最初在视网膜的中心附近形成，然后沿着视神经向外生长。逐渐地，血管网向视网膜边缘扩散，最终覆盖其表面。足月儿视网膜血管网的发育是良好的。

这些血管为视网膜提供氧气，并从高氧区域（血管已经形成的区域）向低氧区域（尚未形成血管的区域）蔓延。但是，如果早产得到额外的氧气（甚至空气中的氧气）供给，或者出现突发性低氧（如RDS或呼吸暂停），以及与母体子宫分离，都会干扰视网膜血管的正常生长，甚至形成异常血管。这些异常血管可以减慢或阻止正常血管的发育，导致视网膜变形，甚至引起视网膜脱落（见图5.4）。

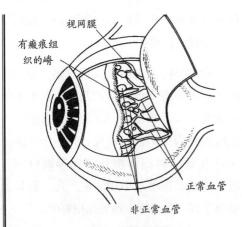

视网膜

有瘢痕组织的嵴

正常血管

非正常血管

图5.4　视网膜病变

已获得改编许可：1996年编纂的《对早产儿视网膜病变的了解》，IRIS医疗器械公司，IRIDEX公司的子公司

新的异常血管在为视网膜供血的正常血管的边缘生长，形成一个有瘢痕组织的嵴，并且牵拉、损伤视网膜。

早产儿眼底问题会引起父母的担心和不安，但事实上，大多数早产儿视网膜病变（简称ROP）患儿（大约90%）能够自愈。在几个月内，随着视网膜血管恢复正常生长并完全发育成熟，轻型ROP患儿就会痊愈。另外一类早产儿虽然需要治疗，但也可以避免眼底受到严重伤害。总之，大多数患有ROP的早产儿未来眼底都会发育良好。

哪些早产儿会患ROP？

并不是所有早产儿都会患ROP。和其他疾病一样，胎龄越小、发育越不好、越虚弱的早产儿，患ROP的概率越大。妊娠32周后出生的早产儿很少发生ROP，除非有难治愈的或复杂的疾病，这些宝宝甚至都不需要特殊的眼底检查。

小于28周出生的早产儿是ROP的高危人群。出生体重为1000～1250g的早产儿约有45%、出生体重为750～1000g的早产儿约有75%、出生体重低于750g的早产儿约有90%会发生ROP。虽然发生率并不低，但是请记住，大多数早产儿出生三四个月后将会痊愈。

目前，ROP的病因尚不明确，医学界对ROP的探索过程历经艰辛。20世纪50年代医学界首次发现ROP时，人们发现给早产儿吸氧过多是主要致病因素。当时早产儿无论是否有呼吸问题，通常都会被给予氧气。一段时间后，大量被给予高浓度氧气的婴儿都患了ROP。研究表明，长期补充高浓度氧气的早产儿以及血氧水平波动很大的早产儿都容易出现ROP。如今，医生能够更准确地监测人体内的血氧含量，并给予早产儿安全浓度的氧气，降低了发生ROP的风险。

虽然一些研究表明，NICU中明亮的灯光以及荧光灯可能会导致早产儿ROP的发生，但降低光照强度（有一项大型研究是给出生第一个月或更长时间的早产儿佩戴护目镜）似乎并不能降低ROP的发生率。

需要进一步研究的其他可能的危险因素包括：妊娠期子宫内生长受限和慢性缺氧，低出生体重，脑室内出血，呼吸暂停，贫血，输血，感染，使用药物如吲哚美辛、促红细胞生成素或类固醇，患RDS，血液中二氧化碳含量高，癫痫发作和维生素缺乏症等。目前尚不清楚这些因素是否单独对ROP的发病产生作用，或者这些因素只是提示体重较小的、病情较重的早产儿面临ROP的风险更大。

诊断：眼底检查

大多数NICU都有针对ROP的定期筛查方案：所有小于一定胎龄（通常是30周）或低于一定出生体重（通常是1500g）的新生儿，以及胎龄较大、发育较好却需要长时间吸氧或出现其他并发症的新生儿，在离开医院前均需要接受常规眼底检查。时间有所不同，但第一次检查通常安排在出生后4~6周。

后续检查的时间可能在几天到几周后，取决于婴儿的ROP风险或者严重程度。一旦视网膜血管已经停止生长，就不需要更多的ROP检测了。（随后，所有的早产儿，无论是否有ROP，都可以在出生后的第一年接受至少一次眼科检查，检查是否有近视、弱视和斜视。早产儿尤其是ROP患儿，发生这些眼部问题的概率较大）。

ROP的不同阶段

ROP通常会累及双侧眼睛，但也可能出现一侧眼睛比另一侧更严重的情况。如果眼科医生在检查中确实看到一些视网膜病变的迹象，他会用4个或5个阶段来描述：

ROP的分期代表了它的严重程度。该分期描述了视网膜现在的状态，即处在血管已经生长（称为视网膜血管化）和血管仍未生长（称为视网膜未血管化）之间的哪个阶段。虽然ROP是一种渐进性疾病，它从第一阶段开始，可能会持续经历4个阶段或5个阶段，但它并不是一直发展的，它也可能在任何早期阶段停止并完全消失。以下是对ROP各个阶段的定义：

* **未出现ROP**：血管正常生长发育，但尚未完全覆盖视网膜。

* **轻度ROP（1期）**：当ROP仅处在第一阶段时，眼科医生会看到血管生长暂时停止处的白色分界线，将正常发育的视网膜（视网膜血管化）与未发育的视网膜（无血管视网膜）分开。

* **轻度ROP（2期）**：白色分界线已被瘢痕组织的嵴代替。

* **中度至重度ROP（3期）**：2期中的嵴变大，并有新的异常血管生成，它们从视网膜表面向前延伸（新生的血管团外观呈圆形离散状，如"爆米花"一样。如果ROP继续进展，这些"爆米花"会融合在一起并附着在瘢痕嵴上，发展到3期）。

* **重度ROP（4期）**：异常血管牵拉视网膜，使其部分脱落。该阶段通常建议通过手术复位视网膜。

* **重度ROP（5期）**：由于异常血管引起视网膜的牵拉，使其完全脱落。视网膜完全脱落的宝宝会完全失明或只有光感。手术重新复位视网膜有时可以帮助宝宝恢复部分眼底功能。

在描述ROP的不同阶段时，会涉及到以下几个术语。一个是"ROP的区域或位置"，提示眼底发生病变的部位。第三区（血管最后形成的地方，在视网膜边缘周围）最不重要，其次是第二区（接近视网膜周围的地方），然后是第一区（视网膜的中心，血管开始形成的地方以及视觉最清晰的中心位置）。

另一个是"ROP的范围"，描述的是病变在眼部涉及的范围。它是把患儿的眼睛假想成时钟的表面，如果在12：00和4：00之间有视网膜病变，则患儿的ROP的范围是4点。

还有就是"广泛的病变"，这意味着在视网膜中心的血管显著扩张、扭曲，不是成直线。广泛的病变表明ROP很严重，提示病情会迅速发展、视网膜脱落的风险很高。

急进性后部型早产儿视网膜病变（简称AP-ROP）是一种严重的ROP，病变范围广，并且不会按照通常的阶段发展，经常会导致视网膜脱落。

医生可以使用这种速记分类描述ROP的病情。比如，3期的ROP，具有广泛病变的第一区病变是十分严重的，需要治疗；而1期第三区的ROP几乎总是自行消失。必须对每个ROP患儿进行仔细的定期随访检查，直到ROP完全消失。即使你的宝宝已经出院，不要错过这些随访复查，这是非常重要的，因为早期治疗可以使宝宝的眼底正常发育。

战胜ROP的现代工具：冷冻治疗和激光治疗

大多数ROP可以自愈，不需要治疗。医生会密切观察患儿眼部的发育情况，评估ROP的严重程度，观察病变位置距离视网膜中央有多近以及病情发展的可能性有多大，决定是否给予治疗。大多数眼科医生建议：无论严重程度如何，第一区（接近视网膜中心）的ROP（如果有广泛病变，那么可能会快速进展）都必须给予治疗，但如果没有广泛病变或ROP只是在1期或2期（轻度），密切观察即可；当ROP病变在第二区时，眼科医生通常仅在进展到2期或3期且伴随有症状时进行治疗；很少对第三区的ROP进行治疗。

40年前医学界还没有治疗ROP的方法，现在我们很幸运。研究人员发现了一种被称为冷冻治疗的技术，即冻结未发育的外周视网膜，使异常血管收缩。在一项大型研究中，冷冻治疗降低了严重的ROP发展到视网膜脱落的风险（能使风险从43%降至21%）。冷冻治疗是临床上首次采用的治疗ROP的方法。

最近，另一项大型研究帮助我们确定了治疗严重ROP的最佳时间。它使用的是激光治疗——20多年来一直用于治疗成人眼睛疾病——现在也是应用于婴儿的最先进的眼部治疗技术。大多数婴儿可以接受这种更现代化的治疗。激光治疗与冷冻治疗一样有效，并且对婴儿来说这种治疗方法更舒服。它是针对未发育的外周视网膜的微小病变，有助于阻止异常血管和瘢痕组织的生长，并减少ROP导致视网膜脱落和失明的可能性。

激光治疗通常在新生儿病房中进行。检查者使用与眼科医生所用仪器相同类型的仪器检查宝宝的眼底，可以将激光束通过瞳孔直接对准视网膜。医生会给宝宝使用镇痛药（这会让宝宝放松下来，变得安静），或其他防止宝宝在手术过程中乱动的药物。宝宝只需在治疗时使用呼吸机，一旦治疗结束便可以脱离它。

如果你的宝宝需要手术

有一些早产儿即使接受了激光治疗，视网膜病变仍会不断发展。如果达到4期或5期，眼科医生通常建议手术固定视网膜。有两个手术选择，我们在第356页会对此进行讨论［如果你的宝宝有急进性后部型早产儿视网膜病变（AP-ROP），治疗可能会有所不同，因为治疗技术仍在不断发展，人们正在研究一些新的方法］。

手术也是早期治疗ROP、使宝宝尽可能得到最好的预后的关键。请家长一定记住，一旦宝宝被诊断患有ROP，不要错过任何随访检查。

ROP患儿的长期预后情况

ROP对患儿眼底的长期影响在于病情是否会造成眼底的永久性损伤。

轻度ROP可自愈。因此，处于1期或2期的患儿，甚至许多处于3期但不需要治疗的患儿通常能够拥有正常或接近正常的视力，或者通过配戴眼镜矫正视力。当你的宝宝长到6～12个月大的时候，如果ROP仍未导致严重问题，那你就不用再担心了。

处于3期的患儿通过激光治疗，眼底也可以恢复良好，尽管大多数患儿都需要不同程度地佩戴近视眼镜。

90%以上的ROP患儿病情从未发展到4期或5期，即视网膜部分或完全脱落。如果是仅有部分视网膜脱落，那么脱落的位置将决定宝宝在手术后眼底能否恢复良好。如果视网膜完全脱落，虽然可以通过手术治疗，但眼底将受到严重损伤。

一般来说，ROP患儿比其他早产儿更有可能出现近视、斜视和弱视。斜视和弱视问题通常都是可治疗的，因为在早产儿患ROP后几年内这些问题都可以通过仪器发现。医学上采用眼肌手术治疗斜视，用眼罩和眼镜治疗弱视。

在极少数情况下，ROP患儿可能会出现并发症。据报道，一些ROP患儿在青少年期或成年可出现迟发性青光眼和视网膜脱落。因此，所有患有严重ROP的早产儿，均应该在青春期和成年早期每年都接受视网膜检查。

ROP一直是早产儿严重的并发症之一，但请记住，即使你的宝宝患有ROP，他日后拥有正常眼底的可能性也是很大的。

听力筛查不合格是否意味着宝宝有听力障碍？

Q：我的宝宝第一次听力筛查不合格，我们很伤心，但是医生说他的听力是正常的。这是怎么回事？

A：你的担心为时过早，早产儿第一次听力筛查结果很多时候都是不准确的。检查结果异常会让很多父母感到恐慌，但随后他们很可能发现宝宝的听力其实是完全正常的。

医生会对新生儿进行全面的听力筛查，旨在不漏检存在听力问题的宝宝。以下是一些可能造成听力筛查失败的原因。

❋ 房间环境太吵。

❋ 宝宝的耳道被耳垢（刚出生几天的新生儿耳道内会有羊水或胎儿皮脂）堵塞。

❋ 宝宝哭闹、易怒并躁动不安。

❋ 宝宝有耳部感染或其他一些医学问题如黄疸，暂时影响了他的听力。

❋ 宝宝耳道狭窄、未发育成熟，不能准确接收听觉信号。

❋ 宝宝大脑未发育成熟（在早产儿中这种情况很常见）。

如果你发现宝宝在面对突如其来的噪声时会受到惊吓，或者有时似乎在聆听你的声音，那么他的听力就没有太大问题。由于早产儿的听力尚未完全发育成熟（详见第146~152页"从低龄早产儿到大龄早产儿：宝宝的感觉发展"），对成人来说很大的声音可能也不会影响他。即使他受到噪声的干扰，反应也不会那么迅速，这和足月儿有所不同。比如，面对噪声时，早产儿更多地表现为肌张力降低或闭上眼睛，而不是惊跳。

你的宝宝将在几天或几周内再次接受听力测试，无论他仍然在医院的新生儿病房还是出院后又回到医院的门诊接受筛查。如果他通过了筛查，你就可以放心了。即使第二次筛查仍然未通过，他实际上也可能是没问题的。一项研究发现，NICU中约1/4的早产儿的中耳积液量有增加的现象，这确实会引起轻度的听力问题，但只是暂时的。随着积液的消失，听力问题大多会在几周内得到解决。当你的宝宝大约3个月大时，他将根据随访情况接受更准确的听力筛查，到时候你将会了解更多。

出生后最初的6个月，是婴儿学会理解和使用语言的关键时期，因此早期接受听力筛查、及时发现问题并进行早期干预非常重要。早产儿的筛查方式与足月儿不同，因为他们负责感知和处理声音的神经已受损，所以更容易发生特定类型的听力缺力。

导致早产儿听力问题的主要危险因素有以下几点。

❋ 出生体重低于1500g。

＊发生脑室内出血。

＊出生时存在病毒感染。

＊患脑膜炎。

＊长期使用某些药物。

＊高胆红素水平。

＊出生时缺氧或在NICU需要呼吸支持。

＊耳、头部或颈部发育异常。

尽管这些因素增加了早产儿出现听觉障碍的风险，但是统计发现，每100个早产儿中有明显听力损伤的只有2个。

早产儿的听力筛查通常在新生儿病房的床上就可以完成，只需要几分钟，且是无害的。这种检测技术被称为脑干听觉诱发反应（简称ABR）：给宝宝套一副耳机并放置几个电极，用小垫子粘贴在宝宝的头上，然后把一个小探头放在他的耳中，将声音传递到宝宝的耳朵里并记录他的脑电波。计算机或听力问题专家会分析这些记录。

一旦早产儿被确诊有听力问题，医生会定期随访并给予早期治疗，这很重要。在适当的时候，通常是在宝宝校正月龄3~6个月时，会给他使用助听器。之后，如果他的听力缺力严重，并是由神经受损造成的，那么他可能会接受人工耳蜗植入术。人工耳蜗植入术的成功率很高，80%的患儿听力都能基本恢复。但是，需要人工耳蜗植入术的患儿还是占少数，所以你不用太担心。

有必要注射药物防止早产儿贫血吗？

Q：医生要给宝宝每周注射3次药物防止贫血，这样做有效果吗？

A：医生给宝宝注射的是一种被称为促红细胞生成素（简称EPO）的药物，它是一种刺激红细胞生成的激素。婴儿贫血多是由于其出生后前3个月自身分泌的EPO暂时下降造成的。随后贫血会变得越来越严重，直到体内红细胞达到足够低的水平才能刺激EPO重新开始分泌。

大多数足月儿和早产儿随着生长发育，贫血现象会得到改善。医生会监测宝宝的血红蛋白（红细胞中能够携带氧气的物质）和红细胞压积（红细胞在单位体积内的聚集程度。压积越大，血液越黏稠），以确保它们的水平不会太低。此外，医生也可能检查网织红细胞计数（衡量新生红细胞的指标），以评估新生红细胞的数量。

由于早产儿的生长发育非常迅速，需要更多的血液满足身体的不断生长，所以，贫血状态持续的时间较长（尤其是出生胎龄更小、出生体重低于1500g的早产儿）。抽血检查也容易造成早产儿贫血。早产儿早期出现贫血很普遍，这种类型的贫血被称为早产儿贫血。

对一些早产儿来说，严重的贫血足以影响他们的健康。由于红细胞负责运送器官和组织维持功能和生长所需的氧气，贫血会增加早产儿对氧气支持设备的依赖，并加重心脏问题，因为心脏必须更加努力地工作。贫血十分严重的早产儿会出现精神疲倦、食欲差、体重减轻，还会出现呼吸暂停。

贫血的早产儿需要每周静脉或者肌内注射EPO1～3次，持续约6周或直到妊娠36周。EPO需要1～2周才能起作用，并已被证明可以减少宝宝未来对输血的需求。尽管缺乏长期研究，但是到目前为止还没有发现使用EPO会造成严重的副作用。关于使用EPO是否会增加早产儿患ROP的风险，目前也没有研究发现二者之间的联系。

由于红细胞合成还需要铁，因此在给予早产儿EPO治疗的同时还需要补充铁元素。早产儿可以通过口服或完全肠外营养（简称TPN）补充铁元素。由于补充铁元素会造成肠胃不适、增加喂养难度，所以通常早产儿会在情况稳定并且适应了大多数母乳或配方奶后才会补充铁剂。一些补充铁剂的宝宝会有深绿色或黑色的粪便并出现便秘，这是正常反应，不用担心。当宝宝使用EPO时，医生也会确保宝宝摄入充足的蛋白质和维生素。

输注EPO和输血哪个更适合宝宝？两者各有利弊。医生首先会考虑宝宝是否有输血史，是否可以从同一个捐赠者那里获得更多的血液。如果血液能够来自同一个献血者，产生不良影响的概率就会很低，输血就是可取的。如果要寻找新的献血者，那么输注EPO会更好。无论是哪种方式，你都要相信，宝宝的贫血会得到有效的治疗。

为什么宝宝出生几周后才发现有心脏杂音？

Q：医生告诉我刚刚发现宝宝有心脏杂音，他们之前怎么没有发现呢？

A：早产儿在几周龄时突然出现心脏杂音的情况并不少见。由于宝宝并无任何不适，所以需要一段时间才能被发现。由严重问题引起的心脏杂音通常会在宝宝出生后第一周出现。如果你的宝宝恰好接受过超声心动图检查（可能是因为医生正在检查他是否有动脉导管未闭），其他检查也提示其心脏发育正常，那就不用担心了。有的宝宝之前超声心动图检查结果正常，不代表之后的检查一定正常。医生或许会等待几天或几周才能看到是否有杂音持续存在（生理性的杂音会逐渐自行消失，而病理性的杂音会持续存在）。

大多数情况下，晚期出现的心脏杂音是由周围性肺动脉狭窄（简称PPS）引起的。这种病意味着血液通过一些小而急剧弯曲的血管到达肺部，并在血管中不断震荡，引起"咝咝"的声音。出生几周的早产儿突然出现这种问题的原因并不明确（也许是血管随着宝宝的生长发育改变了形状或位置），但对宝宝的健康影响不大。

其他引起心脏杂音的原因较少见，

如胎儿动脉导管未闭（简称PDA）。医生以前没有注意到，是因为它没有引起任何症状或没有出现在早期的超声心动图上（PDA可以部分关闭然后重新打开，本书第203页有关于PDA的完整描述）。

如果PDA是心脏杂音的原因，从某种意义上讲这可能是个好消息。如果你的宝宝生长得很好、未受到PDA的影响，医生不会给予治疗，而是观察和判断动脉导管是否会自己关闭及对未来造成的影响。另外，医生会认为宝宝的PDA是造成他仍然未能撤离呼吸机的一个原因。如果PDA是造成早产儿从呼吸窘迫综合征中更难恢复的原因，待动脉导管修复后，他就会痊愈。

晚期心脏杂音的另一个可能原因是心脏瓣膜关闭不全。如果问题很严重，基本上在早期就能检查出来。解决这个问题与解决PDA类似：如果宝宝一直状态很好，不需要接受治疗；如果情况很糟糕，治疗关键就是解决心脏瓣膜关闭不全的问题。

心脏杂音还有其他的原因如贫血、血管异常、心脏的位置异常，也可能原因不明。只要未对宝宝的生长发育造成影响，你就不必太担心。

为什么早产儿会患疝气?

Q：我一直以为男人患疝气是举重物引起的，可为什么我的孩子也患了疝气?

A：疝气在早产儿中十分常见，如果你了解了这种病的发生机制就不会惊讶了。腹股沟疝的形成是由于小肠（偶尔发生于女孩的卵巢）从腹部经过一条在胎儿时期开放的管道滑入腹股沟（见图5.5）的，这个管道正常情况下会在妊

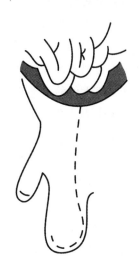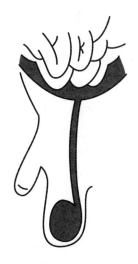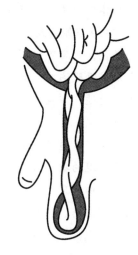

在妊娠的最后几周，腹部和腹股沟之间的管道通常是关闭的

鞘膜积液：狭窄的通道仍然开放，使液体从腹部渗入腹股沟

疝：一个大的通道仍然开放，使一段肠管从腹部滑入腹股沟

图5.5 疝气发生的原因

娠的最后几周关闭。早产儿出生时该通道通常仍然是开放的或仅部分关闭，当早产儿哭泣、排便或用力呼吸时腹部压力会增大，从而导致疝气的发生。平均100个早产儿就有15个会发生疝气，而100个足月儿中只有1个会发生疝气。出生时就患有慢性肺部疾病或胎龄非常小的早产儿患疝气的可能性最大。接受脑室—腹膜分流（简称V–P分流）的早产儿，由于液体的积聚和分流，腹内压增加而更有可能发展为疝气。而且，一般来说，早产的男孩比女孩更有可能患疝气。

鞘膜积液

鞘膜积液是指鞘膜腔内积聚的液体超过正常量而形成的囊肿，表现为阴囊囊性肿物、两侧睾丸大小不一。鞘膜积液的形成与疝气相同：液体从腹部通过早产儿体内开放的通道渗入阴囊，该通道通常应在妊娠的最后3个月关闭。如果通道很宽，小肠可以从腹部滑入阴囊，就会形成腹股沟疝；如果通道狭窄，小肠不能通过，但液体可以流入，则会产生积液。

医生可以通过观察其形状或在灯光照射下呈现的状态来区分鞘膜积液和疝气。前者由于里面是积液，所以在灯光下呈透明状态。与疝气不同，鞘膜积液通常不会减少，这意味着液体不能被推回腹部。

对于大多数男孩来说，鞘膜积液能在出生后6～18个月自行缓解。如果你的儿子有鞘膜积液，它一直在变小或者大小没发生变化，那么就不需要接受修补术。他的腹部和阴囊之间的通道关闭后，身体有可能自行逐渐吸收剩下的液体。但是，如果鞘膜积液增多或阴囊周期性变大或变小，特别是当男孩18个月以后还如此，就意味着他的腹部和阴囊之间仍然连通。孩子都这么大了，通道已经不可能自行闭合了。医生会担心随着时间的推移，这个小通道可能会扩大，导致真正的疝气的发生（详见第309页"早产儿为什么会患疝气"）。

修复鞘膜积液的外科手术与修补疝气手术一样，都是非常安全的。大多数患鞘膜积液的孩子大约2岁时到门诊就诊，术后几个小时就可以回家了。

腹股沟疝通常表现为腹股沟肿胀，向下延伸到男孩的阴囊或女孩的阴唇内。它可能只在一边，也可能两边都有。宝宝哭泣时会变大，平静时会变小。有时疝气可能会暂时摸不到，但要想疝气完全消失，必须手术修复。

医护人员会仔细观察宝宝的疝气，以确保其处于柔软和滑动的状态。如果小肠能自行回纳或者能从腹股沟推回腹部，这是一个好迹象。

但是，如果疝气变硬、变紫或小肠不能被推回腹部，则可能出现了肠子被卡住或肠嵌顿。嵌顿疝会迅速导致一些危险并发症的出现，其中一个严重后果是导致局部血流减少，使在疝囊中的小肠或其他器官（如睾丸或卵巢）缺血，从而造成永久性损害。另一个严重后果是造成肠梗阻或危及生命的感染。为了避免嵌顿疝的发生，患儿需要尽快接受手术，但是不要太担心，疝修补术安全、简单、易操作（详见第360页"疝修补术"）。很多早产儿都接受过疝气手术，且效果很好。

由于早产儿一侧的疝气也可能向另一侧发展，医生会建议在手术过程中对腹股沟的另一侧进行腹腔镜检查（在皮肤上造一小孔，插入一个光纤镜进行检查）。如果发现存在另一侧的疝气，可以立即进行修复，以免宝宝需要再接受一次手术（如果你的宝宝需要做包皮环切术，也可以在施行疝气手术时一起完成）。

大多数有疝气的早产儿，当他们长大一些、更强壮一些之后，就会被安排接受手术，手术恢复后才能出院，但是有嵌顿疝的患儿需要接受紧急手术。如果患儿没有并发症，手术一般在发生嵌顿后24～48小时内完成。术中患儿会被给予轻度镇静药。如果有并发症或者发展为肠绞窄，则需要立即手术。嵌顿疝在手术修补之前会有很高的复发风险。

幸运的是，腹股沟疝很少会发生并发症。对大多数早产儿来说，这只是在他们恢复的道路上的又一个"小插曲"。

早产儿发生骨折是护士动作粗暴造成的吗？

Q：我的宝宝肋骨发生了骨折，我如何判断是否因护士动作太粗暴造成的？

A：新手父母常对护士护理宝宝的娴熟手法感到惊讶，她们能够轻松地帮宝宝拔出插管、给宝宝拆线。早产儿没有看上去那么脆弱，经验丰富的护士是不太可能伤害到早产儿的。所以，早产儿骨折多是其他原因引起的。

肋骨骨折通过胸部X线检查诊断，常见原因是饮食中维生素和矿物质不足造成的骨骼变软。肋骨是身体最薄、最脆弱的骨头，平常不经意的、被认为很安全的运动都可能导致肋骨骨折。

由维生素D缺乏引起的骨骼病变被称为佝偻病，会导致骨质疏松、骨折。幸运的是，即使一个早产儿患了佝偻病，一旦他的营养状况得到改善，也可以完全恢复并长出坚硬的骨骼，并不会产生长期影响。

　　如今单纯的佝偻病和骨折患儿在NICU很少见，通常发生在和其他严重疾病并存的早产儿身上。宝宝长期喂养困难，不得不依靠静脉营养，才会被收入NICU。医生能够在骨骼轻度脱钙的时候发现宝宝的早期营养不良，并纠正其饮食：将钙、磷和维生素等营养元素加入奶或静脉营养液中。医生会通过血液检测评估早产儿的营养情况。当早产儿血液中的矿物质和其他物质如钙和磷、甲状旁腺激素（调节钙代谢的激素）、碱性磷酸酶（能反映骨量增加或丢失）水平出现异常时，提示营养不良。

　　预防骨质疏松症最有效的方法是让宝宝尽快脱离静脉营养，因为营养吸收最好的方式是通过肠道。婴儿一般不会出现维生素和矿物质的显著缺乏，除非之前给予TPN超过一个月。能量和蛋白质摄入受限或使用某种药物导致钙和磷大量流失的早产儿是高危人群（比如，用于治疗慢性肺疾病的利尿剂，可引起早产儿体内钙大量流失。如果宝宝骨质疏松是因为使用呋塞米引起的，医生会尝试停止使用这种药物）。

　　在医院的新生儿病房里待了数周的早产儿会由于缺乏充足的光照而得不到足够的维生素D。

　　由于母乳中维生素D含量低，即使蛋白质和矿物质含量充足也无法满足快速生长的早产儿的需求。给早产儿喝母乳时，人们一般会将液体的或粉末状的添加剂加入到管饲或奶瓶中，并添加多种维生素（即便那些经过充分护理并准备回家的早产儿，也建议其母亲每天能用吸奶器吸出母乳并加入母乳强化剂，持续6～12个月。几项研究表明，出院后继续被喂以早产儿配方奶的早产儿，他们的骨骼能更好地生长和矿化）。一些专门的早产儿配方奶能帮助早产儿获得足够的维生素和矿物质，使其骨骼发育健康，但仍可能需要额外添加维生素D一段时间。

　　最近的研究显示，早产儿每天只需15分钟、持续一周的温和运动干预，就会改善骨矿化和骨生长的情况。虽然这项研究规模太小，研究对象也只包括已经进食的健康的早产儿，但过去的研究也得出了类似的结论。这是很有意义的。运动对宝宝的骨骼发育也是有好处的。你可以咨询医生如何为宝宝进行每天几分钟的温和运动干预，即做一些简单、缓慢的被动运动的练习。

　　给予宝宝充足的营养补充剂后，肋骨骨折在几周内就会很快痊愈，不需要使用石膏或夹板，只要你移动或抱他时特别小心即可。有时候医生会给宝宝服用解热镇痛药如对乙酰氨基酚，或让你轻轻抚触他，这也会让宝宝感到舒适。

　　佝偻病也能被成功治愈，你只需要给宝宝充足的营养、让他变得强壮，他就会拥有健康的骨骼。

早产儿有喂养困难问题怎么办？

Q：每次去医院看望孩子，我都心烦意乱。医生说他吃得不好，所以不知道什么时候才能回家，可是我觉得他看上去很好啊！

A：吃饭这么简单的事情，早产儿都要慢慢适应，对他们的父母而言，怎能不感到沮丧和难以理解呢？

有的早产儿刚开始时不喜欢使用奶嘴吃奶，会吐奶，吃奶时会出现呼吸暂停、打嗝或哭闹，甚至吃奶吃到一半就睡着了。然后，在下一次喂养时，他又可以吃得很好。这的确会让你感到困惑。有些父母将宝宝不稳定的状态归咎于护士，怀疑护士隐瞒了宝宝的真实情况。早产儿的饮食行为就是如此不稳定，这是很常见的。

你可以在下面的内容找到关于你的孩子可能无法克服喂养障碍的原因，以及医生和治疗师是如何发现问题并给予治疗的。随着早产儿病情的进展，治疗方法也会改变。护士、言语治疗师或哺乳顾问将教你一种特殊的喂养方式。

正如你所知道的，对所有的早产儿来说，学习如何吃饭并非易事，这可能会成为整个家庭的头号难题。喂养新生儿的冲动是一种自然的、强烈的父母本能，而由此产生的挫败感会令人绝望。

重要的是你要认识到，你可能需要花费几周甚至几个月的时间才能在早产儿的喂养方面取得进步。医生和护士都知道，对许多早产儿来说，最终的成功是由一点一滴的进步叠加而成的。你也能从中获得正确的经验。在整个过程中，你也在不断地学习、理解宝宝的需求（详见第236页"宝宝在向你表达什么：怎样读懂宝宝的暗示？"），尽可能让喂养变得轻松和愉快。这也有助于宝宝以后形成良好的饮食习惯。

g管，又称胃造瘘管，是可以通向胃的管道。医生如果给宝宝使用g管，你应该理解。g管是一个临时工具，它可以帮助宝宝摄取生长发育所需的营养物质，而无须经口摄入。使用g管的宝宝通常会继续接受奶瓶喂养，这是最快的改善方案。如果宝宝营养状况良好，父母就可以放下心来，更多地去关注其他重要的生长发育相关环节。

插入g管的手术很简单，恢复速度很快，通常只需要几天的时间，所以宝宝的喂养问题在医院就能得到很好的解决。（不用担心，在出院前医护人员会指导你如何照顾宝宝）很多早产儿家庭都经历了从最初对g管的怀疑，到最终希望自己的孩子也能接受这个治疗措施，因为这的确是解决孩子喂养难题的好办法。

喂养评估和干预

有一些早产儿在喂养方面会面临很大的困难，在哺乳期需要一些额外的帮助。

✻ 妊娠26周前出生的早产儿比足月儿协调性差。这类早产儿往往更敏感，并且对新的、不同的感觉的适应能力较差，包括经口喂养。

✻ 呼吸困难的早产儿需要更多的能量和时间才能呼吸，这可能会干扰其吸吮乳头。如果早产儿的口中有一个气管插管连接呼吸机，这也可能使他不喜欢口腔及周围的刺激，或者当他的脸或嘴被触摸时会有一些不正常的反应。

✻ 有的早产儿由于使用呼吸机或持续气道正压通气（简称CPAP）时间太长，丧失了一些天生的吸吮乳房或奶嘴的能力。虽然母乳喂养在某种程度上比用奶瓶喂养更容易，但是当早产儿准备好了去吸吮乳房时，母乳的供应可能会逐渐减少或停止。

✻ 医生经常建议妊娠26周或更早出生的早产儿：当他们开始饲管喂养或尝试乳头喂养时，请言语治疗师等专业人士先行评估一下（这些专业人员是口腔运动技能方面的专家）。对于已经在哺乳期的月份大一些的早产儿而言，建议也接受相同的评估，但是喂养问题很难如预期的那样迅速得到改善。在早产儿的行为固化之前解决这些问题，并帮助其口腔运动技能得到适当发展，将十分有助于早产儿接受乳头喂养和固态食物，还可以避免语言发育延迟，有利于宝宝在婴儿期和童年的各个阶段都能很好地进食。

治疗师将在乳头喂养之前、过程中和之后对宝宝进行评估，检查他的警觉性和肌肉张力、面部表情、呼吸的方式、下巴的形状，以及口腔、舌头和下巴的运动。正常的吸吮和吞咽动作是许多肌肉和神经共同协调的结果（使奶液不至于流入气管或流到下巴上），治疗师会注意任何缺乏协调或肌肉无力的症状，仔细听是否有声音提示反流或气道狭窄干扰了宝宝的正常进食，并在宝宝进食的时候感受宝宝的胸部或背部运动，了解其呼吸的节奏和深度。如果宝宝的进食节奏被打乱了，治疗师会注意他的进食过程是舒服的还是难受的。

做完评估后，治疗师会提出一些建议。比如，让宝宝进行一系列的进食练习，每天用微量的配方奶给予训练，开始时每天1~2次（每次练习1小时）。起初给的奶量少一些，奶流速度可以非常慢。奶流速度可用专用奶瓶的可调式奶嘴控制调节，或者让宝宝喝一会儿就休息一下。在喂奶期间，可以选择不同的体位和喂奶节奏（包括控制喂奶的时间间隔，暂停1分钟将乳头从宝宝嘴里拿出来，让宝宝坐直喘口气缓一缓）。治疗师和护士会教你在喂养宝宝时该怎么做，并且他们会定期到新生儿病房喂养宝宝，帮助他练习和重新评估他的进步。他们会决定何时可以增加奶量、流速或乳头喂养的频率。治疗师总是希望能够避免呼吸困难、误吸等问题的发生。喂养治疗的总体目标不仅是帮助宝宝提高和保持口腔运动技能，还要帮助父母成为更好的喂养者、确保他们拥有愉快的喂养经验。当孩子想要吃更多的食物时，父母会很高兴。喂养宝宝需要喂养者具有丰富的经验。

有时，治疗师或医生会进行一些特殊测试评估早产儿吸吮乳头的能力，或者寻找可能干扰早产儿进食的原因。钡餐检查——在早产儿吃奶时加入钡餐（一种在X线照射下可以清晰显示图像的液体）——可以提供早产儿口腔、咽喉、食管和胃的清晰图像（钡剂不会伤害身体，会随粪便排出），能让治疗师观察到当早产儿吞咽奶液时奶液是否在宝宝的口腔里或咽喉部、是否被误吸入鼻腔或气管。治疗师可以看到宝宝的舌头和下颌的移动，并可以观察改变早产儿的体位是否有帮助。治疗师通常会增加奶的浓度，观察更稠的液体是否更容易让宝宝吞咽（有些NICU会对每个妊娠26周前出生的早产儿进行钡餐检查，因为这些早产儿吞咽能力不好，此项检查可以帮助治疗师决定给予早产儿何种性状的食物）。

另一种测试被称为FEES（纤维内镜评估吞咽）。这项测试也由言语治疗师进行，其中包括在早产儿的鼻孔中插入一根光纤管，当早产儿吃奶时，治疗师可通过该光纤管观察早产儿的鼻腔、口腔和咽喉。如果医生和治疗师认为早产儿的口腔或上呼吸道的解剖结构可能对其正常进食有影响，或者如果钡餐吞咽测试没有提供足够的信息，就需要做FEES评估。

如果宝宝拒绝用奶瓶喝奶，或将妈妈的乳头从嘴里吐出、表情痛苦，或者在吃奶后出现呕吐或心动过缓的问题，医生可能会测试他是否有反流现象。几乎所有的婴儿都有反流现象，但如果特别严重，可能会造成不舒服或进食困难。医生会用钡餐检查研究或pH探针进行反流的诊断（详见第277页"什么是异常反流？"）。如果有必要，宝宝可能要接受药物治疗或手术治疗。

治疗师和医生可能偶尔会建议早产儿接受胃造瘘术或插入g管。早产儿可以通过g管获得所需要的营养，并在家中养育。家是有助于早产儿良好发育的最佳场所，而父母和治疗师则可以按照宝宝自己的进食节奏、口腔运动技能水平和接受能力进行喂养。

什么是高胆红素血症？

Q：我的宝宝出现黄疸了，但医生没有按照惯例使用光照疗法，说这是另外一种类型的黄疸。这是什么意思？

A：这种类型的黄疸与新生儿出生后第一周都会有的黄疸不同，宝宝皮肤的颜色不是黄橙色，而有点儿像黄绿色。幸运的是，这种黄疸并不会长期存在。

如第178页所示，黄疸是由胆红素代谢障碍导致血清内胆红素浓度升高（红细胞分解时产生的黄色物质，自然存在于每个人体内）引起的。婴儿特别是早产儿最初的潜在问题是，肝脏未发育成熟，不能转化胆红素并使其随粪便一次排出。光照疗法有助于将胆红素转化为机体可以排泄的物质（胆汁）。

但是，这个病例中的宝宝的情况并不是肝脏未发育成熟造成的，而是以直接（结合）胆红素增高为主的高胆红素血症——他的肝脏已经完成了转化胆红素的工作，但是机体排泄胆红素的功能受损。

完全肠外营养（简称TPN）是导致这种黄疸的原因。TPN可以随着时间的推移对肝脏造成一定的伤害。据估计，大约一半的新生儿出生数周后才会发生轻度的肝脏并发症，而且这种损害是暂时的，一旦可以喝母乳或配方奶，便不再需要TPN，肝脏功能就会逐渐恢复正常，从而能更好地将胆红素转移到肠道的排泄物中，黄疸就会逐渐消失。

同时，医生会给宝宝使用一些促进胆汁从肝脏代谢的药物，可能会稍微改变TPN的组成并尝试控制肝肠循环（每天关闭几个小时，使肝脏得到充分的休息）。如果宝宝的黄疸是轻度的，并且预计很快就会摆脱TPN，那么他只需等待一段时间就能痊愈。直接胆红素增高为主的高胆红素血症（肝脏不能将胆红素转化为胆汁或胆汁排泄受阻，引起血液中直接胆红素偏高）一般不会引起不适（成人可表现为皮肤瘙痒），不会造成其他医疗问题，除非持续数月或更长时间。由于患高胆红素血症的婴儿对脂肪和脂溶性维生素吸收差，所以可以补充维生素A、维生素D、维生素E和维生素K制剂，待宝宝能自己进食，可以喝特殊配方奶，其中含有易吸收的脂肪成分（待宝宝恢复正常后，可以换成母乳或常规的早产儿配方奶）。

医生一般会对宝宝进行血液检查和X线检查，以排除其他不太常见的引起黄疸的原因。比如，肝脏感染的婴儿有时会发生直接胆红素增高为主的高胆红素血症，也可能是尿路感染、代谢问题或甲状腺功能减退的征兆。有时患坏死性小肠结肠炎（简称NEC）的早产儿偶尔也会有黄疸，NEC可以部分阻断胆汁进入肠道。更少见的原因是先天性的胆管问题。如果医生认为有以上问题，会给宝宝做进一步的检查和治疗。

如果宝宝的检查结果一切正常，医生可能会将他的问题完全归因于TPN，那么治疗的目标就是尽快让宝宝摆脱TPN。无论如何，一旦宝宝能够定期自主进食，就可以停止TPN。一两周后，黄疸会得到改善。几个月后，黄疸就会完全消退。

如何与NICU的护士相处？

Q：在NICU，我的心情会受到当天值班护士的影响。有的护士我很喜欢，但有一位让我不能忍受，我不知道该怎么做。

A：早产儿的父母很容易精神紧张、情绪化，他们往往会对医护人员产生强烈的依恋，或产生强烈的厌恶。既然你如此担心宝宝，就更需要和医护人员相处融洽、好好沟通。然而，每个人性格不同，相处方式也不一样。早产儿父母和护士因为之前没有充分地了解彼此，导致在护理早产儿过程中有时候会出现分歧，这对早产儿是不利的。

父母在孩子早产后，情感特别容易受到伤害。当他们在努力了解早产对家庭和孩子意味着什么的时候，发现NICU的护士已经替代他们履行了父母的职责，这令他们尴尬。临床研究发现，无法履行父母的职责是住在NICU中的早产儿的父母压力的主要来源。

早产儿的父母会感到无力和沮丧，因为他们无法让自己的宝宝感觉更好，也会因为与宝宝分离而感到不安，害怕与宝宝互动，因为宝宝看起来太脆弱了。这些强烈的感觉会影响护士与父母之间的关系。谁代替父母来满足早产儿的需要？护士。谁在早产儿身上花的时间最多？护士。谁允许父母触摸、抱他们的孩子，以及给宝宝洗澡和喂养宝宝？护士。即使护士会尽量让早产儿的父母多参与照顾宝宝，但早产儿的父母仍然会有无力感，他们会变得消极，甚至会嫉妒护士。一项研究发现，在NICU接受采访的早产儿家长中，有15%表示与护士的关系很不融洽。

这种情况很容易发生在早产儿必须待在医院新生儿病房数月的父母身上。有时，照顾这些婴儿的护士对宝宝非常亲切，他们会通过抱着宝宝、对宝宝微笑和说话甚至送小礼物来表达自己对宝宝的喜欢。花很长时间与宝宝在一起的护士会觉得他们比宝宝的父母更了解宝宝的情绪、需求以及回应感情的方式，尤其是那些不能花很长时间在新生儿病房里陪伴宝宝的父母。虽然父母们看到他们的宝贝获得许多爱和关注会很高兴，这对宝宝的发育有好处，但他们也会很愤怒，因为他们感觉做父母的角色和权威被一个NICU工作人员抢走了。这让他们产生了情感上的冲突。

大多数护士因为了解到早产儿的父母会对他们有这样的想法，所以工作上会有所控制。有些父母喜欢护士对待他们的孩子就像自己的孩子一样，而有的父母不喜欢。究竟该怎么办呢？

心理学家认为，沟通交流在护士与父母的关系中起着重要作用。也就是说，父母和护士应该尝试了解彼此对孩子的责任、关心和感受，以及对对方的期待，最理想的是双方一起不断进步。新生儿病房的住院护士会逐渐帮助家长适应为人父母的职责。

虽然如今NICU提倡的是以家庭为中心的护理原则（详见第230~235页），处于宝宝护理中心位置的是你而不是护士，但实际情况是，你不能提供宝宝现在需要的所有特殊医疗措施，也不能对他完全负责，所以你需要NICU医护人员的帮助。宝宝的护士经过专业的培训，知道怎么做对宝宝好，他们会考虑你的感受，并将你视为平等的合作伙伴。当你意识到自己对宝宝的重要性后，就可以放心了，你可以放下你的不安和防备，试着改变和护士的沟通方式。这有利于改善你和护士的关系。你们的共同目标是一起合作，护士可以给你和你的孩子最大的关心和支持。

相互理解是关键。尽管培训早产儿护理人员时都会强调，要学会共情、换位思考和沟通技巧，指导早产儿的父母参与照顾宝宝，为父母提供实际的支持和情感支持，但NICU情况特殊，早产儿还太弱小，身上到处都插着管子，所以护士一刻也不敢怠慢。他们承担着本应该是早产儿父母的责任，分担早产儿父母的忧虑，尽可能让早产儿父母安心。有的父母很难与护士好好相处，而有的父母则和护士相处融洽。

刚开始，医护人员会多鼓励早产儿父母更好地参与到照顾宝宝的事务中来。有的父母表现得很被动，他们期望护士能够为宝宝提供他所需要的一切：抚触、拥抱、给予关注和刺激以及医疗保健。有些父母由于在NICU会感到不舒服，并且不知道应该怎样面对早产儿，他们几乎很少来医院探望，即使来了，也只短暂地待一会儿。他们没有花足够的时间让宝宝认识他们，也没有理解宝宝的需求。护士不赞成父母这样做。即使护士没有公开表达出这种不满，但父母通常也能感受得到，这会对父母与护士的关系造成一定影响。

护士需要知道，有的早产儿父母比较被动、很少来探望，并不是不愿意照顾孩子或者不关心他们，而是出于对NICU环境的恐惧，害怕宝宝的情况和自己曾经期望的差别太大，或者根本就不知道如何处理宝宝的各种需求和问题。作为家长，你应该直面这些焦虑。这类早产儿的父母一般与护士相处起来比较容易，护士也会帮助他们找到参与照顾宝宝的方法。

有一些早产儿的父母在未经医生允许的前提下就以自己的方式照顾宝宝，这会引起他们和医护人员之间的争执与矛盾。护士会感觉这些父母带着批判和挑剔的眼光评判他们的工作，比如护士给宝宝喂食或喂药晚了几分钟，父母就会催促他们。

护士有义务意识到，缓解他们和早产儿父母之间的矛盾的唯一有效的方法就是帮助他们建立为人父母的责任心。只有这样，早产儿父母才能很好地适应新生儿病房这样一个陌生的环境。但是，如果上述情况和你现在的情况很像，请放松！请记住，有很多不同的护理方式，很少会因为时间安排的细微差别、不同的做事方式对你的宝宝造成伤害。有时护士会因为新生儿病房的制度规定而不能满足你的要求（通常是为了早产儿的安全着想）。此外，由于护士经常很忙，他们在每个婴儿身上能花费的时间是有限的。你最终还是要培养自己解决问题的能力，并放弃你曾经设想的绝对完美的护理环境。

幸运的是，大多数新生儿病房可以提供一些持续性的服务。但是，在忙碌的NICU中，照顾婴儿的护士会经常换人。当父母面对一个新的护士并且要发展一段新的人际关系时，会有一些紧张和缺乏安全感是很正常的。护士和父母之间可能会出现矛盾，这需要及时化解。面对新护士的不熟悉感，以及处理经常变化的人际关系，对不少父母来说是个艰难的挑战。当新的护士出现时，你尽量不要让自己的疲惫和失望影响自己对他的接受能力和评价。相反，你要认识到自己必须努力去接受这位新的护士，并不断鼓励自己要言行得体。

当然有时候，由于护士自身的性格特点和护理经验问题，或者早产儿父母自身的压力，导致双方的关系出现问题。大多数护士表示，如果犯了错误，

他们愿意承认并道歉。但是，如果早产儿的父母总是监督或批评他们，他们就会失去对工作的积极性。

令人高兴的是，办法总比困难多，现实还是很美好的。早产儿父母对NICU工作人员的积极情绪远远超过负面情绪。研究发现，大多数家庭认为新生儿的护士是他们最好的盟友，比医生更有同理心，是更可靠和更容易理解的信息的来源，而且会给予早产儿父母重要的经验和精神支持。

我们永远不会忘记NICU里的护士不厌其烦地教早产儿的母亲如何耐心地给她的宝宝喂奶、鼓励她学会给宝宝洗澡。早产儿如此弱小，如果给他洗澡这样的困难都能克服，日后还有什么做不好的呢？作为父母的你们要有信心。

这将成为早产儿父母和护士共同的美好回忆。早产儿出院以后，双方依然能保持联系，发展为真正的友谊。在NICU，我们常听到护士自豪地讲述他们照顾的宝宝从婴儿期到青春期的成长历程。其实，只需要彼此相互尊重、拥有共同的目标、保持一颗热忱之心，双方就能成为互相信任的伙伴。这对你和宝宝都有利。

如果你无论多么努力，问题还一直存在，那该怎么办？有时候你可能会得出结论，认为护士的专业技术能力不够或缺乏同理心，或者认为她对你不公平或不信任你。也许，她提出的一些在你

看来匪夷所思的建议让你感觉很不好。这曾发生在我认识的一位母亲身上：她发现在新生儿病房里分配给她的宝宝的护士对她的态度很差，她多次考虑打算和负责人谈一谈。她对自己产生的强烈情绪感到惊讶和不安，这干扰了她与宝宝在一起时的好心情。最后，她还是决定什么都不做，因为她害怕影响护士照顾宝宝的质量。

其实这位母亲不应该有这样的担心。你对医护人员所说的话不会影响医护人员对宝宝的照顾。医护人员不会把对新生儿父母的情绪带到他们的工作中来。事实上，即使你已经被贴上了"麻烦制造者"的标签，你也可以放心，很多护士都会恪尽职守的。

如果你担心出现一些严重的问题（比如担心护士缺乏专业技能，进行不符合卫生原则的操作等），你应该向相关负责人投诉，说明你的困惑。有经验的人会帮助你更好地理解护士的行为，以及找出到底哪里出了问题。在新生儿病房，护士会日夜轮班，这是一项艰巨的任务，繁忙的护士不会因为某位父母的个人喜好而改变对孩子护理的计划。但是，如果你向上级部门反复反映某位护士的问题，可以提高他们的管理意识，也许会带来一些建设性的改变。

试图理解别人的感受和行为方式、变得宽容，通常会改善新生儿病房里的人际关系，就像在其他地方一样，你可以试试看。随后，慢慢平静下来，请花一点儿时间缓和你和护士之间的关系。他们为宝宝付出了爱和细心的照护，你应该永远记住他们。

医生必须经常轮换吗？

Q：医生必须经常轮换吗？我们才刚适应了一位医生，结果又换了另外一位医生。

A：你刚刚开始信任孩子的主治医生，他却要离开了，这的确很难让人接受。你可能会产生一种被抛弃的感觉，甚至会质疑医生轮岗制度。

的确，医生轮流值班这个制度有利也有弊。在NICU，主治医师不分昼夜地工作。这项工作不仅会带来身体上的消耗，对医生的情感也会带来很大的影响，因为大多数医生非常关心患儿，特别是相处时间很长、已经非常了解的患儿。他们通常会对患儿的病痛和经历感同身受。在这样一个紧张的环境中工作，几周后，医生的热情会开始降低，判断力也许会受到影响。为了防止这种情况的发生、保证每一位医生都有良好的表现，会让每一位医生都能得到充分的休息是至关重要的，这样他们才能精神焕发地继续工作。

如果你的宝宝在教学医院住院，你可能会同时面对好几个医生，因为这类医院（通常提供最先进的医疗服务）期望他们的医生一边进行医学研究一边照顾患儿，这很不容易。这是医生工作的一部分，也是为了能更好地提高医疗水平。

医生的轮换可能会让你感到沮丧，比如当你意识到新的医生不了解一些你认为对宝宝很重要的事情时，你会想大喊："你怎么可能不知道孩子这方面的事情？"要知道，医生轮流值班制度其实有一个大家不太注意到的优点：新的医生会有新的观点，这可能会带给你意外的惊喜。每一位医生即使是你最喜欢的医生，都会有固定的思维模式和习惯，但新的医生会说："我们为什么不试试那样做？"这可能会让宝宝的病情出现新的转机，或者让宝宝得到比现在更好的照顾。

两位医生对宝宝的病情意见不一致时

宝宝换了医生之后，可能会发生让你困惑的事情，即前后两位医生对宝宝的病情有不同的解释。比如，一位医生告诉你检查结果有问题，而另一位医生说结果是正常的；一位医生推荐的治疗方法，另一位医生认为是无效的；一位医生非常担心宝宝现在的情况，而另外一位医生则认为宝宝的情况并没有那么糟。

当你试图判断谁是正确的、谁是错误的时候，你要明白医疗诊断和治疗计划并不是绝对的。即使两位医生能力相同，对宝宝病情的判断和给出的治疗建议可能也会有所不同。

你可能为此感到非常不安，但你也可以把这件事当成一个机会，发现更多关于宝宝各方面的情况。如果你想了解更多，可以请医生向你解释，并毫不犹豫地告诉医生你作为父母的本能判断。你会和医生形成一段良好的合作关系。

脑内有囊肿或有脑损伤会影响宝宝正常发育吗？

Q：医生说宝宝的大脑有一些小囊肿，还可能会有一些脑损伤。这对宝宝和我们来说意味着什么？

A：宝宝大脑血流量或氧气供应不足会造成脑损伤，可发生于胎儿期（母体妊娠合并疾病）、分娩期间（分娩时出现胎儿窘迫并接受心肺复苏）或出生后（许多早产儿会面临的医学问题）。

损伤发生后数周，可以通过头颅超声或MRI检查发现一些微小的囊肿病灶——可能是瘢痕或软化灶。

脑内有囊肿的早产儿，医生会建议出院后接受密切随访，以避免囊肿继续发展。

大脑某些部位的囊肿预后较好。比如，脑室内的一些小的单个囊肿（被称为脉络丛囊肿或蛛网膜下腔囊肿）影响较小，其小的出血病灶治疗后不会引起其他问题。多个囊肿或发生在重要部位的囊肿，最常见的是脑室周围白质软化症（简称PVL），才是更大的威胁，但是即便如此也不妨碍宝宝正常的发育。

请记住，早期仅进行一次头颅超声检查，特别是如果在产后6周内做的检查，结果未必准确，确诊还需要依靠MRI，以更好地识别脑损伤的部位和程度（MRI在检查较小的囊肿和其他一些类型的脑损伤方面有优势）。虽然反复检查会使早产儿父母十分焦虑，但可以帮助排除脑损伤的情况。

医生可能会告诉你，你的宝宝在未来的几个月或更长的一段时间内会受到脑损伤的威胁。对其近期的观察也很重要，如果患有严重的脑损伤，通常在出生后的第一个月就会有迹象。PVL最常见的症状是运动问题，最初表现为患儿的腿和躯干肌肉张力低下且较软，随后发展为张力增强并僵硬。受影响较大的宝宝还会有进食问题。如果你的宝宝在1周岁时发育评估很好，即使有脑损伤，其影响也是轻微的。长期对患儿进行随访会使医生及早发现问题，并采取适当的干预措施。

医生无法准确预测早产儿脑损伤的预后，但是越来越多的证据表明，发育中的大脑至少具有部分修复损伤的能力，有益的环境刺激也能帮助大脑修复。同时，请注意，即使早产儿确实有脑损伤史，也一样可以拥有丰富和充实的人生。

脑室周围白质软化症和早产儿其他类型的脑损伤

当你被告知孩子有脑损伤时，你可能会产生难以想象的复杂情绪。你的生活会交织着爱和恐惧，乐观与悲观、绝望会同时出现。你可能想知道，你和宝宝是否要面对更大的困难。

下面这些有关早产儿脑损伤的内容，会有助于你正确处理遇到的问题。

有治疗脑损伤的方法吗？

目前尚未发现有哪一项医疗技术能使受损的脑组织再生，但新生儿的大脑还在发育中，如果损伤不广泛或仅累及一侧大脑，大脑的其他部分可以代偿损伤组织的功能，从而实现自愈。

医生都对患儿的恢复程度感到惊

讶。具有相同类型脑损伤的患儿可能具有完全不同的发育结果，部分原因是他们不同的遗传倾向和在环境中接受的不同的刺激，还可能是检查时未观察到整个大脑。脑科专家观察到，大脑的功能远远超过其各部分功能的总和。它的运作方式涉及部分功能的相互辅助，因此很难对大脑的功能进行单纯的评估。

有脑损伤的早产儿会面临哪些风险？

引起脑损伤的原因很多，虽然我们现在只能了解其中的一部分，但研究人员认为这一部分因素是非常重要的。

* 出生胎龄越小、体重越轻的早产儿面临的风险越大，因为几乎所有保护他们免受伤害或感染的身体系统都尚未发育成熟。这类早产儿的营养状况和生长发育在出生后的几周也更容易受到影响，从而干扰大脑发育和损伤的愈合。

* 低血压会导致脑部血流中断。

* 感染及由此产生的化学物质会损伤脑细胞，并且间接影响大脑的血液循环。因此，NICU中患有感染或坏死性小肠结肠炎（简称NEC）的早产儿是高危人群。母亲在分娩期间或哺乳期患某些疾病如绒毛膜羊膜炎（羊水感染），也可能使宝宝的脑部受到伤害。

* 营养缺乏特别是持续几周的缺乏（如果早产儿长时间喂养困难，就可能发生这种情况）会影响大脑的发育。

* Ⅲ级或Ⅳ级脑室内出血（简称IVH）会伴随脑室周围缺血缺氧，IVH后脑积水也可能损伤脑室周围组织。

* 各种呼吸系统并发症尤其是严重或长期的呼吸系统并发症会增加脑损伤的风险，因为呼吸系统的并发症会导致体内氧气、二氧化碳水平和大脑血流量异常。

* 胎儿在子宫内缺乏氧气、营养物质或血流量异常更会引起脑部损伤。比如，出生胎龄较小的新生儿、出生前脐带异常或胎盘早剥的新生儿，以及分娩时出现并发症且呼吸和心跳停止10分钟以上、必须做复苏的新生儿，都容易发生脑损伤。

* 同卵双胞胎更容易发生脑损伤，因为他们共享胎盘血管，使血液流动受阻。妊娠早期胚胎分裂时出现异常，也容易增加脑损伤的风险。

如何诊断脑损伤？

妊娠32周之前出生的早产儿，一般都要在出生后第一周或两天内接受头颅超声检查，以了解是否有IVH（你可以阅读第191页关于IVH的相关内容）。然而，第一次头颅超声检查通常不能检查出早产儿的脑组织是否有永久性损伤。脑损伤的早期迹象很难靠超声识别，常显示为脑室周围微弱的强回声区域。随着时间的推移，有回声的区域可能会消失，这提示损伤部位特别小，大脑修复了或是误诊。

当这些囊肿发生在脑室附近的脑白质时，称为脑室周围白质软化症（简称PVL）。3%～4%的早产儿会发生PVL。轻度PVL表现为小区域有1个或2个小囊肿。严重的PVL表现为大量囊肿或大脑两侧的囊肿，这些患儿未来面临更高的残疾风险。

有时大脑其他部分的白质或灰质，小脑或基地神经节，会出现类似PVL的损伤。这也会造成未来致残的风险。

其他几种脑损伤也可以在早产儿中见到，最常见的是细微但广泛的脑部纹理异常。这种情况在脑部超声检查时不能很好地显示，但有时可以在MRI检查中看到。新的研究表明，大多数妊娠32周之前出生的早产儿会有一些脑组织发育异常，这可能是由于正在发育的脆弱的脑细胞因为早产而中断发育造成的。幸运的是，这些伤害许多可以自我修复或只会造成轻微的后果。

最后，早产儿的大脑可能看起来正常，但在超声或MRI检查中的显影比正常体积要小，这被称为脑萎缩，可能是由于脑部生长发育不良、长时间营养不足、缺氧或正在增殖的脑细胞受损造成的。

要记住，医生是通过头颅超声或者MRI检查发现PVL和其他脑损伤的。这些问题在一段时间内不会通过早产儿的行为或神经系统检查表现出来。如果早产儿在出院时表现正常，那么以后发展为严重的致残性障碍的可能性就会小得多。

脑损伤的症状会很早出现吗？有脑损伤的早产儿在出生后头几周内常见的症状有癫痫发作、躯干、腿部或手臂的肌肉无力或松软，在接下来的几个月会出现生长迟缓（尽管有些可能到后来才明显）。患儿通常会表现出PVL脑瘫的早期症状（肌肉控制和健康状况很差，比如不能支撑起头部、腿和手臂僵硬，或不能像正常新生儿一样吸吮母亲的乳头）。更广泛的脑萎缩或弥漫性脑损伤的早产儿常见的早期症状是认知障碍，可表现出对环境反应冷漠，过于困倦、嗜睡或急躁易怒、轻微的刺激就会使其很生气。

脑损伤的远期预后

一般来说，严重的脑损伤患儿在出生后的6个月内会出现运动及认知方面的发育延迟，包括发病率非常低的耳聋或失明。较轻的残疾可能需要1年或更长的时间症状才会显现。很多时候，当患儿上学时才会因为脑损伤出现学习或运动的问题，也可能根本不会出现问题。你可以放心，从第一次表现出发育延迟的迹象开始，医生就会密切关注宝宝的生长发育情况，这是因为早期干预和治疗可以使脑损伤的影响最小化、最大可能战胜脑损伤。医生会要求早产儿的父母如果观察到宝宝有任何异常情况要及时告诉医生。

如果你的宝宝被诊断患有PVL，则后期出现发育缺陷的风险很高，其严重程度取决于囊肿的大小和位置。大脑两侧有大囊肿的早产儿更容易发生严重的残疾，而囊肿很小、只在一侧的早产儿更有希望有良好的预后，这可能是因为大脑健康的部分可以代偿受损区域的功能。

总体而言，患有PVL的早产儿75%会出现一些发育障碍。大多数患儿会患上脑性瘫痪，有些则会有认知或感觉问题，但这些残疾往往是轻度的。

脑性瘫痪是指一个人难以控制自己

的自主运动。对早产儿来说，腿是最常受影响的部位，因为控制腿部运动的神经最接近脑室。当PVL涉及的病变部位更广泛时，控制手臂或面部的神经会受到影响。脑性瘫痪根据严重程度可分为轻度非致残性脑瘫（可能在孩提时代不明显）、中度脑瘫（其中部分患儿可能需要借助外物行走）和严重脑瘫（只能坐在轮椅上、无法独立走路，说话、吃饭有困难）。

认知延迟在PVL患儿中不太常见。约45%的PVL患儿智力正常，15%低于正常水平。被诊断为精神发育迟缓的早产儿占40%，其发病程度从轻度到重度不等。精神发育迟缓最有可能发生在头颅超声检查显示全脑组织受损和脑室扩大的早产儿身上。研究发现，特殊教育计划和早期个人干预可能会降低患儿智力低下的风险（相关内容详见第466～467页）。智力正常的PVL患儿具有较高的发生学习障碍的风险，但如果早期发现，通常可以治愈。

一些PVL患儿会出现癫痫发作，但比较少见。PVL患儿发生眼底障碍或耳聋的概率也很低。

其他类型的脑损伤对早产儿的影响还不太明确。研究表明，大脑体积小于正常水平的早产儿和脑部有小病灶和弥漫性损伤的早产儿往往在思维、学习或行为方面存在问题，如出现智商低下、言语延迟、学习障碍、注意力缺陷障碍和自闭症的某些症状。

头颅超声和MRI检查的结果并不能准确地预测患儿的预后。随访研究发现，有50%的早产儿在学龄期会出现轻度的认知、学习、行为和社交困难，但他们在婴幼儿时期经超声检查，发现只存在小部分脑损伤。一些患有可见的被认为是致残高风险的脑损伤的儿童，却奇迹般地长大了。

有关脑损伤的信息和统计数据对家长来说是毁灭性的打击，家长如何能平静地接受这一切呢？一方面，请记住，致残风险只是一个平均水平，你的宝宝有自身的临床特点和发育状况，可能比平均水平要好得多。另一方面，不要忘记预测的结果可能是不准确的，因为许多被诊断出有脑损伤的孩子以后都是正常的或只有轻微的损伤，并不会妨碍他们享受幸福的人生。

此外，近期的一项大型研究表明，早产儿从出生到8岁，他们的认知和言语测试结果有时会随着时间的推移而得到改善，特别是得到早期干预的早产儿。等孩子到了青春期，寻求特殊教育援助的需求也急剧下降。由于这些长期随访研究的对象是20年前出生的早产儿，所以可以说明，现在出生的早产儿如你的宝宝，预后会更好，因为NICU的医疗水平在不断提高。

了解疾病的风险会让你心中有数。你应该拿出最好的状态帮助孩子。孩子拥有惊人的修复能力，如果加上父母坚定的信念和力量，他一定能够坚强地面对脑损伤。

宝宝从NICU转到新生儿病房能得到他需要的照顾吗?

Q：当宝宝被从NICU转到新生儿病房时，每个人都认为我会很高兴，但实际上我很紧张。宝宝会得到他所需要的照顾吗?

A：放心吧！你的宝宝要住的地方正是他现在需要的——一个比较安静的地方，他会在那里接受喂养、慢慢成长，你也会更有家的感觉。大多数家长发现新生儿病房比NICU舒适得多。新生儿病房也被称为"减压所"，因为在新生儿病房，你和宝宝可以享受在一起的幸福时光，不会因为周围有太多的医生和护士而分心。

你为宝宝换了新的住宿环境而感到紧张，这是可以理解的。你刚刚经历了一场危机，心理仍然很脆弱。宝宝在NICU时，你看到有很多医生和护士，还有很多医疗仪器，可以随时监测宝宝的情况并及时进行治疗，你会感到放心，而现在环境变了，你的恐惧和焦虑加剧。你也许感到自己好像被NICU的医生和护士抛弃了，并且如果他们没有来查房，你会觉得失去了他们的指导和陪伴。毕竟他们在宝宝身上花费了大量的心血，甚至他们似乎成了你们家的一员。

实际上，医生还是会像之前一样给宝宝做检查。在新生儿病房中，虽然护士数量减少了，但是也能保证每个宝宝都能得到适当的关注和照顾。不用担心，如果宝宝需要接受紧急治疗，护士们立即就能实施。随着宝宝一天天地发育成熟，需要紧急治疗的情况会越来越少，你应该感到开心！

新生儿病房的医护质量和NICU是一样的，但新生儿病房的护士会根据每个宝宝的生长发育情况制订照料方案，这就和NICU不一样了。护士会帮助宝宝进食、调节体温、改变体位，并教你识别宝宝某些表现代表什么，还会接管一些重要的护理任务。

事实上，新生儿病房是许多宝宝感觉放松并获得新的乐趣的地方。例如，在新生儿病房，宝宝会享受到袋鼠式护理、长时间的安静、温暖的浴室和婴儿按摩，这些是在NICU的早产儿享受不到的。随着医疗重点从紧急救助转向促进宝宝的生长发育，你现在可以将宝宝视为正常婴儿了。这真是太美好了！

过不了几天，你就会熟悉新生儿病房。你可以尝试把那里当作宝宝回家的中转站，把那里的生活当作日后在家照顾宝宝的演练。在那里，你可以享受与宝宝单独在一起的时光。如果你需要帮助或支持，医生和护士都近在咫尺。

按摩真的能促进生长发育吗?

Q：有人告诉我，按摩对早产儿有益，然而对于一个脆弱的宝宝来说，这么做不是很奇怪甚至很危险的吗?

A：对于许多人来说，"按摩"这个词会让人想起强壮的按摩治疗师给腰酸背痛的人进行有力的按揉。这里提到的早产儿按摩，和成年人偶尔去享受的有力的按摩不一样。早产儿按摩应该被描述为一种有规则可循的抚触方法，即给予早产儿更多的有助于其成长的抚触。科学家认为这种抚触对早产儿的生长发育有重要作用。

一些研究表明，按摩可能对早产儿有利。在一项临床试验中，一组体重小于1500g的早产儿，每天接受3次按摩，每次按摩15分钟，持续10天。他们的吃奶量和其他婴儿一样多，但平均体重比未接受按摩的婴儿增加了近50%。接受按摩的早产儿会更活跃，出院时间也会提前（提前6天）。其他研究也报道了接受按摩的早产儿体重增加更快、住院的时间更少、发育测验的成绩更好。但是，有专家质疑这些研究结果的可靠性，指出研究方法存在各种问题。当然，在确定按摩是否有利于早产儿的生长发育之前，我们还需要做大量的调查研究。

我们现在可以肯定的是，有充分的理由相信按摩不会伤害早产儿，如果手法专业、正确，甚至会对早产儿有帮助。皮肤是胎儿期第一个形成的也是全身最大的感觉器官，能感受触觉，而触觉是宝宝感知世界的主要方式。难怪所有的父母不用别人特意教，就会本能地用爱抚来安慰他们的宝宝。尽管是新手

父母，他们也都知道可以通过抚摸、轻拍来使宝宝平静。

长期以来，医生们发现，不管宝宝吃了多少，如果没有被母亲拥抱过、没有被爱抚过、没有人和他玩耍甚至没有听到过关爱的话，都会影响他的发育。这种状况专业术语为社会心理失败。动物研究甚至提示了当机体被爱抚或活动时能够刺激生长激素的分泌。除了让我们自己感受到被爱并安抚我们紧张的神经，在生命早期正确方式的爱抚可以增强宝宝的生长、认知和情感等多方面的能力。

当然，爱的触摸有许多不同的形式：把你的宝宝抱在怀里，把他稚嫩的皮肤贴到你裸露的胸前；如果抱起他时不够稳定，让他抓住你的一只手指，与此同时把你的另一只手臂绕到他的头和背的后面。你不必非得给宝宝按摩来让他感觉到你的触摸。但是，如果你想尝试的话，与宝宝的医生商量一下，他们会同意的。

在给宝宝按摩之前，请咨询医生并阅读以下提示。

＊**在征得医生同意前不要为宝宝做按摩**。按摩对胎龄足够大并且身体健康状况稳定的早产儿是安全的，但是并不适合胎龄过小或生病的早产儿。由于早产儿的皮肤十分娇嫩，我们建议至少等到宝宝胎龄30周时再开始按摩。上述研究中，接受按摩的早产儿平均胎龄

31周，并且摆脱了呼吸机和TPN。

* **如果现在是给宝宝按摩的合适时间，请不要犹豫。**一些支持者认为，给体重小于1500g的早产儿按摩能促进其体重的增加。即使宝宝的体重没有变化，他仍然很享受你充满爱意的抚触。

* **询问医生在给宝宝按摩期间他的心肺监护仪导联线是否需要连接。**医生会考虑宝宝的情况是否稳定、按摩会持续多长时间等来确定按摩是否安全。

* **选择一个合适的时间。**不能在宝宝饿的时候或刚吃饱的时候给宝宝按摩——在他饭后1小时左右进行为宜。

* **如果你打算让宝宝还在婴儿恒温箱或小暖床上时就接受按摩，你可以把他的衣服都脱掉。**有些父母甚至连宝宝的尿布都撤掉，不过如果你要这样做，就要做好可能会造成"一片狼藉"的心理准备。婴儿在按摩期间因肌肉放松而导致排尿是很常见的。如果宝宝躺在摇篮中，你可以咨询医生，宝宝是否可以在按摩过程中只戴一顶帽子、只穿一件宽松衣服。

* **在按摩前请彻底洗手，然后用力摩擦双手变暖。**为了保护宝宝细腻的皮肤，请确保你已经剪短指甲，你的手指和手腕上也不要佩戴任何饰品。

* **早产儿的皮肤非常柔软光滑，即使没有任何的按摩油或润滑油你也可以很顺滑地进行按摩。**按摩时避免使用油和保湿乳才是最安全的，因为它们可能会增加感染的风险。如果你想用一次的话，询问一下医生这些产品里是否含有香料或染料成分。

* **把你的手放在宝宝身上并和他说话，让他知道你在他的旁边，然后再开始按摩。**一旦你开始按摩，不要跟宝宝说太多话，以防造成过度刺激。让宝宝专注于你的爱抚就好。

* **温柔但有力地抚摸宝宝，而不是轻抚。**婴儿对于轻抚的感觉不能很好地做出反应，大概是因为会感觉痒、不舒服。按摩时你可以施加适度的压力，但尽量不要拉扯皮肤。

* **可以参考研究报道中的按摩方式：**前5分钟让宝宝肚子朝下趴在保温箱中，大人双手穿过保温箱的窗子，从宝宝的头部开始从上向下轻抚，然后是肩膀、后背、手腕、腿部、脚、胳膊和手；接下来的5分钟，把宝宝翻过来背朝下躺着，轻轻地屈曲他的胳膊和腿部，每个部位按摩10秒钟；最后，再把宝宝翻过来，重复最初5分钟的按摩。

* **如果宝宝在按摩期间出现哭泣或其他紧张的迹象，请停止按摩并安慰他。**你也可以尝试轻轻地把手放在他身上1分钟左右，但不要动他。一旦宝宝看起来平静且感觉舒适，按摩就可以继续进行，但如果他表现出不高兴，你应该停止按摩。宝宝自己知道他什么时候准备好了接受按摩，他现在也许需要独处（我们有时候也需要独处啊）。稍后，你可以再尝试一次。

* 按摩结束后，你可以和宝宝贴贴脸或者摇一摇他，享受快乐的亲密时光。

转到离家近的医院

Q：医生说我们的宝宝已经准备好回到他出生的医院了，可他怎么可能强壮到坚持40km的旅程呢？

A：如果把宝宝转移到小一些的医院去，你可能会因担心旅程过长和医院的护理条件是否完善而焦虑不安，但是医生想要告诉你的是，宝宝比你想象的强壮得多。然而，毕竟之前经历了那么多曲折，你需要一段时间才能相信这一点。你的宝宝已经挺过了他人生旅程中最艰难的一段时期。在那段时期，他需要的是最先进的治疗和护理，但他现在情况稳定、已经没那么脆弱了。他已经准备好接受一些新的经历，转到离家更近的医院。

最重要的是，你要相信医生，他会考虑宝宝的安全问题。宝宝可能会通过救护车转院，救护车就像一个流动的NICU，里面保温箱、监护仪、供氧设备、静脉输液设备和药物等一应俱全，而且至少会有1名新生儿护理专家陪同，通常是新生儿护士，他们在紧急情况下可以提供医疗护理（如果你想陪着宝宝，可以提前询问医生是否可以。医生的答案取决于医院的规定，以及救护车是否有足够的空间）。

宝宝的医生对新医院的新生儿病房是否能给宝宝提供良好的照顾十分了解，你可以多和他交流这方面的情况。例如，宝宝需要进行早产儿视网膜病变（简称ROP）的后续眼科检查，新医院是否也有专家负责这件事。你也可以预约去新医院的新生儿病房参观，并与即将照顾宝宝的医护人员见面，咨询他们一些具体的问题，以获得以下几点保证：他们是否有照顾宝宝的所有条件？他们以前提供过这方面的服务吗？在什么情况下你的宝宝会被再送回到现在的医院？

大多数父母只有确定了新医院的新生儿病房能满足宝宝的所有需求才能真正放心。就像你每天和宝宝在一起，反而忽视了他的成长情况，面对早产儿的出生，他们的父母也需要做一些事情确定宝宝是实实在在存在的。

如果宝宝回到出生的那家医院，为他接生的医生和护士会给他一个大大的拥抱。如果宝宝不是回到出生医院，也会受到热烈的欢迎，因为新医院的医护人员都会很愿意照顾他。

许多父母低估了离家近的、更小的、更安静的医院新生儿病房的优势。例如，你见到宝宝的次数会增加，兄弟姐妹和祖父母也不会在探望宝宝的路上花太长的时间，医生可以开始与宝宝建立关系并帮助你了解可能需要联系的当地专家或支持服务。新医院的新生儿病房可能比你已经习惯的新生儿病房安静许多。这是好事，因为这意味着宝宝会拥有更宝贵的、安静的环境，并且护士会对你和宝宝投入更多的关注。

宝宝转院后的头几天体重会有所减轻，或需要氧气支持，或不太爱进食。这并不意味着护士没有好好地照顾他，只是因为宝宝需要适应新环境。

如果这些都不能缓解你的担忧，你依旧认为宝宝最好住在原来的医院里，也许你应该和医生多沟通。没有你的应允，医院是不会给宝宝转院的。你可以说服医生，让宝宝在原来的医院住得更久一些。但是，医生很可能会为你列举让宝宝转院的诸多好处，包括宝宝自己的需求以及为病得更重的其他早产儿腾出NICU的病床，就如同当时其他家长为你的宝宝所做的一样。请记住，医生也关心你的宝宝的健康，他会权衡各方面的利弊，不会做伤害你的宝宝的事情。

宝宝转到新医院后，如果原来医院的NICU有随访门诊的话，你的宝宝依旧会受到现在的医生的关注。很多医院的门诊在接下来的几年内都会每隔几个月去看望NICU的"毕业生"。即使没有随访门诊，如果你为宝宝的某些情况而感到担忧，也可以找到之前的医生寻求帮助。医生十分关心他们治疗过的宝宝，所以即使你的宝宝转到别的医院了，你也还可以联系他们。

早产儿预防接种的时间是根据出生日期还是预产期？

Q：我的早产宝宝在两个月大的时候第一次接种疫苗。早产儿接种疫苗的时间安排是根据他的出生日期还是预产期呢？

A：关于早产儿接种时间的问题，美国儿科学会（简称AAP）建议，同足月产儿一样，早产儿应以其出生日期作为接种疫苗的时间依据，无论宝宝提前出生了多久。

在美国，这意味着你的宝宝在出生两个月后可以进行一系列疫苗接种：白喉、破伤风和百日咳疫苗（DTP疫苗）、脊髓灰质炎疫苗和b型流感嗜血杆菌疫苗（Hib疫苗）（b型流感嗜血杆菌可引起各种严重感染，如脑膜炎）。

对百日咳疫苗的接种建议：你的宝宝在接受第二次或第三次疫苗接种之后才能获得免疫力，所以如果你之前接种过此疫苗，也可以通过母乳喂养给宝宝一些抗体。百日咳发病会持续数月，如果你的宝宝依旧住在NICU，这难道不是最容易被感染的时候吗？

长期以来，新生儿专家和儿科医生都不确定给较小的早产儿注射疫苗是否正确。他们不知道早产儿的免疫系统是否足够成熟，是否能够通过接种疫苗的方式产生足够的、长期的免疫力。为此，他们做了大量的调查研究，在很大程度上消除了这些疑虑。乙型肝炎病毒疫苗，通常在新生儿出生后的第一天或第二天注射。如果疫苗有效的话，宝宝会在30天后获得免疫力（如果宝宝的健康状况十分稳定，可以提前回家，他会在出院时接受疫苗注射）。另外，如果宝宝由于感染在接受静脉注射免疫球蛋白（简称IVIG）治疗，他的所有疫苗接种将被推迟几个月，因为他的身体对疫苗的反应会在这段时间变得迟钝。

AAP建议对所有的婴儿从出生后2个月开始进行轮状病毒三剂次接种（该病毒可导致严重腹泻和呕吐，尤其是早产儿）。轮状病毒疫苗是减毒活疫苗，对免疫系统正常的儿童和成人及婴儿是完全安全的，但可能不适合用于免疫系统尚未发育成熟的早产儿。

首次注射白百破、脊髓灰质炎和b型流感嗜血杆菌疫苗的暂时性副作用是会使48小时内呼吸暂停和心动过缓的概率增加，或者使已经痊愈的疾病再次出现。如果你的宝宝在应该注射疫苗的时候生病了，医生会推迟注射疫苗的时间。你也许会发现宝宝在注射疫苗后12～24小时很烦躁，并且有的宝宝会有轻度发热。适量使用泰诺林会有帮助。

建议宝宝6月龄后每年注射一次流感疫苗，家里的其他人也要每年注射，因为早产儿发生严重的呼吸道感染并发症的风险很高。除此之外，流感也是一个特别棘手的问题。

关于疫苗危害的传言及其与自闭症、生长迟缓可能存在联系，导致一些家长拒绝为宝宝接种疫苗。多项大型研究表明，这些恐惧是毫无根据的。自闭症在接种疫苗的儿童中并不常见。如今提供给所有儿童的疫苗会减少很多感染性疾病的致死率、致残率的感染率。

多 胞 胎

母乳喂养多胞胎会不会很难？

Q：护士说服我将奶泵出来喂养双胞胎宝宝。母乳喂养两个婴儿会不会很难？

A：根据许多成功实现双胞胎早产儿母乳喂养的母亲的经验，起初母乳喂养并不简单，但如果你能坚持下去，你和宝宝都会受益匪浅。也许我们可以帮你解决一些问题，并解释为什么对双胞胎进行母乳喂养是许多母亲的最佳选择。

＊ **质量**。优质母乳对早产儿的好处是早产儿配方奶无法比拟的（优质母乳的好处详见第132～134页），母乳喂养有助于保护宝宝免受感染。你可以想象两个婴儿同时生病是多么麻烦的事情！

＊ **数量**。母亲可以产生足够的乳汁，让健康的双胞胎（甚至三胞胎）在他们生命最初的几个月内茁壮成长。大自然用很简单的供需调节机制来完成这一任务：两个宝宝同时吸吮母亲的乳房（一侧一个），能刺激母亲的乳房分泌丰富的乳汁（这就是你的双胞胎在接受饲管喂养时你应该用吸奶器吸奶的原因。更多促进母乳喂养的小贴

士详见第258～261页"母亲乳汁不足怎么办？"）。

* **时间和金钱。**时间和金钱对于双胞胎母亲来说都是非常宝贵的，尤其是同时护理双胞胎时，母乳喂养会节省洗奶瓶、准备配方奶以及轮流给双胞胎进行人工喂养的时间，你也可以省下买配方奶的钱。

* **如果你的乳汁供应不足，请进行部分母乳喂养。**如果你有足够的母乳喂养两个婴儿，那就太好了！但如果你的乳汁不够充足，可以先喂母乳、再适当喂一些配方奶。

    另外，你也可以和医生探讨一下，在一段时间内只给一个宝宝喂母乳的可能性。由于母乳比配方奶更易消化并且能够提供更多的对抗感染的抗体，所以如果你的乳汁有限的话，你也许会打算只给比较小、比较虚弱的宝宝进行母乳喂养。虽然这是一个艰难的抉择，但总比两个孩子一起停止母乳喂养要好得多。在你的母乳量增多之前，那个更强壮的宝宝就先靠喝配方奶茁壮成长吧。

    如果你最终决定只给一个宝宝提供母乳喂养，不要因此内疚。记住，提供母乳不是表达母爱的唯一途径。袋鼠式护理时和宝宝的亲密接触，可以使你的两个宝宝感觉你一直在守护着他们，甚至还可以刺激你的乳房分泌更多的乳汁。一些母亲会同时对两个宝宝进行面对面的母乳喂养，每侧乳房喂养一个宝宝。这需要护士前几分钟帮你做好准备，一旦你准备好了，你会发现和自己的两个宝宝如此近距离地亲密接触是多么令人兴奋。研究证实，双胞胎甚至三胞胎都能从袋鼠式护理中获益。

* **开始进行母乳喂养。**在NICU，疲劳的双胞胎宝宝正在学习吸吮、呼吸和吞咽等行为。有的宝宝已经接受了奶瓶喂养，现在正需要一些时间解决乳头混淆的问题。此时你能得到的帮助很少，在NICU你的私人空间很少，也没有什么隐私，你还要面对诸多压力和困难。

    许多妈妈给出的建议是，先让一个宝宝适应母乳喂养，以防同时面对两个毫无经验的宝宝会给你带来更大的麻烦。如果双胞胎中的一个宝宝比另一个宝宝提前准备好了接受母乳喂养，采用这个方法是很常见的。给一个孩子哺乳后，你再为另一个孩子吸奶。下次喂养时，你先吸奶，然后再喂养宝宝。这样一天下来，双胞胎都会吃到初乳和后乳（初乳和后乳含有不同的营养成分）。

    等到双胞胎中的另一个也准备好接受母乳喂养时，最先接受母乳喂养的宝宝早已习惯了，这会增加你喂养的信心（经过一段时间的喂养练习，你会对宝宝吃奶的能力有足够的自信）。

✳ **母乳喂养双胞胎。**当两个宝宝的身体发育良好时，同时对双胞胎进行母乳喂养就更可能成功（见图5.6）。日后当母亲谈及这段温暖的经历时，也会感到非常开心，但当你的两个臂弯分别抱着一个宝宝给他们喂奶的时候，你很难顾全周围的环境来保证自身衣着的隐私。所以，当给宝宝喂奶时，你也许最渴望找一个能够保护自己隐私的地方。

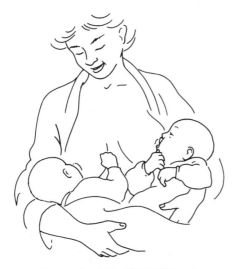

图5.6　母亲在同时喂养双胞胎宝宝

同时喂养双胞胎有很多好处，比如可以减少睡眠被剥夺的概率、使整个喂养时间减半，相当于一天可以增加许多宝贵的时间。

✳ **每次只喂养一个孩子。**如果你认为同时喂养双胞胎的感觉有些奇怪，那就不要强迫自己；或者为了避免两个宝宝被唤醒时一起哭闹让人手忙脚乱，你可以先唤醒其中的一个。尝试几次后，你就会了解哪一个孩子更镇定，能多等几分钟。

✳ **一个宝宝喂养得更好。**同时喂养双胞胎或一次喂养一个宝宝最常见的问题就是一个宝宝喂养得很好，而另一个宝宝的生长会受到一定影响。你也许没有注意到两个宝宝在吸吮方式上的不同，所以也许你会认为当他们停止吸吮时他们就是吃饱了。但是，也许其中一个宝宝并没有吃饱，他仅仅是想打个嗝而已，此时你应该稍等一会儿。喂养的不平衡会在几天后体现在一个宝宝的生长缓慢方面。为了改善这种情况，你可以延长喂养这个宝宝的时间，并且在亲自喂过他后偶尔给他补充一些挤出的母乳。这种后乳含有充足的热量，对比较弱小的宝宝成长有益。

家人或朋友的支持和理解，对喂养双胞胎的母亲影响很大。经过第一个星期的辛苦和混乱后，你的生活会逐渐变得轻松、愉悦和高效，并慢慢步入正轨。

然而，成功的母乳喂养并不只取决于母亲单方面的热情。所以，如果你不得不放弃母乳喂养计划也不要折磨自己。无论你如何喂养他们，能看着你的双胞胎健康成长才是最重要的。

多次接种疫苗的时间安排

如果你的多胞胎早产儿住在NICU，他们首次接种疫苗可能不会在同一天进行（因为病情的轻重或出院时间不同）。但是，如果宝宝已经回家了，你应该尽快为宝宝接种疫苗。由于疫苗接种的时间比较灵活，你要提前做计划，向医生咨询如何把孩子们的疫苗接种时间安排在一起。

如何母乳喂养三胞胎？

这是一件对母亲要求很高的事情，母亲需要得到大量的帮助和支持，需要自信、坚强和全身心的投入。

能成功地对三胞胎进行母乳喂养的第一个要素就是有大量的母乳供应。由于绝大多数三胞胎是早产儿，母亲在分娩后要尽早开奶，不断让宝宝吸吮或用吸奶器吸奶，才有可能满足母乳供应需求。

但是，有足够的母乳量只是第一步。最初的几个月，你要在哺乳宝宝之余安排好自己的饮食和睡眠。你要面临的困难除了上述喂养双胞胎部分所提到的以外，还包括再添一个孩子所带来的麻烦。同时喂养这么多孩子对母亲来说是很辛苦的。

几乎所有人都强调了在产后最初24小时获得帮助的重要性：有人可以在白天和晚上帮助你，帮你带孩子，确保每一个孩子都能吃饱（有时很容易发生忘记喂养其中一个孩子的情况），然后把他们放回去睡觉，并且为你准备充足的健康餐，以满足你同时喂养三个孩子的营养需求。

随着时间的推移，一切可能会变得更顺利，但你仍然需要大量的帮助，包括孩子稍大一些需要人帮你做家务。因此，三胞胎的母亲特别需要别人的帮助。

如何分配你的时间？

Q：谁更需要我，是那个更小、更虚弱、还带着呼吸机的宝宝，还是健康的宝宝？

A：这是一个艰难的抉择，也是日后你要经常面对的困境。在宝宝们住院期间，你会尽力同时满足两个宝宝的不同需求，也会因为一时无法平等地对待他们而感到内疚。你总是希望能将自己劈成两半，公平对待每一个宝宝。

不幸的是，这是不可能的。现在你的两个宝宝都很需要你，但是你必须做出选择。虽然我们不能给你一个明确的答案，但我们可以给你一些建议，也许会对你有帮助。

* **不要放弃生病的宝宝。许多父母面对生病的新生儿，会感到情绪紧张，害怕失去他。** 面对孩子不像你想象得那么健康时，你不知道该如何调整自己的不良情绪。你可能会选择逃避。所有这些感觉都是正常的，但不会持续很久。最后，你的爱会完全战胜这些感受。你不会想留下这样的遗憾：当你的宝宝需要你的时候，你却不在身旁陪着他。

* **请记住，即使生病的宝宝反应不佳，他仍然乐于与你在一起。** 你的宝宝需要在NICU里接受治疗，生活在这种环境对他来说极为不易。生病的宝宝需要更安静的环境和更多的休息，并且很容易受到过度刺激。不同于爱的

抚摸，明亮的灯光、吵闹的噪声以及治疗过程会给宝宝带来很大的压力。这时，父母所给予的安慰是无人能及的。如果护士说你的宝宝状态足够稳定，你就可以把他抱在怀里，甚至让他贴紧自己温暖的胸膛（详见第252页袋鼠式护理的相关内容）。如果他还没有准备好被抱起，你可以用其他方式抚慰他，比如让他抓住你的手指或在他的周围用手围成子宫的形状（详见第235页）。你也可以给他按摩（请先咨询护士，详见第326～329页"按摩真的能促进生长发育吗？"）；和他讲话、给他唱歌。在他慢慢长大、身体状况变得更稳定之前，每次只能尝试一种互动方式。

* **不要以为健康的宝宝因为更强壮所以需求更少。** 由于生病的宝宝需要安静的环境，所以很长的一段时间里，你的时间会很宽裕。如果健康的宝宝享受被拥抱的感觉，这意味着当你与他进行长时间的互动和给予他更多的刺激时，他能从中获益。所以，请多多陪伴健康的宝宝吧。

* **通过对生活琐事设定优先级安排你的时间。** 这一刻，你应适当地忽视你的家务、工作和你的朋友（他们会理解），让其他人做饭或订外卖。如果可能的话，也请你的父母多来医院陪陪孩子。请记住，你的亲人以及你的朋友都很愿意来新生儿病房帮助你，不要因为向他们提出这种特殊的求助

而感到内疚，只需确保你选择的那个帮助你的人有足够的时间能经常来医院，这样他们和宝宝能够彼此了解，有助于宝宝日后的成长。

＊没有一个神奇的公式能够准确地告诉你应该每天陪伴宝宝多长时间。你只需每天都来照顾你的宝宝们，尝试满足每一个宝宝的不同需求，并相信自己的直觉。比起来医院的次数，高质量的陪伴才是最重要的。早产儿和其他婴儿一样，知道他的父母爱着他们。这才是重点！

Chapter 6

如果你的宝宝需要手术

· · · · · · · · · · · · · · · · ·

提到手术，父母们都会觉得很可怕，实际上并不需要这样。

· · · · · · · · · · · · · · · · ·

本章介绍

一想到手术，每个人都会觉得可怕，尤其是对脆弱的早产儿的父母来说。害怕一部分是因为对未知的恐惧——神秘的手术室、外科医生的操作。事实上，在被告知外科手术实际涉及的内容时，大多数人会感到释然，因为现实往往比想象的更使人安心。但是，你还是会担心，直到目睹孩子完全康复了。所以，多了解一些孩子手术的事情可能会让你感觉好一点儿。

如果你的孩子需要手术，你需要知道一些重要的事情。你应该咨询新生儿科医生和（或）外科医生，请他们帮助你更多地了解宝宝的病情、手术可能遇到的问题及风险，了解麻醉师和外科医生是否有给早产儿做手术的经验。你可能还想问问手术时孩子是否会感觉疼痛，以及如何才能减轻他的疼痛。本章中的一些内容也许可以让你找到答案。但是，由于手术、麻醉以及康复的复杂性，加之每个早产儿的情况各有不同，最终你还是应该通过医生准确了解孩子的情况。

问 与 答

宝宝太小，能做手术吗？

Q：我的宝宝太小了，他能耐受得了手术吗？

A：每个人的心都会被一出生就要接受手术的早产儿触动，如果你的宝宝需要手术，你可能觉得这是你听到的最坏的消息了，但实际上并不是，你很快就会意识到情况并不像你想象得那么糟糕。

的确，给只有几百克或一两千克的宝宝做手术是有挑战性的，但是小儿外科医生和麻醉师接受过多年专业训练、经验丰富。儿科麻醉师很熟悉早产儿对麻醉药物和手术压力的反应，知道使用多少剂量的麻醉药和何种麻醉方法可以帮助他顺利接受手术。小儿外科有许多分科，如果你的宝宝需要进行脑积水分流术，会由小儿神经外科医生主刀；如果你的宝宝需要通过手术关闭动脉导管，会由小儿胸外科或普通外科医生主刀。不同分科的医生各有所长，能发挥最好的专业技能。

如今，接受手术的通常都是胎龄比较小的早产儿，有一些早产儿体重不足900g。大多数手术是非常安全和成功的，存活率接近100%。除非外科医生告诉你有风险，否则你完全有理由保持乐观。最近的研究显示：即便是超早产儿（通常指妊娠22~25周出生的早产儿），也可以承受大多数手术的压力，与没有接受手术的早产儿相比，接受手术的早产儿在住院期间的死亡率、严重并发症的发生率并没有增加。如果手术是对宝宝来说最好的治疗方法，你应该感到欣慰，并把手术视为宝宝走向更美好、更健康的未来的转折点。

安全起见，早产儿的手术应该在有NICU、小儿外科医生和麻醉师的医院进行。NICU的医护人员、麻醉师和手术团队的良好合作对于确保宝宝得到最好的护理至关重要。特别是在手术后期，麻醉药的效果会逐渐消失，在接下来的几个小时或几天内，宝宝的身体会适应手术的压力。如果你的宝宝必须转到另一家医院接受手术，你可能会感到痛苦，对环境的不熟悉和紧张情绪会增加你的焦虑感，但这不会持续很久。大多数早产儿在手术成功进行后的几天或几周内就能恢复。

如果可以的话，大多数父母更倾向于不做手术。虽然保护宝宝的想法可能让你警惕性很高，但尽量不要把医生视为敌对者。如果你告诉他们你需要更多的时间考虑，不想让宝宝立即接受手术，他们一般会答应你的，他们知道这是你的孩子。没有医生愿意带宝宝进手术室，除非手术真的对宝宝有益，请相信这一点。

谁负责宝宝的手术？

Q：我的宝宝需要手术，由谁负责，是新生儿科医生还是外科医生？

A：当早产儿需要接受手术时，已经感到焦虑和困惑的父母不得不面对另一个让他们备感压力的变化：各种新面孔如外科医生、外科护士、住院医生等突然出现在他们面前。他们中的大多数会进行自我介绍并与你交谈。手术小组可能在你不在的时候已经见过宝宝很多次了，他们和宝宝已经很熟悉了，但你并不了解他们。

与宝宝的外科医生接触后，你很可能会从最初的不安变得开始信任他，但很多家长不知道谁是主要负责人，是新生儿科医生、外科医生还是二者都是？由谁做决定？应该和谁沟通？你会与两组医生打交道，有时他们关注的事情和想法并不一样。

大多数时候，你的困惑可以通过咨询新生儿科医生获得解答，他会向你介绍宝宝的情况、清楚地告诉你谁负责什么。一般来说，外科医生负责外科手术，确定做手术的时间、如何做准备、如何护理切口以及放置设备（如脑室腹膜腔引流管或胃造瘘管）。除此之外，不同医生的责任可能会有所不同。有些医院由新生儿科医生负责早产儿的诊治；另一些医院，新生儿科医生和外科医生在手术中履行同样的职责，直到宝宝从手术中恢复过来、外科医生签字确认为止。所以，在一段时间内，他们会一起做决定，比如什么时候喂食、什么时候可以减轻镇静、做哪些实验室检查；还有一些医院，由外科医生负责宝宝的护理，新生儿科医生作为他的医疗顾问。

最有可能的是，宝宝的手术会进行得非常迅速而顺利，当他康复的时候，你会感到很欣慰。有时，宝宝的情况比较复杂，关于手术的必要性或如何处理康复期间的医疗问题存在争议，外科医生和新生儿科医生可能会有不同的意见。如果发生这种情况，请尽量不要烦恼，不要怕向他们提问。一种解决办法是，要求与两位医生（新生儿科医生和外科医生）会面，找出最佳的解决方案。每个人都能从这次面对面的交谈中受益，但对你最重要的是，你能更多地了解宝宝的情况。

手术时如何避免疼痛和不适？

Q：我的宝宝要接受手术了，我忍不住想象他要承受的痛苦。

A：在手术过程中和术后，负责宝宝的医生和护士会尽可能地让宝宝免受疼痛的折磨，了解到这些你就会感到欣慰了。麻醉师、外科医生、新生儿科医生以及护士都会密切关注宝宝，以确保他尽可能感到舒适。

为了让宝宝在手术过程中保持稳定和无痛的状态，麻醉师的技能和经验很重要。你可能会在手术前一两天与麻醉师见面，他会解释怎样做才能让宝宝感觉不到疼痛，告诉你手术后该做什么，这在一定程度上取决于宝宝的身体状况、接受的手术类型以及医生的选择和专业知识。你有任何问题，都不要犹豫，尽管向医生咨询。

＊ **在宝宝进手术室之前，麻醉师会检查并了解他的病史。** 麻醉师想要了解任何可能会影响麻醉实施的事情，并为宝宝在手术期间或手术后可能出现的问题做好准备。施行全身麻醉的一两天后，新生儿尤其是早产儿会出现一种常见的并发症——长时间的呼吸暂停，这可以通过手术前使用咖啡因避免（咖啡因被认为可以保持大脑呼吸中枢的兴奋）。麻醉师与小儿外科医生和新生儿科医生一起工作，手术前会开一些化验单查以及需要的药物。如用于降低感染风险的抗生素，并对宝宝的饮食给予指导。

早产儿手术之前需要禁食，以避免发生食物吸入肺部的风险，但早产儿不必像年龄较大的儿童或成年人那样禁食很长时间。早产儿可以在手术前6小时喂一次配方奶，或者手术前4小时喂一次母乳（母乳比奶粉更容易消化）。

手术之前，麻醉师或护士会把宝宝放入一个可移动的保温箱中并送往手术室，由新生儿科医生、小儿外科医生和麻醉师等组成的手术小组在那里给他施行手术。有时，手术是在NICU完成的，但是如果早产儿特别弱小，需要进行时间更长、条件更严格的手术，这样的手术则会在手术室进行。如果你的宝宝在NICU接受手术，你不用担心，医护人员会准备好手术所需要的所有设备和人员。

＊ **手术室人员将为早产儿的手术进行特殊的准备。** 为了让早产儿在手术中保持温暖，房间的温度将会升高。手术过程中医生会给宝宝戴上帽子、盖上毯子，甚至裹上塑料薄膜，这些保暖措施效果很好。静脉注射液也可能会被加温，以避免在输液过程中出现体温下降。

＊ **大多数早产儿手术是在全身麻醉下进行的，这意味着宝宝在手术过程中会"睡着"、不会乱动、感觉不到疼痛，之后也不会有任何关于手术的记忆。** 在麻醉药失效之前，宝宝不能自主呼吸，所以在手术过程中他会接受呼吸机辅助呼吸，并持续到术后一段时间。全身麻醉的过程是先给予宝宝气体麻醉剂，通过面罩吸入（只需要几秒钟就起作用），随后静脉注射液体麻醉剂。宝宝睡着后，麻醉师会放置手术所需的导管和引流管。

全身麻醉可以让宝宝在手术过程中保持平静、感觉不到不适，但是会引起一些并发症，主要是呼吸、心率和血压的异常。虽然全身麻醉风险较小，但是由于小胎龄早产儿的器官发育不成熟，他们面临的风险要高于足月新生儿。

对于腰部以下部位的一些小手术（如疝修补术或包皮环割术），麻醉师不必施行全身麻醉，局部麻醉就可以了。局部麻醉是通过一根导管将局部麻醉药输送至椎管内（脊髓麻醉）或脊椎附近的神经周围（类似于许多女性在分娩期间接受的硬膜外麻醉）。局部麻醉的效果是阻止疼痛感传递到大脑。

虽然给早产儿做局部麻醉很难，但是这样做有好处。因为局部麻醉只对宝宝身体某个特定的区域产生影响，没有影响他的呼吸肌和大脑的呼吸中枢，所以他仍然可以自主呼吸，也不必使用呼吸机，术后发生呼吸暂停的风险也降低了。

局部麻醉有时与全身麻醉一起使用，以帮助减少全身麻醉剂的剂量，从而降低并发症的发生风险。注入局部麻醉剂的导管在婴儿入睡后置入，因此不会伤害到宝宝。局部麻醉的效果通常会在术后持续数小时，在一些情况下导管还可以留在适当位置，医护人员通过导管导入镇痛剂，从而在接下来的几天对宝宝起到持续镇痛的效果。

＊术后，每个早产儿都需要非常细心的护理。手术完成后，宝宝会留在手术室或者被送往附近的观察室一段时间，以确保在麻醉药效消失后他的各项指标仍保持稳定。手术期间使用的一些导管、导线和监视器将被分离或转换为便携式医疗设备。观察结束后，外科医生、麻醉师、护士会将宝宝送回NICU，向负责宝宝的新生儿科医生、护士交代术中情况和术后注意事项等信息后才离开。早产儿手术前后的各项事宜安排需要外科医生、麻醉师以及新生儿科医生共同协作。

手术后，你应该准备到NICU看望你的宝宝。早产儿一般需要在外科手术后留在NICU，以监测术后呼吸暂停、疼痛和可能发生的并发症。你的宝宝要在术后几天或更长的时间使用呼吸机，而不是自主呼吸。这是因为早产儿的肝脏和肾脏还未发育成熟，清除体内的麻醉药需要一段时间，所以他暂时不会醒来或自主呼吸，特别是当他在NICU中被给予更多的镇痛药时。通常在术后几小时到几天内，没有发生呼吸困难的早产儿都会脱离呼吸机。但是，在手术前有呼吸系统问题并且肺部发育不正常的早产儿需要较长时间才能脱离呼吸机。

术后疼痛可以得到有效控制，所以你不用担心。请放心，医生和护士会仔细观察宝宝的感受，因为疼痛会影响宝宝康复。你可以在第111页阅读有关评估早产儿的疼痛以及控制方法的内容，同样的原则也适用于宝宝的术后护理。如果宝宝的疼痛感明显，医生会给宝宝使用吗啡或芬太尼。这些药物非常适合缓解疼痛，但会让早产儿产生困倦感、增加呼吸暂停的风险，还可能延长使用呼吸机的时间。泰诺，一种无镇静作用也不会抑制呼吸的镇痛药，能有效缓解中度疼痛，可以适当地给宝宝使用。

宝宝手术后，你要尽量让他感觉舒适并得到良好的护理。密切观察宝宝，当你发现宝宝有痛苦不安的表现时，可以随时给护士或医生打电话，他们会给予宝宝更多的镇痛药。

当宝宝意识到你的存在时，多给他一些温暖：抚摸他的手，温柔地告诉他妈妈和爸爸在这里耐心地等待他康复。待宝宝恢复良好，你就可以咨询护士是否能给宝宝用奶嘴、包上襁褓或抱抱宝宝了。

你的早产宝宝需要手术：决定和预防

当你的早产宝宝需要手术时，除了担心和不安之外，你可能会发现自己承受了很大的压力。如果你能停下来与家人详细地讨论这个问题，与医生交流，在同意手术之前获得更多信息，可能会很有帮助。

下面的问题涵盖了你在宝宝手术前应该了解的基本信息。如果你忽略了其中任何一点，应该勇于向医生提出你的问题或需求。另外，如果你已经了解了这些信息，你可以放心，你和医生一定会竭尽全力，为宝宝做出最好的决定。

＊为什么宝宝需要手术？手术的好处和风险是什么？有多紧迫？与宝宝的康复有什么关系？换句话说，在签署手术知情同意书之前，你是否觉得已经了解了足够的知识？

所有的手术均为侵入性手术，有益处也有风险。医生清楚手术的好处，需要多久才能完成以及宝宝的康复需要什么支持。大多数时候，接受手术的早产儿预后都很好。

有时，早产儿需要马上接受手术，以免严重的伤害或死亡发生，但更常见的情况是，即使你被告知手术很快就要进行，也不会马上就做。例如，如果你的宝宝患有脑积水，医生建议做脑室－腹腔分流术，虽然宝宝因为生病很虚弱，但情况还算稳定，这个时候手术就没有那么紧急。一些手术如疝修补术，就更不紧迫了。这种情况下早产儿经常会推迟几个星期再做手术，待其生长发育得更强壮、能够承受手术的压力（通常在出院前不久）时再进行手术。一些手术是可选择的，这意味着这些手术不是绝对必要的。例如，气管切开术或胃造口术，能改善宝宝的生活质量、促进其生长发育或者让照顾宝宝变得更容易。这样的手术有时候会拖很长时间甚至无法实施，所以你可以花很多时间了解利弊。

＊ 大多数医生同意最佳治疗方案吗？如果有代替手术的治疗方法，风险和好处是什么？如果不做手术，宝宝会发生什么？

　　不管医生是否认为手术是治疗的最佳方案，你有问题都可以咨询。即使医生认为手术是最好的治疗方法，他们也有义务告知你其他治疗方法的益处和风险。有些家庭担心咨询其他专家或外科医生的意见会冒犯到正在负责治疗的医生，你不必担心，医生会慎重选择治疗方案的。

＊ 你和伴侣是否进行过充分的家庭讨论，就宝宝的手术做出深思熟虑的决定？医生是否考虑了你们的价值观和感受？医务人员支持你们的决定吗？

　　除非宝宝的健康状况让你不得不尽快做出决定，否则你不应该有太大压力。医生也会给你尽可能多的时间考虑，哪怕只有几分钟的时间进行沟通。术前，如果宝宝的身体状况允许，你应该多和他待在一起，让家人来看望他。

如果术后只被告知一切进展顺利，还不足以让你安心，你可以清楚地告诉医生，你想知道手术过程和预后。试着接受不同性格的人和不同的沟通方式，有些医生和护士相对更耐心、更通情达理、更乐于助人。尽管如此，你的需求应该尽可能地由新生儿病房的医护人员来安排，以稳定你的心理状态，让你成为一个更强大、更明智的家长。

＊ 在手术前、手术过程中和手术后，医生和护士是否知道如何联系你？

　　有时候，外科医生或新生儿科医生需要与家长紧急讨论宝宝身体状况的变化或者需要家长签署手术知情同意书。手术前后，当你不在医院病房时，让医务人员知道如何与你联系是非常重要的。另外，由于大多数手术无法提前知道确切的开始时间和持续时间，所以应该让工作人员知道你是否想在宝宝进手术室、出手术室的时候收到通知。

　　宝宝未来对手术的痛苦记忆很少，即使现在你可能不相信。你也会感激那些支持你的医生和护士，他们会提供给你所需的信息，帮助你做出最好的决定。

早产儿最常见的外科手术

　　接下来的这部分内容是关于早产儿最常见的外科手术类型及其适应证、治疗效果、并发症和预后的基本信息。详细的手术情况，你需要咨询负责手术的外科医生和新生儿科医生。这里的概述是为了帮助你了解如何向医生提问，并理解他们的回答。

　　一些早产儿因为患先天性疾病，出生后的第一周就要接受手术（这是出生前就存在的问题）。如果你的宝宝是这种情况，外科医生和新生儿科医生会与你讨论宝宝具体的医疗问题、未来预后，以及手术的风险和益处。我们下面讨论的手术不是针对先天性问题，而是针对早产并发症的。

　　所有手术都有一些共同的风险：主要是感染、出血、周围组织损伤以及全身麻醉的并发症。如今，由于小型医疗仪器的发展，小儿外科医生可以安全地进行微创手术——只需要在皮肤上做很小的切口，然后通过观察装置和微型外科手术工具置入很细的光纤。根据手术位置的不同，这些手术有不同的名称，如腹腔镜手术（外科医生通过插入腹腔镜观察并进行手术）、内窥镜手术（观察空腔器官如肠或膀胱的内部）和胸腔镜手术。由于切口很小，对周围组织的损伤很有限，恢复一般比传统手术更快。

　　你应该知道，任何手术都有失败的可能，比如外科医生没有完成计划中的操作、手术没能达到预期效果，或者疾病复发需要重做手术等。这些风险因手术和患者情况的不同而存在差异，所以你应该咨询给宝宝做手术的医生，他会告诉你他计划采取哪些措施预防并发症，以及如果发生了并发症他会如何对宝宝进行治疗。

　　其他章节描述了哪些早产问题需要进行手术治疗，你应当重读一下相关内容，因为有些信息可能会帮助你更好地理解宝宝为什么以及如何进行手术治疗。

　　在宝宝被推出手术室、外科医生告诉你一切顺利之前，你很难平静下来，但在此期间，请尽量保持乐观。大多数情况下，宝宝的手术是会成功的。

动脉导管结扎术

为什么需要手术？

　　如果早产儿患有动脉导管未闭（简称PDA，详见第203页），不能用药物治疗（药物不起作用或医生认为早产儿的情况不适合使用药物），医生会考虑通过手术关闭，这个手术称为动脉导管结扎术。在接受动脉导管结扎术的患儿中，有一些是NICU中体重最轻、胎龄最小的患儿，医生认为如果动脉导管闭合，也许可以改善他们的呼吸、血压或其他问题。关于动脉导管结扎术的好处有一定的不确定性，因此一些医生可能会选择等待，观察动脉导管随后是否会自行关闭。但是，另有一些医生可能会建议立即进行手术。

如何实施动脉导管结扎术？

　　动脉导管结扎术是在全身麻醉的情况下进行的，手术过程中医生会给宝宝使用呼吸机（有些家长错误地认为动

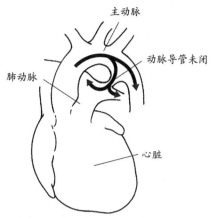

主动脉

动脉导管未闭

肺动脉

心脏

A：动脉导管未闭，血液可以从主动脉回到
肺动脉，使心脏和肺负荷过重

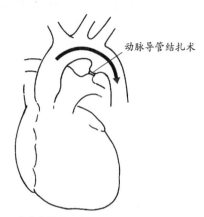

动脉导管结扎术

B：动脉导管结扎术关闭了动脉导管，
恢复了正常循环

图6.1　动脉导管未闭和动脉导管结扎术示意图

脉导管结扎术是心脏手术，其实不是，手术不会触碰宝宝的心脏）。外科医生会在宝宝背部的左侧做一个小的水平切口，然后找到动脉导管，用一个小金属夹子或缝线把动脉紧紧地结扎起来，金属夹子和缝线都不需要取出。术后几周内，动脉导管就会萎缩、消失（见图6.1）。

动脉导管结扎术也可以通过胸腔镜进行，对于经验丰富的医生来说，这种微创手术与传统手术一样安全有效。微创手术也是在全身麻醉的状态下进行的，在整个手术过程中宝宝也会安然入睡。如果手术过程中发现患儿病情特殊，微创手术太困难、存在风险，或者患儿不能很好地耐受，医生会改用传统手术方法进行治疗。这种情况的发生率大约是10%。

一些没有接受手术就出院的早产儿，如果他们的动脉导管无法自行关闭，最终可能需要在数月或数年后通过手术关闭，但年龄越大，通过非侵入性方式关闭动脉导管的可能性越大。年龄大一些的早产儿，医生可以在其全身麻醉或深度镇静进入睡眠状态时，通过其腹股沟部位的一个小切口将阻止血液流动的微小装置插入动脉，然后推入动脉导管。这个微小装置到达未关闭的动脉导管后会阻塞动脉导管，将其关闭。

手术效果和可能的并发症

通过传统方法或胸腔镜进行的动脉导管结扎术，死亡率接近零，并且导管闭合的成功率很高。虽然并发症很罕见，但有时也会发生。传统手术和胸腔镜手术的风险相似。少数情况下，会发生术后金属夹或缝合松动，导致动脉导管重新打开。在结扎过程中，偶尔会发生靠近导管的主动脉破裂。如果发生这种情况，外科医生会立即修复血管，麻醉师会给宝宝输血，以确保他的呼吸、心跳和血压稳定。动脉导管结扎术另一个可能的并发症是肺部微小破裂，造成气胸，几天内会自行痊愈。在少数情况下，动脉导管结扎术可能会对导管附近的神经造成损伤。这些神经控制声带和膈肌的运动，若损伤会使宝宝的声音出现暂时（几周或几个月）或永久沙哑，食物误吸进肺部的风险增加（因为他的声带在吞咽的时候可能不够紧，使食物流向错误的通道——气管），或使宝宝难以深呼吸。虽然听到这样的风险你会很担心，但是你应该记住这种风险发生概率很低，大多数时候影响都很轻微，最终会自愈。

恢复和预后

由于全身麻醉以及手术后镇痛药的影响，宝宝醒来需要一段时间才能进行自主呼吸。宝宝的病情通常在手术后12～24小时内开始逐渐好转，在接下来的几天内持续改善。然而，手术后的几天里，一些宝宝的病情会更严重、更不稳定，因为他们的肺和心脏正在从手术的创伤中逐渐恢复。大多数宝宝在几天内就能恢复母乳或配方奶喂养。

手术最终效果如何（例如，关闭动脉导管能否使其脱离呼吸机）将取决于动脉导管对宝宝的健康问题有多大的影响。医生通常无法提前知道结果，甚至可能会意外地发现早产儿的肺部功能在动脉导管关闭后完全恢复了。但是，不幸的是，医生也可能发现动脉导管关闭后宝宝的病情没有好转。

如果你的宝宝做的是传统动脉导管结扎术，他背部的瘢痕最终看起来就像是一根细线。如果他进行的是胸腔镜手术，那么微小的切口会随着宝宝的成长而变得几乎看不见。

坏死性小肠结肠炎手术

为什么需要手术？

如果患新生儿坏死性小肠结肠炎（简称NEC，详见第269页"什么是新生儿坏死性小肠结肠炎？"）的早产儿在开始治疗的几天内没有好转，那意味着发生了部分肠穿孔或肠坏死。一旦发生这种情况，应切除受损部位，排出腹部的体液和脓液，帮助炎症消退，余下的小肠和结肠才可以恢复正常功能。

如何实施手术？

＊ **通过腹腔镜进行诊断。**有时，很难知道NEC是否是正确的诊断，如果是的话，还要确认患儿的肠道是否严重受损、是否需要进行外科手术。为了解答这些问题，医生会在确认腹腔镜诊断对宝宝是安全有益的情况下，在NICU对宝宝进行诊断。外科医生会对宝宝进行局部麻醉，然后在宝宝的腹部做一个小切口，插入腹腔镜（一种可以让医生看到腹腔内部情况的光纤仪器），通入少量的二氧化碳气体（可以帮助医生看得更清楚）。在手术过

程中，外科医生可以直接看到宝宝是否患有NEC、病变部位面积多大、肠道是否有穿孔、是否需要进行外科修复手术，这些都是宝贵的信息。针对早产儿的这项手术刚刚开展不久，所以目前还没有关于风险和益处的数据，但是一些医生认为是有效果的。

* **腹腔引流术**。如果宝宝胎龄太小或病得太重，可能无法耐受NEC手术。外科医生会选择为宝宝做一个简单的手术——腹腔引流术。这种手术只需要局部麻醉，而且可以在NICU的病床上进行。医生会在宝宝的腹部右侧做一个小切口，将一个软管（排泄管）插入宝宝的腹部，然后缝合固定在宝宝的皮肤上。排泄管可以将气体、受感染的液体以及粪便排出体外，降低腹部的压力并帮助缓解炎症。

1/3以上经过腹腔引流治疗的患儿能够恢复良好，不需要进一步的手术治疗。这个令人鼓舞的结果让一些外科医生认为，腹腔引流应该是NEC患儿的首选治疗方法。另一些外科医生则认为，如果宝宝足够强壮，还是早些接受NEC手术为好，因为引流不能很快治愈NEC，大手术可以让患儿避免接受第二次手术。关于两种治疗方法的对比研究正在进行。如果你的宝宝需要接受腹腔引流或NEC手术，医生会向你解释这两种手术的利弊，并根据他们的经验和宝宝的情况提出建议。医生也会充分考虑你的意见。

* **NEC手术**。NEC手术需要对宝宝进行全身麻醉，而且在手术过程中宝宝需要使用呼吸机。医生通常会在患儿腹部的上方或下方，从腹部的一侧到另一侧做一个几厘米的切口。医生会彻底清洗患儿肠道并排出所有脓液，然后仔细检查从胃到直肠的整个肠道，寻找损伤的部位。医生会切除无法修复的肠道，同时尽可能多地保留剩余肠道，以便你的宝宝能够在手术后吸收足够的营养。

有时在手术时无法确定某段肠道是否能恢复，在这种情况下，医生可能会留下它，希望它能愈合。但是，如果宝宝的病情在48小时后仍然没有好转，医生可能会再次通过手术检查他的肠道，这被称为二次探查。

如果肠道只有一处小破损，或者有几处可以被干净地切除的受损区域，其他肠道看起来很健康，医生可能会在切除受损区域后立即重新将肠道连接起来。但是，当肠道的切口受到感染需要时间愈合、不立即连接肠道能恢复得更快时，医生会通过宝宝腹部的小切口将断开的肠道带出来，这个过程称为肠造瘘术，简称造瘘术（见第348页图6.2）。

当你听说孩子接受了肠造瘘术时，你会感到震惊，但请放心，这只是暂时的。大约6周以内，宝宝的肠道就可以重新连接并安全地被放回体内。同

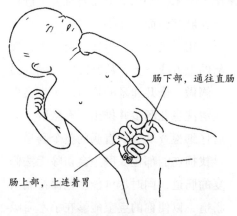

肠下部，通往直肠

肠上部，上连着胃

A：NEC损害的肠道区域被切除后，为了促
进愈合，两个断端不会立刻被重新连接

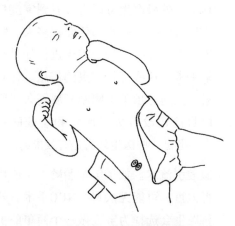

B：肠道的两个断端通过腹部的皮
肤被带出来，形成造瘘术

图6.2 肠造瘘术示意图

时，造瘘可以使肠道下段得到休息和愈合，因为食物和粪便不会通过这部分肠道。在肠道重新连接之前，宝宝的粪便都会从位置较高的肠道末端出来，进入贴在腹部的专用袋子里（造瘘袋通常被婴儿尿布完全覆盖，不接触宝宝的人一般看不见）。

许多患儿还在医院新生儿病房的时候，医生就会重新连接他们的肠道、关闭造瘘口。在此期间，家长可以通过观察护士更换造瘘袋，学习如何清洁、保护造瘘口周围娇嫩的皮肤。如果你的宝宝提前出院且腹部仍有造瘘口，你应该仔细向医护人员学习如何照顾他。

重新连接宝宝肠道的手术（称为肠吻合术或造瘘还纳术）通常很简单，宝宝在几天内就能快速恢复，恢复比NEC手术快得多。大多数时候，

这个手术可以从以前的切口进入，所以你的宝宝不会有额外的瘢痕。

手术效果和可能的并发症

NEC手术非常有效地阻止了疾病的发展，术后存活率约为70%（这个数字反映了绝大多数患儿的平均水平，包括那些超早产且患病的婴儿。那些较大的早产儿特别是体重超过1000g或健康的早产儿结果往往会更好），只有10%的早产儿会再次发病。

手术后，宝宝长期的恢复效果将取决于他在手术前的病情以及剩余健康肠道的长度。手术后，医生能够对手术效果做出更准确的预测。失去一半以上肠道的宝宝可能会患上一种称为短肠综合征的疾病，需要很长一段时间的肠外营养（如果你的宝宝患有短肠综合征，你可以在第272页阅读更多相关内容，医生

会向你解释宝宝的预后）。大多数宝宝余下的肠道是足够的，一旦完全康复就能够正常进食，恢复通常需要3~6周左右。患有严重NEC的早产儿未来出现发育问题的风险较高。

NEC手术最常见的短期并发症是手术切口的感染、出血和愈合不良，以及部分脆弱的肠道出现新的脓液。一些有造瘘口的患儿短期内发育会受影响并伴有代谢紊乱，这是因为他们的上消化道太短、不能吸收足够的营养，肠道重新连接后这些问题通常能够被解决。20%~30%的患儿会出现瘢痕组织引起的肠道狭窄。肠道狭窄的宝宝常伴随喂食不耐受或肠梗阻，通常在NEC手术后数周内出现，可以通过肠道造影检查进行诊断。狭窄的肠道很容易通过手术切除，这种手术比NEC手术要简单得多。

恢复和预后

刚刚接受过NEC手术的早产儿通常很虚弱，在手术后的几天甚至更长的时间内都要依赖呼吸机，他们需要慢慢地从疾病和手术创伤中恢复过来。医生和护士通过观察监护仪上的数值变化，会比你先注意到宝宝正在好转。

你要有这样的心理准备：宝宝全身会有一些肿胀，几天后可能会更糟，但是在1周左右会逐渐好转。宝宝会继续接受抗生素治疗，直到所有感染均被治愈（通常约需要2周时间）。在肠道愈合良好之前，除了肠外营养，不要给宝宝吃任何东西。医生会通过宝宝的粪便以及胃里排出的胆汁判断其肠道功能恢复的情况。

当医生觉得宝宝即将准备好再次进食时，会慢慢地、谨慎地重新开始喂食，让宝宝尝试少量的母乳或预消化的配方奶。NEC手术后，大多数患儿不能很好地吸收营养，因为肠道完全恢复需要时间，那些有造瘘口的早产儿只有一部分肠道。当你的宝宝显示出可以耐受这些食物时，就可以逐渐提高他的喂养量了。

一般来说，你要做好开始喂养宝宝的准备了。尽管进行NEC手术的经历令人恐惧，但是几周后你和你的孩子就会感觉很好，因为他已经开始进食并且发育得很好。

静脉输液港或其他中心静脉导管放置手术

为什么需要置管？

需要肠外营养或药物治疗数周以上的早产儿，可能会受益于一种特殊的静脉导管——静脉输液港。这种导管需要通过手术插入中心（主要）血管，可以长期使用。这种导管（Broviac是最常用的品牌，还有许多其他品牌）可以固定在皮肤下，与其他静脉导管（如PICC，见第157~159页）相比更稳定、不容易脱落。这种导管使用时无痛而且更方便，可以更安全地输入可能会对较小、较脆弱的血管造成损伤的物质，比如高热量的肠外营养和一些抗生素。

如何实施中心静脉置管术？

中心静脉置管术是一种小型外科手术，可以在全身麻醉或深度镇静的状态下在手术室或NICU中实施。无论用哪种方式，你的宝宝在整个手术过程中都将安静地睡着，感觉不到任何痛苦。外科医生会在宝宝的胸部或腿部附近找到一个大静脉，在其体表位置做一个小切口，把一个软的塑料导管插入他的静脉，小心地向前推，使导管的前端到达正确的位置（心脏或心房附近的一个非常大的血管），导管可以固定在切口皮肤的下方。皮肤上的创口部位将用清洁的敷料和一些胶布覆盖，防止细菌进入，也防止导管被意外拉出。

手术效果和可能的并发症

中心静脉置管术通常很安全，对于年幼多病的早产儿也是如此。患儿手术后会立即接受胸部X线检查，以确认导管前端是否在正确的位置，并确保附近的肺组织没有发生破裂。手术的主要并发症是感染（抗生素如果不能控制感染，就要去除该处的导管）和血栓形成，血栓可能会阻塞血管通路或移动到身体的其他部位。

恢复和预后

手术后，宝宝通常很快就能恢复，很多时候甚至看不出曾接受过手术。大多数宝宝不会受到中心静脉导管的影响，一段时间之后，父母都不会注意到导管的存在了。这种手术最大的益处是，宝宝可以免受频繁扎针和输液的痛苦。当宝宝不再需要中心静脉导管时，医生几分钟就可以将其移除，最终留下的只有一个小小的瘢痕。

脑积水手术

为什么需要手术？

宝宝患有脑积水是很危险的，因为颅内液体积聚会压迫脑组织，最终损害大脑。如果医生发现随着时间的推移，宝宝的脑积水变得越来越严重、没有改善，或者颅内压太高引起呼吸或心率问题，他们会想办法排出多余的液体，减轻颅内压力。

脑积水最常见、最有效的长期治疗方法是脑室－腹腔分流术（简称V-P分流术）。V-P分流管是一种小型塑料管，通过外科手术置入体内，将脑内大量的多余液体引流到腹部（或腹膜）内，在那里液体可以被重吸收（见第351页图6.3）。

对早产儿来说，大多数时候V-P分流术并不是紧急手术，因为早产儿的颅骨还未闭合，可以通过让头部扩张缓解不断增加的压力，还有一些临时的方式可以排出多余的液体。V-P分流术通常会被推迟数周，直到宝宝的身体情况允许且医生认为有必要时才会进行这一手术。

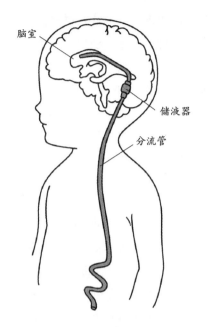

脑室

储液器

分流管

图6.3　V-P分流管的上端放置在脑室内，排出脑脊液，液体通过长管进入腹部被重吸收

上图改编自《家庭护理高风险婴儿：家庭为中心的方法》，第2版，图18-2，271页，作者Elizabeth Ahmann和插画家Teresa，AhmannAspen出版社（1996，Gaithersburg，MD）

对于多数早产儿来说，V-P分流是终身的。

如何实施V-P分流术？

对于经验丰富的小儿神经外科医生来说，V-P分流术是一个相对简单、安全的手术，只会影响大脑的小部分区域，几乎没有损害宝宝脑功能的风险。这个手术是在宝宝全身麻醉且使用呼吸机的状态下进行的，通常需要1~2个小时。

分流管有不同类型，神经科医生会选择最适合患儿的分流管。首先将分流管的上端通过头顶或一侧皮肤上的月

牙形小切口并穿过颅骨上的小洞，进入宝宝脑室。随后外科医生将分流管的另一端通过耳后，顺着宝宝的颈部和胸部的皮下到达腹部。在那里，外科医生会在患儿的肋骨下缘做一个很小的切口，将分流管的下端放入腹部。医生也会通过盘曲引流管确保在那里额外放一些管子，以确保V-P分流管的下端在腹部很好地发挥作用（确保脑室中排出的液体在那里被吸收），并随着宝宝的成长仍可以留在腹部。

V-P分流管的一个重要组成部分是储液器或气泡。你会注意到，在宝宝的头皮下切口附近有个小隆起。储液器包含一个阀门，阀门控制流经分流管的脑脊液量，并确保排出速度不会太快也不会太慢。阀门也被神经外科医生用来评估V-P分流管的功能。

另一种选择：内镜下第三脑室造瘘术

极少数情况下，早产儿的脑积水可以通过被称为"第三脑室造瘘术"的方法进行治疗，不需要置入引流管。小儿神经外科医生会使用光纤内窥镜，这样可以看清自己在做什么。在患儿的脑室中开一个口，这个开口允许脑脊液从脑室流入周围空间，以便可以重吸收。这个手术虽然听起来很简单，但是有损伤脑室下的部分大脑的风险。这种方法对于因为脑室内出血引起的脑积水，通常效果不佳。目前，该手术很少用于1岁以下的婴儿。如果小儿神经外科医生认为

你的孩子适合做这个手术，他会向你全面解释手术的益处和风险。

脑积水的临时手术治疗

脑积水通常是脑室内出血的后果，血块或瘢痕阻塞脑脊液流动或再吸收导致脑积水。脑积水通常在早产儿太小或太虚弱的时候发生，一般情况下医生不会马上手术，会等待几个星期，观察当早产儿颅内的血液和蛋白质含量减少时，脑积水是否会自行消退。

当患儿还无法接受V–P分流术时，有一些更简单、更快速的外科手术可以暂时引流多余的液体。这些技术被称作脑室造瘘术：将细管放置在患儿脑室内，使脑脊液能够通过细管流出，流到悬挂在婴儿床边的收集袋中。导管也可以与患儿皮肤下方的小型塑料储液囊相连，再用注射器和针头通过皮下储液囊可以轻松地抽出液体（称为放液，一般由主管医生操作，每周抽1～2次）。或者，也可以通过手术在帽状腱膜处下创建一个囊腔样空间。帽状腱膜是一层坚硬的组织层，覆盖着头骨，其中的液体可以被身体自然吸收（帽状腱膜下分流）。每种脑室造瘘术都有利有弊，小儿神经外科医生会选择他认为最适合宝宝的方式，并告诉你选择的理由。置管通常只需要1个小时甚至更短的时间，在宝宝全身麻醉的状态下在手术室进行。有时，临时引流就能解决问题，不需要再进行V–P分流术了。医生清楚，如果

因为脑积水引发的症状已经消失，就不再需要排出多余的液体了，这个时候宝宝的囟门柔软而平坦，不再因为压力高而膨胀，头围的增长速度也会恢复正常。但是，如果宝宝的脑积水需要长期治疗，在宝宝长得更大、更强壮以后，小儿神经外科医生可以很容易地将脑室造瘘术改为V–P分流术。

手术效果和可能的并发症

用V–P分流术治疗早产儿脑积水的成功率很高。分流功能故障会导致脑积水复发，感染是V–P分流术后最常见的并发症。如果分流管被血细胞和细胞碎片阻塞，或者滞留在脑室或腹部的组织中，则手术后不久就会发生分流故障。分流故障也可能发生在几个月或几年之后，原因可能是分流管断裂，也可能是孩子身高的增长，导致分流管下端脱离了腹部。如果出现这种情况，通常需要通过手术（称为分流调整或重置）进行置换或修复。

大多数分流感染发生在手术结束后不久，其中70%发生在V–P分流管置入后的1个月内，严重的分流感染会影响大脑。如果细菌和其他炎性组织阻塞分流管，就可能导致分流故障。如果感染不能在几天内通过抗生素的使用得到控制，就必须通过手术移除分流管（细菌可以隐藏在抗生素无法接触到的分流管中）。感染问题解决后，宝宝会再次接受V–P分流术。

大多数小儿神经外科医生不会将V-P分流管置入重量不足1500g的早产儿体内。较小的早产儿更容易发生并发症，因为他们脆弱的组织不能很好地耐受手术；他们的皮肤很薄，很容易被分流管刺激；他们的免疫系统抵抗感染的能力也很弱，即便置入最小号的分流管分流效果也不好。

宝宝的长期预后更多地取决于他的病情，而不是与手术相关的因素。据统计，50%接受V-P分流的早产儿在儿童早期可以正常发育。请记住，许多接受了V-P分流的早产儿，智力都能正常发展。他们长期的发育问题可能很严重，也可能很轻微，有可能会影响其精细运动和大运动。

恢复和预后

你的宝宝将要从手术室返回NICU了，他可能还在睡觉，可能还带着呼吸机。医生会给他预防感染和抑制疼痛的药物。如果你发现宝宝的头发被刮掉一片、囟门凹陷，请不要害怕，这种情况是正常的，而且只是暂时性的。在接下来的几周、几个月内，你可能会看到宝宝头部的形状会逐渐变化，直到看起来和其他早产儿一样。

V-P分流术后，你会立即注意到储液器的隆起，以及从他脖子的一侧下降到腹部的皮肤下的导管。虽然分流管最初看起来很突出，但是随着宝宝体重增加、头发变长，分流管就不那么明显了。当他长成一个学步儿的时候，分流管就只是头部上一个非常小的凸起了，被头发盖着是不会被发现的，除非你用手指去摸（根据我们的经验，你得提醒给孩子理发的人）。

手术后几天内，你的宝宝可能需要平躺，或按照小儿神经外科医生要求的体位躺着，以便分流液以最佳速度排出。液体排出后，你就可以像往常那样抱着宝宝了。请记住，阀门与大脑没有接触，它被牢牢地固定着，只有在极特殊的情况下才可能发生移位。

你的宝宝很可能一直都需要V-P分流（有关V-P分流的更多信息请见第436页"让接受脑室-腹腔分流术分流的孩子过上正常的生活"）。虽然一些孩子长大后因为排出或者再吸收脑脊液的能力提高了就不再需要V-P分流了。但是，由于拆除分流器需要进行的手术比置入时的更危险，所以医生通常不会尝试，也不打算将分流管移除。

V-P分流术后，大多数早产儿能迅速恢复，2~3天内就能恢复得比手术前还好。医生通常会给宝宝做X线检查，可能还会进行头颅超声检查，检查分流管是否完好无损。手术切口通常在10天内就能拆线，那时，许多早产儿都恢复得很好了。

胃食管反流手术

为什么需要手术?

通常,胃食管反流可以通过保守治疗得到有效控制(详见第276页"早产儿反流的治疗"),但对于严重的、持续性的反流,手术是最好的治疗方法。严重的胃食管反流会引发潜在的危及生命的并发症,如呼吸暂停、心动过缓和喘息。食物误吸入气管会反复引起肺炎,慢性肺炎会使呼吸情况恶化。胃酸也会刺激食管的内侧,引起疼痛、出血、贫血和喂养问题。如果宝宝呕吐严重、营养摄入减少,会严重影响生长发育。

如何实施胃食管反流手术?

治疗胃食管反流的外科手术被称为胃底折叠术,胃底折叠术有很多种,最常见的是尼森胃底折叠术。宝宝通常在使用呼吸机、全身麻醉的状态下接受胃底折叠手术。

胃底折叠术可以通过传统手术或微创手术(腹腔镜)完成。外科医生先在患儿腹部切开一个口,然后将其胃部(底部)的上半部分包裹在食管周围,用缝合线固定(见图6.4),造成阀门似的效果。当宝宝吃东西的时候,胃处于松弛状态,食物可以像往常一样沿着食管进入胃部。饭后,胃里的压力增大,推动磨碎的食物进入小肠,胃部包裹食管的部分会关闭食管,以免发生食物反流,使食物稳定地在胃和肠道中运行。

大部分接受胃底折叠术治疗的宝宝也可以在胃中放置胃造瘘管,也叫g管(见图6.5)。外科医生把g管的一端固定在宝宝的胃部,另一端穿过宝宝腹部左侧的皮肤引出。放置g管通常只是一

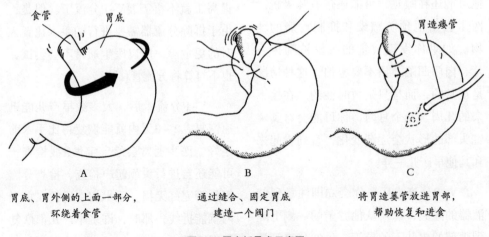

A
胃底、胃外侧的上面一部分,
环绕着食管

B
通过缝合、固定胃底
建造一个阀门

C
将胃造瘘管放进胃部,
帮助恢复和进食

图6.4 胃底折叠术示意图

经过Schatzlein MH的许可:婴儿和儿童胃食管反流,外科档案114:505-510,©美国医学协会1979年

个临时措施，可以帮助宝宝术后恢复，并确保以后进食和生长情况良好。这个方法有助于缓解宝宝腹腔的气体压力。几天后，当宝宝准备好经口摄入母乳或配方奶后，就可以进行喂养了。

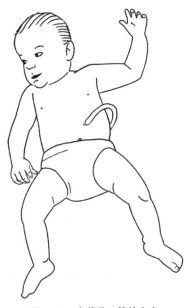

图6.5　一个戴着g管的宝宝

如何放置g管？

对于经口进食困难的、较大的早产儿，即使没有进行过胃底折叠术，可能也需要一个g管。在这种情况下，置入g管的步骤要简单得多，只需要在宝宝的胃部做一个非常小的切口。这种操作安全性高，有时甚至可以在局部麻醉的状态下在NICU进行（如果已经出院的早产儿需要置管，术后可能只需要住院1~2天）。大多数父母最初对用g管感到不安，但是当他们看到孩子的生长情况大大改善、进餐变得更加轻松愉快时，感

觉就好多了。当孩子不再需要g管时，g管是很容易被移除的，手术造成的开口也能迅速愈合。

手术效果和可能的并发症

胃底折叠术可以治愈大多数患儿（65%~90%）的胃食管反流。患儿的预后情况（例如，他的喘息或者心动过缓能否停止），取决于胃食管反流的严重程度。大多数情况下，你会在接下来的几周到几个月里看到一些明显的改善，然后患儿恢复得越来越好。

与所有外科手术一样，胃底折叠术也存在风险。虽然患儿的手术死亡率接近零，但可能会出现其他问题。由于瘢痕组织会阻塞肠道，所以未来有发生肠梗阻的可能性。胃底折叠术的并发症是胃胀气综合征（表现为胃部气体过度积聚），可能会在手术后持续数周，通常会自行改善。患儿有一段时间的喂养情况会不太好，这是因为胃被紧紧地包裹着，进食后会感觉不适。随着时间的推移，包裹会变松，胃食管反流症状又会再次出现。具有神经系统损伤的宝宝更容易出现并发症以及胃食管反流的复发，未来需要再次接受手术。幸运的是，大多数宝宝不会出现这些并发症。

放置g管特有的并发症是胃内容物会刺激周围的皮肤发炎，有时还会形成肉芽组织（皮肤发炎会导致形成凹凸不平的瘢痕组织，一碰患儿会感觉疼痛）。防止这些问题发生的最好方法是

确保 g 管不移动（护士会告诉你如何固定，通常是用胶带和一些纱布垫）。

恢复和预后

大多数早产儿在造瘘术后的 1 ~ 2 天内，需要用呼吸机辅助呼吸。为了让早产儿感觉舒适，护士会给其使用缓解疼痛的药物，并通过 g 管把气体和液体从胃中排出。恢复一段时间后，医生会尝试关闭 g 管，看宝宝能否通过肠道自主排出胃内容物和气体。如果可以，医生会开始经口喂养或者通过 g 管将一些母乳或配方奶送入他的胃部，同时逐渐增加经口喂养量。大多数在手术前进食情况良好的宝宝在 1 ~ 3 周内就能完全恢复进食，而此前喂养情况不太好或者不能母乳喂养的宝宝恢复的时间可能会更长。最近的研究表明，进行微创胃底折叠术的宝宝术后恢复得更快，可以更快地经口喂养。

患儿的 g 管可能会留在体内几个月，直到医生确认其生长情况良好、没有气胀或需要管饲补充营养的迹象。如果早产儿戴着 g 管出院，请不要担心，会有人指导你如何照顾他，以及如果 g 管移位该怎么处理。通常几周以后或者更早些时候，可以用纽扣式胃造瘘管代替 g 管，纽扣式胃造瘘管像一个小型的阀门，从宝宝的腹部伸出一点点，露在皮肤外（见图6.6），比长长的 g 管用起来更舒适、更方便、也更好看。将 g 管更换为纽扣式胃造瘘管的过程通常是快速无痛的。

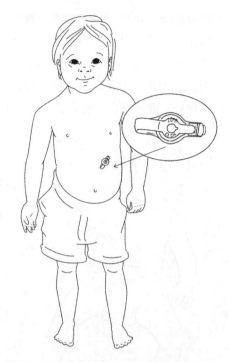

图6.6　一个为了进食戴着纽扣式胃造瘘的孩子

当胃造瘘闭合时，外科医生会取出按钮或管子，让其自然关闭，或者进行一个小手术来关闭，这样患儿就可以迅速恢复。虽然宝宝的肚子上会留一两个小瘢痕，但是此前他会得到极大的好处。

早产儿视网膜病变手术

为什么需要手术？

激光治疗或冷冻治疗能大大降低早产儿视网膜从眼球后壁脱落（或分离）并导致视力严重丧失的风险，是早产儿视网膜病变（简称ROP）的首选治疗方法（详见第304页"战胜ROP的现代工具：冷冻治疗和激光治疗"）。关于早产儿视网膜脱落的治疗，一些外科手术有助于保留或恢复一部分视力，这些手术包括玻璃体切割术和巩膜扣带术。这些手术通常由经验丰富的眼科医生来完成。每个方法都有优缺点，医生会告诉你哪种手术最适合。有时，两种手术也可以同时进行。

如何实施玻璃体切割术？

在宝宝全身麻醉的状态下，眼科医生会在他的眼睛里做几个小切口，去除果冻状的填充物（称为玻璃体液）。随后，医生会切除导致视网膜脱落的瘢痕组织，这样视网膜就可以稳定地附着在眼睛后部了。最后，医生会将一种材料注入早产儿的眼睛里，代替取出的玻璃体液。

如何实施巩膜扣带术？

这种手术之所以称为巩膜扣带术，是因为眼科医生会在视网膜裂孔相应的巩膜表面放置一个硅胶条，防止视网膜被继续牵引。这项手术是在早产儿全身麻醉状态下进行的。大约6个月后，视网膜有足够的时间再次附着回去，大多数早产儿会再接受一次手术去除这个扣带。这次手术的时间更短，恢复也更快。

手术效果和可能的并发症

玻璃体切除术或巩膜扣带术的有效性取决于许多因素，包括视网膜脱离程度、脱离位置等。据报道，通过手术，视网膜重新附着率可以从30%上升到90%，你可以向眼科医生咨询宝宝可能的预后情况。如果宝宝的视网膜只有小部分脱落，那么预后情况会是很好的，大约75%的宝宝最终视力都很好。如果视网膜脱落很集中或范围很广，则预后不佳。然而，即便患儿恢复一点视力如可以区分静止物体与运动中的物体、可以感知光线，也在帮助孩子变得独立这一方面至关重要。

你必须耐心等待，因为你可能需要几个月或更长时间才能知道宝宝的视网膜能否成功附着。即便重新附着，还要看后期的发展。要想视力好，宝宝需要的不仅是视网膜重新附着，还需要大脑中的视觉中枢运转良好。手术后几周，一旦宝宝的眼睛不再肿胀，眼科医生会向你传达一个信息即孩子现在的视力可以应对日常活动了（如去拿一个有趣的玩具、目光关注并跟随人脸，或者躲避面前的物体）。视力评估会告诉你更多他能看到的事物。当他长大，大约两三岁的时候，就可以认识视力表了，那时就可以更精确地测量他的视力了。研究发现，手术后视网膜完全附着的宝宝，大约一半视力恢复良好、一半视力较差，极少数会发生失明；手术后视网膜部分附着的宝宝，大约一半的视力较差、一半只有光感或者失明。

有一点很重要，尽管结果可能不尽如人意，但是手术治疗仍然要比没做手术的效果好。

虽然早产儿的父母通常会认为眼部手术很可怕，但好消息是，玻璃体切割术或巩膜扣带术的并发症很罕见，具体包括感染、出血、白内障（晶状体浑浊）或青光眼（眼压增高）以及术后出现的弱视和近视。另外，如果没有二次手术去除扣带，宝宝就会发生近视。

恢复和预后

实施玻璃体切除术和巩膜扣带术之后，医生会给宝宝使用镇痛药。术后的1~2天内，宝宝可能需要继续使用呼吸机。为了让视网膜愈合得更好，宝宝在术后48小时内还需要平躺或侧身躺在特定位置。他的眼睛会被涂上特殊的药膏，其中含有抗生素和类固醇，防止感染和发炎。当眼罩被移除时，你会注意到他的患处肿胀和发红，但是这些在几天到几周之内就会消失。宝宝的眼睛会继续接受特殊的滴眼液治疗数周，直到完全愈合。视网膜复位、眼睛内部完全愈合可能需要几个月的时间，因此，你的孩子会定期接受视力检查，检查眼睛的恢复情况以及判断手术是否成功。

气管造口术

为什么需要手术？

当早产儿由于严重的支气管肺发育不良（简称BPD）需要长时间依赖呼吸机或者持续气道正压通气（简称CPAP），或者因为上呼吸道发育不成熟、深呼吸时出现气管内陷而导致气管阻塞需要疏通时，医生会考虑对他进行气管造口术，即在他的颈部开一个小口，将管子直接插入气管中，管子的另一侧连接呼吸机或CPAP装置，或者直接保持开放帮助宝宝呼吸。

气管造口术可以帮助宝宝免受气管插管的痛苦。尽管也需要呼吸机的支持，但是他可以练习各种面部表情（包括对你微笑）、用嘴巴吃饭、自由地移动头部、探索世界、坐起、四处走动。所有这些对宝宝正常发育至关重要的经验，都会受到经过口腔或鼻腔的气管导管的严重限制。如果你的宝宝正在接受气管造口术，你可以把它看作有利于宝宝发展的方法，尽管这个方法可能会让你焦虑。气管造口术不是永久性的，当宝宝不再需要时，就可以关闭气管造口了，最终只会在脖子上留下一道小小的瘢痕。

如何实施气管造口术？

气管造口术是一种精细快速的手术，通常需要大约1个小时的时间，在全身麻醉下进行。外科医生首先在宝宝颈部下端附近做一个小的水平切口，并在气管每边缝一条线，在两条缝线之间形成一个更小的切口。拉动缝线可以使气管切口扩大，形成一个小孔，外科医生会在其中插入气管造口管。如图6.7所示，气管切开管是一个短的L形塑料管，一端在气管中，另一端从宝宝的颈部伸出来。从外部可以看到管子顶端连接两个扁平的塑料管，上面的细带缠绕在宝宝的颈部，并绑在一起，以固定气管造口插管。外科医生会选择适合宝宝的管子的类型和大小，以便宝宝使用起来最有效、最舒适。气管切口两侧的两条缝线，术后用胶带固定在胸前皮肤上，术后万一气管造口管脱出时，可轻轻牵拉两根缝线就可重新打开气管继续放入新的气道造口管（一旦气管造口切口处愈合形成固定气管造口，这就不是问题了，因为气管造口管可以很容易地插进或滑出气管）。

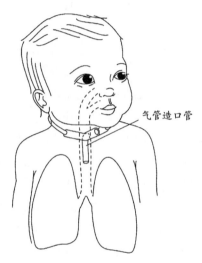

图6.7　将L型气管造口管通过颈部的小切口插入气管中

手术效果和可能的并发症

气管造口术几乎都会成功，幸运的是手术并发症非常罕见。并发症包括附近肺破裂，手术切口、声带或气道损伤通常在几天内可以愈合。如果宝宝的气管造口管在手术后第一周意外移位，这时颈部和气管的切口还未愈合，医生无法安全地重新插入一根新的管子，那么医生可能要通过他的鼻腔或口腔重新插入。

在接受气管造口术的早产儿中，气管和肺部感染很常见。如果插管出现黏液堵塞且未能及时被清除，会引发严重的并发症。接受气管造口术的孩子依赖管的开放程度，以便空气可以进出肺部，如果管子被堵塞了，可能会发生窒息（为了确保不会发生这种情况，护士每隔几个小时就会仔细抽吸插管，并且更换新的插管、教你如何更换宝宝的插管）。

虽然你一直渴望听到宝宝的声音，但是一开始你还是无法听到他哭泣或说话的声音。大多数置管1～2年的孩子，一旦脱离呼吸机就能慢慢学会说话。宝宝的说话会有一些延迟，但不要担心，虽然他不会表达一些内容，但是他能理解你说的话。一旦移除造口管，他的语言能力就会迅速赶上。

恢复和预后

接受气管造口术后的几天内，大多数宝宝会被给予镇静药，以免因头部、手臂移动导致管子意外移位。同样，你也必须再等一段时间才能抱他。起初，护士从气管造口管中抽出的分泌物可能有血，但这只是暂时的。通常在手术后1周，气管造口会愈合，颈部皮肤表面会形成一个边缘光滑的开口，外科医生会更换一根干净的管子并拆掉缝合线。镇静药药效消失后，宝宝就可以四处走动了。在此之后，医生会定期更换宝宝的导管，大约是每周1次。

如果宝宝因气管阻塞接受了气管造口术，且没有使用呼吸机，那么医生可能会给他用加湿套环（mist collar）。此装置可以润湿空气，代替了鼻和口的一些功能，使气管不会太干燥。几个月后，当宝宝习惯了气管造口管，就不需要额外加湿了。

如果宝宝带着造口管回家，你要学会处理造口管的常见问题，例如管子阻塞了怎么办？脱落了怎么办？如何加湿处理？宝宝的医生会定期重新评估他的肺和气管，以确保造口管的长度和尺寸合适，并判断他是否还需要气管造口管。

请记住，气管造口术只是一个临时性的措施，能让你的孩子在肺部和气管愈合的过程中尽可能正常地生长发育。通常在他们的第一个生日前，大多数早产儿就不再需要气管造口管了，医生会在合适的时候安排手术，术后颈部的开口会闭合，只留下不起眼的小瘢痕。

疝修补术

为什么需要手术？

腹股沟疝（详见第309页"为什么早产儿会患疝气？"）常发生在小肠裆，或者因女孩的卵巢和输卵管从腹腔原有位置下滑落入腹股沟所致。疝气通常不会引起宝宝的不适却很危险，因为肠道会突然被卡住导致肠梗阻，有较高的感染风险以及损害肠道、睾丸或卵巢的风险。

手术是腹股沟疝唯一可行的治疗方法。如果你的早产儿没有发生嵌顿疝，

医生会在他长得足够健康、足够大的时候安排手术，让手术安全顺利地进行。如果发生了嵌顿疝，就要马上实施手术。由于修补嵌顿疝有风险，手术要求也更严格，因此你应该咨询宝宝的医生获取更详细的信息。

如何实施手术？

不太复杂的疝修补术通常在局部麻醉下进行，以免宝宝在手术过程中感到疼痛。宝宝在手术中虽然被给予镇静药且安静地睡着，但是他可以自主呼吸。然而，患嵌顿疝的早产儿需要在呼吸机的辅助下接受全身麻醉。外科医生在宝宝患病一侧的腹股沟上方的皮肤处做切口，找到开放的疝囊，确保肠、睾丸或卵巢没有发生嵌顿，再切除疝囊并缝合。有时，外科医生也会检查另一侧腹股沟，确保没有发生疝气（一侧有疝气的早产儿，另一侧大约有10%～30%的概率也有疝气）。

一些外科医生会使用腹腔镜手术代替传统的开放式手术，腹腔镜手术通常也需要全身麻醉。医生会在宝宝的腹部做几个小切口，插入一个薄光纤观察，定位疝气，随后用微型手术器械修补疝气。他还会向宝宝的腹部注入一些二氧化碳气体，使其膨胀，这样就有更大的空间进行观察和操作。这项技术的好处是，医生可以看到腹股沟的左右两侧，所以另一侧如果也需要进行疝修补，就可以通过一次手术解决所有问题。如果发生嵌顿疝，外科医生会检查肠道、修

补发现的损伤。然而，腹腔镜疝修补术还是有一些缺点的。最近的一项研究发现，腹腔镜疝修补术的恢复时间往往更长，恢复期也更容易引起疼痛，疝气的复发率也较高。医生会向你介绍这些方法的优缺点，并告诉你他认为哪种方法更适合你的宝宝。

如果宝宝还需要接受包皮环切术，通常可以与疝修补术同时进行。你可以向医生咨询这种操作的可能性。

手术效果和可能的并发症

疝修补术是一种安全有效的手术，死亡率几乎为零。手术并发症（由麻醉、出血、感染、呼吸暂停导致的）通常都是轻度且可以治疗的。有时因手术没有使孔隙完全闭合或者因为孩子的身体状况（如支气管肺发育不良或脑室–腹腔分流）导致腹部压力增加，小肠被推动向下移动，疝气偶尔也会复发。在疝修补术后，男婴可能会面临睾丸比正常小、输精管损伤导致未来不育的风险。这些术后并发症常见于嵌顿疝。

恢复和预后

疝修补术后，早产儿会在医院内接受48小时的观察，以防止术后出现呼吸暂停。大一点儿的早产儿通常在疝气修补门诊就诊。

即使是嵌顿疝的患儿，术后恢复也很快，大多数术前状态良好的早产儿术后不久就能恢复意识，几个小时后就能开始进食。如果宝宝在手术期间接受了麻醉，手术期间疼痛通常可以很好地被控制，之后只需要使用1~2天的镇痛药就可以了。如果宝宝需要更强的镇痛效果，医生会给他使用更强效的镇痛药如芬太尼。术后的第二天，宝宝的疼痛感会迅速消失。你会注意到他的腹股沟肿胀发红，但是几天内就会消失。疝修补术通常不需要拆线。最终，疝修补术的瘢痕会变成几乎看不见的细线。

Part 3

生活在一起

Chapter 7

带宝宝回家

....

为你一直等待的时刻做出决定、做好准备。

....

养育的故事

出院时，大多数家庭已经适应了照顾早产儿这个不寻常的任务。早产儿的父母认为，为了孩子的平安，付出再大的努力和艰辛都是值得的。当被医院告知可以带孩子回家的时候，他们的脸上满是喜悦与轻松，但由于担心孩子的健康问题，他们又心存疑虑、害怕孩子未恢复好。可以说是喜悦和焦虑的情绪交织在一起。

我不认识这对年轻的父母，但是我认识他们的双胞胎早产宝宝埃迪和夏娃，他们与我的女儿在同一间新生儿病房度过了几周的时间。埃迪和夏娃深受护士的喜爱，是医院里最受欢迎的宝宝。我也很喜欢他们，他们拥有明亮的、像咖啡豆一样的眼睛。他们的父母平时白天都在上班，一般晚上过来，而那时候我已经走了。但今天夫妇俩都在，他们面带微笑、兴奋而又紧张地和医生护士交谈，迫切地想要知道一切。在宝宝出院那天，所有的早产儿父母，看起来都像是接受生命中最重要考验的学生。夏娃今天可以回家了，但是埃迪要留下来。夏娃穿着可爱的婴儿服，躺在汽车安全座椅里吃着安抚奶嘴。而埃迪还是穿着医院统一发的病号服，在妈妈怀中吃奶时的样子有些奇怪。有经验的人会发现，埃迪和夏娃的父母看起来有些不同，他们并没有表现出狂喜，也没有露出疲惫的神情。在和保温箱中的埃迪告别后，他们便带着夏娃离开了。一位护士说，埃迪不久后也可以回家了。护士也对我说过同样的话，但是不知道那一天什么时候到来。

对早产儿父母来说，把宝宝从医院接回家，要做好面对困难和挑战的心理准备。宝宝日常生活的时间安排，以及饮食、起居、健康照料等各项事宜都可能出现大大小小的问题。如果父母对孩子的早产总是有负罪感，家庭其他成员又因此受到影响，就会让问题更严重。

> 我本来应该告诉医生我们还没准备好，但当医生告诉我第二天可以带女儿吉莉安回家时，我却说："太棒了。"吉莉安是极早产儿，她最近的表现一直很好，体重每天都会增加一点儿，因此，可以比预期提前3个月回家。我们为她感到欣慰和自豪，期待着能带她回家。但是不久就是圣诞节了，我们本来想和我们的大孩子库珀一起过圣诞节的。库珀6岁，妹妹吉莉安的早产使我们没有精力像以前那样照顾他——每天晚上从医院回来，我们根本没有精力陪他开心地玩耍、给他讲睡前故事。这几周，主要是亲戚朋友在照顾他。我们想给库珀一个最好的圣诞节，但是现在妹妹吉莉安要出院了，我们应该怎么做呢？如果吉莉安回家，圣诞节前的采购、烤饼干、装饰圣诞树、包装礼物、给亲戚朋友准备食物等事情什么时候做呢？虽然我们有各种不放心，但是库珀应该度过一个快乐的圣诞节。

父母带早产宝宝回家的时候内心都充满了欢乐，对未来有许多美好的期许，但是宝宝出生后的痛苦经历也让人印象深刻。

> 这是我第一次把你抱在怀里走进家门，我的宝贝，我能感受到这一刻强烈的感情，我知道它的意义。这是你的家，我们一直都很想念你。看这个电话，我们每晚都担心它会在夜间响起，让我们赶到NICU。看，这是爸爸妈妈的床，你可以在这里睡午觉。这是爸爸的肩膀，你可以在这里得到安慰。这是奶奶的手，她从很远的地方过来就是为了摸摸你。这里没有匆忙的身影、没有尖锐的噪声、没有酒精的味道。这是我们的声音，我们的家庭生活。这是妈妈的乳房，现在你可以花时间了解它了，它是属于你的，你可以学习如何吸吮母乳。与医院不同，接受哺乳这么私密的事情，在家里就能完成。这就是我们全部的快乐。

离开医院的新生儿病房，回归家庭生活，对于充满压力的早产儿父母来说是另一个重大的变化，他们甚至没有时间好好休息。特别是回到家后的第一天和头几个星期，一些早产儿父母发现照顾宝宝的责任大过一切。没有了医护人员的安全守护，他们对如何应对早产儿的病情和需求十分焦虑。

泰德已经回家1个星期了，原来的期待感已经没有那么强烈了。泰德的父亲经常出差，只剩下我一个人和他在一起。天气不好，我不能带泰德出门，为了让他远离细菌和感冒，希望朋友们不要来看望他。我实在是太累了，无论睡觉还是半睡半醒，都得竖着耳朵听着呼吸监测仪是否会报警。呼吸监测仪每晚大概会响2～3次，目前为止发生的都是假警报。但是，真警报总会来的，如果泰德不呼吸了怎么办？如果他需要做心肺复苏，我能做吗？我看了医生的指导，试着回想用玩具娃娃练习时做的动作，但是我无法集中注意力，我实在是记不住。虽然泰德已经开始吃母乳了，但是我不确定他的体重是否增加了。我觉得他看上去越来越小了，也有可能是衣服太大了。我还记得当听到护士说泰德的体重每天都在增加的时候，我有多高兴、多欣慰。儿科医生下周会来随访，也许我可以带他去医院称体重，护士们见到我们也会很高兴的。泰德很长时间没回他住了很久的NICU了，他在那里很安全，我也觉得很安全。我是不是在想念NICU？

带早产宝宝回家，意味着让他第一次真正面对这个世界。早产宝宝与同龄的足月宝宝不同。出于隐私以及嫌麻烦等原因，许多早产儿家长并不想把他们的故事告诉陌生人，但是，你应该做好他人可能会问你问题的心理准备。

——嗨，好久不见了，你还好吗？车里的是你的宝宝吗？我想她是一个女孩！

——当然，这是梅丽莎。

——她太可爱了，太完美了！多大啦？

——嗯……她2周多了，我们两周前刚从医院回来。

——哦，你知道吗？楼里有人告诉我她前段时间就出生了。他们肯定记错了，她显然是个刚出生的宝宝，她现在体重多少？

——她非常小，现在大约2700g。

——真的吗？她看起来没那么轻。你是母乳喂养她的吗？

——是的，我母乳喂养了6周，然后用配方奶混合喂养。

——6周？

——我说了什么？6周……时间如此混乱。我想，我已经失去理智了。

父母带早产宝宝回家以后，在经历了最开始的恐惧、困惑、混乱后，开始接受现实——宝宝的健康和幸福在他们的掌控之中。有些父母甚至发现，家里有早产宝宝让他们成为了不同的人，有了新的身份。

我看着宝宝香甜地睡在摇篮里，电话响了，我并没有接；时钟嘀嗒作响，我也不着急。我把更多的时间花在了孩子身上。我想，要是我的孩子没能活下来会怎样？如果我失去了对这个世界以及以后生活的渴望和热情，会是什么样？我该如何平衡这种前所未有、毫无保留的爱？我的朋友惊讶地发现我的状态很好，他们知道在宝宝刚出生、生病的时候我非常痛苦。看着镜子里的自己，我其实也想知道为什么我没以前那么痛苦了。我的内心更加清醒、更加超脱，仿佛再没有什么可以伤害我了，因为我已经到达过痛苦的顶峰。我的宝宝在安静地熟睡，我现在很平静。

医生的视角

早产儿家长最常问的问题是：我的宝宝什么时候能回家？通常我们会告诉父母一个预期的时间，等宝宝的所有问题都被解决了，我们才能真正确定宝宝回家的日期。以下就是评估宝宝是否能出院的几个重要方面。

身体检查和实验室评估

我们需要确定宝宝的生命体征（体温、呼吸、心跳、血压）是否始终平稳、需要干预护理的问题是否在逐渐好转。我们会持续监测宝宝的各项指标，在其情况趋于稳定后，逐渐减少监测的频率和项目。

通常要做的是频繁的血压测量。一旦宝宝没有血压问题，也就不需要重症监护了。一般每天要测量1~2次血压，我们期待宝宝的血压保持正常。随着宝宝变得更活跃，很容易出现假性高血压

（如果发生这种情况，不要感到困扰，我们会在他安静或熟睡的时候再次测量）。如果宝宝连续2周没有吸氧，通常就不再需要连续监测他的血氧饱和度了（出现问题了再监测）。

几天后，当宝宝不再需要待在早产儿保温箱时，我们会停止24小时不间断地连续监测体温，改为一天检查几次。

大多数早产儿在出院前会一直接受心肺监测仪的监测，以便及时发现呼吸频率或心率的变化。但是，如果你的宝宝有其他的情况，比如接受手术后已处

于康复期且情况稳定，医生可能会停止使用心肺监测仪器，每天只检查几次生命体征。

我们也希望看到你的宝宝吃得好、长得好。不管由谁喂养，只要宝宝没有表现得特别抗拒、体重能够每天增加15～30g就可以。早产儿由于进食速度很慢，因此，通常需要在医院多待一段时间，以提高其进食能力。

一些早产儿，我们会继续每隔几周给他们抽一次血，直到确定他们贫血不是很严重、骨骼健康状况良好后才允许他们回家；服用药物的早产儿还需要定期检查血液中的某些化学成分或药物水平，以确保药物剂量合适。

早产儿在医院的最后一段时间，医护人员对他的日常的医疗记录将大大减少，这说明他的生长发育情况良好，这也正是我们希望看到的。

常见问题和解决方法

呼吸暂停和心动过缓

呼吸暂停和心动过缓是最后存在的影响早产儿出院的不稳定因素，医生会在出院前的1～2周计算早产儿没有出现呼吸暂停的天数。我们希望连续8天没有出现呼吸暂停，这就说明呼吸暂停问题真正解决了。宝宝在进食的时候，心率和呼吸可能会发生变化，这会让人怀疑他的呼吸模式是否足够成熟。医生经常被问到的一个问题是：如果早产儿被认

为有严重的呼吸暂停或心动过缓，会影响出院吗？我们无法简单地给出答案，这要取决于医生的判断。一般来说，如果早产儿需要刺激才能再次开始呼吸，或者心率下降到少于60次/分钟，我们就会考虑这件事的严重性了。

如果是在进食、呕吐或呛咳的时候发生的，我们通常认为不是严格意义上的呼吸暂停和心动过缓，除非情况非常严重且反复发作，否则宝宝在进食、呕吐或呛咳时发生的呼吸暂停和心动过缓通常很快就能自己恢复。如果早产儿在家里发生呼吸暂停，任何照顾者都能通过停止喂养、给他时间恢复正常呼吸来帮助到他。

对于早产儿和他们的父母来说，在出院前观察早产宝宝是否还会发生呼吸暂停的过程可能是一段平静的时光，也可能是一段令人心神不安的时光，我们都希望呼吸暂停不要再发生了。父母有时不相信宝宝的呼吸暂停会永远消失，或者对8天的倒计时感到不耐烦，会询问医生宝宝能否在呼吸暂停监测结束之前回家。大多数时候，我们并不鼓励这样做。早产儿在能够自己进食、维持体温后，呼吸暂停通常不会持续很长时间。监测仪的使用确实不太方便，它会影响你与宝宝的互动（亲子互动有利于潜能开发）。

目前还没有证据能证明给出院后的早产儿使用监测仪利大于弊，如果警报经常响起，还会增加父母的焦虑感。如

果宝宝需要更多的刺激才能提升心率或再次呼吸，无论是否监测出呼吸暂停，我们都不希望他立即出院回家（在医院的新生儿病房里，他可以随时得到专家的干预治疗）。

支气管肺发育不良和家庭供氧

一些患有支气管肺发育不良（简称BPD）的早产儿生长发育得很好，只需要一些额外的氧气支持，他们的问题就可以得到很好的治疗。但在此之前我们需要确保几件事。

首先，早产儿回家后至少还需要几周的氧疗（如果你的宝宝不属于这种情况，就不需要在家中供氧了）。我们会在宝宝放松（平静或睡着）和活跃（进食或激动）的时候监控他的呼吸模式，判断他究竟需要多少氧气，什么时候不再需要氧气了。其次，宝宝需要的氧气和药物量应该是稳定的、可预测的，这样我们才能告诉你应该在什么时候给他提供什么。你不应该在家里来回调整治疗方法来应对宝宝频繁变化的或不稳定的状况。再次，家庭必须具备安全供氧的条件。应该要有足够的空间储存氧气设备，以免氧气设备被无意打翻或发生泄漏。同时也要远离火灾隐患。家中应禁止吸烟，因为氧气易燃。此外，二手烟的吸入会严重影响宝宝的呼吸。父母和其他照顾者（至少应该有两个照顾者，以免一人因生病或

其他意外情况无人照顾宝宝）必须愿意且能够接受培训，学会使用设备，应对突发问题，并在必要时对孩子进行心肺复苏术（简称CPR，见第552页附录4）。家中必须要有一部电话，以备发生紧急情况时向医生求助。最后，你将需要接受来自医疗机构的帮助，他们会提供设备、定期检查宝宝的情况[1]。

一些家长表示，尽管最开始被氧气罐的外观（有人说他看起来像一个导弹）吓到了，但是这样生活了一段时间后也就习惯了。如果我们认为家庭吸氧对宝宝来说是最好的选择，一定会尽力消除你的恐惧。如果你认为在家供氧对你来说是一种负担，无法承受，请一定要告诉我们。

现如今，宝宝带着医疗设备回家并不罕见，但这并不代表每个家庭都想要或都能够这样做。如果你认为家庭供氧不合适，我们可以让你的宝宝在新生儿病房多待一段时间。

喂养

如果你的宝宝正在喝强化母乳或早产儿配方奶，我们会考虑是否要在他回家前改变喂养方式。大多数母乳喂养的早产儿需要通过额外的营养补充强化母乳（我们会让你把在医院储存的母乳带回家，告诉你如何强化喂养、每天应该喂多少瓶）。那些喝捐赠母乳或者早产儿配方奶的宝宝，在长得足够好、足够

1　国内没有上门检查，但要求门诊随访。

健康可以回家时，就可以给他们准备过渡配方奶了。过渡配方奶更容易获得，也更便宜。这种配方奶的热量和矿物质（特别是钠）的浓度比常规配方奶高，但比早产儿配方奶低，成本也较低。我们会在宝宝出院前1周转换喂养方式，观察宝宝是否适应以及他的生长情况。如果你的宝宝近来有喂养不耐受或者体重增长缓慢的问题，但最终通过捐赠母乳或特殊配方奶解决了问题，那么我们不想在宝宝出院前改变现有的喂养方式。宝宝回家后可以继续吃特殊配方奶或捐赠母乳，等喂养不耐受或体重增长问题有所好转后再转换。儿科医生会监测宝宝的体重，密切关注宝宝的生长，就转换喂养方式的具体时间提出建议。那些计划回家后进行母乳喂养，但在宝宝住院期间喂养经验比较少的母亲，会被要求在宝宝出院前进行1~2天的喂养实践，以确保母亲和宝宝在喂养的过程中都能做得很好。

药物的使用

早产宝宝通常需要药物治疗呼吸暂停、支气管肺发育不良（简称BPD）或胃食管反流（简称GE）。随着宝宝的发育成熟，这些问题得到解决，宝宝就可以出院回家了。出院时，医生会给予用药指导，例如哪些药回家应停用、哪些药应继续使用。

我们通常会尽量减少药物的使用，至少会在早产儿出院前几天停止给他使用药物，确保他能在减少药物的情况下生长良好。对于无法进行静脉注射的药物，我们将转用口服给药。你不可能在家中频繁调整给药剂量，所以在早产儿出院前，我们希望能观察到连续给一定剂量的药物后，宝宝能保持稳定的状态持续1周左右。如果宝宝出院后仍需要服药，医生会考虑宝宝出院后体重的增加，提前调整药物剂量。关于宝宝用药的问题，你可以咨询医生。不要担心，护士会教你如何给宝宝喂药。在你了解如何给宝宝用药并学会喂药方法之前，我们不会强制宝宝出院的。

随访

在你的宝宝出院之前，我们要确保所有紧急的医疗问题都已经得到解决，并且安排了非紧急医疗问题的随访。比如，如果宝宝患有早产儿视网膜病变（简称ROP），在眼科医生向我们保证宝宝不再需要频繁的眼科检查和紧急的治疗之前，我们不会考虑让他立即出院。我们还会安排宝宝到相关专家门诊定期就诊或随访，确保为宝宝回家后所有可能发生的医疗问题做好准备。针对早产儿有发育迟缓的风险，我们将安排门诊随访，专门评估早产儿的生长发育情况。不同医院和医生的风险标准会有不同，但通常与出生胎龄和出生体重有关。无论宝宝是否在住院期间出现过严重的医疗问题、父母在家庭养育中是否遇到过困难，我们都希望能尽快解决问题，并让父母能联系到对他们有帮助的资源和服务。对于那些高风险的早产儿（比如严重的脑室白质软化症或支气管肺发育不良患儿），我们还会进行家访。有些父母会觉得我们不相信他们能照顾好自己的早产宝宝，或者担心外界会评估他们的家庭或育儿技能。我们在安排这些服务时并不会想这些事情，我们关心的是能给你的家庭和孩子提供多少机会和专业知识，即便是最好的父母也无法提供这些。

我们会让你选择一名儿科医生，建议你带着宝宝去做首次随访。对于绝大多数家庭来说，首次随访一般在出院几天后进行。在医院，医生会测量宝宝的体重，确保宝宝在新环境下适应得很好。儿科医生希望见到宝宝吃得好、长得好，身体状况趋于稳定或有改善。你可能想在宝宝出院前和负责随访的医生见面，相互熟悉并让医生了解你的疑虑。

很多家长想知道，宝宝出院后如果有疑问该咨询谁，是护士还是负责随访的医生？

我们不介意解答疑问，但答案通常是"请咨询宝宝的儿科医生"。请放心，我们不是要避开你，只是想妥善处理你关心的问题，确保医疗服务的连续性。除非你的问题与我们在新生儿病房中遇到的问题直接相关，或者你希望我们再解释一下当初给你的指导，否则负责随访的医生就能解答你关心的问题。随访医生也希望你多提问题，以便了解你的宝宝。随访医生可能会给我们打电话或通过出院

记录了解更多的信息，但现在我们已经把照顾宝宝的任务交给了随访医生。

特殊要求

有时，照顾早产儿需要一些特殊的技巧和经验。如果你的宝宝需要在家中使用医疗设备（如氧气、管饲），或者需要接受药物治疗或其他特殊的治疗，我们会让你在宝宝出院前，和宝宝在新生儿病房中待几个小时。这样做是为了让你能够在随时可以得到帮助的情况下学习照顾宝宝，我们也会要求你学习新生儿心肺复苏术（简称CPR，见第552页附录4），这样当医疗设备无法正常工作时，在救援到达之前，你可以先对宝宝进行紧急救助。大多数早产儿家长很珍惜这些学习机会，但也有家长对此表示震惊，把我们的要求误会为对他们的不信任。我们如此认真地教你，是希望把脆弱的早产儿托付给负责任和爱护他的人，我们希望每个早产儿都可以安全、健康地成长。

家庭问题

家长有时会认为家中应该继续保持和新生儿病房一样的卫生条件和隔离措施，以保证早产儿可以在家中健康成长。虽然不应该把新生儿暴露在明显有疾病的人群中，不应该在冬季寒冷的天气带他们出门，但是请记住，宝宝回家就是为了能接触到医院以外的事物。我们允许早产儿回家是因为这样对他们有好处。几乎没有什么地方比家更适合孩

子的发展了，因为家是他们接受视觉、听觉、味觉刺激的地方，是充满爱意和身体接触的地方，是与家人、朋友打成一片的地方。自然的环境就是对宝宝最好的。每个父母都一样，要用常识保护你的宝宝。不要认为家是退而求其次的选择，如果和在医院时一样，宝宝会失去很多乐趣。从能够得到专业的医疗护理的新生儿病房回到家里，很多父母对这个巨大的改变感到非常焦虑。

我们向你保证，在宝宝足够强壮、足够健康之前，我们是不会让他出院的。为了让你相信宝宝不再需要心肺功能监测仪，我们会在宝宝出院回家前的一两天将其关闭。尽量不要让这种担心增加你的紧张和焦虑。同时，你可以每隔一天察看一次监测仪，确认宝宝是健康的。还有最后一件事，有时间请回来看看我们，发一些宝宝的照片给我们，谁不喜欢看着自己曾经诊治过的宝宝长大呢？

问 与 答

出院准备

Q：他们说宝宝可以出院回家了，我们应该为他准备些什么呢？如何做才能确保他的安全呢？

A：购买床上用品，购买可爱的挂饰挂在婴儿床上，在抽屉里放置足够多的衣服和尿布，父母为新生儿做准备时通常会做这些事。但是，迎接早产儿回家与此不同，很多家庭都会关注家庭环境和护理措施的准备。当早产儿从有专业人员看护的新生儿病房回到家时，很多父母都会担心。我们给你的第一条建议是：别太担心。对于准备开始家庭生活的早产儿，你的爱是最重要的。对于早产儿护理，记住几条注意事项即可。早产儿护理最重要的是预防感冒和其他

感染，因为早产儿离开医院的头几周或头几个月要比其他新生儿脆弱。

需要提前做好的准备

* 适合早产儿的汽车安全座椅（详见第376页"汽车安全座椅"）。

* 如果宝宝回家后要服用需要配制的药物（特别为他配制的），请咨询医生能否自己配制，如果不能那就请医生推荐附近能够配制的地方。

* 如果宝宝在寒冷的季节回家，儿科医生会给他用帕利珠单抗（Synagis）[1]（这种药物有助于预防呼吸道合胞病毒，即RSV。这种病毒感染极广，且能引起严重的呼吸系统症状）治疗，请打电话给儿科医生，询问是否需要

1　国内没有，价格是很重要的因素。

提前给宝宝买药。有治疗早产儿丰富经验的医生可能会常备Synagis，如果他没有准备Synagis，你可能需要等待几周的时间才能拿到药。

家中需要遵循的原则

* 你可以带宝宝外出，但是不要让他长时间暴露在强光下。阳光灿烂的天气出门时可以给宝宝戴宽沿儿的帽子或撑遮阳伞。宝宝6个月以内不建议涂防晒霜，待6个月后皮肤角质层变厚了才可以在医生的指导下使用。

* 避免带宝宝去拥挤的室内场所，如电影院和商场等，否则很容易传染上感冒等疾病。

* 带孩子到医院就诊时最好早到，以避免长时间的等待。

* 当有亲戚朋友到访时，请确保他们与宝宝保持一定的距离，不要探望患有普通感冒、流感或其他传染性疾病的人。如果你或你的家人患有呼吸道感染，要避免面对面接触宝宝或者戴上一次性口罩，比如在给宝宝喂奶的时候。哥哥姐姐在放学、运动或者玩耍后接触宝宝前应该洗手。家里如果有人生病，一定要远离宝宝，直到病情康复且不具有传染性后才可以接触宝宝。

* 在给宝宝擦拭鼻涕、换尿布，以及处理生食物后仔细洗手。

* 如果有需要，请在家里贴上标语，严格要求你的家人朋友为宝宝营造无烟环境。早产儿不应该暴露在烟雾、气溶胶喷雾剂或油漆烟雾中，尤其是那些支气管肺发育不良的早产儿。这些刺激物会引起早产儿喘息、咳嗽和呼吸困难。

* 奶瓶、奶嘴、安抚奶嘴、吸奶器的清洁消毒，母乳的储存或配方奶的调配等，与足月儿相同。

* 外出时携带小包装、便携的婴儿湿巾，它不仅可以清洁宝宝的屁股或手部，还可以清洁玩具、奶嘴、超市推车里的婴儿座椅等。

* 如果宝宝需要使用呼吸暂停监护仪，请确保每个房间都能听到警报声（第408页"心肺监护仪：嘈杂的陪伴"一节有更多安全提示）。

患有支气管肺发育不良的宝宝更容易患呼吸道感染，如果情况严重足以让他们再次入院接受治疗。对于这样的宝宝，应该在出院后的第一年甚至更长的时间里做好上述预防措施（可咨询宝宝的儿科医生）。这里有一些其他的特别提示。

支气管肺发育不良患儿的注意事项

* 对于患有支气管肺发育不良（简称BPD）的早产儿，其父母、兄弟姐妹或其他照顾者应该每年接种一次流感疫苗。如果他们的百日咳疫苗接种已经超过10年，应该再次接种百日咳疫苗。

* 如果你的宝宝要吸氧，请仔细阅读卫生要求，特别是加湿器以及安全建议。

＊避免让宝宝暴露在浓郁的烟气中很重要。所以当你在房间中使用化学品时请确保遵守安全指示，避开有难闻气味的地板蜡或清洁产品。如果你想用绘画装扮宝宝的房间，请在他回家之前做好一切。

＊不需要把宠物送到别的地方，因为1岁以下的宝宝不太可能出现强烈的过敏反应。如果宝宝出现过敏症状，医生确定是宠物引起的还是其他的原因。即便是宠物的原因，也不必将宠物流放，用过敏药物就可以解决问题。

除了上述注意事项以及医生的特别嘱咐以外，其他注意事项与足月儿并无不同。对于不同年龄的宝宝，父母应该做什么，育儿书都有介绍，你只需要根据宝宝的校正月龄找到对应的内容学习即可。

尿布和衣服

Q：我该去哪找适合早产儿的尿布和衣服呢？

A：早产儿经历了那么多，值得被好好对待。你可能正沉浸在购买可爱的婴儿服饰的情绪中。但是，在你花费时间和金钱购买早产儿专用的衣服和尿布之前，请提醒自己一件事：早产儿长得非常快，你给宝宝准备的衣物，很快他就穿不了了。所以，给孩子买衣服时一定不要冲动。你可以考虑购买一些宝宝可以在特殊场合穿的特别服装。尽量给宝宝选择宽松舒适的衣服，不同品牌的新生儿衣服尺寸差别很大，一般早产儿

适合穿最小号的，衣袖和裤脚经常要挽起来，不过几周之内宝宝就能穿着很合适了。

在早产儿出院时，医院一般会给一包早产儿尿布。尿布一旦用完，可以试着用新生儿标准尺寸的尿布，可以将尿布腰部位置卷一下使其更合身。刚开始用的时候可能会觉得有些宽大，待宝宝逐渐长大就好了。

有些纸尿裤品牌有专门适合早产儿的产品。如果你准备为宝宝做衣服，请务必使用柔软的面料，避免使用配饰。请记住，不管早产宝宝穿什么，他看起来都很可爱。

呼吸暂停的期限

Q：他们说宝宝下个星期可以回家了，但就在上个星期他出现了呼吸暂停，为什么他还能回家呢？

A：早产儿能否出院回家受很多因素的影响，你可以在第368页"医生的视角"部分阅读相关内容。通常，早产儿的呼吸暂停问题在出院前必须解决。大部分新生儿病房都会连续监测8天，观察早产儿是否有呼吸暂停或心动过缓现象再出现。

当然你会想，医生如何确定早产儿的呼吸暂停或心动过缓是最后一次呢？万一在家里发生了意外怎么办？

首先，你必须要明白一件事（尽管很多早产儿家长觉得这难以置信）：

随着早产儿的发育成熟，呼吸暂停的发生次数会逐渐减少，间隔时间会越来越长，呼吸暂停的表现也会越来越轻，直至最终完全消失。研究表明：当宝宝连续8天都没有出现呼吸暂停时，就可以肯定他不会再有严重的事情发生了（请记住，这仅适用于普通的呼吸暂停，如果是由其他疾病引起的呼吸暂停，则需要先治疗原发病）。

因此，在宝宝出院前，许多新生儿病房会进行一段时间的呼吸暂停倒计时。如果在倒计时期间你的宝宝偶有呼吸暂停或心动过缓，医生会认为这只是个小插曲，没有太大意义。早产儿也许会在喂奶时呛到，出现短暂的呼吸暂停或心动过缓，这是与呼吸功能无关的正常反射，只要停止喂食，让他喘口气，就没有危险。如果你的宝宝出现严重的呼吸暂停，则需要重新开始设置倒计时的时间，这种情况发生几次也是正常的。

在某些医院，一些准备回家但是没有通过呼吸暂停倒计时的早产儿，也可能会戴着呼吸暂停监护仪回家。如果你的宝宝也准备这么做，你可以阅读第410页有关家庭监护仪的信息。

汽车安全座椅

Q：为什么汽车安全座椅测试如此重要？使用汽车安全座椅的早产儿更容易出现呼吸问题吗？

A：众所周知，车祸是美国儿童伤亡的首要原因，而汽车安全座椅可以避免这类悲剧的发生。但是，有些早产儿即便他们躺着的时候或被成人抱着时呼吸是顺畅的，也可能在乘坐汽车安全座椅时发生呼吸困难。

问题的根源在于，许多汽车安全座椅都是为体重7000g以上的宝宝设计的。弱小的早产儿在相对宽敞的座椅上，除非能得到额外支撑，否则他们很容易滑落，发生头部前移或侧滑，从而引发呼吸暂停、心动过缓、血氧饱和度下降等情况的发生。

这就是美国儿科学会建议所有胎龄小于37周的婴儿在离开医院前要在汽车安全座椅上进行至少90分钟监测的原因。如果你的宝宝顺利通过监测，你就不用担心了。如果他表现出有呼吸问题的迹象，你应该考虑如下几点。

＊ **确保你为他提供了最佳的汽车安全座椅。** 一个小婴儿是不太可能从适合他的位子上滑落的，不同座椅的效果会大不相同（合适的汽车安全座椅能使宝宝在发生意外时保持最安全的状态）。早产儿需要的是专门针对小婴儿设计的、面向后方的汽车安全座椅。美国儿科学会网站上有一份指南，上面列出了常见的汽车安全座椅品牌的大部分型号，并给出了每个座椅允许的最低体重。许多婴儿安全座椅被批准给体重小于5磅（2268g）的婴儿使

用，还有一些被批准给体重小于4磅
（1814g）的婴儿使用。早产儿的安
全座椅，束带下部至座椅靠背底部的
距离不应超过10英寸（25.4cm）。跨
带到座位底部的距离不超过5.5英寸
（13.97cm）（见图7.1）。

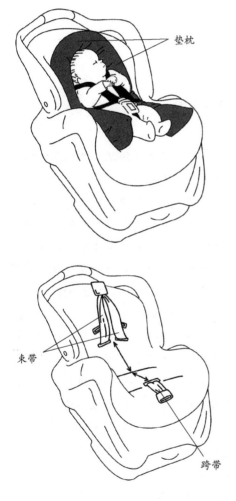

图7.1　一些汽车安全座椅配有特殊的垫枕，
可以把早产宝宝支撑在安全的位置上。束带
下部至座椅靠背底部的距离不应超过25.4cm，
跨带到座位底部的距离不超过13.97cm

* **使用垫枕**。如今许多婴儿汽车安全
座椅都配有垫枕，可以让最小的宝宝
适应座椅。如果你的座椅没有配套靠
垫，建议不必单独购买，可以用卷起
的毯子或尿布垫在宝宝周围，让宝贝
倚靠，这样他会感觉舒适一些。

* **确保座椅向后倾斜呈45°。**

* **如果你的宝宝仍然有呼吸方面的问题，
可以给他选择能平躺的安全座椅。**

* **如果宝宝一开始不适应坐安全座椅，
可以等待几天或一周的时间，再次尝
试。**早产儿的生长发育是突飞猛进的，
特别是要接近原本的预产期的时候。

* **除非你确定早产宝宝已经克服了呼
吸困难，否则尽量减少带他驾车出
行的次数。**如果出行，要有一个成年
人和他一起坐在汽车后座上，尽可能
地照看好他（记住，坐在汽车后座上
的孩子是最安全的。宝宝要坐在朝后的
汽车安全座椅上，不要把宝宝放在前
座上）。

　　对于早产儿，还有以下几点必要的
建议，这些虽然都是很小的细节，但影
响着宝宝的安全。

* 早产儿汽车安全座椅应装备三点式
（针对婴儿的座椅）或五点式（针对
幼儿的座椅）安全带系统，不要使用
其他不必要的防护物件，否则发生碰
撞时，这些东西可能会碰到小婴儿并
造成伤害。

✱ 确保安全带松紧合适，保持安全带固定在胸部正中央而不是肚子或颈部的位置。

✱ 根据美国儿科学会（简称AAP）的说法，汽车安全座椅价格越高并不代表越安全，也没有最好的汽车安全座椅品牌。

✱ 最后，不要太担心宝宝的呼吸，你可能认为在车里把他抱在怀里比放在座椅上更安全，这其实是错误的。

如何带早产儿乘飞机？

提醒一句：虽然有的早产儿状态良好，可以出院回家，但并不代表他可以乘飞机了。这是因为即便飞机在起飞过程中会给机舱加压（如今几乎所有的商用客机都是如此），其氧气浓度也达不到正常室内空气那样高。这意味着一个人需要呼吸得更深、更快才能吸入等量的氧气。对于血氧饱和度接近100%的早产儿，飞机上的氧气降低（1%～10%）应该不会对早产儿有影响。但是对于那些血氧饱和度比正常偏低（90%～95%）的宝宝来说，进一步的氧气降低会很危险。许多新生儿科医生建议父母在早产儿离开新生儿病房的几个月内不要带他乘飞机。足月出生的小婴儿，在机舱内吸入几个小时低浓度的氧气后，也有可能发生血氧饱和度下降。专家还建议，即使宝宝呼吸得很好，也要尽量少乘飞机。带早产儿去高海拔、低气压的地区更是不明智的做法。

早产儿不适合乘飞机的另一个原因是，乘飞机会增加患呼吸道感染性疾病的风险，尤其是在寒冷季节。出于节约成本的考虑，一些航空公司会循环利用机舱内的空气，密闭的机舱加上空气不流通，有利于疾病的传播。

如果你要带宝宝乘飞机，是抱着他还是把他放在旁边的座位上用安全带保护起来呢？（一些国际航班会提供婴儿专用的摇篮）在剧烈颠簸的情况下，给宝宝系上安全带是最安全的，但是抱着他可以为你省下一个座位的钱，也可能帮助他更有规律地呼吸。医生是最了解宝宝情况的人，到底如何选择你可以咨询医生。

心肺复苏术

Q：我学会了心肺复苏术（简称CPR），但是我真的能做到吗？当孩子出现呼吸暂停时我能及时发现吗？

A：CPR的操作看起来简单，但是当家长第一次学习时，记住各种细节并不是件容易的事。呼吸是多么简单的事情，但是试图让呼吸暂停的人重新开始呼吸并不容易。大多数刚刚学习CPR的父母和你有一样的感觉：他们不确定在紧急的情况下能否做好。以下是我们的建议。

* **多练习，强化记忆。** 研究表明，家长通过在婴儿模型（不能用真的孩子练习）上实践练习，可以加强记忆，可以更好地掌握CPR。你可以在网上找到关于婴儿CPR的免费视频，多观看、多学习，真正掌握这项技术。

* **精神压力大的情况下，不利于学习和记忆。** 即便在NICU，紧急用药的图标有时也会贴在婴儿床边，以便在紧急情况下，医生和护士可以参考用药。你可以把CPR的操作方法（见第552页附录4）复印几份贴在你和宝宝共处的地方，如卧室、厨房、尿布包甚至杂物箱上，即便你记得不是很清楚，也会给你带来安全感。

* **请记住，尽管正确进行CPR很重要，但即便你做得不完全正确，也会帮助到你的宝宝。** 你可以通过按压胸部（帮助心脏泵血，把富含氧气的血液泵送至全身）帮助宝宝恢复呼吸（将氧气输送到肺部）。与此同时，你身边的人会打电话求助。如果你是单独和宝宝在一起，请先给宝宝做CPR，待宝宝恢复呼吸和心跳后，再拨打急救电话。

如何判断你的宝宝是否发生了呼吸暂停？首先观察唇色变化。如果宝宝呼吸停止或心动过缓，他嘴唇和舌头的颜色会从粉红色变成青灰色，这是缺氧的表现。你可以通过观察胸部起伏来判断宝宝是否有呼吸，或者用耳朵靠近宝宝的鼻子和嘴，听听是否有呼吸的声音。

如果你仍然不确定，可以轻拍或擦拭他的脚、腹部或背部给他一点儿刺激。你也可以尝试改变他的体位，因为宝宝有时可能是在呼吸，但因为脖子窝着，空气不能顺利进入气管。如果宝宝正在吸吮乳头，把乳头从他的嘴里拿出来，给他几秒钟恢复呼吸。应检查宝宝口中是否有食物或其他异物，如果有，应尽快清除，避免呛入气管。不要盲目地用手指去抠他的嘴，因为可能会把异物推得更远。如果你有冲洗球或吸取工具，可以试着把嘴巴和鼻子中的异物抽取出来。

如果这些简单的操作都不起作用，试着把宝宝翻过来，轻拍或者揉搓他的背部，切记千万不要用力摇晃他。如果前面提到的这些刺激都不能让宝宝苏醒，那就预示着要进行CPR了。

早产儿的家庭给药

Q：我需要每8个小时给宝宝吃一次药，这真是件麻烦的事。

A：给宝宝吃药确实很麻烦，但一旦你习惯了，那就不是什么大事了。它会成为你日常生活中的一部分，与给宝宝换尿布、给宝宝洗澡、喂宝宝吃饭没有太大区别。

下面这些方法能帮助你顺利给宝宝服药。

* **在你的宝宝离开医院之前，请确保护士已经告诉过你如何给宝宝喂药、看着你亲自做过，并认为你做的是正确的。** 如果下述内容里有护士没提到过的，请一定要咨询。

    · 在给宝宝使用药物时，如何把注射器或者滴管放进他的口腔内？

    · 应该在饭前、饭中、还是饭后服药？

    · 给药的时间是否灵活？

    · 如果宝宝吃药后吐了或者你忘了给药该怎么办？

    · 药物是否要保存在冰箱里？

* 问问护士你能否把医院的注射器带回家，因为那些注射器的剂量设置非常适合宝宝，如果每次用后清洗，你可以多次使用。

* 通常，药物治疗是具有灵活性的。如果你被告知每8个小时给宝宝用一次药，你可能会认为每天要喂3次，每次间隔8小时，实际上这种想法并不完全正确。你不必太拘泥于这个固定的时间间隔。你也不必在孩子午睡的时候非要叫醒他服药。请放松一些。

* 让宝宝按照制订的规范时间表吃药、睡觉、吃饭确实不是容易的事情，但很多人认为这对宝宝有好处。规律的作息可以让宝宝保持好的状态，不会乱发脾气，不会过度疲劳；按时吃饭不会让宝宝总是感到饥饿。对家长来说，制定时间表也是有好处的。你可以合理支配时间，做一些其他事情，而不是一直待在宝宝身边。例如，你可以在每天早上10点喝杯咖啡，或者每天晚上和伴侣单独享用一顿珍贵的晚餐而不被打扰。

* 如果宝宝要吃的药不止一种，请准备好1~2天的药物，储存在安全的地方，确保药物不会洒出来并贴上标签。当你着急给宝宝吃药时，你会庆幸提前准备了一切。

* 记录下你给宝宝吃药的时间，把记录表挂在冰箱等容易看见的地方（一定要在旁边放一支笔）。相信我，你一定会庆幸这么做了。即便是最有条理的父母，偶尔也会忘记他几分钟前刚刚给过药。如果你不是唯一给宝宝服药的人，那么保持记录的习惯是非常重要的。

* 不要在黑暗的环境以及不清醒的状态

下给宝宝吃药，以免出现剂量错误，而且很难判断宝宝是否真的吃下了药。请你合理安排一些事情，让自己保持良好的状态。

* 如果宝宝吃药后呕吐，不要惊慌，很多人都会这样。以下是一些一般性的指导原则，但是只能在医生护士觉得适合宝宝的情况时才能应用。如果宝宝在给药后马上发生了呕吐，请再给一次药（如果药是彩色的，马上就能看到药被吐了出来）。如果宝宝在服药后一个多小时候发生了呕吐，就要根据具体情况而定了。如果你能看到吐出来部分药物，可以再给一半的剂量或者等到下一次给药时再给药。具体取决于药物的重要性和过量服用的风险（具体你应该咨询医生）。

* 如果错过了一次给药，除非得到医生的允许，否则千万不要在下一次给药时增加剂量，这会伤害到你的宝宝。

* 如果你给药给晚了，没关系，慢慢改回原来的时间就行。方便起见，或者为了减少麻烦，如为了避免半夜起来给宝宝服药，你可以重新规划给药时间。

* 在宝宝接受检查时，询问医生是否要增加给药剂量。随着宝宝的体重增加，他可能需要更多的药物才能保持药效。

* 不要自行决定何时停药。如果你的宝宝在服药方面有很大困难，或者你能感受到宝宝不再需要药物了，你可以向医生咨询是否可以停药。切记，一定要在得到医生的许可后才能停药。

在家里如何处理胃食管反流？

Q：我的孩子有胃食管反流的现象，这个问题在家里如何解决呢？

A：虽然胃食管反流不是严重的疾病，但会引起宝宝的不适。许多患有胃食管反流的新生儿的家长认为，这个疾病让他们在照顾孩子的过程中精疲力竭。

幸运的是，大部分宝宝在1岁以后就不会再出现胃食管反流了，但是也有极少数的宝宝在2岁以后依旧受到这个问题的困扰。在此，根据医生和父母们以往的经验，我们筛选了部分有用的建议。

* 在手边随时准备好足够的纸巾。当你抱着宝宝时，把纸巾垫在你的肩膀上用来保护衣服，或者把纸巾铺在你坐的椅子上以免发生污染。准备大而柔软的纸巾，以备宝宝呕吐时给他擦拭。

* 在宝宝进食过程中或进食后1小时内，不要过度移动宝宝，不要让他乘坐弹性座椅、婴儿秋千或者进行体育锻炼。

* 宝宝睡觉可以采取仰卧位，这对于降低婴儿猝死综合征的风险至关重要。但是如果宝宝的胃食管反流十分严重，请咨询儿科医生宝宝是否不适合仰卧姿势。尽管俯卧姿势可以减少胃

食管反流的发生，但是有证据表明，俯卧睡姿与婴儿猝死综合征的发生密切相关。因此，美国儿科学会建议，即使是有胃食管反流症状的宝宝，也要选择仰卧的姿势睡觉。如果你的宝宝反流现象非常严重，请向儿科医生寻求建议。

* 有些家长发现，将婴儿床的头部位置调高30°，对预防胃食管反流很有帮助。你可以把书本或毛巾垫在婴儿床或者摇篮床头部的一侧。

* 宝宝进食时或进食后尽量保持竖直的体位，重力能够阻止食物反流。这个姿势对于有胃食管反流的宝宝来说是最舒服的了。

* 要让宝宝少食多餐。但是请记住，如果宝宝还未吃饱你就停止哺乳，从而导致啼哭，反而适得其反。宝宝长时间的哭泣会让胃内充满空气，导致胃食管反流加重。

* 在奶瓶喂养期间，经常给宝宝拍嗝。宝宝在用奶瓶吃奶时，经常会咽下奶瓶里的空气。因此，常用的方法是每喂入30～40ml奶，就停下来给宝宝拍嗝。

* 奶瓶喂养的孩子如果吃奶太快，应更换孔径稍小的奶嘴。合适型号的奶嘴不会因为流速太快而导致呛咳或窒息，也不会因为流速太慢而让宝宝觉得沮丧或者疲惫，一般需要反复试验几次。有的奶瓶，会有专门控制奶嘴流速的设计，也值得让宝宝一试，可以让宝宝少吞咽些空气。

* 如果医生同意，你可以添加米粉让宝宝的食物变得稠厚。摄入稠厚的食物能够帮助改善宝宝的胃食管反流症状。你也可以给宝宝尝试添加大米淀粉的预混配方奶（如美赞臣Enfamil AR），但是如果宝宝正在服用抗酸药，那么这种方法可能功效欠佳，因为消化过程需要胃酸来激活配方中的增稠剂。如果你正在母乳喂养，你可以凭处方购买一种特殊的增稠产品，将它添加到你泵出的母乳中（米粉是不起作用的，因为米粉让母乳变稠之前会被母乳中的酶分解）。如果你注意到增稠的食物并没有缓解孩子的症状，这可能是因为孩子为了将黏稠的奶吸出来太过用力，反而将更多的空气吸入胃中。可以使用十字交叉状孔洞的奶嘴，这种奶嘴孔洞更大，会有所帮助，但是请不要自行切割奶嘴，孔洞过大会导致孩子迅速吸入大量奶，从而发生窒息。

* 部分有胃食管反流的宝宝，吞咽固体食物比吞咽液体食物要容易。一些国家有这样的传统：在宝宝出生的第一个月，就在其饮食中添加固体食物（美国的医生担心这种做法会导致食物过敏，但是迄今为止，仍没有找到确凿的证据）。如果你想要尝试，请事先咨询儿科医生，他会推荐安全的食物，以及指导你如何保证婴儿能够获得均衡的营养。

✳ 如果你发现宝宝在吃奶时表情痛苦，或者出现剧烈的咳嗽，请把奶嘴从孩子嘴里拿开，让他歇口气。反流上来的奶呛入咽喉会影响宝宝的正常呼吸。如果你发现停止喂奶后，宝宝依旧无法恢复正常的呼吸，请马上向儿科医生寻求帮助。另外，如果宝宝脸色红润，吸吮时鼻孔轻微舒张，那么你可以放心，宝宝的呼吸是正常的。

✳ 询问医生宝宝是否需要药物治疗。如果宝宝的胃食管反流现象严重，医生会考虑给予药物抑制胃酸分泌，帮助减轻宝宝的胃灼烧感。然而，目前尚不清楚这些药物在治疗严重反流方面的有效性和安全性。尽管其中有些药物可以在药店买到，但是请不要在没有医嘱的情况下给孩子使用任何药物。

✳ 便秘会使胃食管反流加重。食用较稠食物的宝宝经常便秘，肠道里滞留的食物会加剧胃食管反流症状。如果你观察到孩子有便意，但是他的粪便又干又硬，那么每天让他喝一杯西梅汁会有所帮助，但是在这之前请咨询你的儿科医生。你还要让宝宝多喝水，鼓励他多活动（帮助他多做四肢运动），或者按摩他的腹部缓解便秘。

✳ 如果胃食管反流是过敏导致的，那么转换成氨基酸或则深度水解配方奶可能会有所帮助。如果孩子的医生认为这是问题所在，那你可以详细咨询一下医生。宝宝除了母乳什么都不喝是不现实的，但是有些宝宝的确对婴儿配方奶和母乳强化剂中的牛奶蛋白过敏。

✳ 请记住，胃食管反流会损害宝宝的牙齿。胃酸会与宝宝的牙齿接触，侵蚀牙齿的牙釉质。牙医建议经常给宝宝刷牙，不要让宝宝喝了奶或者果汁后直接入睡。一旦宝宝长出牙，就要确保他能够从水中获得氟化物，或者在牙齿长出时能够补充氟化物。所有家长都应该注意这一点，那些宝宝患胃食管反流的家长更要注意。

✳ 使用婴儿座椅和汽车安全座椅会让胃食管反流更严重，因为使用时容易挤压到宝宝的腹腔，增加呕吐的可能性。你可以考虑配备一个婴儿车床，或者把汽车座椅向后倾斜45°。

✳ 不要让宝宝穿需要干洗的或者不方便换洗的衣服。如果宝宝呕吐了，你可以把他的衣服放进洗衣机清洗，或者直接换套新的，你不会因此觉得太过沮丧。

✳ 为宝宝准备几套可以随时更换的衣服。如果你想让宝宝看起来整洁干净，那就需要比其他父母更勤快地为宝宝换衣服。白色的衣服最实用，因为污渍可以被漂白。不要过于追求漂亮的婴儿服装，因为你可能会痛苦地发现衣服只穿一次就沾满了污渍，但是也不要因此拒绝你喜欢的婴儿服装，不要错失让宝宝穿漂亮衣服的机会。虽然每件衣服可能只穿了几个小时，但是打扮之后的宝宝会十分可爱。

当你沮丧的时候，请记住两件事情：首先，所有的宝宝都会哭泣、呕吐、偶尔看起来不舒服或易怒，只不过你的宝宝出现这些表现的频率较高，你并没有想象得那般孤独。其次，宝宝每天都在长大，出现的问题会随着宝宝长大慢慢消失。仅仅几个月，你就会发现他的胃食管反流症状在减轻。不久之后，宝宝就会痊愈了。

严重的胃食管反流

少数新生儿会出现异常严重的胃食管反流。你需要对此有一些了解，因为严重的胃食管反流一般会伴随其他喂养问题，有些问题甚至会在胃食管反流症状消失以后继续存在。

如果出现以下现象，提示宝宝的胃食管反流很严重。

＊ 饿了却拒绝进食；

＊ 在进食期间经常噎住（偶尔发生不算）；

＊ 在进食期间，或者进食后1个小时，变得易怒或者将背部拱起，表现得很不舒服；

＊ 在进食期间或者进食以后出现呼吸暂停或胸闷；

＊ 经常呕吐（几乎每顿饭后都会呕吐）；

＊ 在进食期间或者进食后，出现喘息或者鼻塞；

＊ 不进食时也经常有吞咽动作，并且面部表情扭曲；

＊ 患有慢性耳部感染、流涎或者口臭；

＊ 体重不增加。

对于患有严重胃食管反流的宝宝来说，不愉快的进食过程会导致喂养困难。谁又能责怪他们呢？他们只是在自我保护。举例来说，胃食管反流会导致患儿在进食时感觉痛苦，宝宝会本能地拒绝张嘴、会将奶或者食物含在嘴里而不吞咽、出现用力呕吐，或者一开始进食就呕吐。如果这些行为持续一段时间并且成为习惯，即便胃食管反流消失，也很难改变了。

所以，如果你注意到宝宝有较严重的胃食管反流症状，需要及时与儿科医生沟通，他们会给予治疗。如果宝宝已经在接受治疗，医生也会持续跟进。他们还会给你推荐相关喂养专家，来帮助解决孩子遇到的各种问题[1]。

---

1 国内临床会推荐患儿请小儿消化或者过敏方面的专家诊治。

选择特殊配方奶还是母乳[1]？

Q：特殊配方奶或者强化母乳要喝多久？

A：目前，住院期间喝早产儿配方奶的早产儿，回家后都会喝一种特殊的婴儿配方奶，也叫早产儿过渡配方奶。这种配方奶介于早产儿配方奶和正常婴儿配方奶之间，为过渡期早产儿提供均衡的营养。

每1g过渡期配方奶提供的热量介于早产儿配方奶和常规婴儿配方奶之间，它还能够提供更多的蛋白质、钙、磷、锌等矿物质及维生素，以及一种易于消化吸收的特殊脂肪。研究显示，一些食用过渡期婴儿配方奶几个月的早产儿（尤其是男孩和那些出生体重低于1250g的早产儿）成长状况更好，骨骼也更加强壮。

新生儿科医生和儿科医生会根据宝宝出生时的胎龄、大小、病史（如是否患有支气管肺发育不良、是否需要额外的热量供应以及X线和骨密度检查的情况）、以及他的生长状况，决定宝宝是否需要食用早产儿过渡配方奶，以及需要食用多久。一般早产儿需要食用过渡配方奶大约6~12个月。当医生告诉你宝宝可以食用常规婴儿食品时，这就是一场里程碑式的胜利。另外一件值得高兴的事情是，你的孩子已经慢慢回归普通生活了。

对于母乳是否需要进行营养强化，不同的儿科医生有不同的意见，因为目前这个问题还没有很好的研究成果。一些医生认为，在出院以后，早产儿喝母乳就可以健康成长，不需要通过营养强化物额外获取矿物质和能量。另一些医生则认为，在新生儿喝母乳的同时，每天再给他们补充至少2瓶过渡期配方奶或者对母乳进行营养强化，孩子成长得会更健康。

如果你把母乳吸出装在奶瓶里喂给宝宝，那么接下来的操作十分简单：你只需要将营养强化剂（可能是一种特殊的产品，也可能是一些过渡配方奶）加到母乳中。但是不建议连续几个月使用这个方法。当宝宝长得足够强壮到可以对机体的信号做出反应时，如果他需要额外的营养，就可以增加他的奶量了。如果你的宝宝是纯母乳喂养，那么他需要额外补充一些母乳中缺乏的营养，包括维生素D（单独维生素D制剂或者复合维生素）、铁、可能还有氟化物。当孩子能吃固体食物后，就不再需要这些额外的补充了，但是在这之前请咨询儿科医生如何补充。

部分早产儿，如患有支气管肺发育不良（简称BPD）或者心脏疾病，他们的生长发育需要很多能量，但是如果摄

1　国内家长可以参照《早产/低出生体重出院后喂养建议》（2016版），发表于《中华儿科杂志》2016年1月刊。

入过多的液体食物，他们会觉得不适。如果你的孩子是这种情况，那么儿科医生会建议你减少婴儿配方奶中的加水量，以提高单位热量。这个方法也适用于那些身体健康，但是进食状况堪忧的早产儿，以及那些要花很多时间喂孩子吃饭的父母们（请不要在没有医嘱时尝试这种做法，因为宝宝如果没有获得足够数量的水和营养物质，可能会生病。对于大多数的孩子来说，标准配方才是最适合的）。

如果你的宝宝需要更多的能量和特殊的营养物质，儿科医生会为他设计食谱，以便在未来为其补充。无论你从医生那里收到了怎样的指示，都请你认真执行，不要自己决定或者随意更改剂量或者浓度。过浓的配方奶很难消化，会导致脱水等严重问题。如果不按照医生的处方随意对宝宝进行营养补充，会导致严重后果。

专注于孩子的体重

Q：丈夫觉得我过度关注宝宝进食这件事，那是因为我想确保孩子的体重能够不断增长。

A：对于父母来说，早产儿的个头太小，会让他们觉得孩子的状况很可怕或者很危险。医院每天给宝宝称重，父母的心情随着宝宝体重的增减而起伏不定，所以不能怪你太专注。即使宝宝有微小的体重减轻也足以让你觉得沮丧，任何一点儿热量都是珍贵的，它的损失

都有可能造成不良后果。但是现在，一直陪伴你经历了一切的丈夫，他也觉得你应该放松些了。如何才能帮助你放轻松呢？

首先，你需要承认并且接受：在很长一段时间里，你对于宝宝的营养状况有着特别的感受。事实上，随着宝宝的食物从母乳或者配方奶逐渐转变为辅食的过程中，你十分担心宝宝的健康状况，因为这个转变意味着宝宝需要接受一种全新且未知的饮食结构。在接下来的一段时间，很多父母会选择继续密切关注宝宝的饮食。随时保持警惕不仅能让你做到心中有数，同时也能够保证宝宝获得充足的营养。

但是，你也应该清楚地知道，宝宝的饭量时大时小是正常现象，这是机体自我调节的一种方式，根据自身热量的需求摄入食物。如果你一再忽视宝宝的诉求，那么可能就会扰乱他重要的自我调节功能。所以，如果宝宝不饿，不要强迫他。请记住，在医院的新生儿病房里，遵循宝宝的诉求是最高的准则，即使是回家以后，也请你继续遵守。与其让宝宝在每次进食时都吃定量的食物，还不如仔细观察一天或者两天内孩子的平均食物摄入量。他可能每餐的摄入量都在改变，但是最终会逐渐达到平衡。为了保证宝宝的健康成长，医生会告诉你宝宝平均每天最少需要摄入多少食物。只要宝宝每天能够达到这个目标，你就不必给他吃更多的食物。喂养专家

认为，你追求的首要目标，应该是让吃饭成为宝宝感觉愉快的经历，一种他愿意不断重复的经历（强制喂养事实上会适得其反，甚至在未来导致宝宝对进食产生更强烈的抗拒）。

其次，不要过度喂养。研究发现，婴儿期体重的过度增长与胰岛素抵抗以及未来发展为2型糖尿病有关。奶粉喂养的婴儿容易变胖，而母乳喂养的婴儿则显得苗条。

如果你还是不放心，可以请儿科医生看一下宝宝的生长曲线。如果他沿着标准的生长曲线稳定生长，或者逐渐赶上了同龄的足月儿，那就说明他的发育状况良好。你也可以咨询医生，是要继续尽力喂养还是可以逐渐放松。当其他宝宝可以自主进食时，那些患有严重支气管肺发育不良（简称BPD）的早产儿可能会发生进食困难，需要通过多种途径获取需要的热量。关于宝宝的喂养情况，你的任何担忧，都可以告诉儿科医生（如如何用勺子给宝宝喂饭）。但是，如果宝宝偶尔没有把饭吃完，不要觉得无法接受，请相信他自己的选择。

你要乐观地看待自己的状况。在照顾孩子方面，慢慢地、不断地尝试，放松下来。作为早产儿的父母，亲戚朋友对你们面临的压力也会深表理解。

遇到问题应该向谁求助？

Q：因为担心儿子的状况，我已经给NICU打过两次电话了，但是毫无收获。现在我十分紧张，但是不知道应该向谁求助。

A：像你一样会经常给NICU打电话的早产儿父母不在少数。研究显示，很大一部分早产儿父母在孩子出院后的几个星期内，会给医院打电话求助。NICU的医护人员能够理解这种需求。有些医院甚至会安排专门的护士，负责与出院早产儿的父母沟通交流。

但是你得承认，这样做并不一定是最好的处理方法。儿科医生才是孩子出院后你需要定期去交流的人，也是最应该负责回答你问题的专业人士。不管你担心宝宝哪方面的状况，行为、日常活动、呼吸、进食、睡眠状况、消化状况还是可能发生的疾病，你都可以随时向他咨询。实际上，医生需要这些信息来了解小患者的情况，你需要与他建立信任的关系。不要忘了，儿科医生接受过专业训练，包括新生儿从医院回家以后的看护。如果他需要了解宝宝出现的特殊情况，会与NICU的医生沟通，双方共同交流宝宝的状况，相互传达需要的信息。

有一种情况你应该呼叫NICU，那就是你对宝宝出院时的医嘱存在疑问，如涉及宝宝的药物治疗。你也可以咨询儿科医生，在国内，最好到主管医生的门诊咨询。

当然，如果宝宝的状况变得严重，如出现发热、昏昏欲睡、极其烦躁、拒绝进食或呼吸困难，不要犹豫，尽快呼叫医生，不管是儿科医生还是NICU的医生都可以。一般情况下，你会发现一些情况是错误警报，你的担心是多余的（曾经有个母亲呼叫NICU说她的儿子高热不退，可实际上是她给孩子穿了太多的衣服）。但是，很多时候父母宁愿发现的是错误警报，也不愿宝宝的问题被忽视。

想念NICU

Q：我一直都迫不及待地想要带宝宝回家，但是回到家后我又有点儿想念NICU了。

A：也许你会觉得奇怪，曾经渴望要离开的地方，为何现在却有些想念。这是因为，你迫不及待地想让宝宝出院是因为你觉得出院就意味着宝宝安全了，可以像正常的宝宝一样回家了。

但是，回家后你会发现，你需要照顾一个特别脆弱并且需求很多的宝宝。而NICU如同一个安全的港湾，那里的医护人员知道怎样能让宝宝的状况变好，同时也让你觉得舒适。

事实上，你遇到的很多关于宝宝呼吸、哭泣、喂食、呕吐以及睡觉等日常的问题，都无法马上得到护士或者医生的解答。你需要对关注点进行筛选，选出那些真正需要解决的问题。在家里，没有监护仪的数据作参考，你需要自己做出判断。如果家里也有监护仪监测孩子的情况，你很可能会被错误的警报干扰，造成混乱。

孤独也会增加你的挫败感。大部分早产儿会在预产期前后出院，这个时候的他们并不是很敏感，或者会选择用负面的情绪来回应周围的状况，如哭泣、烦躁或者拒绝睡觉。在家里，没有其他孩子的父母与你交流，给你讲他们的故事，分散你的注意力，让你在处理新生儿问题时觉得自己并不孤单。也许在NICU里建立的社会关系，当时你并不觉得重要，但是现在你逐渐意识到，这些关系能给你的生活带来光明。现在，你们要避免带孩子去太过拥挤的地方，也要控制来访者的停留时间，所以你们没有太多机会分散注意力。

最重要的是，照顾孩子让你们感觉十分疲惫。你们无法再享受安静的夜晚，很少有能静下来的时间。这种情况下，谁会不想念以前的日子呢？

其实，你的想法很正常。现在孩子和你在一起，你需要一些时间建立自信，给自己一个机会适应和安定下来，你会发现你的不安全感在逐渐消失。尽管早产儿出生的经历会在父母心中留下一段挥之不去的记忆，但是出院回家最初的困难很快就会过去，甚至比你期待得还要快。

能让哥哥姐姐照顾小宝宝吗？

Q：我了解到，让年长的孩子帮忙照顾年幼的弟弟妹妹是有好处的。但是，我很担心我的大女儿会伤害小儿子。

A：小宝宝没有你想象得那么脆弱，他毕竟已经闯过了一关（在NICU的经历），除非他在家中需要使用特殊的医疗设备或操作，如家用供氧或者气管插管，否则你只需要注意别让他感冒或者发生感染，其余的像对待足月儿一样对待他就好。

你的小儿子是早产儿，因此，相比其他家庭的哥哥姐姐，你的女儿通过帮忙照顾弟弟会收获更多。一些研究人员认为，早产儿的哥哥姐姐，在面对家庭危机的时候会感到很无助，希望通过帮助照顾弟弟妹妹（甚至是照顾父母）来分担家庭的重担。同时，因为你对孩子有天生的保护欲，又想要弥补孩子在NICU与你分离期间缺失的关爱，所以相比于其他母亲，你更愿意花时间陪伴你的第二个孩子，这样就很容易忽略大孩子的感受了。对于你的大女儿来说，这并不是一段轻松的时光，在你们住院期间，孩子会觉得缺少你的关爱，她迫切地希望你们能回家，让生活重新步入正轨。让你的女儿尽可能地参与到新生儿护理中来吧，这样她也可以重新获得你的关注。

还有一个事实，那就是：除非你年长的孩子已经成年，不然他不可能独自解决新生儿的所有问题。刚刚学步的儿童根本没有协调能力，也无法一直将注意力集中在小宝宝身上，当小宝宝在婴儿床里时，年长的孩子不可能时刻关注他；当小宝宝动来动去时，年长的孩子

也不可能保证用奶瓶给小宝宝喂奶的同时还让他觉得舒适和安全。不管年长的孩子多么渴望帮助你，不管你多么想让他参与其中，目前你最重要的工作是保证孩子们的安全，这意味着你需要划出明确的界限，知道大孩子做的哪些事情可能会伤害到小宝宝。你需要明确告诉他这些界限，因为他自己意识不到。

但是有些事情，年长的孩子能够用安全并令人满意的方式帮助到你。以下列举了一些，你也可以想到其他的方面。

✳ 你可以让他帮你收拾婴儿房，当小宝宝回家时，能够看到家里焕然一新。

✳ 在给小宝宝换尿布时，他可以帮你准备尿布；当小宝宝在婴儿床里时，他可以和小宝宝说话；当你买好尿布时，他可以帮你归置好尿布。

✳ 当小宝宝不高兴时，你可以建议大孩子做鬼脸、唱歌或者轻轻安抚宝宝。如果小宝宝因此停止了哭泣，请记得告诉你的大孩子他做得很棒。

✳ 你可以让他帮你挑选小宝宝的衣服或者围嘴。

✳ 在给小宝宝喂奶时，可以让他短时间地帮你举着奶瓶（如果他觉得可以，也可以举更长的时间）。

✳ 在你的看护下，他可以坐着把小宝宝放在自己的膝盖上。

✳ 外出时，可以让他帮你推婴儿车。但是请记住，你需要密切关注他的举

动，因为较大的孩子可能会因为太过激动，而把婴儿车的把手拉下，或者将婴儿车向后倾斜。

＊当小宝宝哭闹时，你可以征求他的意见，问他如何能让小宝宝不哭。

　　还有一件很小却非常重要的事：你跟宝宝说话的时候，告诉宝宝他有一个很棒的姐姐，侧面给你女儿一个积极的反馈，你可能会看到女儿因你的话而一脸自豪和满足的神情。如果你女儿做错了什么事情，请尽量不要批评她。相反，你可以给她展示正确的做法，或者教她做点其他的事情。

　　另外，每隔几天你就要停下来反省一下自己：能否尽可能多地陪伴大孩子？是否能花时间和他单独在一起？你有帮助他感受到爱和关注吗？你是否和其他早产儿的父母一样，认为你的宝宝很脆弱呢？

　　当然，不管你怎么做，孩子难免或多或少会有争宠的表现。你可以把这看作两个孩子一起迎接新生活的一部分。

如何回答关于孩子年龄的问题？

　　Q：人们不断地问我孩子的年龄，我不知道该如何回答。

　　A：大部分孩子都会觉得，有两个生日是件很棒的事情，早产儿们就有两个生日：一个是他们出生的日子，也就是他们法律上的生日，另外一个是他们的预产期，也可以认为是发展期的生日。对于早产儿的父母来说，他们时常会感到困惑。"你的孩子现在多大？"或者"你的孩子多大时会爬？"这样很简单的问题，对他们来说却并不容易回答。

　　从发育里程碑的角度来看，孩子多大会翻身、会伸手拿东西、能坐起来、会牙牙学语、会走路等，其年龄计算是从预产期开始的，而不是参考他的实际出生日期。在最初的几年里，专家评估早产儿的行为和生长发育是否相符，参照的是他们校正以后的年龄。简单的计算方法是，用他的实际年龄，减去提前出生的周数或者月数。例如，如果你的孩子现在已经4个月，但是却在预产期前2个月出生，那么他的校正年龄应该是2个月。

　　但是，孩子的生长发育是复杂的过程。一些能力的发展依靠的是他的实际经历，如进食的能力（进食可以促进消化道发育和成熟）、免疫系统的发育（身体暴露在细菌中可以增强抗感染的能力）、皮肤的发育（暴露在空气中可以加速皮肤角质层的发育），以及他对语言和事物的熟悉度。出生不久的早产儿这些特性的发展，甚至比2个月大的足月儿还要快。

　　那么，如何回答关于孩子年龄的问题呢？不同情况应区别对待（别人只是随便问问还是确实想知道孩子的发育情况），以及你对回答这个问题的渴望程度。最准确的回答是，例如："他的校正年龄是……"当然，这样回答可能会带来更多的疑问和解释。如果你想避免麻烦，干脆不提"校正年龄"这几个字。你没有理由向每个人详细解释，这是你的私生活。

日托安全吗？

Q：我想回去工作，对早产宝宝来说日托安全吗？

A：从医学角度来说，如果你的早产宝宝刚刚回家，最好不要送去日托。当你看到日托的孩子用嘴传递玩具、小脸贴得很近、流着鼻涕时就知道原因了。每个孩子都携带细菌，早产宝宝很容易被感染，如感冒、耳部感染、结膜炎（红眼病）、腹泻和皮疹。即使宝宝被看护得很仔细，也无法避免。

日托对你的宝宝来说有多大风险，取决于他有多脆弱。如果他是一个健壮的早产儿，那么你可以认为他的免疫系统发育得与校正年龄该有的情况基本相符或者更好。所以，如果经过校正他已经长到足月，你可以考虑像正常的孩子一样，把他送去日托。但是，如果他是妊娠34周以前出生的，他的体内可能会缺乏部分或者全部的抗感染抗体，因为在正常情况下这些抗体会在妊娠最后3个月，由母体通过胎盘传递给孩子。较大的早产儿和足月儿都能得到来自母体的抗体的保护。婴儿体内来自母体的抗体

在出生后第一年逐渐消失，随后婴儿会建立起自己的一套免疫系统。

早产儿面临的问题之一是呼吸道合胞病毒（简称RSV）感染。大多数感染了RSV的儿童和成年人只表现出单纯的感冒症状，但是婴儿，尤其是早产儿，对该病毒十分敏感，很容易患重病。在某些情况下，感染RSV的早产儿病情会发展为肺炎或细支气管炎，引起严重的呼吸困难，甚至需要住院治疗。所以，如果你必须把宝宝送到日托机构，请一定事先咨询儿科医生宝宝是否需要接受RSV的免疫治疗。RSV有几个高发的时间段：晚秋、冬季和早春时节。在你的孩子6个多月大、度过了第一个寒冷的季节以后，他易受RSV感染的特性会减弱，并且这个时候，儿科医生可能正在安排第一次轮状病毒疫苗接种（共需要接种3次[1]）。轮状病毒是一种在婴幼儿中常见的易感病毒，特别是对于早产儿，会引起严重的腹泻和呕吐。

如果你的宝宝患有支气管肺发育不良（以下简称BPD），那么他会更脆弱，送他去日托的风险将会更大。至少在出生后最初的一年里，你应该尝试其他选择。请记住：即使你认为孩子的BPD已经痊愈，他不再需要氧气，看起来也并不虚弱，但事实上相比其他孩子，他的肺部还是发育得不够成熟。所以当送宝宝去日托后，宝宝更容易生

1　国内轮状病毒疫苗接种和国外不同，是在宝宝6个月至3岁期间，每年接种1次。

病。对于患BPD的宝宝来说，童年期常见的很多疾病都可能让他重新住院，或者危及生命。但是这种情况不会一直存在，大部分宝宝能够痊愈。儿科医生会告诉你，什么时候送宝宝去日托比较安全。

如果你发现大型的日托中心不安全，但是你又想回去工作，应该怎么做呢？如果给宝宝安排一对一看护不现实，那么接下来最好的选择就是，找一个能够在家照顾宝宝的人。你可以询问周围的亲戚朋友或者在相关专业服务网站寻求推荐，阅读相关资料，做到心中有数。

早产儿在家中受到的保护，逐渐使他的免疫系统变得更成熟、能更好地抵抗外界的感染。你可以定期带宝宝接种疫苗。如果距离你上一次接种百日咳疫苗已经超过10年，那么你可以再接种一次（你的宝宝只有连续接种3剂百日咳疫苗后才可以对百日咳产生免疫，这期间，如果你得了百日咳，则会传染给宝宝）。在宝宝6个月大以后，在流感高发的季节给你自己[1]和孩子接种流感疫苗，让照顾他的保姆也接种疫苗。

在经历了宝宝早产的变故以后，虽然你已经迫不及待地想要让生活回归正轨，但是现在请耐心等待。你为了帮助宝宝健康成长、为了帮助他度过最初难熬的时光，做了充分的准备，你应该为自己感到骄傲。

---

1 国内没有针对成人的百日咳疫苗。

如何用正确的刺激方法帮助宝宝苗壮成长？

Q：我想让宝宝能够苗壮成长，我应该如何给予他合适的刺激方法？

A：儿童发育专家或儿科神经科医生都无法准确地告诉你，什么时候该对孩子做什么，不存在能解决一切问题的简单处方。但是请不要担心，你并不需要这种固定的处方。引用著名育儿导师斯波克博士的话"你知道的比你想象的要多"，你作为父母，你的敏感度和直觉才是最好、最有效的育儿工具。

请记住以下几点。

* 你的目标是为宝宝提供适度的感官刺激，因为宝宝的大脑和身体只有不断地使用才能发展。为宝宝提供他需要的感知、移动、学习和思考的日常生活经验，为宝宝的发展提供动力，并促进其不断发展新技能。

* 和宝宝互动的最佳时间，是在他清醒、平静而专注的时候。你可以选择在他吃饱喝足、处于安静状态时，这时宝宝最容易接受刺激。不要等到他昏昏欲睡或者因为太累而不停地哭泣时再做。

* 刚开始，你的早产儿可能每天只有2~3个时间段能保持安静状态，可以接受刺激。如果你的孩子经常急躁易怒，你可以通过多用襁褓包裹来延长

他处于安静状态的时间。如果宝宝很爱睡觉，你可以尝试像洗澡之类的温和活动，这样宝宝很容易接受。但是，如果他还没有做好互动的准备，不要太紧张、也不要太担心，每个宝宝都有不同的刺激阈值。当你和他互动时，请对孩子的反应足够敏感，这是帮助他茁壮成长的关键。

* 当你注意到宝宝处于安静而警觉的状态时，试着慢慢靠近他，脸离他大约20cm远，让他更好地集中注意力。你可以和他一起躺在床上或地板上，这样他就能好好地看你的脸了（在孩子的世界里，相比其他有趣的事物，他们更喜欢看人脸）。你可以经常微笑并且频繁地改变你的面部表情，你也可以通过向宝宝展示黑白色的玩具或图片来刺激他的视觉。

* 当早产儿出院回家时，他已经足够成熟，能够处理不止一种感官刺激。所以，当你们面对面躺着的时候，你可以用高音调和他轻声说话（婴儿较容易听到高音调的声音，他也更喜欢这种声音）、唱一首让人平静的歌、用乐器演奏一曲或者给他念一段简单的童谣（婴儿喜欢有节奏的声音）。其他时候，你可以让孩子握住你的手指，增加你们的肢体接触，或者在他看着你的时候轻抚他的身体。

* 多给宝宝做抚触，多帮助他伸展四肢。宝宝在NICU时一直躺着，身体会有僵硬的感觉，多抚触有好处。适当

的抚触可以让宝宝感觉舒适，慢慢平静下来。

* 最好、最自然的刺激方法就是：抱着早产儿在房间里踱步。他会享受这种运动、享受与你的身体的密切接触，逐渐开始熟悉周围不同的人、灯光、声音、风景和气味。如果你想使用婴儿背带，你需要先咨询儿科医生，因为他们会考虑宝宝的安全问题。也许，你需要等宝宝再长大一点儿，呼吸功能更成熟时，再进行尝试。

* 当你把宝宝抱在怀里的时候，试着把他的手臂放在胸前，让他的肩膀放松。宝宝平躺时也把他的手臂放在胸前。不要让他平躺在床上或地板上，可以用卷起的毯子在宝宝周围搭建一个小窝，避免他的肩膀和臀部向外翻转。给孩子创造适宜的环境，方便他想要伸手拿东西时手能更容易地向前伸，这对即将学习的爬行和行走也有帮助。在这个过程中，你都要这样帮助他，这种情况一般持续到校正月龄3个月或4个月。

* 因为早产儿大部分时间都是仰卧睡觉，所以在他清醒时，一定时间的俯卧很重要，可以帮助他放松颈部和肩膀的肌肉，同时锻炼翻身、坐立、爬行时所需的腹部肌肉和其他部位的肌肉。婴儿床或地板上的毯子为锻炼提供了良好的场地。让宝宝趴着，手臂向前伸，两手臂间的宽度不超过肩宽，把玩具放在离他15～20cm的地

方，吸引他的注意力。一开始，他只能坚持1分钟甚至更短，你可以在他小睡或者换完尿布之后多试几次，慢慢增加锻炼时间。

＊最重要的一条指导原则是：每一项新的互动，都要缓慢、小心地进行，仔细观察宝宝的反应。宝宝对这些刺激是喜欢还是不喜欢，都会通过他的表现给你提供线索。如果他继续盯着你看、没有躲避你的眼神、平稳地呼吸、没有皱眉头、没有表现出紧张或者开始哭泣，那么证明他喜欢你正在做的事情。校正年龄6~8周的宝宝，常常会微笑和发出咿咿呀呀的声音，看到这些会让你觉得所做的一切都是值得的。

待宝宝长到预产期时，他的需求与足月儿的需求相比就没有太大的差异了，你可以查阅常规的育儿书获取指导。很多事情都可以帮助宝宝接触和探索世界，比如用手抓物体、让他感受不同质地、能发出不同声音以及不同形状的物体。宝宝很快就会开始进行更复杂的身体运动，摆出复杂的姿势，例如翻滚和坐立，在你觉察到这些之前，他已经做到了。请记住，要结合校正年龄参考生长发育曲线。同时，还要让孩子感受到你的喜悦和自豪，这可以帮助他建立自信心，也能够鼓励他努力掌握新的技能。

早产儿比足月儿更容易被激惹吗?

Q：早产儿比足月儿更加挑剔吗?

A：是的，部分研究发现，和足月儿相比，早产儿的行为方式经常让父母觉得难以处理。早产儿适应新环境的能力比较差，进食和睡眠不太规律，父母很难理解他们哭泣的原因，并且很难抚慰他们。换句话说，他们是一群挑剔的宝宝! 但并不是所有的早产儿都是这样。

即使是患过严重并发症、在医院度过了艰难时光的早产儿，也有可能变成不挑剔、好好吃饭、好好睡觉的宝宝。所以不要受早产儿过于挑剔的警告的影响，努力理解孩子的行为和性情，而不是先入为主地觉得他们难伺候。他们的一些行为举止，取决于你是否能对其需求做出积极回应。

早产儿行为挑剔的主要原因是生长发育尚未成熟。这并不奇怪，因为大多数早产儿会在预产期前几周出院。所以，他们的睡眠和清醒时间往往难以预测，进食也还不规律，他们的反应很有限、很混乱，他们的热量水平也很低。因此，和足月儿相比，早产儿的适应能力和社交能力比较弱，也更容易感到沮丧。所以，挑剔并不奇怪，给他们一点时间吧!

同时，环境对宝宝的行为表现也有重要的影响。出生越早、体重越轻的早产儿，性格可能越急躁。这些宝宝经历了长时间的住院治疗，更有可能患严重的疾病和并发症。当承受了过度的刺激和痛苦时（就像在NICU中的经历一样），一些早产儿容易受到惊吓、情绪激动或自我封闭，以躲避刺激。即使宝宝回家后不再频繁地接受治疗，这些行为模式也会持续很长一段时间。

因此，请试着保持耐心，在最初的几周或几个月内，你注意到的一切都只是暂时的，宝宝需要一段时间的成熟和发展。另外研究发现，和足月儿相比，早产儿出生后第一年表现出的性格特点并没有那么稳定，直到1周岁甚至2周岁，他们的父母才会发现，宝宝的性格特点基本和足月儿一样了（根据早产儿父母的说法，在宝宝该上幼儿园时，绝大多数早产儿不仅性格特点稳定了，还从挑剔的宝宝变成了容易相处的宝宝）。

宝宝和其他家庭成员之间相互适应十分重要。一些家长能够快速适应早产儿的诸多需求，从养育孩子的过程中获得满足。他们认为照顾孩子没那么困难，孩子也能够积极回应他们（研究表明，这样的父母往往家庭关系和谐，能够获得社会支持，有稳定的收入）。宝宝的行为有多大程度受家庭养育态度的影响，多大程度受周围其他因素的影响呢？这难以评估。但是父母和孩子之间是相互影响的，父母与孩子要一起适应和发展，在相互理解和交流中寻找共同的生活节奏。

如果你知道早产儿哪些行为是正常的，就可以帮助你更快地适应养育早产儿的生活、减轻养育压力。在日常生活中，请做好面对以下困难的准备。

＊ **睡觉**。健康的早产儿在校正年龄3～4个月之前，大约每2小时醒1次。当校正年龄达到6～8个月时，睡眠时间会延长，这时候大人就能舒一口气了。

＊ **喂养**。早产儿出生的第一年，近一半的早产儿父母会抱怨宝宝的喂养问题，如他们会感觉疲惫、很难捕捉到宝宝饥饿的信号、宝宝出现持续不断的胃食管反流等，这些问题很容易让迫切渴望宝宝快速成长的早产儿父母感到沮丧。

＊ **哭泣**。当校正年龄3～4个月时，早产儿哭泣的频率和强度会达到峰值，比足月儿发生得晚。尽管在回家后的第一个月，早产儿挑剔、难以安抚的状态会让你很苦恼，但是随着时间的推移，你将会慢慢学会理解宝宝哭泣所代表的意义。你会发现，难以抚慰是早产儿的典型特征。值得欣慰的是，大部分早产儿父母发现，难以安抚的哭泣现象在几个月后会突然消失，这真的是太令人惊喜了。

与此同时，那些觉得自己的宝宝很挑剔的父母，最常见的抱怨是，他们不知道什么时候该做什么事情。他们理解不了宝宝的意图，所以不知道什么时候该和宝宝做游戏、什么时候该安静地抱抱他、什么时候该给他喂食、什么时候让他睡觉、什么时该让他独处。所以，很多时候宝宝的行为与父母的意愿是不一致的，如父母想让宝宝睡觉，可宝宝却无休止地哭闹，之后在不恰当的时间突然入睡；又如，当父母试图安抚宝宝或与宝宝玩耍时，宝宝却选择转身躲避。总是被宝宝拒绝会让你感到沮丧、无力，你也不知道该如何照顾宝宝了。

你能做些什么呢？首先要清楚地认识到，和足月儿相比，早产儿的行为确实很难预测和解读，你的宝宝并不是个例；其次，试着去解读宝宝的行为信号（详见第236页"宝宝在向你表达什么：怎样读懂宝宝的暗示？"），并不是所有家长都能在医院学到这些，因为在医院里家长都是担心宝宝的健康问题；最后尊重宝宝的意愿，在允许范围内让他说了算。不要觉得你在纵容他，现在担心这些还太早了。要让宝宝感受到舒适和安全，要让他感受到他的需求会得到你们的认可和满足，要让他感受到家人是温柔、善解人意、可以信赖的。这与宝宝在医院的经历有很大不同。在医院里，忙碌的护士和医生通常别无选择，他们的主要目的是给宝宝治病，而无法考虑宝宝的意愿。

为了安抚宝宝，帮助他入睡，你可以试试以下方法，逐步发现最适合你的宝宝的方式。

✳ 给宝宝一个安抚奶嘴，或者你的一根手指让他吸吮，或者帮助他把他自己的手含进嘴里。

✳ 静静地安抚他，让他平静下来，和他的身体接触，或者用毯子把他包裹起来，让他感觉到很安全（更多技巧详

见第235页相关内容）。

✳ 研究显示，按摩可以安抚宝宝焦躁的情绪，有助于宝宝和父母之间建立牢固的情感纽带（详见第326～329页"按摩真的能促进生长发育吗？"）。尤其是腹部按摩，在宝宝的腹部进行倒"U"型按摩，可以帮助孩子排气、缓解腹痛。

✳ 试着和宝宝轻声交流，给他唱歌，用你的声音让宝宝放松下来。专家认为，与父母亲近的宝宝都能够识别并且爱上父母的声音。

✳ 不要认为宝宝睡觉时房间里一定要保持安静，光线一定要昏暗。宝宝在经历过NICU无休止的嘈杂后，在有背景声音的情况下更容易被安抚，如电视里轻轻的声音、浴缸里流水的声音、吹风机单调的嗡嗡声，或者真空吸尘器的声音。

✳ 宝宝在乘坐汽车（一定要坐在婴儿安全座椅上）或者婴儿车的时候，可以给宝宝听他喜欢的声音，让宝宝做他喜欢的活动（在确保安全的情况下），这样可以帮助他安静下来。

✳ 抱紧宝宝，用触摸和移动达到安抚的效果。有些父母会在头几个月抱着宝宝四处走动，如果你也喜欢这样做，可以轻轻摇晃宝宝，或者和他一起跳舞。不过，请确保做这些动作的时候支撑着宝宝的头部（在和儿科医生讨论之前，请不要使用婴儿背带，因为在宝

宝长得足够大、呼吸足够稳定之前，这样做对早产儿可能不太安全）。

* 为了安抚较大的早产儿，有些医院的新生儿病房会使用婴儿运动吊床，轻轻摇晃吊床，模拟宝宝在子宫里或在你怀里运动的感觉。你可以试一试，看看这样做对宝宝是否有效。你也可以试着把宝宝放在婴儿摇椅、摇篮等处且轻轻摇晃他。但是请注意，有些早产儿喜欢这种方式，但是另外一些早产儿会因为这样做而变得紧张。如果你的宝宝不喜欢这种方式，你可以在几周之后再试一次，因为宝宝的喜好会不断改变。

* 强烈、有节奏的抚摸可能会让宝宝兴奋，也可能会让他平静下来。一些家长表示，这样拍宝宝的后背或者腹部会有些奇怪，尤其是在公共场合，但这种方式确实能让一些早产儿平静下来。

* 如果宝宝睡着了，就让他安静地睡吧，多睡觉有好处。当他完全清醒后再陪他玩耍，或者吸引他的注意。

* 当宝宝哭闹时，试着用深呼吸或者其他放松方法缓解你挫败、愤怒的情绪。试着放缓你的动作、用悦耳的声音和甜蜜的音调安抚宝宝，不要焦虑，不要紧张，否则会增加宝宝哭闹的时间（心理学家认为，你表现出来的对孩子痛苦的理解，有利于他未来情商的发展）。特别是在你因为郁闷、想要用力摇晃正在哭闹的宝宝时，请马上把宝宝放进婴儿床，离开房间，让自己冷静下来。你可以请其他家庭成员或者邻居先帮忙照顾宝宝。请记住，用力摇晃宝宝可能会给他造成无法弥补的损伤。

* 为了避免你精疲力竭，请和你的伴侣轮流照顾宝宝，或者向亲戚朋友以及其他看护人员寻求帮助。定期给自己留出休息时间，如拜访朋友、去健身房或者上瑜伽课。当其他人在照顾宝宝时，你可以去另外一个房间锻炼（最好完全听不到宝宝的哭泣，可以播放一些背景音乐）或者只是简单地洗个澡。不要因此感到内疚，因为这是为了宝宝好。放松自己、补充体力，可以让你以更饱满的状态重新回到宝宝身边。

* 选择一个可以处理好宝宝哭闹的保姆。你需要一个有耐心、足够成熟、经验丰富的人帮助你。不管别人如何推荐，也不管你的家人、朋友们有多了解这个保姆，你都需要仔细观察他和宝宝的互动情况（多观察几次），再决定要不要选择这个保姆。

　　当你觉得照顾宝宝太艰难、太疲惫的时候，可以停一停，听听内心的声音，然后告诉自己"我的宝宝需要的帮助比我想象得还要多"。意识到早产儿特殊的行为特征后，你能否改变自己的观点呢？也许会吧。请记住，尽管这段艰难的时光看起来很长，但是总会过去的。慢慢地，你会越来越享受和宝宝在一起的时光。

早产儿对疼痛有记忆吗？

Q：每次宝宝闻到酒精的味道就开始哭，是因为他想起了在NICU的痛苦时光吗？

A：一些早产儿父母注意到，宝宝对疼痛有不同寻常的反应。他们觉得宝宝似乎对疼痛过于敏感，或者不够敏感。父母想知道，宝宝闻到酒精气味的时候，是否会联想起他在NICU接受治疗时感受到的疼痛。一些父母表示，他们的宝宝害怕撕胶带的声音（很像以前静脉输液或气管插管之前的声音），或者害怕见到穿着白大褂的医生。

没有确切的方法能够判断，你的宝宝只是被酒精的刺激性气味刺激到了，还是把酒精和在NICU中的疼痛记忆联系起来了。到目前为止，关于早产儿对疼痛是否有记忆，或者早期的痛苦经历是否会对其产生长期影响的研究，还十分有限。

然而，现有的研究让家长们的担忧看似合情合理。我们已经知道，新生儿能回忆起一些过去的感觉。关于足月儿的研究显示，他们能够识别母亲的声音，以及他们在子宫里听到过的音乐。因为触觉的发育比听觉早，所以早产儿很有可能对疼痛有记忆。

事实上，一项针对妊娠32周出生，并且在NICU中观察了4周的早产儿的研究显示，相比妊娠32周出生的早产儿，前者更倾向于用心跳加速回应疼痛（因为对于早产儿来说，在住院治疗期间进行的医疗程序已经对他们的心理造成了创伤）。很难知道这是一种有意识的反应，还是一种生理反应。有趣的是，这些经历过4周治疗的早产儿的痛苦要比新生儿少，可能是因为重复的疼痛减弱了他们对疼痛的敏感度。

因此，尽管现在下结论还为时过早，但是一些线索可以表明，早产儿会记住NICU中的疼痛，未必是有意识的回忆，而是通过身体的变化影响他们对疼痛的感知和反应。如果你的孩子遇到特定的声音、气味或者事情时会哭泣，那么你可以在他哭泣时或者哭泣后，给他一个安慰的拥抱。也许你可以将他的联想逐渐转变为积极的方面。如果不能，至少要让他知道，当事情很艰难时，你会给他强有力的支持和爱。

一些家长担心，早期的疼痛会导致宝宝出现长期的情绪问题。临床研究还没有明确证实这种联系。然而，一位专门研究早产儿疼痛、跟踪调查他们成长的心理学家指出，最让他惊讶的是，早期经历并没有给早产儿的成长带来副作用，他们中的大多数，逐渐会成长为积极、快乐、适应能力强的宝宝。如果你亲眼看到这些宝宝不可思议的恢复能力，你就不会再有悲观的想法了。

但是，在罕见、严重的情况下，尤其是长期缺乏关爱的时候，长时间的疼痛可能会影响宝宝的性格。但是，如果你的孩子在NICU接受的是常规的治疗（如输液和插管治疗，甚至有一些并发症的手术治疗），现在已经痊愈了，那么你就不必担心这种严重的后果。相反，你很可能会被孩子不屈不挠的精神所打动。

早产儿的外貌特征

Q：我的孩子会和其他孩子长得一样吗？

A：当宝宝还未出生时，大多数人会根据广告或者纸尿裤包装上完美小天使的模样想象自己宝宝的样子。理想中的宝宝十分可爱，和现实生活中的大多数宝宝差不多，会逐渐长成漂亮的童装模特或者邻居家宝宝那样。但真实的情况是：尖尖的脑袋、黑黑的胎记、长着婴儿痤疮、突出的耳朵、后缩的下巴、特别浓密或者稀少的头发……他们其实已经很漂亮了，只不过还不够完美。

早产儿出院回家后仍会表现出一些个性化的特征：如椭圆而不是圆形的脑袋、又长又窄的脸（这可能和他们躺在医院的姿势有关），因为脸很窄、鼻子扁平，会让他们的眼睛看起来更大；面色苍白（贫血造成的，虽然所有的宝宝都有可能发生贫血，但早产儿的贫血更严重、持续时间更长）；有些宝宝的后脑勺是平的，有枕秃，这是长时间仰卧造成的。

可以肯定地说，上面说的这些特征并不明显，所以大部分人看到你的孩子都会觉得他是一个可爱的宝宝，和其他宝宝没有区别，尽管新生儿科医生能从一群孩子中认出哪个是早产儿。早产儿

的这些特征可能很快就会消失（如面色苍白几周内就会好转），也可能会随着孩子的长大在几周、几年内逐渐消失，还有一些特征会持续整个童年。

早产儿和足月儿相比，还有别的差异吗？长期依赖呼吸机的早产儿，上颚可能会出现凹槽或高腭弓，这可能是气管插管导致的。家长不必担心，这种情况并不会影响孩子说话（尽管，他们难以食用花生酱那样的食物，因为会粘在他们的上颚，但是谁没有遇到过这种问题呢）。除了牙医，没有人会注意到这种差异。1岁以后避免使用奶嘴和吸管杯可以帮助解决这个问题。在孩子7~8岁时，牙齿和下颚通常发育良好，这个时候如果上颚的凹槽影响咬合，或者导致牙齿过度拥挤，可以通过牙齿矫正进行治疗。

早产儿，特别是那些依赖呼吸机或者是胆红素水平较高的早产儿，牙釉质容易出现异常，从而表现为牙齿变色或者出现形状缺陷。大多数情况下，只有乳牙才会受影响。如果你想了解更多关于婴儿牙齿的信息，请阅读第456页“牙齿”。

至于体型，有些早产儿体型一直较小，但是绝大多数早产儿的身高和体重最终都能够达到正常水平。你可以在第429~430页“生长预测”部分获取更多信息。

当然，并不是所有的早产儿都会有上述特征，你的孩子可能就没有。在这种情况下，别人会惊讶于你的孩子是一个早产儿。

早产儿身上会有瘢痕吗？

是的，很多早产儿在NICU中都接受了医疗操作，因此身体上会留下一些瘢痕。但是，大部分情况下这些瘢痕都很小，小到只有他们的父母才会注意到。你可能会很惊讶地发现，有些早产儿家庭甚至十分珍视这些瘢痕，甚至希望它们不要完全消失。就像在战场上留下的伤疤一样，瘢痕是对一段经历的纪念。这些瘢痕会留在他们心里，给他们的生活注入无限的能量。

举例来说，在早产儿身上，如脚踝处，静脉注射的针眼是很常见的。早产儿的手背或者胳膊进行过很多次的静脉注射。这些细小的瘢痕随着时间的推移会逐渐消失。有些瘢痕在少数情况下也会逐渐变硬，但是并不会对早产儿造成伤害。

对于年幼的早产儿，他们出生时皮肤还未发育成熟，十分敏感，因此，当撕开皮肤上的胶布，或者除去贴在皮肤上的监测器时，往往会在皮肤上留下浅色的痕迹，这些痕迹会随着时间的推移

而不再明显。如果你的宝宝是瘢痕体质，那么这部分和其他痕迹也有可能越来越大。

如果你的宝宝接受过插管治疗，如气管造口术、胃造瘘术或者胸腔引流术，身上可能会留下手术后形成的瘢痕：开始的时候，瘢痕是淡红色的并稍微隆起，一段时间后会逐渐褪至白色，最后变得平整，留下略微凹陷的印记。如果你的宝宝置入了几个胸管，一些胸管必须放在乳腺组织附近，那他成年以后乳房的形状会有些异常，严重的话可以通过整形手术进行修复和矫正。同样，大型手术留下的瘢痕，也可以通过整形手术改善。

如果液体或药物通过输液管渗到了皮肤深处，那么在对应的地方可能会留下瘢痕。由于瘢痕处的皮肤紧缩，若累及孩子的脚踝、手腕或肘关节等处，很有可能会妨碍他运动。大多数情况下，可以通过温和的、有规律的锻炼缓解这一问题。

早产儿出院后父母的心情

Q：每个人都觉得，宝宝出院回家了，我应该欣喜若狂。但事实是，我只是舒了一口气，并不觉得幸福。

A：在出院回家后的第一周或第一个月，一些早产儿父母心中会产生疑惑："我现在明明应该高兴，但是为什么还是很忧伤呢？为什么宝宝的状况一直在好转，我却无法高兴起来呢？"

对于未来要发生的事情，你可能会感到不安、麻木或者恐惧。当朋友们问你成为父母是否会觉得激动或者喜悦时，如果你没办法直接回答"是"，你可能会想，是不是自己出了什么问题或是不是你对宝宝的感觉出了问题。其实并不是。对于一些家长来说，他们的宝宝刚刚脱离生命危险，期间他们承受了太多的痛苦和压力。当你把宝宝抱在怀里，看着他安静地入睡时，你一定会感受到很多快乐和如释重负。甚至，你会用一个新的视角，看待生活中真正重要的东西。但是，你并没有像大多数宝宝已经回家的早产儿父母一样，感到特别开心和轻松。你经历了太多的事情，这会让你觉得自己很脆弱，没有简单纯粹的幸福感。

为了理解和接受自己的反应，你应该意识到，虽然你的宝宝活下来了，好好地待在家里，但是你已经失去很多了。早产儿父母确实会承受很多痛苦，因为他们没有正常怀孕分娩、带回一个健康的足月新生儿的经历。虽然你已经

为人父母了，但是你还不够成熟，也许你还没有完成育儿课程的学习，没有给宝宝洗过澡，在分娩后还没能和家人、朋友们一起庆祝。产后的这段时光，你也被剥夺了很多东西，你可以毫不愧疚地这样认为。这样想，可以让你的心灵得到些许治愈，同时也有了继续前进的动力。

如果你刚从医院回来，需要承担在家照顾宝宝的责任，感到压力大是很自然的。不管现在宝宝有多健康，关于宝宝的状况和未来的发展，都会在一段时间内让早产儿父母觉得紧张和不安。在NICU中漫长而痛苦的时光，会干扰父母和宝宝亲子感情的培养，焦虑和恐惧可能会进一步将你压垮。这一切并不能证明你不爱你的宝宝！承认你有所失去，可以帮助你释放压力，解除你的困惑。

幸运的是，这些负面情绪会随着时间的推移而逐渐消失。研究人员发现，在宝宝的第一个生日时，大部分早产儿的父母心态已经平和了，有少数父母还需要更长的时间调整心态，但是他们的焦虑也会随着孩子成长到2岁时逐渐消失，这个心理修复的过程十分正常。要注意提防产后抑郁症对正常生活的影响。如果你有抑郁的表现，建议你尽快接受心理疏导。

你不必因为自己是早产儿的父母而觉得收获的快乐有所减少。足月儿的父母经历的事情比你们简单得多，但是他们也并没有欣喜若狂。新生命的降临同

样使他们压力倍增，他们也会因为照顾宝宝而感到精疲力竭，也必须承受更大的财务负担。所有这些改变都会削弱初为父母的愉悦感，影响对宝宝的关爱，甚至导致产后抑郁的发生。但是大多数情况下，为人父母的快乐最终会战胜这些焦虑情绪，在走过了一段异常艰辛的养育道路以后，回首再看，每个人都会为自己感到骄傲。

早产儿父母的安全感

Q：现在宝宝已经回家了，我想一直抱着他。只有我们两个人在的时候，我才觉得安全。

A：住院期间，你想要多抱抱宝宝并不容易。现在出院了，终于能够让母爱充分释放了。除了看着宝宝，你不想做任何事，你一步都不想离开他，想要保护他不受任何伤害，你不想让家务事分散你的注意力，这些心情都是可以理解的，因为你想要弥补那些失去的时光。

部分家长会为那些令人不安的感觉而担忧，如埋怨、恐惧、对宝宝过度的保护欲或者是渴望独处。如果你也有这样的反应，并不代表你不正常，所有你现在经历的心路历程都是短暂的。研究表明，早产儿父母的焦虑情绪和抑郁程度会在宝宝出院后第一周达到高峰，从第二周开始逐渐减弱。大部分负面情绪会在宝宝出院后的9~12个月内逐渐消褪，有时那些因为担心宝宝健康而引发的过度焦虑，会持续两年之久。只要你

有积极的态度，痛苦就会减少。虽然在NICU中的痛苦记忆和消极情绪还会反复出现，但是这些都是暂时的，让时间去疗愈吧。

尽管你现在想要把自己的全部精力都集中在宝宝身上，但是请注意，早产儿无法应对过度的刺激。和足月儿相比，早产儿在出院回家的第一周会有些反应迟钝，你感觉急迫是正常的。但是，不要给宝宝过度的刺激，否则弊大于利。为了保护自己，宝宝可能会变得更加冷漠、孤僻，你也会因此变得沮丧和失望。所以，解决的方法就是尽量遵从宝宝的意愿，对宝宝发出的信号足够敏感，判断宝宝是准备好互动了，还是被过度刺激了。

与此同时，多和伴侣谈谈你的感受，这样他就能理解你。尽量避免把你的伴侣与宝宝完全隔绝。如果你还有大一点儿的宝宝，请确保你的伴侣或宝宝的祖父母会给大宝宝足够的爱和关注，尽量多花时间和大宝宝在一起。很快你就会做好准备，重新面对这个世界，重新敞开心扉，接纳你的亲人和朋友们。

在最初的适应期过后，你也会更客观地看待你的早产宝宝，那些先入为主的成见会逐渐消失。如果你想当然地觉得宝宝很脆弱，他的反应不那么灵敏，如果你对他的要求比一个足月儿还高，那么你的这些想法可能会影响你与宝宝互动的方式，从而制约并影响他未来的行为。

如果你的想法太极端且没有逐渐消失的趋势，你可能需要心理专家的干预。对于这种情况，行为疗法（一种疗程短、针对性强的心理治疗方法）会有所帮助。加入一个家长互助小组，或者

安排保姆照看宝宝，也会对你有帮助。通过这种干预，你会了解早产儿的需求、行为模式、习惯以及洞察你自己内心的感受。好好与宝宝相处吧，努力成为优秀的父母。

父母的反应更令人担忧

对于一些父母来说，他们仍旧无法适应有了宝宝以后的生活，甚至出现了长期的不良情绪，影响宝宝的健康成长。虽然这样极端的情绪并不常见，但是许多早产儿的父母能够意识到自己情绪的变化。

＊**脆弱儿童综合征。**早产儿刚出生时十分脆弱，父母很担心他们的状况。当早产儿出院以后，他们的健康状况在逐渐好转，父母就可以放松一些了。有一些父母对宝宝有过度保护的行为，会影响宝宝的正常发展。比如，在宝宝出生后的几个月或几年内，父母仍然过分担心他们的健康；宝宝稍有不适便慌慌张张地带宝宝去医院；害怕宝宝发生意外，阻止宝宝积极地探索世界；为了避免生病，不让宝宝与其他人接触，甚至限制宝宝参加活动。在这样的氛围下长大的宝宝会缺乏安全感，变得害羞、依赖、缺乏自

尊。脆弱儿童综合征并不是由宝宝的不成熟直接导致的，而是父母的行为造成的，他们深信自己的态度和行为对于早产儿来说是十分合理的。

＊**创伤后应激障碍（简称PTSD）。**PTSD是指个体经历、目睹或遭遇一个或多个涉及自身或他人的实际死亡，或受到死亡威胁、严重受伤，或躯体完整性受到威胁后出现的持续存在的精神障碍。

你也许认为，这只会发生在退伍军人或者是地震后的幸存者身上，但是请不要低估早产儿父母所面临的压力和威胁。专家认为，早产儿的出生和住院治疗给父母带来的焦虑，足够引起父母的这种反应。

PTSD的症状之一就是，所经历的痛苦往事常常会在脑海中重现。重现常常由一些经历引发——比如，听到和NICU中的监测仪的警报声很像的嘟

嘟声、午夜的电话铃声、宝宝又生病了，也可能毫无原因地出现。回想起NICU中难以忘怀的过往，仿佛会让你再次重温那段经历。PTSD的另一个症状是逃避。比如，开车时可能会故意绕开宝宝住过的医院，也从来不愿意翻开宝宝在婴儿早期的照片。在更极端的情况下，父母甚至会逃避医生，不愿意面对宝宝真正的问题和症状，从而把宝宝置身于危险之中。PTSD的第三个症状是高度警觉或持续的恐惧。这可能是一种特殊的感觉——因为害怕宝宝夭折或者再次生病而产生的过度保护欲——或者是充斥在日常生活中的高度警觉和焦虑感。

现在请注意一点，几乎所有早产儿父母都会出现一种或者多种以上症状，但是这并不意味着他们患有PTSD，只有当这些症状持续出现、日夜干扰他们的正常生活，或者伴随其他心理问题的出现，如抑郁症、药物滥用时，才可以诊断为PTSD。一些特殊的心理疗法和药物可以有效治疗这种疾病，所以请一定要寻求专业的帮助。

* **产生倦怠。**和足月儿相比，早产儿性格更加孤僻、易怒，对于父母的照顾，他们的反馈少之又少。有时候，父母努力地想要和宝宝互动，却得不到任何积极的回应，这种情况下父母很容易感到疲惫和绝望，想要停止努力。在一些家庭中，最初正常的低刺激（适合出生胎龄较小的早产儿，因为他们的承受能力较弱）期从来不会随着宝宝自身的成熟、准备得更充分而发展为亲密的互动关系，仍然需要父母更加主动和积极。在另一些家庭，早产儿的排斥或者频繁的不舒服，会让父母感到自己很无能以及被拒绝，因而，他们放弃了对宝宝的刺激。疲惫不堪的父母对宝宝表现得麻木和茫然，他们抱宝宝、抚摸宝宝、和宝宝交谈、冲他们微笑的次数，都远远少于其他父母。很难分辨出是宝宝先缺乏积极的反应能力，还是父母先存在偏见。但不管怎样，这都很危险。发展心理学家发出警告：如果宝宝逐渐长大，父母继续用心不在焉、沉默寡言的态度对待他们，会影响宝宝的成长。

* **有虐待儿童的风险。**早产儿比其他宝宝更容易遭受虐待，这主要是由来自父母的风险因素（如缺乏家庭和社会的支持，有暴力前科和容易焦虑）和早产儿的行为特征（挑剔、难以安抚、孤僻）共同导致的。这种类型的父母和宝宝生活在一起，有时情况会恶化成更严重的危机。

如果你发现自己或者你的伴侣符合上述特征，请及时与儿科医生或者心理专家联系。

多 胞 胎

双胞胎中的一个先出院回家

Q：双胞胎中先出院的那个孩子发育会一直比另一个孩子领先吗？

A：出院这件事可不是一场赛跑，先出院的早产儿依然要经受未来长时间的考验。

情况稳定的早产儿，一般会在妊娠34~40周，达到出院要求：能够脱离呼吸机自主呼吸、进食情况良好、体重稳定增加、能在开放的环境中维持体温。上述这些早产儿发育成熟的表现，与其日后达到认知和运动发育里程碑（如微笑或者坐起）的时间并没有明确的联系。在接下来的几年里，你会习惯于看到双胞胎之间的差异，如一个孩子开始说话的时间更早，另一个孩子可能更具有冒险精神、更活泼好动。但是，你无法预测，在小学六年级的时候哪个孩子口才更好、哪个孩子更擅长运动。所以，医生认为，根据两个孩子住院治疗时间的长短，来评价哪个孩子未来更优秀、运动能力更好，是错误的。

但是，如果因为双胞胎中的一个孩子曾患有严重的疾病而导致两个孩子生长发育不均衡，则是另外一种完全不同的情况。例如，如果一个孩子因为患严重的支气管肺发育不良（简称BPD）或者必须要接受脑积水手术而必须要在医院待更长时间，那么这个孩子未来出现健康问题及发育迟缓的风险可能会增加。但是，由于婴儿具有惊人的修复能力，所以不要过早给孩子贴上"虚弱"的标签，最终时间会证明双胞胎之间的生长发育到底有没有差异。

对于父母来说，要在医院和家里分别照顾两个孩子，着实不易。一般情况下，父母并不放心由其他人照顾刚出院的孩子，但是把已经出院回家的孩子重新带回医院的新生儿病房也不现实。你来医院探望住院孩子的次数，会因为另一个孩子的出院而减少，你不必因此感到愧疚。如果周围有亲戚朋友可以经常抽空来医院陪伴孩子，你就可以放心一点，你并没有将住院的孩子抛弃。一些父母发现，两个孩子的出院时间错开，哪怕仅仅只错开1~2周，都十分有益，因为可以先让一个孩子很好地适应家庭生活。如果从这个角度看你的经历，你会感激那个留在医院的孩子，正是因为他在医院多停留了一段时间，才让你有足够的时间准备和适应一切。

顺便说一句，因为两个孩子出院的时间不同，因此，他们第一次接种疫苗的时间也会不同。接种疫苗的时间可以调整，你应咨询医生，看看他能否想出办法让你的两个孩子同时接种疫苗。总之，你要事先做好计划。

多胞胎的日常安排

Q：关于三胞胎的日常看护，请问有什么合适的建议吗？

A：新生儿的父母，常常忙于给孩子哺乳、换尿布等琐碎的事情，怎样进行日常规划，才能让你感觉好一些呢？你已经感受到了，同时照顾三个孩子需要强大的责任感和力量。但是，合理的规划可以在关键时刻帮助你保存体力、排解烦恼。

在孩子出院回家最初的日子里，三胞胎中的每一个都需要在半夜至少喂一次，可能三个孩子分别会在不同的时间醒来，因此，你需要向家庭和朋友寻求更多的帮助和支持，不要把自己当成一个超人。当你逐渐能够掌控自己的生活以后，再来恢复你原本的习惯。

有些父母发现，为了了解每个孩子的情况，记录每个孩子的日常活动是个有效的方法，你可以参考第551页的附录3中的"多胞胎时间安排表"，每天做好记录。或者你也可以从中获得灵感，设计适合自己的表格，添加其他的项目，如洗澡时间或者和父母一对一相处的时间。当你极度疲劳、担心自己会忘记重要信息的时候，这些表格会起到关键作用。

培养你的三个孩子遵循统一的作息时间、睡整觉，将是一个缓慢的过程。一些三胞胎的父母说，在孩子校正年龄12周时，他们的进食、玩耍以及睡觉的时间就有可能保持一致了，在之后的不久，他们就能够在晚上睡6~8个小时。但是，另一些三胞胎家庭就没有这么幸运了，在孩子长到10个月甚至更大的时候，父母才能够享受整晚的睡眠。

以下是一些三胞胎、四胞胎和五胞胎家庭关于时间安排的重要建议。

＊ 如果你想要让三胞胎的日常生活保持一致，可以通过一些方法来实现。以同时给三个孩子喂奶为例，在给第一个孩子喂奶时，你要容忍其他孩子哭一会儿，或者提前结束给一个孩子喂奶，抓紧喂另一个孩子。如果一个孩子半夜把你吵醒，让你喂奶，你可以把另外两个孩子也弄醒，一一喂奶（当你第一次这样做时，你会觉得于心不忍，但是请相信我，从长远来看，这样做会大大增加你的睡眠时间）。

＊ 让三胞胎的日常生活保持一致也可以让你的生活更加有条不紊，甚至你还能腾出一些空余的时间。只要方法不是太严格、太苛刻，你可以把这些方法运用到生活中的方方面面，如给孩子换尿布、洗澡、剪指甲，和孩子一起读书、玩耍等（拿给孩子洗澡来说，你并不需要每天都进行。事实上，许多三胞胎、双胞胎甚至一胎的父母，一周只给孩子洗1~2次澡。只要你在该换尿布的时候换尿布，把孩子的屁股清洗干净，就能保持孩子的清洁了）。

＊ 请接受一个事实，孩子生病的时候，他的时间安排表是会改变的。请尽量

保持耐心，在孩子恢复健康后，尽快将孩子的生活节奏调整过来。

* 如果其中一个孩子非要在不同的时间玩耍、吃饭或者睡觉，可以把这个小家伙带到另外一个房间，以免他打乱其他兄弟姐妹的生活节奏。

* 如果你要给孩子喂配方奶，可以在睡觉之前把配方奶作为孩子每天的最后一餐。因为相比母乳，配方奶的消化时间更长，饱腹感更强（这种方法也适用于那些清晨母乳充足但是之后母乳量变少的妈妈们）。当宝宝刚开始吃固体食物后，他们在两餐之间的睡眠时间会更长。

* 为了鼓励孩子在晚上多睡一会儿，你可以在晚上孩子最后一次吃奶前的几个小时开灯，来试着让孩子保持清醒。而对于另一些孩子，与其让他们在晚上保持清醒，倒不如让他们在洗完澡后，提前30分钟上床睡觉（两种方法都可以尝试一下）。

* 当孩子到了校正年龄3个月，每次喂奶后，尽量让他们清醒的时间长一点，这样可以多消耗一些能量，鼓励延长孩子清醒和睡觉的时间间隔（这个方法只对部分孩子有效，对另一些孩子来说，这个方法只会让他们变得更暴躁，睡得更少。你可以试试看，观察孩子的反应）。

* 请记住，孩子的生活节奏会随着季节、自身的成长而发生改变。所以，即便你觉得孩子的生活节奏已经稳定了，但在他们长到9~10个月大之前，不要高兴得太早。

* 如果你在带孩子的同时还想做一些其他事，如每天做一顿晚餐、保持房间干净清洁或者把孩子（或者你自己）打扮得漂亮帅气，那么你对自己的要求就太高了。给自己一些休息的时间吧，现在能安全有爱地照顾孩子，就已经足够了。

即使你已经把一切事情都安排妥当了，但是有些时候，孩子还没有做好遵循时间安排表的准备。所以，如果你的孩子不配合，请不要责怪自己。在孩子成长到一定年龄，由于生长发育等综合原因，有些事情自然会改变，孩子们会神奇般地变得节奏一致，容易照顾。很多三胞胎父母表示，虽然很累，但是一切发生得太快了。

延伸阅读

心肺监护仪：嘈杂的陪伴

心肺监护仪究竟是令人讨厌的仪器，还是能够保证孩子安全的礼物？它的存在是会增加你的焦虑，还是会让你心安？

这在很大程度上取决于你的心态。有些父母很讨厌家庭监护仪，因为他们迫切地想要离开医院，希望将所有能够表现出孩子脆弱或者病态的东西都抛诸脑后。他们想要开始正常的家庭生活，而这样的生活，并不包括使用高科技的医疗仪器。而另一些父母则很珍视监护仪，因为他们非常紧张，他们觉得恢复正常的家庭生活并不是首要的，保证孩子的安全才是。这些监护仪可以让他们安心，不需要担忧孩子呼吸是否正常、情况是否良好。

事实上，大部分的家长对这些监护仪的态度，是又爱又恨。如果医生建议你携带监护仪回家，那么请继续阅读，以了解更多的内容。

为什么医生建议使用监护仪？

早产儿需要携带监护仪回家的最常见的理由是：虽然孩子的身体指标达到了出院的要求，但是仍然存在呼吸暂停或心动过缓的风险。虽然早产儿的呼吸暂停通常在胎龄36～38周时会消失，

但是有时在预产期后，呼吸暂停仍会存在，特别是在极早产儿中。医生知道，这样的现象最终会消失，健康的宝宝最好能和父母待在一起，因为父母能够给他们肢体的接触、积极的刺激，以及满满的爱。

医生建议使用家庭监护仪，还有另外一些原因：孩子的呼吸暂停是其他原因导致的，例如胃食管反流或者癫痫；早产儿本身存在危及生命的隐患，或者医生称为ALTE（因为某些已经存在或者尚未发现的原因，婴儿会出现意料之外的呼吸状况波动）；早产儿患支气管肺发育不良（简称BPD），需要家庭供氧；接受气管插管；有婴儿猝死综合征的家族病史。这些情况下，父母需要考虑对宝宝进行家庭监护。如果在孩子出生后，你已经经历了太多的事情，你害怕自己稍有疏忽就会发生不好的事情，那么医生可能会强烈建议你使用家庭监护仪，让你有足够的安全感。

然而，使用家庭监护仪并不能阻止问题的发生，这种仪器只能在宝宝出现问题时发出警报。如果宝宝出现较长时间的呼吸暂停或者心率异常（过慢或过快），监护仪就会发出警报，提醒你要及时查看，寻求帮助。

监护仪能否帮助预防婴儿猝死综合征？

尽管当婴儿呼吸停止时监护仪会发出警报，但是这并不代表家庭监护仪能够避免婴儿猝死综合征的发生。研究人员目前还不能完全掌握婴儿猝死综合征的发生原因。虽然它被定义为婴儿猝死，可是调查了所有可能的原因，仍然无法解释其发生的原因。呼吸问题可能是婴儿猝死综合征发生的一个原因，但并不是唯一的原因。

早产儿患呼吸暂停，并不会增加患婴儿猝死综合征的风险。尽管婴儿猝死综合征确实在早产儿中很常见，但是研究人员并未发现早产儿呼吸暂停与婴儿猝死综合征之间的因果关系，因为后者一般发生于呼吸暂停已经不再出现的阶段。BPD也不会增加婴儿猝死综合征的发生风险。

当出现以下情况时，婴儿猝死综合征的发生风险会增大：发生明显威胁生命的事；婴儿在子宫内或者在家中时暴露在有香烟或者有鸦片、可卡因等毒品的环境中；婴儿处于高温房间，或者在过软的床上趴着睡觉；有婴儿猝死综合征的家族病史。如果婴儿是母乳喂养，与成年人住同一间卧室（是否同睡一张床仍然存在争议。有些研究显示，一起睡会增加患病的风险，但是另外的研究则认为会降低风险），或者在睡前给他安抚奶嘴，会降低宝宝患病的风险，至于具体降低的原因，现在还不得而知。

研究人员目前对婴儿猝死综合征还知之甚少，尽管他们不能证明家庭监护仪可以降低婴儿患病的风险，但他们也不能肯定监护仪对某些宝宝毫无帮助。由于家庭监护仪可以让那些焦虑的父母心安，所以许多医生仍会建议给有风险的宝宝使用。

为何家庭监护仪也会带来麻烦？

以下是人们使用了家庭监护仪后发现的问题。

* 偶尔会发出错误警报。错误警报虽然不可避免，但确实会吓你一跳，特别是在午夜把你吵醒时。有的家庭可能会在一天内收到若干次错误的警报，有的家庭也许一周才收到一次错误警报。所以，继续阅读下面的内容，了解如何减少错误警报的发生。

* 如果你们给孩子装了呼吸暂停监护仪，那么请不要和孩子睡在一起。你细微的移动，会让监护仪误以为那是孩子的呼吸，从而影响监测结果。

* 带孩子去商店并不是件容易的事情。但是你可以做到：准备一个和课本差不多大小的家庭监护仪，它可以依靠电池运行。如果你们要外出，监护仪可以直接放在汽车里，或者是放在超市推车的篮筐里。

* 如果你的孩子时时刻刻都需要接受监护，那么请不要一心二用，如不要在泡咖啡、挪动椅子或者在房间踱步时用一只手臂随意地抱着孩子（当然，当孩子不需要监护时，你可以让他自

由地活动）。

* 你可能需要将一些日常家务推迟，以便能在听到监护仪的报警声时迅速出现在孩子身旁。例如，使用吸尘器或者淋浴这样的事情，请等你的伴侣或者其他人在家时再进行。

* 找到称心如意的保姆很难。你需要找到一个合适的保姆，他不会被孩子的监护仪吓到，愿意学习使用监护仪，并且在发生紧急事情时可以冷静地处理好一切。

* 家庭监护仪会使你的孩子看起来很脆弱，这会影响到你和身边人对他的态度和行为。家庭监护仪的存在会让作为妈妈的你承受得更多。只要记住，大部分接受呼吸暂停监护的宝宝都是健康的，他们的问题都只是暂时性的，你的孩子只不过多了一个高科技的"同伴"来陪伴他。

为什么家庭监护仪值得拥有？

简单地说，家庭监护仪可以让你安心。即便是足月儿的父母，有时也需要在深夜及时出现在孩子身边，检查他们的呼吸。而早产儿父母往往因为焦虑，难以入睡，无法放松下来享受和孩子共处的时光。有了家庭监护仪的保障，父母的担心就能够少一些。调查发现，大多数家长事实上会在医生建议的时间之外继续使用监护仪，而不是很早就停止使用。

当你的孩子第一次发生感冒，出现鼻塞和呼吸困难时，你会十分感激家庭监护仪的存在。当你晚上离开他的小床时，监护仪上的灯光会随着他的呼吸和心跳而闪烁，这也会让你心安。

有序安排

如果你没有使用仪器的经验，或者你觉得在孩子回家之前要做的事非常多，很难有精力再多安排一件事，请不要担心。你会发现，家庭监护仪几乎可以让所有与呼吸暂停有关的事都变得很有条理。

当你第一次接触家庭监护仪时，你会有些担心，觉得它的使用很复杂。但是，即使你不擅长使用仪器也能够很快熟悉监护仪的操作和使用。

如果孩子出现呼吸暂停、心跳太快或者太慢（专业人士会根据孩子的情况给机器设定参数）、机器发生故障，家庭监护仪都会发出警报。当早产儿出现阻塞性（气道阻塞）呼吸暂停时，监护仪不会发出和呼吸暂停相关的警报，而是会发出心动过缓的警报。因为气道阻塞会使孩子扩胸呼吸，但是进入肺部的空气却很少，缺氧会导致心动过缓。

你要记录所有的警报，当医生决定停止监护或进行药物调整的时候，你的记录和留在监护仪中的数据都是有价值的参考信息。

医生的指示。新生儿医生会准确地告知你，应该何时给孩子连上家庭监护仪。对于一些孩子来说，医生会建议一直对他们进行家庭监护。而对于另一些孩子，只需要在睡觉时进行监护。咨询一下医生，你的孩子需要接受监护的时间，以及孩子停止监护的标准是什么。

新生儿心肺复苏（以下简称CPR）
培训。 大多数医院会对需要接受家庭监
护的早产儿的父母和看护人进行CPR
培训。如果没有人提起此事，请主动询
问。如果你为孩子请了保姆，也请安排
保姆接受相关培训。

家庭配置。 要准备的不是太多。
配备一台电话，以备出现问题或发生紧
急情况时使用。把家庭监护仪放置在合
适的地方，比如靠近婴儿床的桌面上，
还要靠近插座，确保较大的孩子或者宠
物接触不到（家庭监护仪设置了异物警
报，当仪器的运行被干扰时，仪器会及
时报警）。

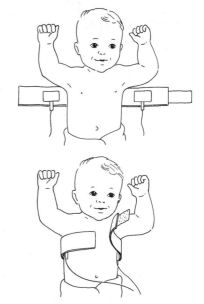

A：根据提示，将导联线放在皮带上，
然后扣紧皮带，但不要太紧

在安装好仪器以后，请先进行测
试，确保你在房间的每个角落都能够听
到仪器的警报声（听起来像烟雾报警器
的声音）。如果仪器的警报声不够响
亮，请与仪器的供应商联系，更换一个
有较长导联线的远程警报器，或者去当
地的婴儿用品店买一台婴儿对讲机。

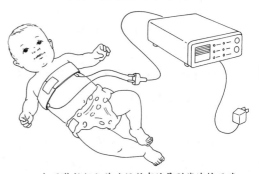

B：打开监护仪之前确保所有的导联线连接正确

重要的安全措施。 只要你严格遵守
家用呼吸监护仪的安全使用须知，仪器
就是安全的。最重要的是：当孩子在使
用监护仪时，千万不要给他洗澡，以免
触电。为了避免导联线缠在宝宝脖子上
这样危险的情况发生，可以将导联线穿
过孩子的衣服，从脚踝附近的纽扣之间
穿出来。如果孩子穿的是短外套，可以
从胯部附近穿出来。如果衣服上没有扣
子，可以在衣服上戳一个小洞，把线穿
出来（见图7.2）。

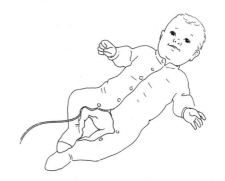

C：给宝宝穿上衣服并把胸部的导联线从胯部或
腿部的纽扣之间的空隙中取出

图7.2　家庭监护仪的使用方法

那些讨厌的错误警报

　　和大多数的仪器一样，家庭监护仪并不是完美无缺的。不管你怎么努力，都无法避免错误警报的发生。当孩子扭动时，导联线会偏离正常位置。像伸展运动或者排便，都可能引起心率的异常，发出错误的警报。

　　以下是一些将错误警报发生率降至最低的方法。

＊没有正确放置导联线，或者腰带过松导致导联线滑动时，就会出现错误警报（当你能够较舒适地将手指插入腰带和孩子的胸部之间时，就可以认为腰带的松紧度刚刚好）。如果腰带绑得太紧，可能会限制孩子的胸部运动。

　　所以，如果你不太确定腰带系得是否合适，不要偷懒，重新再绑一遍就好。

＊每次打开监护仪之前，仔细检查所有导联线是否连接牢固。

＊如果你觉得导联线的形状有些变形，请毫不犹豫地把它们丢掉，使用备用线。随后打电话给供应商申请新的备用线。

＊当你在家的时候，请将监护仪的电源线插入壁式插座，而不是用电池供电，这样可以大概率避免因低电量而报警。

＊请不要在孩子固定导联线的胸部周围涂抹婴儿油、乳液等，因为这些东西会导致导联线滑动或者导联线无法正常工作。

＊随着早产儿长大，其正常心率会较出生时减慢，这个时候就会引起监护仪频繁发出心跳过缓的警报。如果有较多的错误警报，你可以和医生联系，咨询监护仪的心跳设定值是否需要降低。

＊如果你收到了很多错误警报，可以和监护仪的供应商或者医生联系，让他们帮助寻找原因。如果你的孩子用腹部呼吸，那么他腹部的运动幅度要大于胸部，因此记录胸部的呼吸运动则不太合适，应该将导联线的位置稍微调低一点儿（如果导联线位置太高，可能会卡在孩子的腋窝下，无法很好地察觉到腹部的运动）。同样，如果孩子呼吸较浅，那么监护仪可能也会忽略一些他的胸部动作。医生会通过下载和分析监护仪内的数据，判断孩子的呼吸是不是太浅。

　　请记住：千万不要忽略任何一次警报，不要在检查孩子的状况之前判断警报是真是假。接收到很多错误警报确实很烦人，但是如果出现了危险状况而没有发现，那才是悲伤的。

如何应对警报？

　　如果你对判断孩子是否有呼吸问题心存疑问，或者不知道如何处理，请翻到本书的第379页阅读相关内容。掌握CPR十分重要，但事实上大多数接受家庭监护的孩子从来没有接受过心肺复苏。

　　如果你接收到了警报，但是觉得孩子呼吸正常，看起来情况也良好，那么可能是出现了上述中的状况。除了想办法减少错误警报的次数，你不需要做其他事情了。

来自其他父母的有用技巧

　　以下是一些使用过家庭监护仪的父母们的建议。

✳ 如果孩子在你的怀里睡着了，不要为了给他戴上监护仪而把他弄醒。请在孩子入睡之前把导联线固定好，然后在孩子入睡后安静地插上电源。

✳ 尽管有些家长想要24小时监护孩子，但是这样做也有缺点。一方面，当孩子被抱起四处走动时，导联线很有可能滑动，引发过多的错误警报。另一方面，大部分婴儿的皮肤都比较敏感，他们也需要从导联线和腰带中解脱出来休息一下。当你密切关注孩子的时候，大多数情况可以暂停仪器监测，比如跟孩子一起做游戏的时候。如果你不确定这样做是否安全，那么请询问医生。

✳ 一些宝宝的皮肤容易被粘在身上的导联线所刺激。如果你注意到了这个问题，请和供应商联系，请他们提供非粘性的导联线。如果你继续使用粘性的导联线，那么请尽量改变导联线在孩子胸部粘贴的位置。粘性导联线在拉扯或撕下的时候会撕扯皮肤，因此可以试试这个温柔的方法：把连着导联线的孩子放入浴缸中（但是要记住，不要通电），浸泡可以让粘贴部位变得柔软，在浴缸中很容易就能把导联线扯下来。如果皮肤疼痛严重，请联系儿科医生。

✳ 有些家长认为，使用粘性导联线会导致发生错误警报次数变多，而另一些家长认为，用腰带固定非粘性导联线会导致错误警报发生次数多。如果发生错误警报让你很头疼，你可以试试另一个方法。

✳ 当孩子患感冒或者发热时，家长收到呼吸暂停或者心动过缓警报的次数会增多，因为此时孩子很虚弱，呼吸会比正常情况下浅，或者会出现鼻子堵塞的情况。当警报频繁响起或者警报的次数显著增多时，你需要马上和儿科医生联系。

✳ 保证监护仪在夜间充满电，这样当你白天外出想要使用时，可以保证监护仪的电量是充足的。

✳ 选择底部配备车筐的婴儿车，并且保证车筐的体积足够大，可以容纳监护仪。

✳ 如果你想要带着孩子乘飞机，请事先告知航空公司你会携带监护仪。将监护仪和医生的处方一起带到机场，并且预留出多余的时间，因为安检人员会对这些进行检查。在飞机上，询问空乘人员你能否一直使用监护仪，是否需要在起飞和降落的时候将其关闭。

何时停止使用监护仪？

　　没有明确的方法能判断出何时可以停止监护。许多医生建议给孩子使用监护仪持续到6个月大，因为在此之后婴儿猝死综合征和严重的呼吸暂停的发生风险就很小了。部分医生则认为，应该等到孩子完全停止呼吸暂停的药物治疗，并且至少2个月不再出现严重的呼吸暂停或者心动过缓后，再选择停止监护。还有医生认为，应该等到孩子有足够强的免疫力能抵抗疾病后再停止监护。

　　医生会根据临床经验，决定是完全停止监护，还是逐渐停止监护（如仅在夜间进行监护）。事实上，这样的决定好像在给父母"断奶"，因为他们已经对监护仪带给他们的安全感产生了依赖。没有监测仪的前几个晚上对你来说可能会很艰难。但是在那之后，你会越来越清晰地知道宝宝是平安的。

Chapter 8

从早产儿到学龄前儿童
（及以后）

· · · · · · · · · · · · · · · · · · · ·

重点是关注宝宝的健康和发育情况，
你也逐渐放松下来，并开始享受生活！

· · · · · · · · · · · · · · · · · · · ·

养育的故事

很多人会和初为人父人母的人说："享受当下，不然宝宝不知不觉就长大了。"但是如果你有一个早产儿，你可能不会这么想。宝宝从医院回家后，即使他的校正年龄很小，他的父母也可能会觉得时间已经过了很久。一旦把孩子带回家，父母就必须要付出比在NICU那段时间还要多的精力去照顾他。听说，第一个月很快就会过去？快忘了这种说法吧。在一个早产儿父母交流互动的网站上，一位母亲上传了她的日记：

时间：2010年11月8日 星期二 09：22
来自：×××
内容：崔西娅的日常更新

大家好！我们地区的冬天来得太早了，我和崔西娅不得不提早做好御寒的准备。我想让崔西娅在家里度过这个寒冬，但是当儿科医生严肃地提醒了我们有关预防呼吸道合胞病毒（RSV）和呼吸困难的问题时，我又一次感到了焦虑。

我的日程安排中不再有逛商场和外出吃饭，家中也不再接待访客，我还要时刻确保接触崔西娅的人都要洗手。老公说我疯了，我现在当然没有疯，但我很可能会在冬天结束前疯掉。我很孤独，唯一的消遣就是浏览网站上的信息，我非常感谢大家在网站上分享照顾宝宝的经历。

这是崔西娅的故事：崔西娅是在我怀孕28周时出生的，她现在已经有5个月大、重4500g了。她会笑着到处抓东西，实在太可爱了！我们总是担心她的体重长得太慢，但医生认为她的体重增长很正常，只是有些慢而已。我们曾尝试着给她喂加入黄油的固体食物，但她吃得不多。我们每天都祈祷她能多增加一点儿体重。崔西娅晚上基本没有能好好休息的时候，她会不停地哭喊，如果你不及时给她喂奶，她能连续哭4个小时。大家有什么好的建议吗？我想带她出去走走，可是外面在下雪。爱你们。

——温迪（崔西娅的母亲）美国明尼苏达州

宝宝出院以后，早产儿的父母可能都以为宝宝可以彻底远离医院了，但其中一些父母不得不面对他们最害怕的事：宝宝再次住院。疾病或意外情况可能会导致早产儿再次住院。可即便再次住院是意料之中的事情，即便宝宝住院的时间很短，它给父母造成的冲击依然是巨大的。医院的经历已经在早产儿父母心中留下了深深的阴影，那里有他们忘不了的伤痛。

凌晨2点，我在医院的走廊里来回踱步，像一个徘徊的幽灵，此刻我的脑子像喝了咖啡一样清醒。儿子肖恩的手术终于做完了，医生告诉我一切顺利，不需要再担心了。我坐在肖恩的病床旁，目不转睛地盯着显示器上的心跳曲线。肖恩出生11个月了，他在NICU中的经历对我来说简直就像噩梦一般。手术结束3个小时后，肖恩醒了过来，只哭了一小会儿，就因麻醉剂的作用继续睡了。护士把他从床上抱起来，翻了下身，他没有喊叫。他现在又大又重，没有人能想象得到他出生的时候只有1300g。他把奶瓶抱在怀里，安静地睡着。肖恩的头发只被剃了一小块儿，其余的部分都完好无损。他目前状态不错，所以我从病房出来，活动一下身体。在NICU门口，我看到了一个男人，他是早产儿的父亲吗？他半夜来医院，是不是他的宝宝出事了？我决定跟着他。透过玻璃门，我看到护士正在照料早产宝宝们。刚刚看到的那个男人走了进去，将一个还没有他的拳头大的婴儿抱在胸前。他满脸笑容，我想，他可能花了很长时间才赶到医院，就是为了看看宝宝。我为他感到安心，也为自己感到安心。明天早晨肖恩就可以回家了。

当早产儿的第一个生日到来时，很多人会问早产儿的父母："你们不打算为宝宝办一个生日聚会吗？"此时，早产儿的父母往往百感交集。这本来是个令人欢喜的日子，但他们可能不想开心地庆祝，为什么呢？

亲爱的宝贝，今天是你的第一个生日，但是看看咱们家里的装饰，这并不像是特别的一天。家里没有气球，也没有其他父母带着孩子一起来玩耍。你现在正在努力地爬来爬去，享受着爬行带来的新鲜感和兴奋感。我正在给你写这张生日贺卡，等你长大了，你可能想看看自己在1岁生日时的照片，所以写完后我准备给你拍照。就在一年前，我准备停止工作，去海滩享受临产前的时光。我渴望带着肚子中的你一起游泳，我本打算买一套孕妇泳装，但还没来得及买，就感觉快要生了。当时，你爸爸带我赶到了医院，护士让我立刻躺在床上，甚至没让我脱鞋。那天晚上，你出生了。一年后的今天，我带你去公园散步，路人都微笑着看着我们。但如果他们知道今天是你的第一个生日，他们可能会问我：你为什么不在家给他办一个生日聚会呢？你给他买礼物了吗？你给他准备生日蛋糕了吗？恐怕现在我还没有勇气庆祝这一天。也许明年或后年，当你过生日的时候，我会有勇气为你点燃生日蜡烛。

生日快乐，我爱你！

妈妈

2009年6月9日，纽约

许多父母表示，宝宝出生后，他们不得不放弃一些以前喜欢做的事情。然而，一些早产儿父母的行为有些过了。他们在宝宝出生后经历了太多磨难，以致于他们会非常关注自己的宝宝，并排斥与其他人交往，甚至包括合作伙伴和最亲密的朋友。这样做可以在一段时间内帮助他们控制情绪。

我的妻子莎拉早产生下双胞胎女儿后变化很大。之前，她有自己的事业和丰富的社交活动，我的老朋友都会对我说："你娶到了一个很棒的女人。"更不用说我的父母了，他们喜欢莎拉甚至胜过喜欢我。当莎拉发现怀上了双胞胎的时候，决定等孩子出生后暂时离开和合作伙伴经营的店铺，1年后再回来工作。现在已经过去2年了，莎拉仍然待在家里，她说她只想跟女儿们在一起。她的朋友打电话问我为什么联系不上她。她对一切都漠不关心，有时候我会害怕她也会疏远我。今晚，莎拉与我的妹妹朱蒂通电话时，朱蒂跟她讲了一些关于自己3周大的宝宝的事情，这惹怒了莎拉。我听到莎拉说："你怎么能抱怨？你真是不懂感恩。"然后她就挂断了电话。"没有人能理解他们有多幸运。"她生气地流着眼泪说。"我和你有一样的感受。"我说。"你什么意思?"莎拉问。"咱们的女儿那么小,却要接受各种治疗,我们根本不能享受跟她们在一起的时光。"我解释道。"但是我们现在很好,不是吗?"她低声说。莎拉的声音里充满了爱意,让我沉浸其中。如果我总能用平和的情绪对待莎拉,那不是很好吗?今晚我做得很棒。

早产儿出生时的点点滴滴会被父母逐渐淡忘,除非有人刻意问起。虽然当时的场景回忆起来仍然历历在目,但早产儿家庭正逐渐过上和足月儿家庭一样的生活。

瑞奇、大卫和马丁正在操场上一起玩。瑞奇是我的儿子,他现在已经2岁半了(如果按照校正年龄算的话,他还要再小一些,因为他是提前9周出生的早产儿)。大卫和马丁是瑞奇的朋友。大卫是3个人中年龄最大的,他又高又壮,刚满3岁。前几天我曾试着把他抱起来,但是他太重了,比瑞奇重得多。瑞奇的身高和体重位于他这一年龄段的第15百分位,相对于他的年龄,他长得有些小,但我并不像以前那样担心他了。他喜欢和大卫一起在沙坑里跳着玩,边玩边不停地大笑。虽然我还是有些担心瑞奇会受伤,但我知道,在成长的过程中他需要经历一些碰撞和擦伤,所以我愿意让他做自己喜欢的事情。马丁比大卫小2个月,是一个安静的小家伙,他总是带着一辆玩具消防车到操场上,与其他孩子一起玩。马丁说话说得很好,他正和坐在沙子里推着红色小卡车的瑞奇说话。瑞奇知道那是辆红色的卡车,这让我很意外,原来他已经认识颜色了,我不再担心他可能是色盲了。但是相比足月出生的姐姐,他总有些不一样。我们偷偷地把他和其他孩子作比较,对比他们的语言能力、运动能力、取得的进步……对我们来说,瑞奇是带着特殊的印记来到这个世界的,他仿佛会说:"我是一个早产儿,对于足月儿来说可以预见的、再正常不过的事情,对我并非如此,我是个与众不同的孩子。"令我震惊的是,人们并没有意识到早产儿的这些问题。

许多早产儿在成年后会忘记生命之初那段艰难的时光,忘记了当初不得不克服的压力和障碍。但是,这段记忆仍深藏在早产儿父母心中,它们通常会随着时间被生活琐事所掩盖,但偶尔也会在不经意间再次出现。

1998年12月,宇航员罗伯特·卡巴纳成功地领导了一项历史性的航天飞行任务，首次将建筑材料运至太空国际空间站。罗伯特·卡巴纳是一位优秀的飞行员，这是他的第四次航天飞行任务，他的父母为他深感骄傲。罗伯特·卡巴纳的母亲含泪告诉当地电视台："我的儿子是个早产儿，我们当时都不知道他能否撑过出生后的第一年！"伟人也可能曾经是早产儿，你知道吗？身为一个早产儿的母亲，我都分不清她是为当时的痛苦而流泪，还是为孩子现在的成就而流泪。

医生的视角

对那些未出生的孩子以及在医院新生儿病房的早产儿，我们的意见很重要，我们也很愿意为你提供专业的建议。但是你会发现，早产儿出生后，经过几个月甚至几年的成长，医生在早产儿的世界里的重要性会越来越小。慢慢地，在早产儿的生活中扮演重要角色的，是他的家人、朋友，以及一些专业人士，如老师或发展心理学家。虽然，早产儿会面临很大的健康风险，其中一部分风险因素与他的早产和发育不成熟有关。但是，早产儿会患的大部分疾病足月儿也会患。

身体检查及实验室评估

随着早产儿年龄的增长，如何就医取决于他所遇到的问题。大多数早产儿出生于妊娠30周或更晚一些，对于已经在医院观察了一段时间、没有发现问题的早产儿，医生会像对待足月儿一样对待他。我们会定期安排儿科医生对宝宝进行身体检查和免疫接种，也希望你能在发现疾病或遇到问题的时候咨询儿科医生。一开始早产儿随访的频率会比足月儿高，之后会慢慢降低。

那些极早产儿或有更高发育风险的早产儿，需要在特殊的高危儿门诊进行随访。在儿童发育方面，新生儿科专家和其他专家会在早产儿身上花费更多的时间和精力，因为早产儿常常会面临各种问题。因为早产儿常有发育迟缓的问题，所以我们会询问早产儿的饮食行为和饮食习惯，并仔细记录他的身长、体重及头围增长情况。由于大多数早产儿在离开医院时还贫血，而严重的贫血会影响生长发育，所以我们会经常观察他的面部颜色、检查他的血细胞计数。早产儿在生命前两年会面临呼吸道感染的问题，所以我们会评估他的呼吸情况，询问父母是怎样处理宝宝感冒问题的。我们也会提醒家长，建议家庭成员每年都应该接种流感疫苗，并确保宝宝能接种最新的疫苗。我们还会测量他们的血压，确定他的血压不高。我们会观察宝宝牙齿的发育情况，因为早产儿如果营养不良，会进行长时间的管饲以确保获得充足的营养，但这可能会引发牙齿问题，影响他们的进食。所以检查牙齿有助于尽早发现问题并及时治疗。如果宝宝回家后还存在需要吸氧、胃食管反流等问题，我们会评估是否需要调整治疗方案。

我们会评估宝宝的发育，有时会用正式的评估方法，有时仅仅是观察他的行为（他对周围的环境感兴趣吗？他认识自己的名字吗？他会观察物体、对别人微笑或咿呀说话吗？他对噪声有反应吗？他的动作流畅吗？他喜欢用双手还是单手？如果他喜欢用某只手，意味着这只手比另一只手更强壮或更灵活吗？如果他在玩小卡车，他是只转小卡车的轮子，还是假装小卡车要开往哪里呢）。

我们会询问你，宝宝是否有让你担心或者觉得奇怪的行为。我们会仔细思考你提出的每个问题，即便有些问题你并没有太在意。例如，当宝宝开始学走路时，如果有大约一半的时间都没有听你的指令，虽然这可能只是因为他太固执，但我们还是要检查他的听力。我们已经多次发现，父母对宝宝健康问题的判断是正确的，听取父母意见的医生更容易及早发现宝宝的问题并给出解决方案。

在生命的第一年，一些早产儿会接受其他医学专家的随访。患有早产儿视网膜病变的早产儿和极早产儿会定期接受眼科医生的检查；在新生儿病房没有通过听力筛查的早产儿，会被要求复查，确认有问题的会接受相关治疗；外科医生会对做过手术的早产儿进行定期检查，确保宝宝术后一切正常；如果发现宝宝有其他问题，如癫痫或支气管肺发育不良（简称BPD），我们会请神经科医生或呼吸科医生给宝宝做检查。

持续进行这么多的医疗预约和诊治可能很难，尤其当你面临交通或资金困难的时候。如果你有什么问题，一定要告知早产儿随访门诊，他们也许有资源可以帮助你。

随着早产儿的恢复和成长，他逐渐会摆脱各种治疗。你们的生活也会逐渐变得井井有条。

常见问题和解决方法

停止用药和治疗

我们知道，疾病的恢复是一个循序渐进的漫长过程（如BPD或严重的胃食管反流），医生会根据具体情况调整治疗方法，逐渐减少药物的用量（通常我们会在停用一种药之后观察几周，再停用另一种药物）。在这个过程中，对宝宝的密切观察十分重要，所以请积极配合医生。当然，如果宝宝在停止治疗后病情出现恶化，也要及时报告医生。当医生认为宝宝已经脱离危险区时，可能会停止治疗。

这个过程总是会有一些尝试和失误，如果重新恢复了本已经停止的治疗，请不要惊讶或觉得治疗失败了。宝宝也许还耐受不了药物被忽然停用，也许是还没到该停药的时候。

如果发生这种情况，我们可能会等待一段时间，然后再试一次。医生会与你详细沟通，毕竟医学有不可预知的一面。

如果你的宝宝没有在我们预期的时间内完成治疗，我们会检查是否发生了更复杂的情况。例如，发生了贫血或进食困难的BPD患儿出现缺氧表现。医生会给宝宝做一些检查或者添加某种新药，以促进他的恢复。如果你认为某种药物或治疗方法不合适，请告诉我们。一般情况下，总会有一个让你相对容易接受的替代方案。

有时在治疗过程中，宝宝似乎出现了倒退的现象，你不必惊讶，也不需要停止治疗。因为患慢性疾病的早产儿，即使病情在逐渐康复，过程中也会有一些起伏，包括可能需要额外的治疗或住院。不要因此气馁，试着想得长远一些。一旦你找到了一个你信任的医生，请不要犹豫，让他帮你选择合适的治疗方案。

生长情况

如果你的早产宝宝身材比足月儿小，但只要他的体重、身长和头围成比例增长，且生长速度是正常的你就不用担心。正常的生长速度需要良好的营养供给，这是保证骨骼、肌肉、各组织器官良好发育的必要条件。如果宝宝的生长速度比正常快，这可能是个令人欣喜的现象，特别是你的早产儿在住院期间成长得不太好时。但如今，医生们并不那么肯定了。一些长期研究表明，婴儿时期生长过快的早产儿，日后更容易患糖尿病和心脏病。因此，我们不会为了赶上足月儿而鼓励你强迫孩子过量进食。另外，我们也不希望你通过故意不给宝宝吃东西来减缓宝宝的生长速度。我们向你保证，在大多数情况下，只要宝宝能够沿着他自己的生长曲线生长，就说明他一切都好。

如果你的早产宝宝生长速度越来越慢，我们会担心他没有得到所需的营养，医生称这种情况为"发育停滞"（发育停滞只用于描述身体发育，并不意味着在你的关爱下，他的心智没有健康发育）。生长问题在长期患病的孩子中并不少见，特别是在那些患有重度BPD和脑瘫的早产儿中。这些患儿的进食通常会受到干扰，同时为了对抗疾病，他们的机体也需要消耗大量的热量。我们会让营养专家对宝宝的饮食进行评估，给出饮食治疗建议，改变他的饮食习惯（如加入高热量的食物或者必需的营养物质）。

有时，仅增加营养并不能解决问题，如患BPD的早产儿需要的是更多的氧气；贫血的早产儿需要增加红细胞数可能才能长得快。如果你的宝宝不是摄入热量太少或已知疾病而发生发育停滞，我们会对他做进一步的检查和评估（可能需要短期住院，这样宝宝的活动、饮食、情绪都可以得到有效的监控），探究可能的原因。

发育情况

儿科医生工作的重要内容之一是判断宝宝发育是否正常，但实际上判断早产儿是否有永久性残疾可能需要花费几个月甚至几年的时间。正如你将在本章中读到的，许多早产儿出生后的第一年会出现肌张力异常，但这种症状会随着孩子的生长发育逐渐消失。对于生病的宝宝，他们在生长发育或者学习技能上有这些延迟是很常见的。有时，在达到发育里程碑的过程中出现的问题，实际上是"假"的行为问题：宝宝可能非常被动或非常活跃，照顾者的过度的保护也会干扰他的学习。

一定要记住，用于评估婴儿心智发展的工具在预测他们未来的能力时并不像评估年龄较大孩子的工具那样准确。如果你的宝宝评估得分较低，特别是在校正月龄18~24个月之前进行的评估，你不必太担心，因为未来他仍然有很大机会评分正常。婴儿只有在评估得分极低或者有明显的能力缺陷时，发育迟缓才会持续或严重。

即使你的宝宝只是有轻微的、暂时性的发育迟缓，我们仍然可以为他提供特殊服务，以便可以尽快提高他的能力。早期干预和刺激可以帮助大脑建立新的神经连接，帮助他达到发育里程碑，即使时间会有所推迟。对早产儿来说，尽快追上正常发育是很重要的。如果可以，你应该把特殊服务当成一个帮助宝宝尽快成长的好机会，而不是因此对孩子的未来感到悲观。事实上不管孩子是否有缺陷，大部分孩子未来都能获得较好的能力、取得不错的成就、拥有美好的生活。

上学

如果你的孩子是在妊娠28周前出生的，那么在他上学之前（大约4~5岁），即使早产儿随访门诊认为他已经是正常孩子了，你仍然应该让他接受听力和视力检查，并请一位发展心理学家对他进行评估。有些人认为这没有必要，但是你要考虑到，这些早产儿中有相当一部分人有轻微残疾或注意力缺陷。老师通常需要一段时间才能意识到孩子表现不佳、缺乏自信、出现破坏行为并不是孩子的智力或性格缺陷造成的。这些孩子在学校确实会遇到很多麻烦。如果你及早发现问题，你就可以在孩子产生挫败感、感觉自己是个坏孩子之前帮助他。有很多方法可以解决孩子学习障碍和注意力缺陷的问题。通过专家的指导，大部分孩子可以在学校表现良好。你可以根据孩子的校正年龄，而不是真实年龄决定他上学的时间。

家庭问题

跟医生沟通的时间

如果你想详细了解宝宝的问题，而门诊医生没有时间跟你细谈，你可以提前预约，和医生协商安排一个长时间的会面。如果咨询了很多医生并得到了一些切实可行的、合理的建议，但是没有人帮你照顾孩子，那也是非常令人沮丧的。儿科医生可能会帮你照顾孩子，你自己也要努力成为孩子的守护者。照顾孩子是一项艰巨的任务，不仅会花费大量的时间、精力，还意味着你要承受压力，有时可能还会因为不理解而与医生产生分歧。当你处于这种境况时，请毫不犹豫地向有经验的家长寻求帮助。

等待确认孩子是否有问题

很多父母担心孩子是否患有永久性发育障碍，有些父母还会怀疑医生隐瞒了重要的信息。我们向你保证，大多数医生不会这样做。但是，医学存在不确定性，有时医生未必会说明这种不确定性，这并不是医生要刻意隐瞒什么，而是不想给父母增加不必要的恐惧。另外，如果你担心孩子会有某些问题，如智力发育落后或脑瘫，而我们没有解决你的疑虑，请说出来。即便我们没有明确的结论，但只要能让你摆脱恐惧，我们都非常愿意与你沟通。

如果你想要再听听其他医生的意见，不要担心这会冒犯到孩子原本的主治医生，医生会理解你。多听听不同医生的意见可以帮助你理解治疗建议或接受治疗。如果医生的意见各不相同，你就会知道自己面临的不确定性有多大。

脆弱儿童综合征

曾经，非常谨慎有助于保住早产儿的性命，但是现在，过分的谨慎已经不那么有价值了，甚至可能会适得其反。所以深呼吸，现在是时候不再把你的孩子当成一个早产儿了。

当然这很难，因为认为孩子极度脆弱的想法可能并不会消失，尤其是当他持续有医疗需求时。你可能有一种希望他远离一切危险或者想要给他一切的强烈欲望，你认为这样他就不会再遭受痛苦了。虽然这是父母的本能，但是这样做可能会对孩子的成长不利。例如，你可能明明知道让孩子跟着大人睡是不对的，但却允许他这么做，原因是他拒绝自己睡觉，这就是你的问题了。如果你不能约束孩子的行为（如有些父母担心，如果孩子哭得太厉害了就会生病），那么你就放弃了作为父母应该承担的重要职责，你的孩子距离成为一个强大的孩子也越来越远，你也会因此错失很多能让他身心成长的机会。

每位家长都会担心早产可能带来的后果，对早产儿未来的不确定性充满担忧。但是，你应该对担忧有正确的认识。不管你的孩子是否患慢性疾病，你都应该像对待正常孩子一样对待会逐渐成长为优秀的、非比寻常的、可爱的孩子。

问与答

变得正常

Q：我怎么会如此幸运？我们的女儿出生得那么早，但是看起来似乎是完全正常的。

A：事实上，你不是唯一的幸运儿。尽管早产儿在生命初期会有些与众不同，但是绝大多数的早产儿未来都会成长为健康、正常的孩子，与其他同龄人没有什么不同。所以，除非你的孩子因为早期健康而面临健康风险，否则你应该对孩子的未来持乐观态度。

你的孩子每天都在进步，创造着一个又一个奇迹。和其他早产儿父母一样，当你发现孩子表现正常，做得很好时，你会很惊喜，而这些是足月儿父母无法体会的。你清楚地了解孩子的每寸肌肤、每根头发、每个关节和每处伤疤，这并不是说你对孩子的爱比其他父母多，而是你从来没有把女儿的健康视作理所当然。也许，你真的很幸运！

校正年龄

Q：我的孩子是早产儿，他什么时候可以不再使用校正年龄了？

A：许多儿科医生和早产儿随访专家的一般经验是，当孩子2~3岁时就可以停止使用校正年龄了，因为到了这个年龄段，几个星期或几个月的差异就不

那么有意义了。比如，把3个月大的孩子和6个月大的孩子放在一起，我们很容易看出他们的不同之处，但是我们很难区分26个月大的孩子和29个月大的孩子在行为和外表方面有什么明显不同。

有时也有例外，毕竟目前没有科学证据能证明早产儿究竟在几岁才能追赶上足月儿。对于那些依靠后天实际经历发展出的表现和能力，早产儿很快就能追赶上足月儿（有关示例，详见第392页）。其他方面的追赶可能需要较长时间。例如一些研究早产儿长期生长模式的人员表示，在评估早产儿的身长和体重时，过早停止使用校正年龄可能会有问题，早产儿的追赶生长可能需要更长的时间。所以，专业人士会根据孩子的生长情况，来决定使用校正年龄多长时间的。

请记住：早产儿停止使用校正年龄的平均年龄是2岁。如果你的孩子是在妊娠24周或之前出生的早产儿，那么他使用校正年龄的时间可能会更长。如果他是妊娠34周出生的早产儿，那么他和足月儿之间的差距可能在2岁前就变得不那么明显了。

事实上，对于孩子何时停止使用校正年龄，你是最合适的判断者，因为你是最了解他和同龄的孩子之间差距的

人。如果你的孩子正常生长发育但仍然比其他孩子落后几个月，他可能依然需要使用校正年龄。

当然，你可能会怀疑孩子是否有生长发育迟缓。要记住，儿童发育的时间范围是很广的，很多种情况都是正常的，每个家长都曾对孩子的发育落后于其他同龄儿而感到担忧。如果早产儿能尽早达到每个发育里程碑，父母就不必太担忧了，如果孩子没有达到某个发育里程碑，你可以与儿科医生或早产儿随访门诊的专家谈谈，如果他们告诉你孩子的发育是正常的，请相信他们！

如果你的孩子总是比同龄孩子发育晚几个周或者几个月，那么他还不能停止使用校正年龄。例如，孩子上学的时间应根据他的校正年龄来算（有些早产儿在刚入学的时候有轻微的学习障碍，所以适当推迟上学时间对他们是有利的）。但是大多数情况下，早产儿在一段时间后就与足月儿没太大区别了。

再次住院

Q：我的孩子又住院了，我觉得我没有照顾好他。

A：你有这种感受很正常，但不要太自责，早产儿再次住院的情况其实并不少见。研究人员发现，出生时体重不足1000g的早产儿中，大约有一半会在2岁前再次住院，多数是因为呼吸系统疾病。即便排除那些患了慢性肺部疾病的病例，再次住院的比例依然很高（大约

40%）。而那些较晚出生以及出生体重较大的早产儿因患病再次入院的概率要小得多。

需要再次入院只是早产儿和他们的父母必须要面对的一个困难。有时，父母遭受的痛苦和孩子一样多，他们会有以下情绪：

＊ **内疚感**。看到孩子生病住院你会很内疚，但是你毕竟不是万能的，不可能让孩子远离无处不在的细菌，也不可能确保孩子一定不会生病。你不能期望每件事都做好（没有父母可以做到），所以不要认为这是自己的错并责怪自己。不要总认为你的配偶、亲戚甚至医生和护士会质疑你没有照顾好孩子，大多数人都知道早产儿是非常脆弱的，不能以足月儿的标准衡量他们。事实上，当孩子需要医疗帮助时，如果你能带他及时看医生，你就应该得到表扬，因为这正是好家长应该做的事情。

＊ **对医生和护士感到愤怒**。当你感到沮丧和痛苦时，愤怒是一种很自然的反应，但也要尽量公平地看待事情。你生气的原因可能是在你看来，医院的工作人员在孩子还没有准备好出院时就让他出院了，他们没有告诉你孩子有多么脆弱，没有在第一时间为他安排妥当。你的愤怒可能有一定道理，但你要知道，医生是在权衡各种利弊得失后才决定让孩子出院的。孩子回家后，可以与父母一起生活、身处充

满爱的环境、远离医院中的各种感染风险，这有助于他们的生长发育。

✱ 疲惫。 孩子第二次住院比第一次住院更让人痛苦，你可能会觉得自己没有精力应对新一轮的焦虑和压力。你一定要调整自己的生活节奏：忙碌之余休息一下，即便只是在咖啡馆待上几个小时，或者回家睡一觉。把你的感受告诉你的伴侣，他可能没意识到你有多需要他的帮助。你可以要求他在医院帮你照看一会儿孩子，或者牵着你的手跟你一起出去散散心。总之，当你感觉无助、疲惫的时候，一定要说出来，并寻求周围人的帮助。

✱ 担心孩子无法承受再次住院的治疗。 早产儿父母逐渐意识到，早产儿是强大的、有韧性的，有时甚至比他们的父母还要强大！虽然看到孩子不得不

与病魔作斗争是很痛苦的，但你要相信，早产儿都是坚强的小战士。当孩子再次回到家后，你要给他充足的时间休息，给予他应有的安慰。

✱ 在孩子回家后更加焦虑。 你需要花时间放松一下，要知道你的孩子比以前更强壮了，他在成长，身体发育得也更加成熟，不过你会焦虑也是正常的。有过这种经历的早产儿父母回忆道，他们可能需要几周甚至几个月的时间才能有"一切都会好起来"的感觉。

当这场危机结束之后，很重要的一件事是问问自己能否处理好孩子生病或其他紧急情况。你是否需要学习关于如何照顾孩子或如何发现问题的知识？如果下次再遇到紧急情况，你会表现得更好吗？有针对性地提出问题是好事，因为养育孩子是一个终身学习的过程。

早产儿随访门诊

对于孩子已经出院了几个月的早产儿的父母，带着孩子再次回到医院随访门诊，就好像是回老家见老朋友一样，像是一场怀旧之旅。而对另一些父母来说，如果只是为了随访而不得不回到医院，那么可能会重新勾起他们焦虑和痛苦的回忆。如果你感到不自在，请放心，医生和护士会理解你的，他们会尽量让你感到舒适。你的孩子可能会受到

诊所工作人员的热烈欢迎，看到早产儿如今能健康成长，他们会感到很自豪，并且会发自内心地关心孩子的进步。

虽然早产儿随访门诊不完全相同，但基本组成是相同的：由各科的医生和专家组成的团队，他们都有诊断、观察、治疗早产儿的丰富经验，他们会密切观察你的孩子，保证他健康成长。

在孩子出院的时候，你会被告知关

于早产儿随访门诊的相关事宜，并为你安排首次预约；如果没有被告知，那是因为医生认为孩子没有出现发育问题的风险，你应该感到幸运。如果孩子被要求定期随访，你也不要紧张，这仅仅说明他符合诊所设定的标准之一，发生持续并发症的风险略高，这可能与他出生时的体重、胎龄或所患疾病有关。大多数随访门诊通常会让比计划更多的早产儿来随访，以免遗漏掉可能有潜在风险的早产儿。

早产儿在出院后的几个月内，通常是在孩子校正月龄2～6个月时，会进行第一次随访。在随访门诊就诊的时间可能会比较长，往往需要半天的时间。你要做好在那里给孩子喂奶的准备，还要给孩子带上玩具以及给自己补充体力的零食等。

医生（通常是新生儿科医生或儿童保健医生[1]）通常会对孩子进行身体检查；儿童发展专家会评估孩子的认知发展（思考和学习）、运动技能（运动、平衡和协调）以及行为能力。最常用于评估婴儿从出生至2岁间发育情况的标准化工具是贝利婴幼儿发展量表[2]，其通过给孩子各种各样的任务，评估他相对于同龄儿的表现如何。另外在有需要的情况下，其他专业人士如物理治疗师、作业治疗师、心理学家、听力学家或言语—语言治疗师也会对孩子进行检查。此外，哺乳顾问和营养师可以为你提供关于母乳喂养和孩子营养饮食的指导[3]。

根据这些评估，专家会判断孩子生长发育是否正常、是否需要其他帮助。如果你的孩子已经在接受早期干预服务了，他们会和你沟通，评估干预的进展。

最后，你会被告知接下来该做什么，包括孩子可能需要进行的医疗评估以及预约下一次的随访。每个诊所都有一个固定的就诊时间表，但如果孩子需要，你可以插队预约。

在某个时刻，你的早产儿可以从早产儿随访门诊"毕业"了。一些诊所希望孩子在到达一定年龄之前，可以定期就诊；而另一些诊所认为如果孩子发育正常，可以早点儿出院，然后再由儿科医生进行随访。如果孩子患有特别严重的疾病，也要离开早产儿随访门诊，前往专科医院就诊（如患有癫痫的儿童应该去神经科门诊、患有支气管肺发育不良的儿童应该去呼吸科门诊），希望专家能发现孩子未来可能会出现的问题。

许多家长想知道，除了早产儿随访门诊，他们的孩子是否还需要定期去看普通的儿科医生。答案是肯定的，你的

1　国内的评估由护士实施。

2　在中国，常用的发育筛查量表有DDST量表和ASQ量表，发育诊断量表有Gesell量表，以及书中提到的贝利婴幼儿发展量表。

3　在国内，常常由一位高年资的新生儿或者儿童保健医生完成随访，发现有需要其他专业配合和评估的，则建议家长转诊。

孩子仍然需要进行免疫接种和定期的儿科检查，儿科医生会对孩子进行一些超出随访门诊检查范围之外的检查，从检查耳部感染到血常规或尿常规检查。你的孩子仍然需要一名儿科医生治疗孩子的常见病。医院的工作人员会集中精力解决与早产儿有关的一切医疗问题、评估孩子的发展情况[1]。所以，虽然孩子要接受的检查变多了，但两个诊所所做的检查大部分是不同的。

如果你住的地方离之前预约的早产儿随访门诊比较远，医生会建议你选择一所离家近的随访门诊。但是，第一次就诊最好还是选择原来医院的随访门诊，因为那里的医务人员对你的孩子比较熟悉。

了解发育迟缓

Q：他们说早产儿有时会出现发育迟缓，这种现象是暂时性的还是永久性的？

A：发育迟缓对早产儿来说，可能是暂时性的，也可能是永久性的。在早产儿1岁以前，你无法判断他的发育迟缓是暂时性的还是永久性的。

例如，肌张力的暂时性异常会导致发育迟缓，但随后会逐渐改善。一些早产儿一开始会有一些虚弱，在没有支撑的情况下翻身和坐起的速度可能会比较慢。有一些早产儿会出现关节僵硬或者肌肉紧张，导致站起来的时候整个人看起来很僵硬，或者无法两只手一起抓住奶瓶。6月龄时无法抓住奶瓶的早产儿，通常在12月龄时可以正常抓住奶瓶。早产儿开始走路的时间一般比足月儿晚，但只要他们没有永久性的运动障碍，最终他们都能学会走路并且走得很好。

没有人知道为什么早产儿经常会发生暂时性的肌张力异常，这可能与其特殊的大脑发育模式有关，或者与早产儿的经历有关。例如，长期躺在病床上可能会导致早产儿出现肌肉无力和关节僵硬。

早产儿的经历也可能会推迟他们掌握某种技能的时间，如用勺子吃饭、说话等。使用几个月呼吸机或者做过气管切开术的早产儿，可能会缺乏有关进食和说话的早期训练。几乎所有疾病，不管严重程度如何，都会影响早产儿肌肉的锻炼和对世界的探索，从而导致暂时性的发育迟缓。

一般来说，暂时性的问题只会造成轻微的发育迟缓，而永久性的问题往往会导致严重的发育迟缓，持续数月或数年。有运动障碍的孩子（如患有脑瘫的

1　国内暂时没有家庭医生，建议家长相对固定一位儿科常见病医生。

孩子）如果经过练习和训练，可能会在30月龄的时候学会走路，但是有些发育里程碑可能永远都无法达到（请记住，无论是否经过特殊治疗，在某一领域有缺陷的儿童，通常可以达到其他领域的里程碑，虽然达到得晚一些，但通常表现得很好。例如，视力不好的孩子可能学走路的时间会比其他孩子晚，但最终他可以和正常孩子走得一样好；有轻度或中度听力缺失的孩子开始说话的时间可能比较晚，但是在适当的干预下，他们最终可以说得很好。

如果你很担心孩子发育迟缓的问题，可以咨询专业人士，他们会告诉你孩子的发育迟缓是暂时性的还是永久性的。如果专家怀疑有更严重的问题，或者表示无法得出确切的结论，那也比你自己一味地担心要好得多。

生长预测

Q：我身高中等，但是我的孩子已经2岁了，身高只处在同龄孩子身高的第五百分位，他会一直这么矮吗？

A：人们喜欢娇小、可爱的小孩，并亲切地称他们为"小宝宝"或"小家伙"。但你的孩子以后可能不会这么矮。在孩子很小的时候就预测他最终的身高，有些为时过早。早产儿一开始都比较矮，但是大多数早产儿最终都能赶上足月儿，或者缩小与足月儿的身高差距。

医学研究人员仍然在研究早产儿的长期生长情况，所以随着时间的推移，我们了解到的知识会越来越多。在接近预产期时，早产儿的平均身高比足月新生儿矮，其中超过一半的早产儿的身高和体重都低于正常范围（低于新生儿正常生长曲线的第三百分位）。有些早产儿出生时看上去比他们的实际胎龄还要小，他们需要更长时间的追赶生长。但是有些人发现，早产儿很难摄入足够的热量，使其在外界可以像在子宫里一样快速地成长。这个问题在孩子生病的时候尤为明显，因为生病时孩子需要更多的热量才能生长，但是这个时候摄入的热量往往是不够的。

有一些早产儿，特别是患有慢性肺部疾病或进食障碍的早产儿，预产期过后仍然会发育迟缓，在未来的几个月或几年的时间里，许多早产儿的生长速度比足月儿还要快，这弥补了他们最开始生长缓慢的缺憾。一项大型研究发现，经过追赶性生长，在校正月龄8个月时，只有约1/3的早产儿体重仍然低于正常水平，约1/4的早产儿身高低于正常水平。到8岁时，只有8%的早产儿身高和体重低于正常范围。

如果是出生胎龄过小、父母身高较矮或神经系统异常导致早产儿出生时身高较矮，那么未来他有很大可能身高较矮。你可以在本书第544～549页的附录2中，查看反映早产儿3岁以前不同生长模式的标准生长曲线图（一定要正确使用图表。不同性别、出生体重大于或小于1500g的早产儿，都有分别对应的图表。）

好消息是，早产儿的追赶性生长并不仅限于童年期，通常可以持续到青春期。一组研究长期跟踪了出生体重为1500g及以上的早产儿的生长情况，并以同龄的足月儿作为对照。研究发现，从8~20岁，早产女孩几乎完全追赶上了同龄足月女孩的正常身高体重，早产女孩的平均身高为160cm，比足月儿仅仅矮1.27cm；平均体重为65kg，仅比足月儿轻2kg。而早产男孩在20岁的时候，并没有追赶上同龄的足月男孩，他们的平均身高为173cm，比足月儿矮3cm多；平均体重为69kg，比足月儿轻11kg，但都在正常范围之内。

还有一些研究跟踪调查了出生体重不足1000g的早产儿的生长情况，这些早产儿在8~20岁时以惊人的速度进行追赶性生长，尽管他们的平均身高和平均体重仍比胎龄较大、出生体重较大的早产儿略矮、略轻。成年后，出生胎龄最小的早产儿比足月同龄儿约矮5cm、约轻7kg，但90%的早产儿的体重和身高仍在正常范围，而且测量结果显示他们的身材很匀称。

对许多人来说，身材和形象在自尊心的建立和获得社会认同方面起着重要的作用。那么，早产儿对自己的身体发育有什么看法呢？对这些研究中的男孩和女孩进行采访发现，早产儿对自己身材和形象的看法与同龄人相比没有显著差异。还有一些研究发现个子矮的儿童和青少年虽然偶尔会被取笑身高，但这不影响他们的社会交往、成就获得以及

情绪健康。

所以不要太担心孩子早期的身高，孩子未来有很多追赶生长的机会。在此期间，享受和他在一起的时光吧。不要认为个子矮就是缺点，也许未来他会成为一名体操运动员。即使他的体型很小，他的内心也可以很强大。

挑食

Q：我的孩子一向不太爱吃饭，现在情况越来越糟了，他只愿意吃脆谷乐（一种全谷物食品）。我该怎么做才能让他的饮食更有营养呢？

A：只要儿科医生向你保证，你的孩子一直在以正常的速度生长发育，你就不必太担心他的饮食，即使他比其他孩子矮。丰富多样的饮食固然好，但孩子似乎有一种惊人的能力，在看起来吃得很少的情况下也能正常成长。

可以肯定的是，一些早产儿会出现严重的喂养问题，从而影响他们的发育。大多数情况下，严重的喂养问题都与疾病有关，如胃食管反流或脑瘫。如果是这种情况，应该由专家诊断孩子的具体问题，并提供处理建议（参见第480页）。然而更有可能的是，你的孩子只是挑食，与足月儿的挑食没有区别。当然你孩子的情况有可能比较糟糕。你可以跟儿科医生探讨这个问题，咨询他你给孩子的营养是不是太有限了。如果他们认为没问题，你就让自己松口气吧（谷物和意大利面经常是孩子的最爱，

其中的热量可能比家长以为的要多）。如果孩子摄入的营养的确有限，你可以尝试以下实用的建议，让你的孩子的饮食更加多样化。

如果孩子只爱吃一种食物，那可能只是因为他们已经习惯了。挑食的另一个原因可能是抓握不协调。对于小孩子来说，脆谷乐很容易拿起来，是孩子早期能够自己吃的食物之一。除了美味，脆谷乐还易溶于口，易于吞咽，所以孩子偏爱脆谷乐可能是因为他的手指动作、咀嚼运动、舌头运动及吞咽能力还不协调。小孩子运动能力不协调是很正常的，这也正是围嘴被发明的原因。但是如果你担心你的孩子的问题比同龄儿严重得多，作业治疗师可以帮助你判断孩子是否有轻微的手指或口腔协调问题，如果有，治疗师可以帮助他克服这些问题。

有时孩子不爱吃某些食物是因为他不喜欢这些食物的口感。例如，他可能会拒绝吃熟透的香蕉，因为他讨厌香蕉在嘴里黏黏糊糊的感觉。大脑中影响指尖和嘴唇感觉的功能区离得很近，所以如果一个孩子不喜欢触碰特定质地的食物，他通常也不想吃。同样，孩子可能会因为一种食物的光泽而拒绝它，他可能会把这个特点与粘稠联想到一起。

生长激素疗法

如果你的孩子是小于胎龄儿（以下简称SGA），且在2岁时身高仍未达到同龄儿身高的第三百分位，也没有出现追赶性生长的迹象，那么他也许可以选择生长激素治疗法，特别是家族中其他成员身高都正常时。许多研究发现，这种治疗方法可以安全有效地让SGA（有生长激素缺乏症的婴儿除外）身高达到正常范围。

如果你的孩子接受了生长激素治疗，小儿内分泌专家会持续对他进行随访。你会被训练用很小的针管给孩子注射生长激素（大一点儿的孩子普遍说他们几乎感受不到注射的疼痛）。注射需要每天进行并持续几年，一般在孩子的身高达到正常水平才会停止。通常越早治疗效果越好，在孩子5岁之前就开始治疗是最理想的；但是5岁之后开始治疗的孩子，后续也可以长高很多。有高个子遗传倾向的孩子身高增长得最多。由于生长激素疗法已经被FDA批准用于治疗SGA，所以它可能包含在你的健康保险计划中了，事先了解一下很有必要。

不论是儿童还是成年人，无法忍受某些触感、味道、图像、声音、气味或动作（有人能忍受指甲在黑板上划的声音吗）是很常见的。在大多数情况下，如果你无法忍受的感觉太多，说明你比较敏感，在极端情况下，你可能会听人说这属于感觉加工问题的表现（详见本书第476页）。早产儿与足月儿相比，更容易出现感觉加工问题。接受过相关训练的作业治疗师可以帮助孩子逐渐解决这个问题。

你可以采取一些措施改善孩子挑食的现象。在菜肴的样式上花一些心思，让孩子对食物产生兴趣而不是把吃饭当成一场战斗。

下面是一些实用的建议。

＊ **制订时间表**。通常应该让孩子每天吃3顿正餐，2~3顿加餐。尽量不要在加餐的时候给孩子喝果汁、吃糖果，以免影响孩子吃正餐的食欲。把糖果留到饭后再吃吧。

＊ **做不同的尝试**。吃饭时，给孩子两三个不同的选择，让他尝试新的食物。还可以将一些健康食物变个花样给孩子吃。试着将奶油坚果泥加到通心粉和奶酪中，或者在马铃薯泥中藏入菜花。你还可以将切碎的胡萝卜丝与奶酪一起撒到玉米饼上，或者大胆地把菠菜藏在布朗尼里。近年来，一些食谱书中有很多相关的创意，你可以在本书第554~555页找到相关内容，并

从中汲取灵感，了解如何对孩子进行善意的"欺骗"。

＊ **用有趣的事物吸引孩子**。你可以尽情发挥想象力：把水果和蔬菜摆成动物脸的样子；用碎的食物撒出一些形状；使用有装饰的牙签或者好玩的吸管；或者把椒盐卷饼、胡萝卜条或苹果片当成勺子使用。

＊ **设计一些好玩的游戏**。设计一些好玩的游戏和你的孩子在进餐时玩。你回想一下自己小时候，吐西瓜子的游戏是不是让吃西瓜变得更有趣了呢？你可以在家里举办一个"你可以吃多大声"的比赛。你也可以问问孩子，他想不想吃鼻子或眼睛（蔬菜摆成的脸），或者他想用哪个勺子（苹果片还是椒盐卷饼）和牙签。你还可以做一个食物塔（用奶酪、番茄或饼干堆砌而成），并试着让你的孩子吃下这些食物。

＊ **坚持（但要冷静）**。如果你的孩子不喜欢吃某些食物（如绿色蔬菜），持续把这种食物放在他的餐盘上，但不要逼他吃，也不要气馁。有些孩子在尝试吃某些食物之前需要习惯食物的样子和气味。一些家长表示，面对孩子对食物的拒绝，保持耐心和冷静是成功的关键。

＊ **不要给得太多**。每种食物都给孩子喂一汤匙，如果孩子喜欢的话，就再多给一点儿。以下是适合18~24月龄孩

子的一些推荐食用量。

・4～6盎司全脂牛奶；

・1/4～1/2杯的热麦片或干麦片；

・半片奶酪；

・半杯酸奶；

・半片面包或者2～4块饼干；

・3～4汤匙意大利面、米饭、豆类、鸡蛋、水果或蔬菜；

・2～4汤匙切碎的肉或鱼。

＊ **增加孩子的热量摄入。** 为了增加孩子的热量摄入，你可以试试以下几种方法：

・在食物中加一点儿黄油、奶油或者磨碎的帕玛森干酪；

・将奶酪酱挤在蔬菜上；

・把煮熟的鸡蛋切碎，加入意大利面或米饭中；

・向酸奶、奶油干酪或麦片中加入炼乳或全脂奶粉；

・把花生酱涂抹在饼干或面包上。

＊ **限制用餐时间。** 一些家长发现将进餐时间限制在30分钟以内有助于培养孩子形成良好的用餐习惯。让孩子一边玩食物，一边用自己喜欢的方式进食，不要为一片狼藉而烦恼。30分钟后，即使孩子没有吃饱，你也要把盘子拿走，并让他离开餐桌。不要担心宝宝在下次加餐或晚餐之前会饿，他需要这样的经历来帮助他建立时间表。

＊ **如果他不吃晚饭，不要在饭后给他一些好吃的食物。** 如果你担心孩子没吃饱，你可能会给他一些他爱吃的食物作为替代品。但是，如果孩子意识到他不吃饭反而会有更多的"好东西"吃，那么他很快就学会不吃饭了。相反，把他没吃完的晚餐放在冰箱里，等他饿的时候再给他吃会更好。

＊ **避免唠叨或争吵。** 尽量不要因为你的焦虑而把每顿饭都当成一场"战争"。不要过多地谈论食物，不要因为孩子不吃饭而责备他，也不要用零食做奖赏而鼓励他吃饭（不过，在顺利地吃完一顿健康的晚餐后，给孩子一些零食作奖励是可以的）。否则，你会传递给他错误的信息。

＊ **不要强迫孩子。** 这可能会直接导致孩子产生负面行为，如哭泣、呕吐、长期拒绝进食。比较明智的做法是，由父母准备营养丰富的食物，具体吃什么、什么时候吃饱由孩子决定。

流感疫苗

Q：早产儿应该接种疫苗吗？

A：流感疫苗的这部分内容适用于所有孩子，而不仅仅是早产儿。建议所有18岁以下的儿童每年都接种流感疫苗。建议婴儿在6月龄时开始接种流感疫苗，此时他的免疫系统已经足够成熟，可以对疫苗做出反应。如果孩子在第一个流感季到来时还不满6月龄，儿科医生会建议孩子的家人以及所有照看他的人都要接种疫苗，以防感染流感并传染给他[1]。需要注意的是，在接种疫苗时，医生会参考早产儿的实际年龄，而不是校正年龄。由于新生儿，特别是早产儿不像大一点儿的孩子那样容易应对呼吸道感染，因此，遵循这些预防措施尤其重要。

请记住，流感与普通感冒不同，流感是一种由特殊病毒引起的呼吸道感染性疾病。流感疫苗可以保护你的孩子免受流感病毒的侵袭，但它不能抵御普通感冒。

准备好去日托机构了吗？

Q：我没有让女儿去日托机构，因为我担心她会被传染上疾病。现在她已经2岁了，日托机构是否安全？

A：细菌的确更容易在小孩子聚集的群体中快速传播，孩子在幼儿园或日托机构患上感冒和轻微感染的概率要比在家里大。所以，如果你指的是你的女儿能否在日托机构里不生病，答案是否定的。但如果你想问的是她能像其他孩子一样面对这些疾病吗？如果她身体健康，她就可以。如果你的孩子已经满1岁了，并且已经度过了生命中的第一个冬天，你就不必太过担心。她体内的抗体数量已与足月儿相当，免疫系统也相当成熟。

当然，一些足月儿相比其他孩子更容易生病，或者每次患普通感冒时更容易引发哮喘和痛苦的耳部感染。所以，是否选择送孩子去日托机构，你需要自己权衡。

重要的是你要知道，仍然使用呼吸机或进行药物治疗的支气管肺发育不良（简称BPD）患儿更加脆弱。他们的肺功能较弱，更容易患哮喘，所以如果他们患了感冒或发生了呼吸道感染，会比其他孩子病得更重。早产儿追赶性生长需要更多的营养，所以腹泻（日托机构中的孩子常会患的一种疾病）可能会给他们带来更多的问题。如果你的女儿患有BPD，你必须要权衡去日托的利与弊。你可以咨询医生，让他帮助你评估孩子的身体状况是否适合去日托机构。

如果你的孩子有BPD病史，但不再接受治疗了，你也要咨询医生。因为他的肺部可能没有完全康复，所以比较容易生病，但是在大多数情况下，他不会脆弱到不能正常生活和去日托机构。

最新的研究发现，高质量的日托有益于提高孩子的学习能力（研究人员还发现，3岁前上日托的孩子，其行为可能会超前发展。3岁后上日托的孩子，其往往会有更多的行为问题）。当你的孩子因为早期发育风险或发育迟缓而需要接受早期干预服务时，你可能需要寻找特

1　国内目前6个月至3岁的流感疫苗属自费疫苗，但是学龄儿童和老年人在北京已经可以免费接种流感疫苗了。对于体弱儿，没有预防接种禁忌证的，会常规建议接种。

殊的日托机构，以确保孩子能够接受到更系统的技能发展训练。如果你不了解这方面信息，你可以咨询早产儿随访诊所或者在网上查看有关日托的服务。

在给孩子选择日托机构时，请务必检查机构的资质是否齐全、员工和孩子的体检和预防接种政策以及执行的卫生标准（例如，玩具是否定期消毒，是否要求护理人员在更换尿布以及给孩子盛饭前洗手，奶嘴和奶瓶是否贴上标签并分开放）。由于好的日托名额竞争激烈，所以早点儿开始考察和申请并不为过。

脑室-腹腔分流术可能引发的问题

Q：我非常担心孩子的脑室-腹腔分流术（以下简称V-P分流术），这会有什么问题吗？

A：接受过V-P分流术的孩子每次生病时，父母都会很担心，他们不确定孩子生病的原因是什么（病毒引起的？简单的腹部不适？还是V-P分流术引起的）。其实，神经外科医生和儿科医生已经告诉过你如何识别V-P分流术导致的问题了（请参阅第441页），他们也理解你的担忧：孩子的健康依赖于植入他身体的外来物体，这个物体能让孩子过上正常的生活（请参阅第436页）。

分流系统虽然有一定的抗损坏性，但有时也会发生故障，需要更换。当分流系统仅出现部分问题时，也就是说部分脑脊液仍然可以被分流排出或者被身体吸收时，脑积水会使颅内压缓慢上升，在几周或几个月内，孩子除了会出现头围增大之外，可能不会出现其他症状。若分流系统完全发生故障，颅内压会迅速增加，孩子可能会出现头痛和呕吐的症状。当孩子出现血压升高、心跳缓慢、呼吸不规律的症状时，通常表示情况很紧急。

分流故障的最常见原因是分流管断裂、堵塞（由于血块、瘢痕、脑室或腹部附近的组织造成的堵塞），使得液体无法流出；或者是分流管移动导致其偏离腹腔的适当位置，这通常是因为孩子长得快。体型较小的早产儿需要的V-P分流管较短，即使神经外科医生会把超长的管子卷起放入孩子腹部以便让管子能满足孩子在成长过程中对分流管长度的需求，未来孩子也需要在适当的时候更换更长的分流管。虽然可以使用X线或磁共振检查V-P分流，但是除非孩子有症状，否则医生不会对孩子进行相关的影像学检查。如果医生怀疑分流器发生故障，他可能会通过X线对分流系统进行全面的检查，确保分流管没有破裂、一切正常；或者对孩子进行头颅磁共振检查，以察看脑室中积液是否过多。

另一个可能导致分流故障的原因是分流感染。感染在任何时候都可能发生，但大多数感染发生在分流手术后的前6个月。即使分流感染不会影响分流器的效果，但是在分流管被移除前，感染无法完全避免（通常是暂时的），因为细菌可能会隐藏在分流管中。为了迅速控制感染，可以暂时性地将分流管取出，因为感染可能会导致孩子神经损伤甚至死亡。可以通过脊椎穿刺判断是否发生了感染，这通常由儿科医生进行；也可以通过脑室穿刺判断是否发生了感染，这通常是由神经外科医生进行。医生将穿刺针插入婴儿的脊椎管或脑室，抽出一些脑脊液，送至实验室进行分析并进行细菌检查。医生也可以通过测量脑室内压力来判断。

有时，医生无法确定孩子是否发生分流故障或感染。在这种情况下，他们会密切观察你的孩子，看病情是改善还是恶化。如果医生认为发生分流故障的可能性很大，即使他们还不确定，也会建议通过手术取出分流管预防并发症。感染或脑积水的时间越长，发生并发症的可能性越大。

如果你的孩子发生了分流感染，他会在护士和神经外科医生的监督下在医院接受几周的静脉注射抗生素治疗。通过分流调整或重置术可以纠正分流故障。平均来看，患儿在婴儿期和童年期需要进行2～3次分流调整或重置术。虽然这样的经历有点儿吓人，但基本每次分流调整或重置术基本都可以让他恢复到之前的健康状态。

让接受脑室-腹腔分流术的孩子过上正常的生活

父母对孩子接受V-P分流术的感受很复杂，有些人会觉得特别难以接受，虽然父母也知道没有更好的选择。但他们仍然可能会过度关注V-P管的存在以及V-P管对孩子生活的影响。请记住，分流本身不仅无害，相反还是防止脑积水对大脑产生严重影响的有效方法，大大提高了孩子正常生长发育的机会。

根据多年的临床经验，我们可以向你保证，随着孩子的长大，你会感觉好很多，许多不确定的问题那时候都能找到答案。即使孩子有一些问题或发育迟缓，你也会知道如何对其进行早期干预，如何与随访专家建立联系，并知道目标是什么。你必须要为孩子将来可能会进行的分流调整或重置术做好准备，大多数早产儿几年内就会因长大而不能再使用分流管了，但是你的孩子越大、越强壮，他回到手术室的可能性就越低。

从情感的角度讲，在孩子出生的第一年，早产和疾病带给你的压力会让你觉得特别脆弱。一开始你可能会排斥孩子体内的分流管。慢慢地，你会熟悉它、接受它，好像它并不存在一样。你接受分流器，不再把它视作威胁的时间实际上会比你预期得早，顺其自然很重要。如果你周围的人重新激起了你对分流管的焦虑，请坚定地告诉那个人，你不需要这样的焦虑。相反，你需要保持冷静和乐观，让你的孩子在生活中发挥最大的潜力，不要让V-P分流影响他做事。

以下是养育过程中与V-P分流有关的问题概述和给家长的一些建议。

* 在养育孩子的头几年，有些父母认为，不让孩子上日托就能轻易地避免频繁出现分流感染。其实，上日托不会增加分流感染的发生，但肯定会增加出现易怒、发热、呕吐等症状的发生。这些症状看起来很像分流感染引起的，实际是由其他常见疾病引起的。如果你不能在家里照看孩子，可以考虑与其他人合请保姆，或选择小型的家庭日托，以便你的孩子尽量少和其他孩子接触。

* 为了避免感染，一些牙医建议戴有V-P分流管的孩子应该在口腔操作和牙科手术之前服用抗生素，尽管这一做法尚缺乏研究支持。

* 孩子应该在早产儿随访门诊中定期进行视力和听力筛查、发育评估，以便及早发现和解决问题。

* 如果不得不搬到其他城市生活，而你又担心要离开信赖的神经外科医生，可以在你离开之前向他征求建议。他会建议你如何进行后续的随访，并把你的孩子推荐给新地址附近的同事或医疗中心。搬家后如果孩子必须要接受分流调整或重置术，并且你愿意的

话，孩子可以回到原来的神经外科医生那里做手术。你的担忧并不少见，有些家庭甚至考虑搬到某个医生住所或某个医院附近。

* 不要因为孩子戴着分流管而区别对待你的孩子。日常的活动不会损坏分流管，他可以像其他孩子一样玩耍、跑步、参加团体活动、游泳以及潜水。如果他有激情和天赋，他还可以成为一名优秀的运动员。一些医生不鼓励孩子参加像踢足球这样的需要与他人有身体接触的运动，但是如果孩子戴了头盔，你不妨允许他尝试一下。当孩子滑雪或玩滑板时，头盔是必须要戴的（明智的父母不会允许孩子不戴头盔就参与此类运动）。

* 你的孩子需要了解V-P分流管。一旦他有了理解能力，你就应该让他摸摸头上阀门的小凸起以及皮下连往腹部的管子。同时，你应该向他保证这一切都是正常的，不要谈及可能会发生的分流调整或重置术，这会吓到孩子。如果孩子要接受分流调整或重置术，请告诉他这是正常的，他会很快恢复的。

* 只要你了解孩子的情况，并对V-P分流管的有效性和安全性有信心，你就能向他的兄弟姐妹、朋友和老师们解释清楚，让他们放心。不要担心孩子会因此受到不同的对待：由于分流管是看不见的，大多数人很快就会忘记它。你会发现他们对待你孩子的态度几乎完全取决于你是如何做的。

应该什么时候给医生打电话

Q：我担心有些事情可能是由孩子的V–P分流管引起的，我不知道什么时候该给医生打电话。

A：当不确定孩子是否有麻烦时，你会非常担心，要知道你不是唯一有这个困惑的人。即使医生也很难判断，戴有V–P分流管的孩子出现的问题是普通疾病还是分流管故障导致的。如果你的孩子看起来不是很严重，明智的做法是等明确了症状后再给儿科医生打电话，而不是马上就打电话。不过为了安心，只要你有需要就可以给儿科医生打电话，虽然结果可能没什么要紧的，但是这样做可以避免发生真正的危险。时间久了，你会慢慢学到很多东西，而且越来越相信自己。

下面介绍了哪些症状是你应该担心的，哪些症状是你不用担心的。

＊ **发热**。如果你的孩子体温超过38℃，一定要打电话给儿科医生。大多数情况下，医生的最终诊断是病毒感染或其他常见疾病，并不是分流感染。不过要记住，对于婴儿，特别是早产儿，还会因房间太闷热或衣服穿得太多而出现发热。如果怀疑是这种情况，脱下宝宝的衣服，15分钟后再给他测量一下体温。

＊ **囟门饱满**。当孩子直立、不哭闹的时候，前囟（婴儿头顶部的柔软区域）膨隆是婴儿脑积水的典型特征。囟门的存在给婴儿大脑发育留下了足够的空间。你可能会注意到，当孩子躺下时，囟门摸上去有饱满感，但当孩子直立时，囟门的饱满感会消失。所以为了保证检查结果准确，检查时要等孩子平静下来，使其呈直立位再对其进行检查。头皮静脉变得明显以及颅骨骨缝间距增宽，也是囟门压力增加的迹象。但请记住，即便分流管功能一切正常，孩子头部的形状在手术后的前几个月内也会发生很大变化。

＊ **头围增加**。即使囟门闭合，学步期儿童的颅骨骨缝也没有完全闭合，所以如果分流管发生故障，患儿的头围仍然可以迅速增大。但是，神经外科医生和儿科医生并不建议父母自行测量孩子的头围，因为头围突然的增加会引起父母不必要的担心，在儿科医生办公室进行测量，并与生长曲线图比较就已经足够了。如果你觉得有必要频繁测量孩子的头围，那你应该使用以厘米为单位的软卷尺进行测量。将卷尺沿着孩子的眉毛上缘经过头部最宽的点绕头，连续测量3次，以确保你的测量结果是准确的。

头部正常的生长速度会随着孩子的年龄而变化：婴儿时期长得快（每周大约增长1cm），学步儿时期长得慢（每月大约增长1cm）。要了解孩子的头围是否以正常的速度生长，你可以在头围曲线图上绘制几天或几周内的测量数据（详见本书第546～549

页）。只在某个时间点测量头围并不准确，因为患脑积水的孩子可能一开始头围很大，但随着时间的推移头围会正常增长。

＊**头痛。**当孩子开始说话时，很多父母都感到非常欣慰。婴儿受伤时只会哭，或变得很紧张，但学步儿可以描述自己的感受，能指出自己哪里疼。分流管故障引起的头痛可能是轻微的，也可能是严重的；可能是间歇性的，也可能是持续性的。特别要注意的是，头痛会让你的孩子从睡眠中醒来，更糟糕的是，当他躺下或晨起的时候，还可能会伴有呕吐或恶心。出现这些情况时，你应该打电话给医生。

＊**呕吐。**孩子的呕吐多数与分流故障无关。随着时间的推移，你会逐渐了解你的孩子，能够辨别他呕吐是因为吃得太快或太多，还是因为其他原因。对于大一点儿的孩子，呕吐并不常见，如果他发生呕吐，可能是分流故障引起的。呕吐或恶心只有在伴随分流故障或者分流感染的迹象时才应该引起关注。如果孩子反复呕吐，你应该随时给医生打电话。大多数情况下，医生的解释会让你放心：孩子的呕吐很可能是由流感或普通病毒引起的。

＊**腹痛、腹泻、便秘。**腹胀、腹痛有时伴有发热或腹泻，这可能是分流感染的信号，应该立刻向医生报告。V–P分流可能会导致肠梗阻，但这是非常罕见的并发症。如果孩子只是轻度便秘并未伴有疼痛或呕吐，你不必担心。但是，你应该通过在饮食中增加富含膳食纤维的水果和蔬菜，来帮助孩子保持规律的排便，因为持续便秘会干扰腹部的V–P分流管。

＊**嗜睡。**对于婴儿来说，嗜睡是一种很难确定的症状，特别是对于经常昏昏欲睡的早产儿，他们很容易疲劳，在喂食过程中就能睡着，需要得到充分的休息。但是，如果你的孩子在平时应该醒来的时候没有醒来，或者看起来不饿，那么你应该更仔细地观察他，看看这种现象是否持续下去。对于大一点儿的孩子，睡觉时难以醒来或者极度困倦可能是有问题的。不过，你也不要因为孩子偶尔多睡一会儿而焦虑。他可能只是累了，需要通过长时间的睡眠补充体力。如果孩子一直是这种情况则需要注意，特别是伴有头痛和呕吐现象出现时，要及时打电话给医生。

＊**喂养困难。**对于早产儿父母来说，孩子不好好吃饭是让他们很头疼的问题。通常，如果孩子在一餐中吃得少，他会在下一餐吃更多的食物来平衡。但是，如果你的孩子吃奶时的吮吸速度比平时慢，在接下来的几次喂奶的过程中也没有表现出饥饿，那请打电话给医生。

* **异常的凝视和眼球运动。** 分流故障可能会导致落日眼，患儿会表现为双目下视（虹膜，通常说的黑眼珠，位于眼睛底部，上面可见白眼珠，就像太阳落山的样子）。如果你发现孩子有这种症状，应该联系儿科医生。患有脑积水的孩子即便分流功能正常，也有会轻微的视力问题，如眼球震颤（双侧眼球发生一系列有规律的快速往返运动）、难以跟踪或聚焦物体。经过眼科医生的评估，在孩子6月龄时，你就会知道他有没有这方面的问题了。你也可以从他的行为变化中发现问题。

* **癫痫发作。** 接受过V–P分流术的孩子更容易发生癫痫，癫痫通常需要药物治疗，但是癫痫发作也可能是分流故障或感染导致的。因此，如果你的孩子经常发生癫痫或者发生了不同类型的癫痫，你应该打电话给医生。

* **易怒和行为变化。** 对于婴幼儿，分流问题引发的轻度、持续性的头痛或恶心可能会导致更复杂的问题。脑积水有时可能会导致孩子情绪和行为的改变，如在学校会变得更易怒、出现更多行为问题。但是，哪个孩子永远都不会发脾气呢？哪个孩子没有注意力不集中的时候呢？对一些常见行为反应过度，对你和孩子都是不公平的。你会关注孩子身上的每一个变化，你有这种担忧也是可以理解的。

* **失去以前的运动或认知能力。** 有时，分流故障可能会影响孩子的正常发育，但不伴随发生其他的急性症状。如果你注意到孩子以前能做好的事现在做不好了，比如坐起、自己站立、平稳行走或者给熟悉的物体命名，你应该仔细观察他。但也要记住，偶尔的倒退是正常的，孩子不可能学习某个新技能就能马上掌握，相反他需要经常练习新技能，才能做好。但如果你发现孩子持续出现这样的变化，应该通知医生。你会因为分流故障影响了孩子发育而感到焦虑，但是当他接受了分流调整或重置术、脑积水再次得到控制后，这些问题很可能就消失了。

你可能会经常想要给医生打电话，请记住下面的原则。当你打电话在描述孩子的症状之前，请先说明孩子接受过V–P分流术，医生和护士会优先回复你的电话。如果需要的话，儿科医生会推荐你去看神经外科医生。如果你有特殊的顾虑或问题，直接打电话给神经外科医生也可以。小儿神经外科医生非常关注接受过V–P分流术的孩子，他会对他的小患者长期负责，他也非常了解患儿家庭的需求。如果有需要，医生时刻都在准备为你的孩子进行分流调整或重置术，这会让你更有安全感。

分流器故障导致的异常表现

1周岁以下的宝宝都会有的症状：

· 前囟膨隆；

· 头围增大。

1周岁以下的宝宝有时会有的症状：

· 呕吐；

· 喂养困难；

· 易怒；

· 嗜睡或过度睡眠；

· 异常的凝视和眼球运动；

· 癫痫。

学步儿或者稍大一些的孩子的症状：

· 头围增大；

· 头痛；

· 呕吐；

· 嗜睡；

· 腹部疼痛；

· 落日眼；

· 易怒；

· 行为改变；

· 失去以前的运动或认知能力；

· 癫痫。

分流感染导致的症状

单独发生或与其他分流故障的症状同时存在：

· 发热体温超过38℃。

有时会有的症状：

· 瓣膜和导管周围红肿、压痛；

· 腹胀

· 腹泻

惊厥发作

Q：我的女儿在NICU时曾发生惊厥，最近她高热时惊厥又发作了。这是否意味着她以后会经常发生惊厥呢？

A：很多育儿书都会提到高热惊厥（之所以叫"高热惊厥"，是因为惊厥常发生在孩子高热时），因为它很常见。大约每25个学步儿中就有1个有过高热惊厥，而且早产儿比足月儿高热惊厥发作的概率更高。虽然父母往往对高热惊厥感到恐惧，但医生却通常不会太担心。高热惊厥预后大多良好，只有少数会发展为癫痫。98%的有过高热惊厥发作的孩子，都不会发生癫痫（高热惊厥发作的高峰期是在孩子18～24月龄时）。

当然，如果你的早产儿在住院期间惊厥发作，那么作为家长，你自然会很想知道孩子以后会怎样。答案是：不一定。但在大多数情况下，过分担心是没有必要的。

有3个因素会导致有高热惊厥发作史的宝宝更可能发生癫痫。第一个因素是你的宝宝有认知或运动障碍，这可能提示他的大脑可能存在潜在性损伤。如果他没有认知或运动障碍，那么无论他是否曾有过新生儿惊厥发作（可能是由一些原发疾病引起的）、高热惊厥发作，还是两种惊厥发作都有过，都不太可能导致他在未来发生癫痫。事实上，即使你的孩子有过一次以上的新生儿惊厥发作或反复高热惊厥发作（大约1/3学步儿在有过一次高热惊厥发作后至少复发一次），也不会增加其发生癫痫的风险。但如果你的孩子有脑瘫或发育迟缓，那么，不管他是在NICU惊厥发作，还是在家发热时惊厥发作，都有可能是由相同的潜在脑损伤引起的，而这也会增加他未来惊厥发作的风险。

第二个因素是非典型性高热惊厥。典型性高热惊厥，就是我们平时说的高热惊厥，它发作持续时间通常小于15分钟（最常见的是持续1～2分钟，有时可能仅持续几秒钟），并且会影响孩子的全身。高热惊厥发作时，孩子的面部或四肢肌肉会出现阵挛或强直性抽搐，并伴随短暂的意识丧失。非典型性高热惊厥则发作持续时间较长，只会影响身体的某些部位，如上肢或下肢，或只影响身体的一侧，并且在24小时内会再次发作。

第三个因素是癫痫家族史。即使你的孩子有1个或多个发生癫痫的风险因素，你也不用过度悲观！孩子发生癫痫的可能性仍然很小。举个例子，在所有患有非典型性高热惊厥的学步儿中，只有10%～20%在未来发生了癫痫。医生也会根据孩子的情况，告知你孩子以后发生癫痫的风险。

无论如何，你都应该了解一些关于高热惊厥的知识，以确保你在孩子下次发作时知道如何处理。在孩子惊厥发作时，防止孩子意外受伤和窒息是非常重要的。而且，你应该和医生谈一谈，请医生给孩子做一些检查，以确定孩子的惊厥发作不是由发热以外的问题引起的。

对脑瘫的担心

Q：所有人都跟我说不必担心孩子会患脑瘫（简称CP），但我仍然很担心。

A：和很多早产儿父母一样，你可能在孩子出生前都不知道脑瘫是什么。但是，一旦你了解到脑瘫是早产可能导致的最严重的后果之一时，你恐怕就很难不担心孩子以后会不会患这种可怕的疾病了。如果你的孩子在6月龄时还不能自己坐起来，你可能会担心：明天他能自己坐起来吗？当你看到孩子紧握的小拳头时，你可能会担心：这是不是不好的征兆呢？

患脑瘫（简称CP）的孩子，肌肉无法协调运动，这是大脑的永久性损伤导致的（可能是在孩子出生前、分娩过程中或出生后发生的）。受损伤的大脑无法向肌肉发出信号，以使肌肉进行正常的协调性运动。脑瘫对孩子的影响可能很轻微（轻微到几乎察觉不到），也可能很严重；可能仅影响孩子身体的一侧，也可能影响全身。需要注意的是，婴儿出现的暂时性运动问题并不是脑瘫。

一般来说，确诊或排除患脑瘫的风险，大都要在孩子18～24月龄时。如果你的孩子已经1岁半至2岁了，他的行为发展也与年龄相符，那么你就不必担心了，他不会患脑瘫。如果你的孩子年龄较小，但没有明显的脑损伤或其他脑瘫的风险因素出现，如脑积水或出生时窒息，那么他患脑瘫的概率也很小。即使孩子存在患脑瘫的风险因素，你也要视情况而定，他还是有机会成为一个正常孩子的。

在早产儿出生后的第一年，注意他是否存在肌张力异常和反射异常是非常重要的。出生时体重不足1500g的孩子，至少有2/3会出现肌张力和反射异常，而他们中只有5%～10%最终会被确诊为脑瘫。目前尚不清楚导致肌张力和反射异常的原因，可能是因为孩子住院时间长，导致肌肉和关节缺乏运动，因而功

能减退；可能是因为早期脑损伤正在愈合；也可能是因为早产儿脑发育的模式与足月儿不同。但在大多数情况下，这些异常只是暂时性的，在孩子12～18月龄时就会逐渐消失，但是偶尔也会出现其他情况，即孩子在早期肌张力正常，但是快到1岁的时候才出现异常。

早产儿出现的异常通常是短暂的，只有在被确定有脑损伤（如严重的脑室内出血或脑室周围白质软化症）且有明显的运动异常时，医生才可能在孩子12月龄以前确诊其患脑瘫。当孩子12～18月龄时，如果同时存在以下几种情况，则通常会被诊断为脑瘫：双侧肢体或运动不对称、运动迟缓、姿势异常（如动作笨拙或身体僵硬）、以及长期存在该年龄段孩子不应该有的反射（你可以在第446页读到更多关于异常情况的详细内容）。一般来说，患脑瘫的早产儿，尤其是在6～18月龄时，会出现越来越明显的肌张力、运动和反射异常。但这些异常并不代表他们的脑瘫正在恶化，而是随着孩子的成长，他们的运动会变得更复杂，表现出的异常也会增多。

即使是最复杂的脑成像技术，如超声波或磁共振扫描，也很难预测哪些婴儿会发生脑瘫。由于大脑中控制运动的部分位于脑室附近，脑瘫常常与3级或4级脑室内出血或脑室周围白质软化症有关。但是脑部影像学检查无法精准地预测孩子的未来，早期头颅超声或磁共振扫描显示没有脑损伤，不代表孩子以

后就不会患脑瘫（有些损伤是影像学检查也无法发现的）。即便早期超声或磁共振扫描显示异常，也不代表孩子不能正常成长（婴儿的大脑具有惊人修复能力，但要修复多久通常是无法预测的，所以你可能无法分辨出哪些损伤是永久性的）。

因此，当医生说需要再对孩子观察一段时间才能确诊或排除脑瘫时，你不要认为医生是在隐瞒信息。你也不要认为对孩子用物理治疗来缓解其肌肉紧张就代表孩子的情况更严重了。尽管许多肌肉异常最终会消失，但尽早治疗对孩子是有利的，因为这样就不会干扰孩子正常的生长发育了。例如，虽然孩子用脚尖走路的这种轻微的异常最终会自行消失，但是如果不施加干预，可能会推迟孩子独立行走的时间；肩部肌肉僵硬会影响孩子抓取周围的物体，这可能会让孩子感到很沮丧，如果不及时干预，会影响孩子认知能力的发展。

我们希望你不要把孩子的每个行为都视为疾病的疑似征兆，否则你不仅会错过养育孩子过程中你本该拥有的欢乐，同时还会把你的焦虑情绪传递给孩子。

但是，如果你真的担心孩子符合书中第445～448页的症状，请务必向儿科医生说出你的疑虑。毕竟，你比任何人都了解你的孩子，医生也会认真对待你的担忧。

如果医生告诉你，孩子的运动发育远比你想象得正常，那你就不用太担心了。但如果医生告诉你，他需要对孩子的动作进行进一步观察，或给宝宝做彻底的发育评估，请记住，这也不一定就是坏消息。即使孩子的运动异常在大多数情况下是暂时性的，医生的详细观察对孩子也是有益的，医生也会据此决定是否采用物理治疗来帮助你的孩子。如果你担心孩子存在长期性的问题，你可以从专家的建议和早期干预中获益，从而让孩子有更大机会发挥自身潜力（你可以在第490页读到更多关于脑瘫的信息）。

脑瘫的典型症状：哪些是该担忧的，哪些是不该担忧的？

脑瘫的典型特征是身体的某些部位或全身出现肌张力异常、原始反射消失延迟、延迟到达发育里程碑、运动质量和数量也会出现异常（如他们不像正常婴儿那样，动作多样且流畅）。如果你的宝宝只有1～2个下述症状，不要担心，很多早产儿都是这样，这不表明你的宝宝会存在长期问题。如果你的宝宝有多个下述症状，那么他患脑瘫的风险就会增加。你应该找医生聊聊哪些症状或延迟是更需要关注的。

肌张力异常

肌张力异常（无论是肌张力太高还是太低）会造成运动困难。

住院一段时间后，一些早产儿脖子一侧会出现僵硬，医生称之为斜颈。尽管有一些患脑瘫的早产儿会出现斜颈，但这往往只是暂时的。斜颈发生的原因很简单：这些早产儿长时间躺在新生儿病房中，容易只朝着一个方向看，他们朝一个方向看的原因，可能只是这个方向有一幅美丽的画，最后他们脖子就会僵硬。如果你每天帮宝宝做一些颈部拉伸，那么斜颈在孩子4～6月龄时几乎就能消失了。物理治疗师会教你如何给宝宝做颈部拉伸，他们还会告诉你即使宝宝不喜欢，你也要坚持，这样才能解决宝宝的斜颈问题。你可以通过手机、玩具或图片来吸引宝宝的注意力，让他的头转向另一边。

另一种常见的异常是下肢肌张力过高，导致宝宝在躺着或站立时会出现膝盖僵硬、脚尖着地或臀部僵硬的症状（见图8.1）。通常情况下，这些症状会在宝宝3月龄时出现，12月龄左右时缓解，有的宝宝踮着脚尖走路的症状可能会持续到宝宝18个月大。如果出现这种状况，宝宝学会走路的时间就会推迟，但不太可能对宝宝造成长期的影响。如果宝宝踮脚尖的情况很严重或持续到18～24月龄，特别是还伴有神经系统的其他问题时，他就很可能患脑瘫。

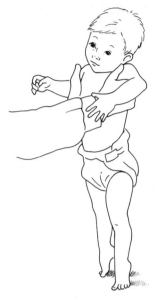

图8.1 肌张力高的宝宝在躺着或站起时会出现膝盖僵硬、脚尖点地的症状

很多早产儿会出现肩膀僵硬，尤其是那些在医院卧床很久、使用呼吸机呼吸而不能经常活动的宝宝。他们还会表现出肩膀后缩，像表示夸张时的耸肩动作。如果宝宝出现肩部僵硬或上半身僵硬，他可能会有一些发育迟缓（如手臂向前伸的动作），但这不是脑瘫。然而，如果宝宝肩部僵硬但上半身比较柔软，那么他患脑瘫的风险比较高。无论是哪种情况，可以对宝宝进行能放松肩部肌肉的物理治疗，物理治疗可以帮助宝宝用双手抓瓶子、伸手拿眼前的物品、坐起来、爬行。

肌张力异常低下（最常表现在躯干肌肉）比肌张力异常增高要少见，往往也更令人担心。如果宝宝肌张力异常低下，那么当你拉着宝宝的胳膊让他坐起来时，你会发现他的头向后仰，不能保持竖头位；在宝宝2~3月龄，他坐起来时头部依旧会晃；甚至在宝宝6月龄时，坐起时头依然后仰。宝宝会用一些动作代偿肌张力低下，如肩膀后缩、站立时膝反张和屈髋（见图8.2）。肌张力低下会令宝宝更难到达翻滚、坐、爬行和站立的里程碑。一些肌张力低下的宝宝会慢慢好转，而另一些肌张力低下的宝宝最终会患脑瘫，或者出现认知问题，如学习障碍或智力低下。

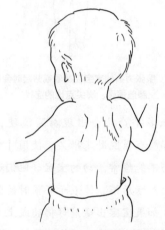

图8.2 宝宝表现为肩膀僵硬、肩膀后缩

原始反射消失延迟或平衡反应出现延迟

在宝宝成长过程中，很多反射会在特定的时间出现，然后在特定时间消失（如拥抱反射，又名惊跳反射，是指当新生儿感到自己在坠落时，会伸出双臂，几秒后再把双臂收回胸前。这类反射一般会在婴儿校正月龄4个月时消失）。但对于患脑瘫的婴儿来说，反射持续的时间可能会比正常要长。平衡反应是指当平衡受到干扰时，婴儿能够保

持住自己的平衡，通常这种反应也会在特定的时间出现，如大多数婴儿大约在4月龄时可以发展出头部竖直的能力。但是，脑瘫患儿由于肌张力异常，平衡反应会延迟出现或者不出现。

很多完全正常的婴儿也会出现反射消失延迟或平衡反应延迟出现，只有当反射消失延迟或平衡反应延迟和其他症状同时出现时，你才需要担心宝宝可能患了脑瘫。

延迟到达发育里程碑

宝宝到达某个动作里程碑的正常时间范围是很广的。即使你的宝宝不像其他宝宝那么早就学会翻身、伸手拿物、坐或走，他的运动发育仍然可能是正常的。

但如果宝宝存在下述运动发育迟缓的情况，通常则需要引起重视。

＊3月龄时：不能控制头部。

＊6月龄时：即使有支撑物，也不能坐起来；双手紧握成拳头；不能把东西送到嘴里；不能持久地抓住一个物体。

＊8月龄时：没有支撑物就坐不起来。

＊12月龄时：可以坐起来，但是不能从坐到爬，或者难以顺利地站起来。

＊18月龄时：不能走路，会尝试踮脚尖走路。

相比早产儿，足月儿出现长时间的发育里程碑延迟更让人担忧，他们的肌肉张力暂时异常会导致一些动作更难完成。另外，你要记住，早产儿要按他们的校正年龄对照运动发育里程碑。

运动质量

出现肌张力高或发育迟缓的孩子仍然可能是正常的。有经验的儿科医生或物理治疗师通常会告诉父母，虽然宝宝的动作有些僵硬或迟缓，但是他们的运动质量是正常的，即他们的动作是丰富的、流畅的、协调的。

尽管所有的孩子在学习新的运动技能时都会有偏离正常的情况，但是他们一旦掌握了这些技能，就会正确地运用自己的肌肉，以标准方式完成运动。以下是一些运动质量异常的例子。

＊ 只会沿一个方向滚动，或滚动时颈部和躯干很僵硬，无法屈曲下肢；坐在地板上时，腿呈字母W型姿势（见图8.3），或是弓背坐，双腿向前伸且呈僵直状。

＊ 无论是躺着、坐着还是站着，两条腿都像青蛙腿一样张开（见图8.4）。

＊ 爬行时，手握成拳头或爬行不对称（身体一侧与另一侧不同）。

＊ 僵硬地站立或靠上肢力量才能站立，无法抬起一只脚。

＊ 只能用一只手去拿东西（当然更喜欢用某一只手是没有问题的）。

＊ 大多数时候踮脚尖站立，或膝盖过度僵硬。

＊ 走路时双膝僵硬（需要扶着家具才能走）。

由于运动质量异常，宝宝可能会提前获得某些运动技能。例如，肌张力高的宝宝可能在2月龄就会翻身，在4月龄时就能通过抓住某个物体站起来。若宝宝过早到达了某些动作里程碑，你要及时告诉医生。即使你可能会为宝宝达到运动里程碑而感到骄傲，但是不应该鼓励这种非典型运动，因为这会影响宝宝肌肉的正常发育和其他技能的发展。

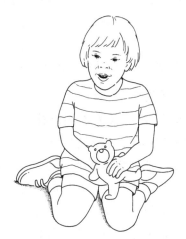

图8.3　W型的坐姿表明孩子存在肌张力异常，偶尔坐姿呈W型是可以的

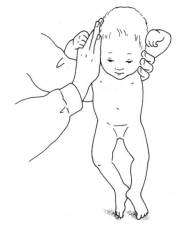

图8.4　孩子的腿像青蛙腿一样张开，可能表示孩子有肌张力低下

上图来源于早产儿初级护理 Judy C. Bernbaum和Marsha Hoffman-Williamson，Mosby于1991年在 Judy Bernbaum，M.D.的许可下进行改编

早产儿视网膜病变的预后

Q：我的孩子3岁了，他曾患有早产儿视网膜病变（简称ROP）并已经佩戴了眼镜，我很担心他未来的视力情况。

A：孩子未来的视力情况取决于他的病史，包括ROP的严重程度，以及目前需要佩戴眼镜的原因等。因此，你最好去咨询孩子的眼科医生，医生能够对孩子未来的视力发展做出预测，并会告诉你曾患ROP可能让孩子以后面临哪些风险。

早产儿的眼部疾病较复杂，而且很小的孩子通常很难准确地描述他们的眼部问题（和其他问题），因此在孩子很小的时候，做出诊断是很困难的，应该由专业的儿科眼科医生，或者经验丰富的儿科医生对孩子进行眼底检查。在孩子出生后的最初几年，眼睛和大脑之间的视觉通路会建立起来，此时如果长时间不纠正眼部问题，可能会导致孩子视力的永久性丧失。所以确保孩子按医生推荐的时间进行后续的眼底检查是很重要的。

同时，你可以了解一下你的孩子属于下列哪种情况。

* **轻度ROP（1期和2期）**，不治疗就可以自愈。如果你的孩子曾患轻度ROP，那么你大可以放心，孩子以后的视力发育会很正常。如果你的孩子现在因为近视而戴了眼镜，你必须要知道，很多人的近视程度都会随着年龄增长而变严重，但是其中起主要作用的是遗传因素，这比早期患ROP对孩子视力的影响要大得多。你的孩子并不是个例，近1/3的高中生都近视，通常他们会选择佩戴框架眼镜和隐形眼镜来矫正视力。

即便孩子患轻度ROP，父母也不能大意，因为曾患ROP的早产儿很可能在童年期会面临两个最常见的眼部问题：斜视和弱视。如果这两个眼部问题能够被及早发现，通常能被治愈。斜视通常可以通过戴眼镜或简单的手术来治疗，弱视通常通过戴眼镜或眼罩来治疗（如果你的孩子有除了ROP以外的其他因素引起的视力问题，如脑部损伤导致的视力问题，那么治疗起来会更困难）。

所以，曾患ROP的孩子应该在1岁和3岁时复查视力。如果父母察觉到孩子的眼睛有任何异常，应该立即让孩子进行眼底检查。医生会特别留意孩子是否存在一只眼睛的视力比另一只眼睛好的现象，因为这是弱视的前兆。

如果孩子在4岁左右还没有出现斜视或弱视的迹象，那么之后孩子患斜视或弱视的可能性会非常小。但是，孩子还是应该继续戴眼镜，并且每年做一次眼底检查，以便能及早发现和治疗其他可能存在的问题。孩子基本也不会因为ROP再发生其他并发症了。

* **中度ROP（3期）**，可能会在孩子视网膜上留下一些瘢痕或形变，即使这些影响很轻微，不会影响孩子的视力，但是孩子未来发生眼部疾病的风险也会增加。很多患中度或重度ROP的孩子会存在复杂的视力问题，这主要是因为与正常孩子相比，他们在上幼儿园时更容易生病，以及发生脑损伤（如脑室内出血），从而会导致他们出现视力问题。

如果医生告诉你，孩子的ROP消失了，且没有对他的眼睛造成明显伤害，那么请遵循轻度ROP的指导原则。让孩子分别在1岁、3岁时接受眼底检查，之后每年复查一次。如果医生发现孩子视网膜上有瘢痕或其他变化，医生会给孩子提供其他后续治疗的指导。

请放心，如果孩子接受了详细的检查，他未来患并发症的可能性是很小的。尽管绝大多数患中度ROP的孩子不会出现长期并发症，但是，你也应该知道孩子未来可能会患两种严重的眼部疾病，即青光眼和迟发性视网膜脱离。患青光眼是因为严重的ROP造成眼部结构发生改变，使眼房水排出受阻，从而导致眼压升高。治疗青光眼的方法很多，如可以通过使用滴眼药水或特殊的外科手术治疗。迟发性视网膜脱离，是随着眼睛的生长，一些瘢痕组织或残留的异常使得视网膜的某些部分比其余部分更紧密地附着在眼壁上，从而造成视网膜脱离。值得庆幸的是，如果晚期视网膜脱离发生在青少年期或成人期，并且能得到快速修复，它的预后要比婴儿期发生脱离好得多。为了安全起见，孩子在青春期或成年早期应该每年检查一次视网膜。

* **重度ROP（4期和5期）**，对每个孩子眼睛后部的结构的影响是不同的。大多数曾患重度ROP的孩子，也会有严重的视觉障碍，即使戴了眼镜，尽管他们中有些人的视力足以能行走和进行日常活动。一些孩子随着时间的推移，其视力情况会变得稳定，而另一些孩子的视力会发生改变，甚至需要进一步手术治疗。如果你的孩子曾患重度ROP，那么应该由专门治疗ROP的眼科医生对孩子进行随访。医生会告诉你孩子应该多久进行一次检查。此外，请务必阅读本书第473页的内容，了解如何让有视力障碍的儿童正常和愉悦地成长。

未来的风险：发育的问题

Q：我的孩子现在非常健康，他将来还会因为曾是早产儿而出现发育问题吗？

A：早产儿如果在校正月龄18～24个月时很健康，没有表现出明显残疾的迹象（如脑瘫、智能障碍、视力或听力缺失），则孩子日后就不会再发生由早产引发的严重发育问题了。

但孩子之后可能会出现一些轻微的发育迟缓（或者医生可能会把它们归类为轻微残疾），表现为平衡能力和协调能力比较弱、智力略低于正常水平、学习障碍或注意力和行为问题等。通常情况下，在孩子上学后家长才发现他们存在这些轻微障碍，这主要是因为孩子在学校会面临与在家不同的要求和压力。例如，当孩子在学校进行复杂的脑力活动时，如阅读、拼写或算术时，他们的学习障碍才会显现出来；当孩子在学校静坐几个小时的时候，多动症或注意力问题才会变得明显；当孩子需要有条理地写作或参加团体运动时，他们的灵活性和协调性问题才会突出。

根据最新的研究，在出生体重小于1500g的早产儿中，高达50%会患一种或多种轻微障碍。并不是所有早产儿都面临同样的风险，通常胎龄越小、体重越轻以及患有其他并发症的早产儿患轻微障碍的概率更高。在担心孩子的未来之前，你需要知道：轻微的学习障碍和行为问题在足月儿中也很常见（约占12%），甚至也会出现在高智商的孩子中。医生之所以把这些障碍定义为轻微障碍，是因为在采取适当的干预措施后，孩子往往能够很好地适应。虽然这些问题可能会暂时影响孩子的学习进度或社交活动，但并不会对孩子以后的成就或生活质量产生重大的影响。一项加拿大的有关早产儿成年后的研究显示，即使是出生体重在1000g以下的最小的早产儿，大多也和足月儿一样，能够上大学、独立生活、工作、结婚、生子。这些研究的结果让家长们有理由相信，孩子未来能成为快乐且有成就的人。

如果你对孩子的发育或行为有任何疑虑，请毫不犹豫地带孩子去看儿科医生，如果医生说孩子发育正常，那么你就不必再担心了，可以放心地让孩子按自己的节奏发展自己的能力和特质。

如果无论你的孩子表现得多好，你都担心他的发育情况，那么你可以请医生为孩子做全面的多学科发育评估。这个评估通常在孩子3岁上幼儿园前或5岁上学前班前进行。多学科发育评估通常由发展心理学家、语言病理学家、特殊教育工作者（他们会评估孩子的学习技能）、作业治疗师和物理治疗师进行。这是一项昂贵的测试，其费用可能不包括在医疗保险或健康险中，你需要事先咨询清楚。

如果你没给孩子做评估，未来孩子如果在学校出现了学习障碍，你不必内疚，因为你依然有足够的时间对孩子进行有效的干预。你也不必责怪自己或其他人没有提早发现孩子的问题，首先，孩子无法应对在学校遇到的各种复杂事情，是可以理解的。其次，很多孩子能够弥补轻微的缺陷，以至于这些缺陷表现得并不明显。最后，即使发现孩子有问题，这些问题也很可能在正常范围内。

当你的孩子因为一些缺陷而在学校落后于其他孩子时，他需要赶上其他孩子。一些专业人士，如作业治疗师、物理治疗师、视觉治疗师、语言病理学家和心理学家可以在这方面为孩子提供一些帮助。根据个人经验，对5年级的早产儿进行每周一次作业治疗，可以弥补其在精细运动方面的发育迟缓，促进孩子书写能力的发展。对于容易害羞和焦虑的早产儿来说，让他们驯养一只导盲犬，有助于提高他们的自信心。虽然，一些轻微障碍是永久性的，但是儿童大脑的适应能力和建立新回路的能力会持续到童年晚期甚至成年期。

最重要的是，父母应该关注如何给孩子提供最好的成长环境。很多研究证实，早产儿的成长环境对其大脑发育有巨大的影响。你要给孩子提供丰富的刺激和足够的关注、为他选择高质量的日托机构，这些对平衡生物学风险因素、提高孩子的智力水平以及减少孩子问题行为出现的可能性有帮助。同时，尽量不要让你的孩子感到焦虑，也不要让你对孩子未来的担忧破坏了本应充满惊喜、希望和欢乐的育儿体验。

行为问题

Q：我的孩子处于学步期，他有一些问题行为，导致他出现这些行为的原因是早产吗？

A：这是有可能的，但更可能的原因是他正处于学步期。不论是不是早产儿，学步儿都有可能出现行为问题。如果你对孩子的行为问题有疑问，可以随便翻开一本最新的育儿书，你会从书中得到很多关于婴幼儿行为问题的建议，包括多动问题、过度情绪化、消极刻板、攻击性强、恐惧、过度敏感、被动和害羞。

无论你多了解婴幼儿的普遍行为模式，当你亲自养育孩子的时候，仍然可能会感到惊讶。孩子从温和可爱到脾气暴发往往是一瞬间的事。当他们感到沮丧时，往往会表现出过度消极，并会发泄出来。有时他们会咬、抓、打某人或某件东西，就像小野兽一样。这种无法克制的暴力行为有时会一直持续到他们筋疲力尽为止。

孩子行为的改变，往往会让父母渴望他们能回到小时候，那时父母可以随意更改孩子的餐单，可以轻松地带他们到处玩耍。请记住，不同的孩子性格也会不同，即使你的孩子表现出和他的玩伴或兄弟姐妹不同的性格特征，他也依然是一个正常的孩子。

但是，如果孩子的行为问题太过极端或持续时间很久，甚至影响到你们的亲子关系，那么你应该去咨询儿科医生。尽管大多数早产儿的行为发展是完全正常的，但也有研究发现，早产儿胎龄越小、体重越轻、相比足月儿出现的行为问题越多。

研究报告显示，在早产儿出生后的第一年，他们会比足月儿更易怒、反应更迟钝、行为更没有规律性（你可以在本书第394页读到更多有关早产儿行为以及你该如何应对的内容）。幸运的是，这些孩子中的大多数能成长为正常的学步儿。被证实有行为问题的早产儿，到了学步期，通常会表现出过度恐惧（特别是与父母分开时，孩子会产生严重的不安全感）或过度活跃（常表现为难以安静地玩耍或进食）。一些家长表示，孩子自我控制能力差、个性顽固，往往会让亲子间的相处变得很不愉快。当然我们很难找到正常发脾气和过度发脾气之间的界限，所以，你也不应该想当然地认为孩子的某个行为问题与早产有关。

对大多数孩子来说，学步期出现的这些行为会慢慢地自行消失，不会对其造成持久的影响。一项针对6岁儿童的研究报告显示，早产的孩子近20%出现了行为和情绪问题，而足月出生的孩子只有3%出现了行为和情绪问题。这些问题包括注意力不集中、焦虑、抑郁、羞怯，以及和同伴相处困难（在早产儿中，男孩比女孩更容易出现注意力问题和同伴问题，而女孩比男孩更容易表现出焦虑、抑郁或退缩）。智力障碍、多动问题和其他行为问题在早产儿群体中也更为常见。

有人推断，早产儿患自闭症的概率更高。最近一项研究对2岁孩子进行了自闭症筛查，结果发现，早产儿的阳性率为10%，而足月儿的阳性率为6%（此研究没有统计有类似自闭症症状的早产儿）。对早产儿的父母来说，这个结果是十分可怕的，但是也不要过度担心，因为筛查结果并不是绝对的。许多筛查结果为阳性的孩子，之后也没有患自闭症。尽管如此，尽早治疗仍然很重要，因为自闭症专家相信，早期治疗对孩子潜能的充分发展是十分重要的。你可以通过咨询孩子的儿科医生或专家来缓解你的焦虑，他们会告诉你，孩子的哪些问题是应该被重视的，哪些问题是完全正常、不需要担心的。

早产儿进入青春期和成年期后，大多数没有出现或者仅出现了轻微的行为或情绪问题，但他们仍然比同龄人更容易受到注意力问题的困扰，更容易焦虑、不开心、孤僻。早产儿不太可能做出危险的行为（如吸烟、吸毒以及过早的性行为）。至于原因，专家们也一直争论不休。乐观的观点认为，这是一个好的现象，表明早产儿是理智和坚强的。而悲观的观点认为，这种现象是家长过度保护造成的，也侧面反映了早产儿的焦虑和社交孤立的问题。

值得高兴的是，到了青春期，早产儿与足月儿的自尊水平没有区别，要知道自尊是影响青少年幸福感的最重要的指标之一。尽管家长和老师表示早产男孩的注意力问题和早产女孩的抑郁倾向的发生率比足月儿高，但早产儿认为，他们在学校的表现和社交活动方面与足月儿相比没有什么不同。研究尚未确定早产是否与未来严重的精神疾病有关。

多种生物因素和环境因素被认为是

导致早产儿出现轻微的情绪和行为问题的原因。新生儿时期发生的脑损伤，可能是导致早产儿出现认知困难和轻微的脑发育问题的重要原因。一些早产并发症，如BPD或喂养问题，也可能会让孩子形成难以相处的性格。父母的某些行为也会对此产生影响。比如，有些父母认为早产儿是脆弱的，因而会过度保护孩子；有些父母不愿意管束孩子，他们不忍心拒绝孩子的要求；有些父母会给孩子很大的自主权，因为他们认为孩子早期的生存意志表明他们是执着的、坚强的，就像战士一样。如果你认为自己的行为符合上述描述，你也许需要与朋友或心理咨询师谈一谈，以缓解你的焦虑并改变你的行为。

现在，最重要的是，你需要对孩子感觉良好。但你要知道，正是因为有不同个性的人存在，这个世界才充满活力，虽然你可能会更喜欢某一类人，但是你很难评判哪种性格才是最好的。有注意力问题的孩子也可以成为很有成就的人；不爱社交的、有些内向的孩子，也可以有很亲密的朋友，并在很多职业中有出色的表现。历史上有很多伟大的人物也曾是早产儿，其中有些是性格外向、好斗的人，有些是性格内向、喜欢沉思的人，有些是喜欢循规蹈矩的人，有些是喜欢打破常规的人。

对于早产儿父母来说，在孩子的成长过程中，最好对孩子的情绪和行为问题持续关注，因为这样做能帮你尽早发现问题并及时给孩子提供相应的指导和帮助。例如，如果孩子长时间性格孤僻，专家通常会建议父母让孩子体验更丰富的经历，接触更多的人（当然是在安全的前提下）。尝试找到一个适当的平衡：困难的经历会让你的孩子变得更强大，而不仅仅是带来焦虑。当孩子尝试做一些对他们来说有难度的新鲜事时，你要鼓励他们并且告诉他们你为他们感到骄傲。

你可以帮孩子很多，但如果孩子没有成为你期望的样子，你也不应该尝试改变孩子的个性，或因此而感到沮丧。如果你的孩子特别有攻击性且冲动、急躁，那么你现在应该做的是把孩子往正确的道路上引导。专家建议，可以使用一些非强制性的方式来管理孩子，如当孩子出现破坏性行为时，你可以对孩子采用计时隔离或取消奖励的方法；当孩子做出你期望的行为时，你可以给他奖励，这样可以强化孩子好的行为。

如果孩子的社交问题还伴随着学习障碍，或者你觉得孩子的行为已经严重影响到他与其他孩子或老师之间的交往时，你可以带孩子去看儿童心理学家，请专家判断什么样的治疗是有益的。你也可以向儿科医生寻求建议。你和专家们的共同努力也许能减少孩子的行为问题，帮助他发展健康的人格。

动作笨拙

Q：我的孩子3岁了，他走路时经常会撞到东西或摔倒，早产儿是否比足月儿更笨拙呢？

A：有些早产儿会有这种情况，但绝不是全部。你的孩子很可能和其他3岁孩子一样，忙着探索周围新鲜的世界，以至于没有注意到路上的障碍，如家具或墙壁。对于精力充沛的学步儿来说更是如此，他们还没有意识到自己对走路、跑步或其他运动还不能控制自如，最重要的是他们不怕摔倒。

如果你的孩子到了2岁还没有被诊断出有运动问题，如会影响力量、肌张力及协调性的脑瘫，那么只要他正常发育，你就不必担心日后他会出现严重的协调性问题。在学步期，孩子的大运动能力正快速发展，比如跑步、跳绳、跳跃、攀爬等，因此相同年龄的孩子在速度、敏捷度、力量和平衡方面会有明显差异。学龄前儿童在精细运动发展方面也会有很大的差异。精细运动能力表现在眼–手协调（比如能抓到球或吃饭时不掉得到处都是）以及手和手指的灵活性（影响写字和绘画能力）等方面。只有在儿童后期，孩子的运动技能才会趋于稳定。

但是，在幼儿时期，还有一些因素会导致早产儿比足月儿更笨拙，如孩子可以自然恢复的暂时性迟缓和需要专家诊断和干预的轻微异常。

* 一些早产儿的腿和脚会向内或向外弯曲，使他们走起路来有点儿内八字或外八字。这种现象通常到学龄期就会消失。内八字的孩子，走起路来往往看上去很笨拙，而外八字的孩子走路会很慢。

* 早产儿常见的暂时性肌张力异常也可能导致其动作笨拙。即使孩子现在的肌张力是正常的，但是如果他们在学习翻身、站立、走路时出现了肌张力高，他们可能就习惯了某种看起来不是很流畅或不是很优美的运动方式。但是，随着孩子长大，他们自然会模仿和练习那些流畅、优美的动作，逐渐就和同龄人一样了。如果孩子的肌张力异常持续存在，那么可以通过物理治疗来改善孩子的平衡能力、肌肉力量和对运动的控制力。

* 由于运动技能与视力是密切相关的，因此如果孩子出现运动笨拙，也可能是因为存在尚未被诊断出的视力问题。例如，存在深度知觉或复视的问题，可能会导致孩子的协调性差，眼科医生可以诊断这些病症，并通过给孩子佩戴矫正眼镜、进行视觉治疗（一种治疗眼睛的物理治疗法）等方法帮助孩子。

* 耳部感染会破坏前庭系统，从而损害孩子的平衡感，使他们频繁出现摔倒的情况。如果你的孩子有耳部感染史，在向医生咨询孩子的运动问题时，一定要向医生说明情况，并询问

医生，是否该带孩子去看小儿耳鼻喉科专家。

＊ 早产儿在学步期精力旺盛，这会使他们注意力的持续时间更短、更易冲动。因此，他们更容易发生磕碰。但如果你认为孩子过于活跃且容易分心，可以向儿科医生咨询。早产儿更容易出现多动和注意力缺陷障碍，但这在学龄前是很难被确诊的。医生可能会密切关注孩子的行为，并在需要时让儿童发育专家对孩子进行评估。

＊ 大约1/4的早产儿在8岁前会出现大运动和精细运动能力方面的轻微障碍。这些孩子没有明显的残疾，但与同龄人相比，他们更容易出现家长口中的笨手笨脚、写字难看以及运动不协调等行为。轻微的运动障碍通常在孩子2岁时最明显。

＊ 如果你的孩子在5岁时还不能像其他孩子一样做游戏、运动、写字、画画，或者孩子在幼儿时期运动正常，但是上学后会比同龄人笨拙，那么你应该带他去看儿科医生，并考虑给他做一个发育评估。如果评估显示孩子在大运动或精细运动发育方面有延迟，当地教育机构会为孩子安排特殊治疗或让孩子使用特殊设备。你也可以为孩子找一位私人治疗师。

物理治疗和作业治疗可以最大限度地帮助孩子提高协调能力。其中，物理治疗的目的是提高孩子的大运动能力，包括提高其平衡能力、肌肉力量和耐力；作业治疗则侧重提高孩子的精细运动能力，包括提高其眼-手协调能力，以及使用笔、勺子、叉子及其他工具的能力。尽管体育运动永远无法成为你孩子的强项，但重要的是他能得到帮助，可以继续在健身房里锻炼，不会被别人嘲笑。而掌握写字和其他手工技能，有助于孩子取得学业上的成功，增强他的自尊感。

你的孩子也需要来自你、其他家人和朋友的支持。要努力接受他的笨拙，温柔地对待孩子，不要去强调孩子的这一弱点，当孩子对此有任何疑虑时，你要安慰他。你要多关注孩子的强项，即使运动不是孩子的强项，但孩子一定还有很多其他强项。为了提高孩子的协调能力和自信心，你可以鼓励他参加一些非竞争性的体育活动。此外，演奏乐器、跳舞、学习空手道或其他有节奏、可以让身体活动起来的活动，都可以在提高孩子运动能力的同时，增强他的自尊感。也许将来，其中的某个项目就会成为孩子的特长。

牙齿

Q：我的宝宝出牙很晚，而且参差不齐，这是早产导致的吗？

A：如果参照校正月龄，你会发现宝宝长出第一颗牙的时间并不算晚，从预产期开始算，大多数早产儿会在6～10月龄时长出第一颗牙齿，这和足月儿长出第一颗牙的时间是相同的。但是，你要使用很多年的校正月龄来评价早产儿的长牙速度。研究显示，大多数早产儿要到9岁才能赶上足月儿长牙的速度，9岁之后，早产儿长牙的速度才会趋于正常。

　　早产儿的牙齿经常会出现发育不良的问题，这会导致其中一些牙齿轻微畸形，或者出现不透明的白色斑点，其中，上门牙受影响最为明显。这主要是因为早产儿的牙齿在其出生时就开始矿化了。胎儿会通过胎盘从母体中获取大量的钙和磷，这两种物质是牙釉质的主要成分，但是早产中断了钙和磷的供应。除此之外，低氧和高胆红素水平、使用某些药物和饮食不当也会造成钙和磷的缺乏，因此，胎龄越小的宝宝，越有可能出现牙釉质发育不良。牙龈早期损伤也会导致牙釉质发育不良。一些研究人员认为，当早产儿使用呼吸机时，气管插管压迫牙龈可能会损害正在牙龈内发育的牙齿，或者插管本身会对孩子的牙龈造成损害。

　　牙釉质发育不良会让孩子更容易出现蛀牙。因此，要保证孩子每天刷两次牙，睡前不喝白开水以外的饮品。一般早产儿首次进行口腔检查的时间要比足月儿早，大约在1岁。牙科医生会向你强调让孩子保持口腔卫生的重要性，因为研究发现，即使早产儿的牙釉质发育不良，如果口腔卫生保持良好，他们蛀牙的发生率也不比足月儿高。经常让孩子接受口腔检查，可以帮助你尽早发现孩子可能存在的牙齿问题，并尽最大可能保护孩子的牙齿（如使用氟化物或窝沟封闭治疗）。

　　早产儿的恒牙发生牙釉质异常的可能性比其乳牙发生牙釉质异常的可能性低，但依然是足月儿的近2倍。不过这些发育异常依旧是小问题，除了孩子的父母和牙医外，其他人都不会察觉到。如果你的女儿长大后发现自己的牙齿不够美观，她可以通过做烤瓷贴面或其他美容治疗，拥有完美的牙齿。不过也请记住，一些名人的牙齿也不美观，比如麦当娜和凯特·摩丝，她们没有整牙，却也拥有自己独特的笑容和自然的美丽。

心有余悸

　　Q：我的女儿已经2岁了，她现在比以前更健康、更快乐了，但是，我仍然因她是早产儿以及过往的住院经历心有余悸，我还能够回到从前的生活吗？

　　A：很多早产儿父母都和你有一样的感受，他们表示，虽然孩子早产给他们造成的悲伤和痛苦在孩子出生几个月后会有所减轻，但是不会完全消失。当早产儿的父母看着自己脆弱的宝宝却又无能为力的时候，会产生一种强烈的不安全感，这种情绪会持续很多年，甚至永远。

　　有些父母会反复做噩梦；有些父母会对某些声音、场景或气味有强烈的反应；有些父母会在孩子生病时再次感到痛苦和恐惧，即使孩子仅仅是患了感冒；有些父母甚至放弃了朋友、爱好、工作，把他们所有的时间、精力都花在照顾孩子身上，孩子成了他们生活的唯一焦点；还有一些父母则因为早产的痛苦经历决定不再生育，因为他们害怕再次出现早产。一项加拿大早产儿随访研究表明，一半以上的早产儿父母因为曾经早产而决定以后不再要孩子。

早产家庭的夫妻，应该多用心交流，体会对方的不易，多向对方表达自己的想法和感受，也要理解对方的感受。否则，夫妻双方都带着不良的情绪生活，容易使婚姻出现问题。一些夫妻甚至完全意识不到，他们关系的破裂是由孩子早产导致的心理问题造成的。不过，幸运的是，当经历了这段艰难的时光，很多夫妻不仅没有分开，他们的关系还比以前更亲密了。

但这种痛苦会被埋在心底，当遇到特定事件时，这些痛苦会被再次激发，从而重新引起悲伤情绪，这被称为慢性悲伤。"慢性悲伤"这个表述首次被用于有特殊需要的孩子的父母身上。这些父母放弃了原有的计划和梦想，将所有精力放在了孩子身上。即使是拥有相对健康的早产儿的父母，他们的悲伤情绪也会持续孩子的整个婴儿期，甚至在之后的数年里，他们会一直认为宝宝是脆弱的，可能存在健康和发育的风险。在这段时间里，无论是经历孩子住院、进行发育评估、举办生日会、还是看到孩

子在沙坑里玩这种再平常不过的事，都有可能引发家长的焦虑和悲伤。

一些心理学家将早产儿的父母和患创伤后应激障碍（以下简称PTSD）的人进行了比较。经过比较发现，早产儿父母的一些行为可以得到合理的解释，如常常被噩梦或看起来无辜但是能带来可怕回忆的事情所困扰。就好像很多从战场上回来的士兵一样，他们会觉得自己还在战场。因此，他们可能一晚上要看孩子很多次，或者帮孩子反复擦洗可能接触到细菌的皮肤。一些早产儿的父母说，他们很难入睡或保持良好的睡眠，他们容易精神紧张、生气、出现注意力问题，这是典型的PTSD和抑郁症的表现。

通过以上描述，你可以更清楚地了解你的行为。除非你的症状很严重、经常出现或持续很久，否则你是不会被确诊为PTSD或临床抑郁症的。如果你的症状和PTSD很像，你可以在第403页读到更多关于PTSD的信息以及有效的心理和药物治疗方法。即使你的情况还没有那么严重，也不代表你没有受到此前经历的影响，你依然可以通过专业的心理咨询来获得帮助。

虽然早产造成的影响可能会持续到孩子的学步期，但你应该知道这种这影响会越来越小。研究早产儿父母反应的心理学家发现，通常在早产儿出生两年后，早产儿父母就不会比足月儿父母更焦虑、更抑郁了。而对于那些孩子有健康问题的早产儿父母来说，心理困扰的

持续时间往往更久（请记住，所有父母都会经历孩子出生、抚养孩子长大的过程。孩子的出生会给家庭带来很多欢乐，同时也会给家庭带来很大的压力。孩子的健康和幸福会牵动每个父母的心，使他们的情绪变得脆弱）。

多和亲人、朋友以及信任的心理咨询师沟通是很重要的，他们会理解你，帮助你从困境中解脱出来。虽然把时间都花在孩子身上可以缓解你的某些焦虑，但是这样做也会引起其他问题。记住，要成为一个好父亲或母亲，你需要先学会享受生活，向你的孩子展示如何通过伴侣、朋友和有意义的消遣来丰富自己的生活。和亲人、朋友交流是一个很好的选择，你会发现如果你主动向他们寻求帮助，你就会得到回报。加拿大的一项对早产儿父母的随访研究显示，超过半数的早产儿父母认为，在生下早产宝宝后，他们的亲人和朋友更理解他们了。

如果你觉得你的情绪恢复得很慢，心理咨询通常可以帮你解决问题。如果你无法控制自己的恐惧、无法正常工作或者发现自己的痛苦情绪没有减少的迹象，那么你一定要向心理咨询师寻求帮助。如果你的伴侣正在遭受痛苦，请你毫不犹豫地让他寻求心理咨询师的帮助。

如果你遇到了婚姻问题，心理咨询也是非常有用的。心理咨询可以让夫妻双方重新发现婚姻的美好，找出彼此间存在的问题。在孩子早产以后，夫妻双方的情绪都受到影响，心理咨询可以帮助夫妻面对和克服这些不良情绪。请不要灰心，无论早产儿父母是否接受心理咨询，他们最终都能成功走出这场危机，而危机过后，夫妻关系会更亲密。

对大多数父母来说，经历早产会改变他们对待事情和生活的态度。每个人的路都是不同的，随着时间的推移，你会意识到，你经历的痛苦并不是没有意义的。这些经历会让你变得更成熟，让你更好地理解周围的人和事。

考虑再次生育

Q：我们一直想再要个孩子，但是担心再次发生早产。

A：当然，凡是有过这种痛苦经历的父母都会感到害怕，他们也会为自己和孩子的未来考虑。但是，你也应该知道，事情并没有你想得那么糟糕。

你可能听说过，发生过一次早产的孕妇会有20% ~ 50%的概率再次发生早产，但是，很多时候下一次生产的情况会更好。如果有一个已知可预防或可治疗的原因导致了你早产，那么你也许可以做些什么。所以，尽早和产科医生讨论这个问题，在你怀孕前做出一些改变，也许能有效预防早产。如果你不清楚发生早产的原因，你依旧可以通过注射黄体酮来降低早产发生的概率。

在本书第17页"曾经早产再次怀孕还会早产吗？"一节中，你可以了解到在经历一次早产后，如何最大限度地降低再次发生早产的风险。在第539～543页附录1中，你可以了解造成早产的主要风险因素。当你了解这些信息并接受了产科医生的指导后，在下次怀孕前和怀孕后，你就可以采取相应措施降低早产发生的概率。

如果你和你的产科医生认为你第二次怀孕后仍然有可能早产，那么你起码会比上一次更了解你、你的家人和新生儿可能面临的问题。你可以花些时间独自思考，你也可以和你的伴侣、好朋友或心理咨询师讨论，迎接第二个早产宝宝会给家庭带来哪些影响。相信在了解更多早产知识的前提下，你会做出更谨慎的决定。

延伸阅读

你需要了解的呼吸道合胞病毒知识

你可能在生活中多次感染过呼吸道合胞病毒（以下简称RSV），它是一种传染性极强的病毒，会导致大多数人患普通感冒（你所患的任何感冒都可能来自RSV或其他几十种感冒病毒之一）。大多数宝宝在2岁前至少感染过一次RSV。

虽然RSV普遍易感，但对不同人群的影响却不同。对于年龄较大的儿童和成人来说，RSV通常只会引起感冒，但是对婴儿来说，情况可能会严重。这种病毒不仅会引起婴儿上呼吸道感染，导致婴儿出现流鼻涕、打喷嚏、发热等症状，还可能会引起婴儿的下呼吸道感染，如肺炎或细支气管炎（肺部小气道感染），严重时甚至会导致婴儿因呼吸困难而需要住院治疗。有些婴儿甚至需要通过使用呼吸机才能抵抗病毒。另外，还有少数（低于5%）受RSV感染的婴儿会有生命危险。

尽管早产儿出现如此严重问题的概率很小，但如果你的宝宝处于高风险状态，那么你需要了解RSV以及可采取的预防措施和治疗方法。

哪些宝宝是有风险的？

RSV是一种季节性病毒，主要出现在寒冷季节，一般10月开始出现，4月就会逐渐消失，所以在温暖的季节你不用太担心。

两类患儿是最可能需要住院治疗RSV感染的：一类是早产儿，另一类是患有慢性呼吸系统疾病的足月儿。两类患儿都容易出现呼吸系统问题，但是早产儿与足月儿相比，早产儿还有两个不利条件：第一，早产儿的气道狭小，气道发生肿胀或黏液分泌都更容易引起呼吸问题；第二，早产儿的免疫系统不成熟，他们体内缺少抵抗RSV的抗体，这些抗体是胎儿在妊娠最后3个月从母体获得的。

但是，并不是所有的早产儿都面临同样的风险。风险最高的是2岁以下患有支气管肺发育不良（以下简称BPD）和患有先天性心脏病的早产儿，其次是在寒冷季节到来时还不足6个月的早产儿。随着宝宝的成长，他们的易感性会下降。如果他们成功度过了出生以后第一个冬天且身体健康，那么他们因RSV感染而患严重疾病的可能性就很小了。

下面的一些研究数据可以帮助你了解一些情况。一项关于寒冷季节早产儿的健康状况的研究显示，约8%的6月龄以下的健康早产儿，以及约13%的小于2岁但患有BPD的早产儿需住院治疗RSV

感染。

其他风险因素包括：

* 妊娠28周前分娩的早产儿比28周后分娩的早产儿更脆弱。
* 早产男孩比早产女孩更容易感染RSV。
* 配方奶喂养的早产儿比母乳喂养的早产儿更容易感染RSV。
* 和其他宝宝一起被照料的早产儿和有学龄期兄弟姐妹的早产儿更容易接触到病毒。
* 家庭中有人吸烟的早产儿感染RSV时，需要住院治疗的风险更高。

如何确定宝宝是否感染了RSV？

感染RSV的最初症状通常是感冒的常见症状，如流鼻涕、鼻塞、打喷嚏、咳嗽或发热，以及烦躁、嗜睡、喂食困难等。如果你的早产宝宝患有BPD或还不足6月龄，或者你只是感到担心，那么不要犹豫，立刻带他去看医生。医生会妥善处理宝宝的感冒症状，并且会对宝宝进行一项简单的检查（用小棉签擦拭宝宝的鼻子）来确定宝宝是否感染了RSV。通过医学设备医生会很快告诉你检查结果。如果检查结果证实宝宝没有感染RSV，那么家长就可以放心了。但是，即使检查结果证实宝宝感染了RSV，宝宝也可能只表现出轻微的感冒，但医生可能会更关注宝宝的状态。

如果RSV感染比较严重，并且引起了下呼吸道感染，那么宝宝呼吸就更困难了：宝宝可能会有喘息、吸气困难、鼻孔会随着每次呼吸而大张、呼吸急促或间歇性呼吸暂停等症状。宝宝出现这些症状时应立即去看医生，医生会判断宝宝是否需要呼吸支持或药物治疗，以及是否需要在抗病毒期间住院观察。

RSV感染的治疗

和普通感冒一样，RSV感染没有特效药。当宝宝感染RSV时，最重要的是给宝宝提供充足的营养和呼吸支持帮助免疫系统对抗感染。

如果宝宝出现了感冒症状，你可以用加湿器增加室内空气湿度，这样可以帮助宝宝更轻松地呼吸（确保每天按照说明书清洁加湿器，因为潮湿环境更容易滋生细菌和真菌，这可能会使宝宝的呼吸问题变得更加严重）。你也可以将床头抬高一些（可以在床头放一摞毛巾或一些书）。用生理盐水清洗宝宝的鼻腔也很有用，这样做可以稀释宝宝鼻腔内的黏液并将其排出鼻腔。你在药店就能买到用于冲洗鼻腔的生理盐水。尽量保证宝宝摄入充足的水分，即使是每小时喂几匙液体也可以，比如母乳、配方奶、水或电解质溶液（一种含盐和糖的液体，许多药店和婴儿用品店都可以买到）。

如果宝宝出现喘息症状，这表明他可能患了支气管炎。医生可能会尝试用吸入性类固醇或支气管扩张剂（用于治疗哮喘的药物）帮助宝宝打开气道，使其更容易呼吸。这种方法是否有助于治疗RSV感染呢？目前还未得到一致的结论。所以，如果宝宝的病情发展到不只是轻微的呼吸窘迫，或者血氧饱和度降低，医生可能会建议让宝宝住院，因为在医院可以更好地监测宝宝的呼吸情况。你的宝宝可能只需要医生监测和静脉输液。如果宝宝出现呼吸困难，会给他补充氧气，只有在极少数情况下宝宝才需要呼吸机的支持。

宝宝刚出院不久又要住院，这可能让你感到心力交瘁。即便很多父母已经有过宝宝住院的经历了，但是宝宝再次住院仍然会让他们觉得可怕。但是，你可以试着把医院看作一个对宝宝来说最安全、最舒适的地方，在那里宝宝可以得到足够的支持，帮助他抵抗病毒。你可以在第425页阅读更多关于再次住院的内容。

记住，你不用过于担心，对于感染RSV的宝宝来说，病情好转前的加重是正常的。大多数宝宝在一个星期左右就可以康复出院了。

应该将宝宝隔离吗？

父母都想为宝宝筑起一道保护墙，把宝宝与周围可能生病的人隔离开，远离他们的喷嚏、咳嗽、手部接触和亲吻，这是可以理解的。如果你的孩子仍存在感染RSV的风险，特别是在秋末、冬季和早春，采取一定的预防措施是明智的，比如不送孩子去日托机构，谢绝患感冒的亲戚朋友探望以及经常洗手等。请记住，适当的隔离对你和你的早产宝宝都有好处，你可以在本书第434～435页读到相关建议。

RSV感染的预防

疫苗可以预防麻疹、腮腺炎和百日咳等疾病，但不幸的是，目前还没有RSV疫苗。疫苗的作用方式是刺激人体的免疫系统产生能够对抗感染的抗体来抵御疾病。除此之外，从外部获得抗体也是有效的预防措施。一种名为帕利珠单抗（Synagis）的预防性治疗方法可以为宝宝提供特殊的RSV抗体。研究表明，这种治疗方法虽然不能让所有宝宝避免感染病毒，但能将病情严重到需要住院治疗的宝宝数量减少一半。

Synagis治疗是通过注射给药的，通常在医生诊室内进行。在RSV流行的季节，宝宝每个月要接受3～5次注射，通常在11月注射第一剂，在来年3月份接受最后一剂注射。美国儿科学会建议，如果你的宝宝存在以下情况，应该在RSV流行季初期就接受Synagis治疗。

* 宝宝患有BPD，年龄不足2岁，且在过去6个月内接受过呼吸系统疾病的治疗。
* 宝宝在妊娠28周及以前出生，且当前小于12月龄。
* 宝宝在妊娠29～32周出生，且当前小于6月龄。
* 宝宝在妊娠32～35周出生，且当前小于3月龄，家中有5岁以下的哥哥姐姐。
* 宝宝患有心脏病、中度或重度肺动脉高压、先天性气道异常或影响呼吸的神经肌肉病。

事实上，Synagis提供的保护也不是完美的，一些宝宝接受了Synagis治疗后依然需要住院治疗，而且在需要住院治疗的宝宝中，没有证据表明接受过Synagis治疗的宝宝患病程度比接受过其他治疗的宝宝轻。但是，用这种治疗方法出现副作用（例如发热或注射部位疼痛）的风险很小，且很有可能避免宝宝出现严重的疾病及住院治疗。

如果你计划让宝宝接受Synagis治疗，以下建议可能会对你有帮助。首先，如果宝宝接受Synagis治疗，你必须每个月都要带他去看医生，这可能会让宝宝接触到一些他在家中可以避免接触到的细菌。所以，建议你尽量提前与儿科医生预约好，以免宝宝在候诊室待太长时间，接触到太多宝宝；其次，Synagis治疗的费用很高，一个月费用在1000美元以上，你要确认你的保险是否涵盖这部分费用；最后，很多父母不希望宝宝每个月都要遭受注射带来的痛苦，所以如果你的宝宝每个月都要接受注射，那么在注射前和注射期间，你可以给宝宝准备一个蘸了糖水的奶嘴。这种简单的方法被证明可以有效缓解早产儿的疼痛。在书中第113～114页你可以读到其他非医学方式缓解早产儿疼痛的方法，你可以在宝宝接受注射或抽血时采用这些方法来缓解他的疼痛。

Chapter 9

如果你的孩子有特殊需求

· · · · · · · · · · · · · · · ·

了解更多早产可能引起的后果。

· · · · · · · · · · · · · · · ·

本章介绍

　　如果你的孩子有特殊需求，你可能需要比本章更详细的信息和支持，但是阅读本章内容对你来说会是一个很好的开始。你也许需要在完全没有参考的情况下，学习如何正确应对巨大的改变，应对你从未想过的实际问题，以及新的、强烈的反差感。你和孩子都需要时间调整，找到适合你们的方法、指导者、特殊的信息来源与支持。最开始，学习很多有关残疾的信息可能会让你感到害怕，但也可能让你感觉好些，因为现实往往比你想象得令人安心。最重要的是，你会发现你可以做很多事情来帮助孩子好好生活，并充分发挥他的潜力。

　　早期干预和其他特殊服务并不能治愈孩子，这些方法主要是帮助孩子适应残疾，让残疾不会妨碍孩子在其他领域的发展。比如，医生通常会给视力非常差的孩子配戴特殊眼镜，尽可能提高他的视力，但教给他通过非视觉的方法获取信息，可能会对他有更大的帮助；患有运动障碍的儿童，其面部和口腔运动会受影响，会对他进行提高面部及口腔肌肉力量和灵活度的训练；一些孩子可能永远也不能清楚地说话，但是他们可以学会通过键盘顺畅地与他人交流，即使只用一根手指。通过给孩子提供不同的方法来发展知识和技能，特殊服务可以成为促进孩子的发展回到正轨的动力，帮助他们成长为最好的自己。

　　医生（除了专门研究儿童发育的医生）可能并不是帮助孩子的最佳人选。特殊教育学校、公共卫生部门、社会服务人员以及其他有相似情况孩子的父母，通常能给你更多的帮助。尽管如此，必须要提醒你的是，对待非专业来源的信息一定要谨慎。声称能够奇迹般地治愈某种残疾或严重问题的信息，通常并不完全是实事求是的。关于特殊需求的网站不计其数，其中许多网站是开放的，并且有你感兴趣的内容，但是你要警惕不实的信息以及商业促销网页。比如，介绍某种疗法、某种仪器或某项专业服务，第一眼看上去好像只是给你提供客观的信息来源，但其真正的目的是向你推销。当你发现可靠的信息来源时，你要尽可能地利用它，积极主动地为你的孩子寻找资源，但你仍要多加思考，学会分辨真伪。

你也许会发现，随着时间的推移，接受孩子残疾的事实比你想象得容易。想想生活中的一些例子，比如你小时候也许没学过外语、没爬过山、没画过素描，但是你现在可能都会做了。你会发现孩子身上也会发生类似的事情，你要帮助他练习一些技能，多关注他能做的事情，而不是一味地关注他不能做的事。每个孩子，不管有没有特殊需要，都有自己的优势和劣势。你的责任是给他提供成长的机会，帮助他改进不足，但更重要的是要关注他的优势，这是大部分父母出于本能会去做的事。

你的态度会影响孩子。一项调查显示，当残疾人被问及如果可以改变自己身上的某一个方面，他们想改变什么时，他们的回答令人惊讶，大部分人并没有选择改变残疾。这说明残疾人也可以接纳自我，并在生活中实现自我价值。

问 与 答

为什么需要早期干预？

Q：我读了很多有关早产的书。现在我要带宝宝回家了，早期干预项目有什么是我做不了的？

A：如果你的孩子被纳入早期干预计划，不要认为这是对你做父母能力的低估和忽视。相反，没有人会比父母对孩子的影响更大，这是儿童早期干预的一个主要原则。

早期干预以家庭为核心，有关机构会协助早产儿及其父母，给他们提供信息、技术和支持。儿童早期干预的转诊可以通过父母、医生、护士、社工、护工或者其他专业人士来完成。但你是唯一掌控全局的人，因为后续的一切事情都需要你的参与，没有你的同意，他们什么都做不了。

一项名为"婴儿健康与发展计划"的全国性（美国）研究发布了早产儿早期干预服务效果的可信数据。这项研究的被试者是1000名早产儿，他们被随机分配到常规医疗护理组和强化早期干预服务组，研究持续到孩子3岁。早期干预服务包括家长支持小组会议、每个月进行的几次家访（帮助家庭更好地理解儿童发育，给他们的孩子提供合适的玩具和活动，并处理孩子的行为和其他方面的问题），并从孩子12月龄开始为其提供每周5天、每天至少4个小时的促进发展的日托。与只进行常规儿科随访的早产儿相比，同时还接受早期干预的早产儿在3岁时的平均智商更高、行为问题更少。出生体重2000g以上的早产儿智商的提高最明显，体重较轻的早产儿虽然效果并明显，但也能从中获益。但在该研究中，只在母亲没有上过大学的早产儿身上发现了明显的行为改善。

如果你的宝宝出生体重较轻，不要因此气馁，这可能只意味着他需要更长时间的干预，你的孩子会比此项研究中的孩子受益更多。

早期干预服务通常由婴幼儿发展专家提供（受过特殊训练的心理学家、社工或教育学专业的毕业生）。婴幼儿发展专家将会和你一起帮助孩子更好地发展，你的孩子也可能会从其他领域的专家处获得帮助，专家们会给你提供很多宝贵经验和专业知识。

专家通常会要求你在家中带着孩子训练，因为这是孩子学习新技能最好的途径。你也可以和孩子做一些游戏，想办法让训练更有趣，这样你就能更好地帮助孩子发展。因为你是孩子发展情况的主要信息来源，要参与一切和孩子有关的决定，所以你要有很强的责任感。

根据父母们的经验，你应该当心一个陷阱：你可能不想把你感知到的孩子的缺点告诉他人。这并不奇怪，有些父母会对治疗师夸大孩子可以做到的事情，或者事先练习要被评估的内容，让孩子在评估中表现得更好。虽然这是为人父母本能的行为，但是你应该努力克制，即使这么做可能暂时会让你的孩子表现得比实际情况好，但这并不会对他有益，因为这样，他就无法得到他所需要的帮助。

总的来说，如果早期干预团队给了你帮助，你应该感到高兴。因为如果你是唯一参与孩子早期干预的人，那么家庭治疗就可能会占满你的日常生活，长期的压力和过度的关注不仅对孩子无益，还会耗尽你的能量，让你感到沮丧，让你的家人感到被忽视。与家人和朋友享受一起玩耍、参加活动、聊天谈心的时光和参与早期干预一样重要。在训练和治疗结束后，你可以暂时忘记早期干预项目，让孩子单纯地享受与父母在一起的美好时光。

听力缺失

Q：助听器能帮我的孩子恢复听力吗？

A：助听器能放大声音，但它不会像眼镜可以帮孩子看到正常人能看到的清晰事物那样，完全让孩子听到正常人能听到的声音。而且经过助听器处理的声音也变得不清晰，所以孩子需要听力和言语治疗来帮助其理解所听到的内容。

如果你的孩子戴了助听器，那么他的整个童年都需要言语—语言治疗师的陪伴。治疗师会帮助他学习如何听声音，并充分利用他现有的听力发展他的言语能力（95%听力受损的孩子都有这个能力），他们还会教孩子学习口语，或结合口语和手语帮助孩子表达自己。

虽然听力缺失通常是终身的，但是通过耐心的训练，孩子可以获益良多。如果你遇到过听力缺失的人，亲眼看到他们过着正常、快乐、成功的生活，你可能才会意识到，孩子的未来也会一片光明。

另外，你不应该低估孩子的需求。孩子越早使用助听器，越早开始接受听力和言语治疗，就越能理解他人的语言、说得越好。如果校正月龄6个月时，孩子的听力问题还没有被发现并得到帮助，以后就可能出现严重的言语和语言障碍。随着时间的推移，认知能力也可能会受到影响。

在某些情况下，听力障碍可能会导致一些行为问题，如注意力不集中、多动症、攻击性强或者社交能力差。

因此，如果你的孩子在新生儿病房没有通过听力筛查，你应该尽快让专业诊断和治疗听力障碍的专家对他进行评估，让专家详细地告诉你孩子的听力的受损类型和程度，并确定他需要多大的放大率和什么样的特殊干预。如果专家认为孩子的情况可以通过药物或手术改善，会把孩子推荐给耳鼻喉专科医生。

如果你的孩子有轻度的听力缺失（只是听较轻的或远处的声音有困难），婴儿期可能并不需要使用助听器，因为大人都会抱着他，和他近距离地讲话。然而当他进入学步期，可能就需要助听器或调频系统（相关内容详见第470页"关于助听器"）了；有中度听力缺失的孩子，能理解面对面的对话，但是在群体中会遇到麻烦；有重度听力缺失的孩子，只能听到很响或很近的声音，他们是听力和言语治疗的最大受益者；失聪的孩子，只能感知到非常大的声音或振动，助听器对他们的帮助可能不会像对有重度听力缺失的孩子那么大。但是，如果你打算让孩子植入人工耳蜗（相关内容详见第472页"什么是人工耳蜗植入？"），那么他应该尽快配戴助听器或调频系统，或两者都戴，然后再接受治疗，以获得最好的治疗效果。

你一定要记住，时间非常重要。大多数听力受损的孩子只要早期得到治疗，是可以学会说话的。孩子是通过模仿和实践发展语言能力的，所以他们必须暴露在语言环境中。8周大的正常婴儿，已经可以把自己的声音和其他声音区分开了；6月龄后，婴儿几乎熟悉了全部基本声音；到了6岁，孩子可以说流利的语言，但在此之后，他们的语言学习能力很快就会退化（如果你在6岁以后学过外语，你就知道6岁以后人的语言学习能力有多差了）。如果你的孩子要掌握语言或手语（手语是一种完整的语言，而不仅仅是口语的翻译），不要错过这个语言发展的重要时期。有听力缺失的人如果没有及早接触手语，他们以后仍然可以学习手语，但不可能完全掌握手语了。

研究发现，在6月龄前被诊断出听力缺失并进行治疗的儿童，比6个月后才诊断出听力缺失的儿童有更好的表达能力。对1~5岁的儿童进行测试发现，早期就发现有听力缺失的儿童，语言能力仍在正常范围内，即使他们的听力缺失很严重。所以，如果你的孩子在校正月龄3~4个月时就可以回家，那你可以等到他出院以后再解决他的听力问题。但是如果孩子正在经历长时间的住院治疗，那么他还在医院新生儿病房时，家人和医生就应该考虑给他配戴助听器，并进行言语—语言治疗，这样就不会错过干预的关键期了。

听力缺失儿童的语言教育

Q：听力缺失的儿童应该在学说话前学习手语吗？

A：如果你的孩子听力缺失，尽快决定他的教育计划是极其重要的。你主要有两种选择。

✳ **全面沟通法**。教孩子使用手语和口语与他人交流。虽然孩子配戴了助听器，但会更多地使用手语。

✳ **听觉口语法**。教孩子在唇语或其他提示的帮助下，只使用口语。由听觉口语法演变而来的一种方法是，不鼓励读唇语，而强调通过学习听声音理解单词的重要性。

全面沟通法能让有听力缺失的孩子快速学习手语，并很好地融入耳聋人群。因为对年幼的孩子来说，动手能力的发展要早于口腔能力的发展。学习手语通常意味着更早地使用语言（额外的好处是，能够让孩子尽早正确地表达自己的需求，这样可以减少孩子遇到的挫折，并使家庭更和谐。事实上，很多专家也会建议家长和没有听力缺失但年龄太小还说不了话的孩子一起尝试用这种方法沟通）。

使用全面沟通法的孩子要上聋哑学校，或者参与老师和同学都使用美国手语（ASL，聋哑团体的官方语言）的特殊课堂。孩子的父母以及经常与孩子交往的人，如兄弟姐妹、祖父母和保姆，也应该学习手语。但当他的手语变得越来越流利，像其他语言一样丰富并有表现力时，他对口语的理解通常会远远落后于同龄人。这是为什么呢？因为听不到说话的声音，是难以模仿和学习说话的。由于手语没有书面形式，所以在合适的年龄还需要教他认字，让他可以通过阅读书面语言学习。书籍的世界对他是开放的。

听觉口语法对孩子的要求更高，需要孩子付出足够的耐心、时间和努力，才能学会理解语言、流利地说话。听觉与交流中心建议选择听觉口语法的家长要"让你的孩子沉浸在声音中"，把手语作为孩子的第二语言学习（虽然这样孩子无法像从婴儿时期就学习手语的孩子那样很自然地学会并使用手语）。听觉口语法专家认为，只有这样的教育才能让有听力缺失的孩子真正自由地选择是融入主流文化、聋人文化还是同时参与两种文化。如果先教手语，大多数听力受损的孩子将失去学习听说的动力。如果用听觉口语法，孩子可以和其他听力受损的孩子一起参加特殊课堂，也可以在没有特殊教育专家帮助的情况下上普通学校。

这两种方法对不同的孩子来说，难易程度是不同的，两种方法也都有各自的优缺点。你应该与听力专家、言语—语言治疗师以及聋人组织的专家（参见第555页附录5中的资源）一起仔细权衡。你对孩子教育的决定，会受到其听力缺失程度和你所在地区项目的影响。可以确定的是，任何选择都可能有好的结果，因为你的孩子至少有机会把一种语言用得很好，并且让周围重要的人都能和他用同样的沟通方式交流。

你可能要经历一段艰难的时期，特别是在最开始的时候，你要接受孩子戴着助听器的样子，并调整你对他未来的期望。你需要非常耐心，因为你的孩子可能需要很长一段时间才能学会使用助听器并开始说话。要想让孩子获得成功，你需要有乐观的态度，并给他足够的安慰和鼓励。一旦你注意到孩子开始频繁地回应你的声音，拥有越来越强的交流能力，你就会感觉到，你的努力得到了回报。

关于助听器

微芯片、数字技术和声音处理器，让现代助听器有了一些更复杂的功能。例如，它们可以通过程序只放大特定声音，如最轻的声音或特定音高的声音；能自动调节非常大的噪声，减轻佩戴者的不适感；也能降低背景噪声，使来自前方和附近的说话声更容易被听到。但是，常规助听器对于收听和理解1米之外的声音效果并不好，因为其他背景声音和噪声也会同时被放大。

调频系统（FM系统）有助于解决这些问题。FM系统由说话的人佩戴的无线麦克风和有听力缺失的听者佩戴的接收器组成。有了调频系统，有听力缺失的孩子就可以听到父母或老师放大的声音了。有听力缺失的孩子上学时最好使用FM系统，因为课堂可能会很吵。很多有听力缺失的儿童的家庭也能够从FM系统中受益，因为当家人正在吃饭、看电视，或干其他事情的时候可能会很吵。

听力专家会为你的宝宝选择最合适的助听器。体积小、隐蔽的助听器适合放在耳内，但是由于实际操作较为困难以及安全原因，宝宝不宜使用这种助听器。这种助听器需要经常更换，以适应宝宝迅速长大的耳朵，并且助听器的塑料硬壳很容易因为宝宝跌倒和碰撞而破裂。

婴幼儿可以安装耳后助听器（以下简称BTE助听器）。BTE助听器的耳后部分由1个塑料钩和1个导声管组成。塑料钩挂在耳后、连着机身，导声管可以将放大的声音传递到适合耳道的耳模中。耳模是根据孩子的耳朵定制的，定制过程大约只需要15分钟。在整个童年期，耳模需要定期进行调整，尤其是在婴儿期，宝宝生长迅速，耳道的大小和形状会变化很快，每6～8周就要调整1次耳模。一些BTE助听器还包含调频系统（调频接收器只有约1cm，连接在助听器的底部）。孩子可以使用助听器功能、调频功能，或者两者一起使用（如在教室里，他可以听到戴着调频麦克风的老师说话，同时还可以听到其他声音）。

帮助孩子佩戴助听器：

＊确保耳模完全贴合耳朵，以免反馈啸叫（听起来像令人不快的口哨声）。

＊理想情况下，只要孩子醒着，助听器就应该放在耳朵里（洗澡时除外，因为助听器可能会被弄湿），帮助他发展听力和语言能力。如果他以后要佩戴人工耳蜗，现在这样做也可以让大脑做好听清楚声音的准备。所以，你一定要时刻留意宝宝的助听器，确保宝宝在运动或玩耍时助听器不会移动，不要让宝宝的手碰到它。

＊孩子很可能会把助听器拔出来。偶尔让孩子休息几分钟是可以的，但是之后一定要坚持把助听器放回孩子的耳朵里。即使你一天内要这样做很多次，也请保持耐心！一些家长说，宝宝开始用助听器时，他们会密切关注孩子的一举一动，会不断地把助听器放回到孩子的耳朵里，以帮助孩子尽快适应助听器。请记住，所有的孩子都需要适应新的、被放大的以及以前可能从来没听到过的声音，这个过程会让他们感到紧张、焦虑，但最终他们都会适应的。

＊当孩子躺下时，如果麦克风被盖住，耳后助听器就会产生反馈啸叫。你可以在孩子晚上睡觉和午睡时把助听器拿出来，这样孩子就能安然入睡了。有的孩子睡觉时会经常翻身，这样做也有助于避免损坏助听器。如果孩子坚持戴着助听器睡觉，那就在他睡着后把助听器悄悄拿走。

＊如果你发现孩子在车内或计算机附近

时总是把助听器拿下来，可能是因为背景噪声令他心烦。你应该跟听力专家提及这一点，专家可能会更改设置，让孩子感觉更舒服。

✴ 如果助听器总是掉出来，或者孩子总是把它拿出来，你应该跟听力专家和言语治疗师反映这个情况。这可能是因为耳模太旧、不合适孩子的耳朵了；也可能是耳模太新、形状不能和孩子的耳朵完美贴合；还可能是孩子对耳模过敏。医生会检查孩子的耳朵是否有感染、耳道是否有硬化的耳垢，因为这都可能让佩戴助听器产生疼痛感。

✴ 为了能让助听器一直待在耳朵里，避免遗失（助听器是很昂贵的），有些家长会让孩子戴一顶由轻薄舒适的材料做成的帽子，并把帽绳系在孩子的下巴上，这样即使是孩子的小拇指也不能伸进耳朵里了。你可以买，也可以自己做，或者用夹子或安全带固定助听器，或者用一种对皮肤安全的特殊黏合剂将助听器固定在孩子的皮肤上。尽量选择助听器罩和耳模颜色比较鲜艳的助听器，这样当助听器掉出来的时候，会更容易被看到，孩子们也会更喜欢。如果你需要购买这些特殊产品，并想从其他家长那里获得更多实用建议，请阅读第555页附录5中的相关资料。

✴ 每天要多次检查孩子助听器的音量设置，让他醒来后就把助听器放进耳朵里。当他长大后知道助听器作用的时候，就会主动要求佩戴助听器了。

什么是人工耳蜗植入？

如果佩戴了助听器后，你的孩子仍然无法在不读唇语的情况下听懂别人讲话，那他可能需要植入人工耳蜗。人工耳蜗是一个通过手术植入内耳的装置，可以从环境中获取声音并进行编码，直接刺激听神经，把声音信号传递给大脑。声音通过麦克风系统传送到人工耳蜗，麦克风系统可以放在小盒子里，可以像助听器一样戴在耳后，也可以放在胸前的口袋或背包里。有时候孩子会植入2个人工耳蜗，每只耳朵里各1个。美国食品药品监督管理局（简称FDA）对人工耳蜗会进行严格管控，确保它们是安全、有效的。

目前，人工耳蜗植入被认为是治疗重度、极重度耳聋的标准方法。如果孩子能尽早接受手术，并集中接受听力和言语治疗，同时有负责任的家人支持他、给予他足够的刺激，他是有可能学会理解语言和说话的，甚至可以学会通过电话和人沟通。然而，在能够清晰地说话之前，孩子可能需要长期的治疗。许多孩子甚至在手术后3年还会表现出持续的进步。

专家指出，即使孩子的说话能力没能完全发展起来，人工耳蜗植入对孩子依然有益。很多孩子受到这种语言交流的新的感觉刺激后，对学习手语的兴趣大大提高，对说话的声音和其他来自环境的声音有了更深刻的认识，认知能力和社交能力也大大提高。

尽管人工耳蜗植入有积极作用，但是关于它在耳聋人群体中的使用仍有争议，特别是对于不能自己选择是否植入的孩子来说。有些成年聋人认为，人工耳蜗植入是一种侵入性治疗方法，因为它并不能治愈耳聋，也不能让患者过上正常生活。他们还认为，耳聋并不是残疾，而是一种生活方式。如果耳聋的孩子在手语环境中成长，充分参与聋人文化，长大后就不会有任何异样的感觉（如果你的孩子有严重的听力缺失，这些观点是值得了解的，这可能有助于你为孩子做出最佳选择，详见第555页附录5中的相关内容）。

如果你的孩子可能需要植入人工耳蜗，专科医生会为你提供相关信息，与你讨论各种方法的利弊。只有满12个月、已经佩戴助听器，接受听力和言语治疗3～6个月以上的孩子，才适合接受人工耳蜗植入。所以，你有足够的时间为孩子做出明智的决定。

视觉损害

Q：刚刚发现孩子只有一点儿视力，这让我不知所措。

A：当被告知孩子有严重的视觉损害时，你会感觉受到了毁灭性的打击。但你要知道，孩子其实并没有这种失落感。我们并不是要让你忽视孩子现在和未来要面对的困难，而是想告诉你，除了视觉，孩子还可以充分利用其他感觉享受生活。比如，他在洗澡时可以感受肥皂的香味、流水的声音、海绵摩擦身体的感觉、水轻溅到皮肤上的感觉，以及父母充满爱的触摸。即使孩子视力很差，只能感知明暗，这对他来说也很有帮助，可以增强他的方向感以及对周围世界的感知力。

你的孩子可能会被法律认定为盲人。"法定盲人"一词通常用于法律和教育目的，如确定某个孩子是否有资格获得某些福利或服务。但这不一定意味着他完全没有视力，大部分被认定为"法定盲人"的儿童仍然存在一定的视力。根据美国医疗协会的定义，矫正后优眼视觉敏锐度20/200以下，或视野角度20度以下，就被认定为"法定盲人"。很多情况下，失明的孩子仍然可以阅读大的符号、看到自己的手、感知物体的形状和明暗。

在美国，很多组织会为有视觉损害的孩子提供项目帮助及专家建议，确保这类孩子不错过智力、运动以及情绪发展的关键期。他们可以帮你解决许多未知的问题和恐惧，也会给你提供关于如何获得经济支持的信息。你可以咨询眼科医生、儿科医生或早产儿随访医生，请他们推荐合适的组织。

孩子越早得到相关专家的帮助，发展就会越好。婴儿的成长与视觉有必然的联系。通过观察人和物体从一个地方移动到另一个地方，他们能够了解客体永久性（即使物体从视野中消失也能继续存在）；通过伸手抓取物体并看到它们移动，理解因果关系等。令失明的孩子的父母欣喜的是，在孩子没有其他发展障碍并且有人帮助他们学习如何以非视觉方式和所处环境互动的情况下，失明的孩子能经历与正常孩子相同的发展阶段，并且几乎能赶得上正常孩子的发展速度。

例如，在大约6月龄时，无论是失明还是视力正常的孩子都能分辨出自己的父母，被陌生人抱着的时候会紧张、哭泣（为了帮助你的宝宝尽早通过视觉识别你，当你和他在一起时，尽量穿相同颜色的衣服。如果他看不到，可以通过其他感觉增强他对你的识别能力，如一直使用同款香水或者在你接近他的时候轻轻说话或唱歌。如果你发出声音让他知道你在附近，而不是毫无征兆地忽然碰他或抱起他，也能够保护他免受惊吓）。失明的宝宝和视力正常的宝宝能在大约相同的月龄学会坐。如果有人教他们如何探索周围的环境，他们就能够发展出相当的语言能力（有一个例外是，2~3岁的失明的孩子常常会暂时对"我"和"你"这种人称代词产生混淆）。

失明的孩子的发育会和视力正常的孩子存在一定的差异，你不用太担心。一开始，很多父母会担心宝宝面无表情、笑容少是否意味着宝宝不快乐或智力有问题。大多数情况下，两者都不是，而仅仅是因为孩子没有模仿别人表情的机会。你可以通过让他用手触摸你的脸、观察他的身体信号或情绪变化帮助他。

对于失明的宝宝来说，一些动作发育的里程碑可能会推迟。视力正常的宝宝在4~5月龄时，能自发地伸手触摸看到的物体。而失明的宝宝必须等到大约9月龄，已经通过声音了解了很多关于物体的信息时，才会伸手碰触或抓东西。同样，失明的宝宝能独立行走的时间往往也会推迟，他们通常在1岁半至2岁的时候才能独立行走。你可以通过和宝宝玩游戏帮助宝宝，如有关声音、感觉、空间方位的游戏等。你可以在他面前晃动钥匙圈，从一边摇到另一边，让他抓住叮当响的钥匙，寻找声音的来源，并帮助他意识到金属碰撞时会发出叮当的响声，停止晃动时声音就停止了。

大多数玩具都适合有视觉损害的孩子玩，特别是那些多功能、能播放音乐的玩具。

与许多父母的直觉恰恰相反，让孩子长时间地暴露在电视或广播的声音里并不能帮助他。这种听觉刺激对孩子来说只是没有明显因果关系、没有意义的声音，不仅不会帮助他，还会对他不利。而儿童歌曲是教孩子学习语言和理解概念的好方法（比如，通过儿童歌曲了解动物能发出声音、公共汽车的车轮能转动等）。

同样，你可以在家里有效地利用光线帮助孩子锻炼视力。最好不要让他把大部分时间花在看天花板的灯上，而是要将光照在你想让他看到的物体上。

如果你注意到孩子有重复性动作，比如摇晃身体、揉眼睛或者前后晃头，不要担心。专家认为，当没有足够的外部刺激时，失明的孩子有时可能会进行这种自我刺激。你可以试着通过鼓励他关注身边的人或物体转移他的注意力。即使这个方法并不总是奏效，也请放心，这些小怪癖通常会随着孩子长大而消失（有视觉损害的孩子合并的其他残疾越多，这些小怪癖存在的时间可能就越长）。

随着孩子的成长，他会慢慢过上丰富多彩的生活，如享受读书的乐趣（他可以用盲文阅读）、熟练使用电脑软件（有大量视觉损害人士专用的软件），甚至还可以做一些运动（特别是游泳、跳舞和翻跟头），这取决于他的能力和兴趣。你要权衡普通学校和特殊学校的利弊，决定究竟是选择主流学校还是专门为盲童建立的学校。盲童学校是根据失明的孩子的需要而专门建立的，但在那里失明的孩子无法接触到视力正常的孩子。由于帮助盲人群体的相关技术的巨大进步，以及很多公司愿意为盲人提供工作岗位，很多工作都会向盲人敞开大门。

专家建议，在理想情况下，每个盲童都应该配备一名经过认证的视障训练师帮助他利用残存的视力和感知觉促进其各方面的发展，并安排一名经过认证的盲人行动训练员为他提供功能性训练，帮助他理解空间关系并安全地进行日常活动，参与游戏和学习。他们可能直接指导你的孩子，也可能作为早期干预专家的顾问帮助孩子。这些专业人士对孩子童年和青春期的成长都有重要的作用。比如，在早期，训练师可以帮助孩子从他的房间走到厨房，在厨房玩锅碗瓢盆。在高中时，训练师会教他如何乘坐公共交通工具，熟悉新学校的布局。

专家们的建议是，你不应该屈服于父母的本能，过度保护有视觉损害的孩子。他会撞到东西，摔倒次数也比其他孩子多，你很难坐视不管。但是请记住一点：一开始你要把轻微的擦伤碰伤看作好事，而不是坏事。这说明他在四处走动、探索周围环境，而不是被动地接受环境。

你的孩子有皮质性视觉损害吗？

由于大脑视觉通路的中断，一些早产儿会因此出现暂时或永久性失明。在这种情况下，即使眼睛给大脑传递了精确的图像信息，大脑也不能很好地处理。皮质性视觉损害最常见的原因是严重的脑室内出血或其他脑损伤。

你可以咨询儿科医生或眼科医生，询问宝宝的视力问题是否可能是皮质性视觉损害引起的，这易发于患视网膜病变的早产儿。患这种病的孩子通常喜欢看灯光，并更愿意使用周边视觉。比如，你可能会注意到，他们会试图用眼角看东西。他们的视力也会随时间而发生变化。

如果宝宝的主要问题是皮质性视觉损害，而不是眼睛本身受损，那么你有理由期待这种情况可能会在几个月或几年内逐渐得到改善。没有人能预测孩子的视力究竟能恢复多少，但即使孩子最终的视力仍然不佳，也会比以前好很多。医生通常会提供很多改善孩子视力的治疗方法，请你一定要咨询眼科医生、儿科医生或早产儿随访医生，询问他们什么治疗方法能让孩子受益。

感觉加工问题

Q：我们的女儿是妊娠32周出生的早产儿，她非常讨厌吸尘器的噪声和羊毛等毛皮的触感。医生说我的女儿可能有感觉加工问题，这是什么意思呢？

A：感觉加工是大脑的功能之一，是指大脑组织和解释听觉、视觉、嗅觉、味觉、运动觉、触觉和温度觉（来自所有感官的信息）的工作，以便我们对环境做出恰当的反应。无法运用正确的方式加工感觉信息的人，可能无法忍受某些感觉，就像你女儿那样。有时感觉加工问题，也可能表现为对某些感觉的忽视。一些专家认为，这可能会导致孩子出现某些特殊行为，有时候还会导致孩子出现社交障碍和情绪障碍。

当然，我们每个人都有可能对某种感觉感到不适（比如，你可能会因为一件粗糙扎人的羊毛衫的触感、听到刀子划过盘子的吱吱声或看到土豆泥里的结块而感到难受），并且每个人难受的程度不同。很多人和你女儿一样讨厌真空吸尘器的噪声，但是大多数人都知道可以通过躲到另一个房间或者把精力集中到其他事情上来减轻干扰。有的理论认为，一些早产的孩子，无法像同龄人那样很好地处理这些问题，或者像同龄人那么早学会如何处理这些问题。比如，你的女儿，她可能不知道在这种情况下该如何调节自己，所以进入她耳朵的刺激就会让她产生消极反应。房间里充斥的噪声可能会让她大发雷霆。当她接触到让她感觉不舒服的面料时，也可能产生同样的反应。

感觉统合障碍一般有以下两种表现形式，并且可能同时出现在孩子身上。

* **对刺激反应过度。** 一些有感觉加工问题的孩子能觉察到更多或者更微弱的刺激，通常会反应过度。他们可能无法忍受某些声音（如空调的噪声或人的歌声）、气味（如香水或洗涤剂的气味）、运动（如摇摆或晃动）、材料（如毛绒玩具或毛刷子）、图像（如快速变化的面部表情），以及糊状、软烂或者块状的食物。极度敏感的婴儿可能会经常哭闹、难以抚慰，或者封闭自己，对父母的回应减少。极度敏感的孩子无法同时忍受几种不同的感觉（这是极早产儿的典型特征，但是在他们从NICU回家后，随着时间的推移，情况会有所好转）。比如，有的宝宝只有在母亲不看他或者不抱他，并且在婴儿床上的时候才会接受奶瓶喂养。大一点儿的过度敏感儿可能会通过哭闹、恐惧、呕吐、逃避和退缩来回应这种不适感。一些如厕训练问题也可能与感觉加工问题有关，比如孩子可能不喜欢坐在马桶座圈上的感觉，也不喜欢凉凉的空气接触没有被尿布包裹的皮肤的感觉，所以他会坚持继续使用尿布（小窍门：试着在尿布上剪个洞，这样你的孩子就可以垫着尿布上厕所，逐渐熟悉不同的感觉）。

* **对刺激反应不足。** 有些孩子可能会对某种感觉反应异常迟钝甚至无法察觉某种感觉。比如，有的宝宝不会吸吮是因为他没有意识到嘴里含着乳头。反应不足会导致孩子渴望强烈的刺激，如有力的触碰、快速摆动或旋转。对刺激反应不足的学步儿可能会故意跌倒、频繁举起和投掷重物。人们认为躯体对强烈刺激的需求可能是因为本体觉受抑制引起的（这意味着身体的感受位置、平衡和运动功能减弱了）。

有人提出，早产儿由于在NICU受到了过度刺激，所以更容易出现感觉加工问题。所有妊娠期的宝宝本应在子宫内接受被抑制的感觉信号，但是早产儿由于早产不得不提前面对侵入性的医学干预、嘈杂明亮的环境、过度频繁的触碰，这可能会引起其轻微的大脑失衡，从而令其产生感觉加工问题，但这一观点尚未得到业界认可。

很多医生和教育者仍然认为感觉加工问题是一个有争议的概念。他们认为，感觉加工问题这一概念描述的问题太杂乱、太模糊，以至于无法形成明确的诊断标准。感觉加工问题与学习和行为问题有重叠，如注意缺陷障碍、多动症、自闭症等，甚至不同气质类型的孩子在这一问题上的表现也大不一样。研究人员还没有进行大量的研究来阐明这一观点。

其他专业人士，尤其是作业治疗师会认为，感觉加工问题是一种理解困难和脆弱儿童的方式，有感觉加工问题的孩子很容易烦躁，容易因过多的刺激而产生压力。作业治疗师甚至会告诉家长，感觉加工问题并不是一个医学诊断，而是对敏感个性的描述，或者是儿童无法应对周围世界的某些方面的一个不太成熟的发展阶段。尽管有时候和这样的孩子一起生活会很麻烦，但这并不意味着他生病了。

如果你在应对过度敏感的孩子时感到束手无策，那你并不孤单。幸运的是，作业治疗师已经发现了一些解决感觉加工问题的有效策略。他们经常在可以给孩子很多不同感觉刺激的特殊环境OT（作业疗法）治疗室、工作室或诊所中帮助孩子。在治疗师的鼓励下，孩子可以通过有控制的、渐进的和非挑战性的方式尝试新鲜的感官体验。这可以有效地帮助孩子学习新的方法，处理和接受吃饭、睡觉、玩耍等日常生活中正常的感觉刺激（如果你的孩子有语言障碍，可能会因此而有所改善。一些治疗师注意到，当感觉问题得到解决时，语言发展的延迟也会得到改善，这可能是因为大脑变得更条理、更高效了）。

你也可以从作业治疗师那里学到如何安慰孩子，让他平静下来并帮助他解决问题。比如，如果孩子受到一种以上的刺激、变得容易激动的时候，治疗师会建议你在给他吃东西或者穿衣服的时候，保持昏暗的灯光，尽可能排除噪声或者尝试用温柔的、不间断的哼唱中和背景噪声，并保持稳定的面部表情（治疗师称之为"静止脸"）。一些早产儿对强烈、有节奏的触摸或者坐摇椅、荡秋千等有规律的运动反应良好。

你和孩子可能只需要接受几次作业治疗（OT）训练。专家认为，在大多数情况下这些问题可以在家庭内解决，不需要太多来自外界的帮助。请记住，你可以通过孩子夸张或异常的反应寻找有关线索。通过对孩子的了解，你能够帮助他避免令他不舒服的事情。如果你对他付出足够的耐心和精力，你就可以慢慢提高他对各种感受的耐受度。

喂养过度敏感早产儿的小贴士

当孩子对嘴里的东西或者脸部的触觉过度敏感时，就有可能发生喂养问题，这并不奇怪。

他们可能会拒绝吃有某些味道、某种温度或者某种质地的食物（比如，软软的食物，像意大利面、果冻；或脆脆的食物，像椒盐脆饼或咸饼干），或者只吃某类食物。有些孩子拒绝所有手指食物或块状食物，在很长一段时间内，只吃口感顺滑的食物。还有一些孩子会拒绝吃顺滑的食物，只接受手指食物。孩子频繁的反胃和呕吐，如果不是由反流引起的，那就可能是由于过度敏感，或者"口腔厌恶"引起的。"口腔厌恶"是口腔和喉咙的一种触觉防御，会使孩子产生强烈的负面情绪，如恐惧、厌恶。

在NICU长时间使用呼吸机或者进行了太多涉及口腔和喉咙的医疗操作的早产儿，更容易出现喂养问题。这可能是因为管饲时间太长，孩子没有机会尽早体验吸吮的乐趣、品味到母乳的味道。想象一下，如果你的嘴里除了塑料什么都没有，那当乳汁从妈妈的乳头喷入你喉咙的时候，会是多么奇怪和令人害怕啊！

喂养专家提出了一些减轻孩子口腔过度敏感问题的方法（在第556页的资源列表中，你能找到更多）。

＊像玩游戏一样触摸孩子的身体，从其他部位慢慢到脸部和口唇。有力的触摸通常比轻柔的让人发痒的触摸更有效。最后，看看你能否与孩子一起玩亲吻游戏（例如，你和孩子轮流亲吻毛绒玩具）。

＊用普通牙刷或电动牙刷给孩子刷牙，"唤醒"他的舌头和口腔，但不涉及进食的感觉和动作。

＊把食物游戏与进餐时间分开，这样在进行食物游戏的时候，他就可以毫无压力地探索、体验不同食物的感觉（不同的颜色和气味，不同的湿度和粗糙度，不同的咀嚼的声音）。这样，他也不会觉得食物游戏只是骗他吃东西的把戏。

＊进食的时候用游戏或歌曲分散他的注

意力，这样他就不会意识到自己在做什么了。

* 让你的孩子来掌控，用勺子逗逗他，但不要把勺子塞进他的嘴里。逆反心理可能会让他主动伸手，想要抓住食物。

* 如果勺子会让你的孩子感到不安，那就把勺子放到一边，用玩具或你的手指蘸取食物，让孩子吃玩具上或你的手指上的食物。你也可以尝试用棒棒糖蘸面包渣给他吃。

* 尝试用冰柠檬擦拭他的舌头，减轻他的呕吐反射。酸味的棒棒糖也可能有效。

* 给孩子提供食物之前，用毛巾仔细擦他的手和脸颊，给涉及进食的身体部位以刺激。

* 将食物充分搅拌，确保食物里完全不含硬块。或者用脱水的婴儿食品、速溶土豆粉、速食布丁或磨碎的全麦面包屑使食物变稠，掩盖块状物。

* 逐渐添加不同质地、不同口味的食物，让孩子品尝更强烈的味道。

* 一开始，在室温或者孩子喜欢的温度下喂他吃喜欢的食物，随后慢慢地升高或降低用餐时的环境温度。

* 遵循"看、摸、尝"的顺序原则。首先，只把食物放在孩子的餐盘中，让他习惯看到盘子里的食物；然后让他玩食物，或者把食物放到嘴里但不吃下去。给他不同颜色的食物（如红色、黄色、绿色的食物），让他吐出来。还可以和他一起画食物，让他闻闻食物、弄碎食物，等到时机成熟的时候，你可以问他："你可以把这个吃掉吗？"

即使孩子出现了呕吐，你也要保持冷静，不要太大惊小怪。你必须学习如何控制自己的压力，否则进食会成为孩子不想经历的、讨厌的事情，孩子甚至会通过呕吐尽快结束进食。总的来说，你应该尽可能地和孩子一起享受吃饭的乐趣，但是不要太关注孩子吃了多少。

重要的是，要毫不犹豫地向作业治疗师、喂养专家或医生寻求帮助。最终，你会感到自己更有力量，孩子也会做出积极的回应。

长期喂养问题

Q：我女儿现在8个月了。医生说，如果她的饮食和体重增加情况没有改善，那么她就需要管饲了。

A：当你的孩子存在进食困难时，他的每顿饭几乎都会给你带来沮丧、焦虑和内疚感。对于许多家庭来说，胃造瘘管（简称g管）可能会是一个很好的选择，既有利于孩子生长，又能让父母安心。

但是，通过g管将本该经口摄入的食物送到孩子的胃中，对家长来说是一个痛苦而艰难的选择。只要有其他方法能让孩子的饮食和生长情况得到快速改善，大多数医生就不会选择这种方法。幸运的是，即使需要9管，大多数喂养困难最终还是能被解决的，只是需要时间、耐心以及专家的建议与指导。孩子越早得到帮助越好。你首先需要明白，为什么你的孩子会有喂养问题，以及谁能给你提供解决问题的建议。

早产儿出现进食问题的概率较大，特别是患有严重的慢性肺部疾病、做过气管造口术、有严重反流以及脑瘫的早产儿。这些孩子的进食能力进步非常缓慢，有时候甚至会发生倒退。你需要注意，孩子的进食方式是受健康和神经发育影响的，而不仅仅是性格或个人喜好造成的。比如，一个患有BPD的孩子，在肺部充分恢复前会因为呼吸困难而无法正常进食；患胃食管反流的早产儿，进食可能会让他感到疼痛；患脑瘫的早产儿可能很难协调舌头、嘴唇、下巴、颈部的复杂运动，比如吸吮、咀嚼和吞咽；而有暂时性发育迟缓的早产儿，可能只是比其他孩子晚一些到达进食里程碑。

曾经长时间（几个月）使用呼吸机、在口腔周围进行过很多医学操作（如插管、吸痰、用胶布固定）的早产儿，会产生口腔厌恶。他们在进食时无法联想到食物的味道、感觉和饥饿感得到满足的快乐，而是联想到治疗时的不适感。有口腔厌恶症状的孩子可能会拒绝吸吮乳头（因此他们暂时需要接受管饲），但长大后他们通常都愿意用勺子进食。一些专家认为，长期住院的早产儿在处理与进食有关的感觉时特别容易出现问题，如不喜欢乳头在嘴里的感觉，不喜欢母乳或配方奶的味道和气味。当一个孩子有感觉加工问题时（详见第476页"感觉加工问题"），可能会非常不喜欢某些食物的质地、味道或温度。

如果孩子出现了上述问题，一定要请相关专家对他进行诊断，以帮助他改善进食和体重不足的问题。以下是专家可以提供的一些帮助。

* 儿童营养师或膳食专家可以计算孩子每日需要的热量，估算孩子需要吃多少才能满足其营养需求。他们也可以指导你如何给孩子提供更丰富的饮食，让孩子获得更多的营养。

* 儿童胃肠专家可以评估孩子是否有胃食管反流、能否充分吸收营养或者是否存在其他健康问题而影响喂养。

* 作业治疗师可以判断孩子吃饭时所需要的口腔肌肉是否能正常工作，并帮助孩子协调这些肌肉，同时也可以解决可能影响孩子进食的感觉加工问题。

* 言语—语言治疗师可以诊断并治疗孩子口腔运动与协调方面的问题（说话需要动作协调，吸吮、咀嚼和吞咽也同样需要），还可以对孩子进行特殊的测试，看孩子吃东西的时候食物是如何在口腔和喉咙中移动的（你可以在第314~315页阅读更多相关内容）。

* 有一些孩子与你的孩子有同样的问题，在一定程度上，那些孩子的家长就是专家。你可以加入相关支持小组或者加入相关的社群。孩子有感觉加工问题或者喂养问题的家长，可以给你提供大量的建议。

第354~356页、第482~484页的内容可以帮助你决定是否给孩子使用g管。你可以放心，让孩子使用g管通常只是暂时性的，大多数孩子放了g管后仍会继续用嘴吃饭，g管只是补充性的喂养方法，通常在夜晚孩子睡觉的时候使用。许多长时间排斥g管的家长，在感受到孩子吃饭时的平静以及看到孩子正常生长后，也逐渐转变了对g管的看法。

从管饲到经口进食

Q：我的孩子放置了胃造瘘管，他现在很好，但是我担心他永远也摆脱不了胃造瘘管。

A：如果医生告诉你，你的孩子不会一直依赖管饲，你可以相信他。在父母、医生、喂养治疗师的帮助下，你的孩子会越来越强壮，进食能力和进食时的耐心程度也会有所改善。你只需要拿出时间，耐心地实践治疗方法和学到的

小技巧。管饲儿童的父母，最需要的就是耐心。

从管饲到经口进食是一个循序渐进的过程，具体取决于孩子的健康状况、进食能力和进食意愿。你可以根据一些重要的指标，判断孩子还需要多长时间才能停止管饲。

首先，在接受管饲的孩子开始用嘴吃饭前，医生要确保他生长良好、能安全进食、不发生呼吸困难。你的孩子要成为主动的合作者，在别人触碰他的口唇周围或者给他尝一些味道的时候，他应该表现出享受。

下一个阶段是从简单地品尝食物到真正地摄取食物。对一些孩子来说这是个巨大的转变，喂养治疗师在这一转变过程中可以给你和孩子提供很多帮助，他们可以帮助孩子尽可能地减轻压力和不适，增加进食的乐趣。

在最后阶段，孩子会享受大口吃饭的乐趣。

该如何完成整个过程呢？其中包含许多小步骤，如你可以在孩子还在接受管饲时，就给他使用安抚奶嘴。医生或喂养治疗师会告诉你，什么时间适合给孩子喂食物，以及如何通过减少能量供给使孩子产生饥饿感。

饥饿感很重要，是孩子理解吸吮、咀嚼和吞咽可以缓解饥饿带来的痛苦的基础。如果孩子正在接受持续性饲管喂养，那么首先要转为间歇性饲管喂养，

这样他就可以了解什么是空腹。确保他能忍受并享受吃饱的感觉（对于一些患有严重呼吸问题或严重反流的孩子来说，"饱"的感觉是很痛苦的。从管饲向经口喂养转变的过程中很重要的一步是让孩子接受吃饱的感觉）。

还有其他刺激孩子食欲的方法。比如，医务人员会要求你从定时给孩子提供等量配方奶，转为按照"正餐–零食–正餐–零食–正餐"的顺序提供食物（就像喂养正常孩子那样），或者指导你推迟管饲的时间。最后，医务人员会要求你停止白天的管饲，让孩子尽量用嘴吃饭，夜间睡觉时再通过管饲补充不足的营养。所以，夜间的持续性喂养通常是最后一步。

尽管从管饲转变为经口喂养的过程听起来很复杂，但你不要担心，医生和喂养治疗师会全程指导你。

你可以在第480～482页上找到更多有关进食和管饲的信息。以下是一些有用的建议，在你的孩子从管饲逐渐过渡到经口喂养的过程中，你可以尝试以下方法。

* 鼓励孩子用嘴探索世界。可以让他舔一舔或咬一咬玩具、脚趾甚至家具，不要太担心细菌的问题。他会接触到新的口感和味道，这些用嘴探索的行为都会为孩子以后的经口进食奠定基础，同时也有助于增强他的免疫系统。

* 鼓励孩子发出声音。牙牙学语、说话、唱歌以及没有意义的发声都有助于进食，因为他需要通过控制口腔肌肉做出各种各样的动作。

* 孩子刚开始进食时，用软牙刷或者湿毛巾轻轻按摩他的牙龈和牙齿，就像运动员的热身运动一样，这有助于保持其口腔的活跃性以及对刺激的敏感度，为好好吃饭奠定基础。

* 一旦孩子开始准备经口进食，可以先用乳房哺乳或用奶瓶、勺子喂他，充分调动他的饥饿感和注意力，然后用g管给他补充不足的营养。即使他吃得很少，仍然能学会把口中的感觉与满足饥饿感联系起来。

* 把用嘴吃饭的时间控制在15～30分钟。这样做既能让孩子体验到进食的乐趣，又能减轻他进食时的压力。

* 音乐可以让用餐时间变得充满乐趣，帮助你和孩子更好地集中注意力。你可以试试唱歌或者播放音乐，如儿歌、民谣、爵士乐、古典乐甚至摇滚乐。

* 如果你的孩子已经超过6月龄了，但是还没有用嘴吃过东西，那么你可以考虑咨询医生或营养师，是否可以给他一些自制的泥糊状食物作为管饲的一部分。这些食物的味道与他所习惯的配方食物不一样，有助于他接受并享受谷物、水果和蔬菜等食物。你一定要咨询营养师如何为孩子准备食物，才能让孩子获得足够的营养。

* 另一种方法是让孩子品尝牛奶、果汁、婴儿食品的味道。或者等他长大一些后，无论家人吃什么，都在他的餐盘里放一些。孩子玩食物的时候，会用手指蘸一些放到嘴里，这样他就尝到了食物的味道。

* 确保孩子的反流和便秘问题已经得以解决，这些问题也是导致孩子不愿意经口进食的原因。反流可以通过减缓喂食速度，喂更浓稠的食物，让孩子坐直、确保头部高于胃部和背部，以及通过处方药治疗。对于便秘，医生可能会建议你每天给孩子喂一点儿西梅汁，或者增加饮食中的膳食纤维或水分。

* 不要着急，让孩子自己掌控进食节奏，避免摄入过多食物。太过着急的喂养会让孩子感到焦虑和失控。

* 在孩子取得新进展前可能会出现一个停滞期，在这个阶段孩子会巩固之前取得的进步。存在这个阶段是非常正常的。

* 深呼吸，让自己平静下来，因为你的情绪可能会影响到孩子。特别是当你担心孩子没有进步，可能无法摆脱管饲的时候，你可能会因此变得消极和绝望。要记住，你的孩子也可能在进食时因此而感到恐惧、痛苦。这是一个循序渐进的过程，你不能着急。

* 面对需要管饲的孩子，几乎所有的父母都会感到沮丧，你可以向你的伴侣、其他家庭成员或朋友寻求帮助。这对于母亲来说尤其艰难，因为她们通常是孩子主要的照顾者和喂养者。

* 无论你多么渴望让孩子摆脱胃管，都不能强行拔掉它，只有当医生能够确定即使在孩子生病状态下也能够安全地经口摄入足够的食物和水时，才能让孩子摆脱胃管。太早拔掉胃管可能会导致孩子进餐时间过长、压力过大，甚至无法健康成长。

* 随着时间的推移，孩子会一天天长大成熟。呼吸的改善、下巴和喉咙的发育、控制进食的肌肉和神经的发育，都有助于在孩子成长过程中提高进食能力（然而，这并不意味着早期治疗没有必要，你需要尽早把一些问题扼杀在萌芽中）。

　　你可以做的最重要的事情，就是把孩子进食这件事变得有趣，而不是把它变成一个讨厌的过程或充满控制的战场。你的孩子必须信赖喂养他的成年人，并相信自己的能力。你要相信孩子自己的发展规律和发展能力。最终你会发现，付出终有回报。

在家中进行管饲

那些孩子需要置入胃造瘘管（简称g管）或纽扣式胃造瘘管的父母，会接受全面的培训。在你把孩子从医院带回家之前，医生和护士会确认你可以熟练使用g管喂养孩子，并做好了进行日常护理的准备。

手术后本来已经放松的心情，可能会因为孩子要进行管饲而变得焦虑。你可能会问自己："我们的孩子看起来很糟糕吗？他能和其他孩子开心地玩耍吗？我们怎样将这种不自然的、复杂的喂养安排进我们繁忙的日程中呢？我们出门的时候能放心把他留给保姆照顾吗？"最重要的是，对于可能出现的并发症或者g管意外掉出的恐惧，会让你难以忍受。你很快就会发现，这些问题的答案会让你放心。

首先请放心，有这些担心是完全正常的。有些早产儿的母亲说，让孩子适应和接受管饲就像适应新工作一样。你可能会犯错误，但没关系。在医生、护士以及其他家长的帮助下，你会发现自己能逐渐适应。请记住，无论喂食方式如何，你给宝宝的爱和关怀都是一样的。

大多数早产儿在置入g管后，仍会继续练习经口进食，直到不再需要g管。当孩子接受手术去除g管并接受胃造瘘关闭术时，许多家长发现，他们会对管饲充满感激。

以下信息并非是医学专家给出的详细的管饲指导，仅仅是简单的注意事项，以及一些喂养治疗师和其他父母的建议。请务必查阅参考资料（第554页），看看其他家长认为的有价值的网站和书籍，包括玛莎·邓恩·克莱因和特雷西·德莱尼所著的《特殊儿童的喂养和营养》（*Feeding and Nutrition for the Child with Special Needs*），我们从这本书中受益良多。

基础知识：如何进行管饲

当你在家里进行管饲时，必须了解一个新的词汇——造瘘，即在孩子的皮肤上开个口，连接至他的胃。孩子会接受两种管饲方法，一种是间歇性饲管喂养，另一种是持续性饲管喂养。

第一种方法是将母乳、配方奶或者混合食物注入一个大注射器中，将其连接到g管的顶部，让液体通过重力作用流入孩子的胃中。通常g管排空需要约15分钟。第二种方式是将食物从一个连接了电动泵的袋子里自动滴入g管中。这种泵也可以设定成在较长一段时间内排空一定量的食物，而不是仅依靠重力作用（例如，1个小时以上）。

你给孩子的食物种类、进食量都

会随着他的生长和营养需求的变化而改变。一开始可能是早产儿配方奶，随后会换成普通的婴儿配方奶（也可能需要添加西梅汁以防止便秘），之后可能是泥糊状食物。如果你想要逐渐引入新的配方奶或食物，你要给孩子足够的时间去适应。

管饲也是一种喂食方式。和所有家长一样，当孩子接受管饲时，你会在旁边观察孩子吃饭时的状况。例如，当孩子出现睁大眼睛、扭动身体的动作时，说明他已经不舒服了。你可能需要暂停几分钟，让他打嗝，或者下次少给他一点儿。一定要把你观察到的情况告诉医生和语言训练师，他们可以帮你一起找到问题所在。

医生每隔几个月会在营养学家和喂养治疗师的帮助下检查孩子的成长和进食情况，评估他进食的进步情况，以及预估他何时可以移除g管。

管饲的最佳时间，最佳姿势和最佳地点

管饲的原则很简单：你的目标是让孩子的进食时间尽可能接近"正常"，所以管饲的最佳时间和地点应该参考如果孩子不用管饲，他会在何时何地进食。如果你计划让孩子接受母乳喂养，那么你可以把他抱起来进行管饲；如果他下一步要坐在高脚椅上吃饭，那就在高脚椅上进行管饲。但是，如果一开始你对管饲的流程并不熟悉，或者因为孩子的医疗状况而没能做到这一点，也不要觉得沮丧，只要朝着这个方向努力，就会获得成功！

白天通常会采用间歇性饲管喂养，而晚上则采用持续性饲管喂养的方式。像喝母乳或者配方奶的婴儿一样，这类孩子通常需要每3～4小时进食1次。对于较大的孩子，你可能需要参照有正餐和零食时间的时间表进行管饲（正餐的灌食量较大，零食的灌食量较小）。晚上连续喂食可以让你和孩子睡得安稳，你可以节省精力，而他可以补充营养。

当孩子放松、安静的时候，管饲的效果最好，就和正常进餐一样。这时让孩子进行管饲，不仅有助于消化，还能防止他因胃部肌肉紧张而阻碍食物通过g管。所以，坐在一把舒适的椅子上，与你的孩子一起度过一段美好的平静时光吧。在他吃饭时尽量让他后背挺直（弓背会使胃部受压，更容易发生反流）。如果你抱着他，可以用你的手或胳膊支撑他；如果他坐在椅子上，则可以用肩带和靠枕帮助支撑。如果你腾不出手支撑，可以试着在装满了配方奶的注射器周围缠一圈胶带，用胶带把注射器固定在你的衬衫上、婴儿床上或者椅背上。

对于再大点儿的孩子，你可以在家人一起吃饭时对他进行管饲。即使他现在还没有用嘴吃过东西，他也能了解用餐时间，也会在家人的陪伴和交流中获得满足。

专家的额外小贴士

以下是管饲专家给新手父母的建议。

* 为了避免感染，在准备食物和喂食之前一定要洗手，并确保设备清洁。

* 如果你的孩子置入了气囊型g管（医生会告诉你造瘘管的类型），在每次喂养开始的时候要轻轻拉管子（永远不要猛扯），确保气囊舒适地贴在孩子的胃壁上。如果气囊放对了地方，牵拉时你会感觉到阻力。

* 如果你想降低喂食速度，只需要把注射器放低一些。请记住，注射器举得越高，食物流入胃中的速度就越快。

* 对于胃比较小或有反流的孩子，降低喂食流速，可以让胃有更多时间排空，效果也可能会更好。你可以考虑用泵来延长进料时间。

* 如果孩子在管饲时出现呕吐，试着多帮他拍嗝，放慢喂食速度，或者中途休息一下，让他的胃有更多时间排空。为了避免反流，请务必使孩子的头部始终高于胃部，让他的背部挺直，身体不要左右摇摆。同时，检查配方奶的温度，太凉的配方奶可能会导致婴儿呕吐。

* 当你需要给孩子用药时，尽量用液体剂型。如果必须喂药片，你就要把药片轧成细细的粉末，溶解在1汤匙（约15ml）的温水或配方奶中。你也可以将胶囊里面的颗粒溶解后给孩子吃，但这样做前你一定要得到药剂师的许可。

* 当你的孩子发热或者出汗太多时，他可能需要比平常更多的水分。问问医生在这种情况下应该怎么办。你或许要多给他喂一些水、配方奶或果汁。

* 一些喂养专家会建议你给大一点儿的孩子做混合配方食品，可以让他们接触更加丰富的口味（随着胃里食物的味道飘上来，飘到孩子的鼻子和嘴巴里时，以及当他打嗝时，是可以闻到配方食品的味道的。此外，他还可以用嘴尝到你给他准备的食物的各种味道）。如果你有兴趣尝试，一定要先得到医生的许可。把选择的食物调成糊状，这样就不会阻塞g管，你甚至可以买一个专门的搅拌机。你需要多咨询营养师，确保你能提供给孩子适当的能量和营养。不要过快地引入新食物，你先要确保食物的安全性（例如，不要给孩子引入生鸡蛋，生鸡蛋中含有可能导致食物中毒的细菌）。

* 对于在白天需要被连续喂食的较大年龄的孩子，你可以买一个能装在背包里的便携式泵。

* 为了防止g管被堵塞，每次喂食和服药后要冲洗g管。

处理问题

g管发生问题是难免的，但是你可以做很多事来降低问题发生的可能性，或者在问题发生时及时处理。

* 确保g管或纽扣没有摩擦到孩子的皮肤，否则可能会导致孩子疼痛、造成肉芽组织生长。如果g管拉扯造瘘口的边缘，造瘘口可能会变宽，造成渗漏。所以请及时检查g管或按钮是否

可以自由旋转，并确保其在皮肤上方多出一截。如果没有，你需要更换更大尺寸的g管。

* 为了防止g管拉扯造瘘口，在造瘘口周围放置几个纱布垫，并用胶带或者别针将胃管固定得更高一些，固定在孩子的尿布或者衬衫后面（注意不要把别针插进g管）。如果孩子一直拉扯g管，可以把g管塞到他够不着的地方。

* 如果在g管附近有液体渗漏，首先确保g管没有被堵塞且容易清洗。如果用的是气囊型g管，轻轻地拉g管，确定气囊是否处于正确的位置，是否紧贴着你孩子造瘘口下面的胃壁。如果泄漏严重，问问医生你是否应该调整气囊内的水量或者更换造瘘管或纽扣。有时，发生渗漏是因为纽扣型g管的阀门卡住了。

* 为了保护孩子造瘘口周围的皮肤，可以在这部分皮肤上撒上特殊的造瘘粉，然后涂上厚厚的氧化锌药膏。在g管周围铺上纱布垫或泡沫敷料，吸收可能发生的渗漏，并在其被浸湿时及时更换。你可以在纱布上滴几滴抗酸剂，抗酸剂有利于中和刺激性胃酸。

* 造瘘口周围的粉红色组织是肉芽组织，是伤口愈合的正常过程。但你肯定不希望孩子有肉芽组织，因为孩子的造瘘口需要保持开放，且肉芽组织很柔软，容易出血。最好的方法是不要让皮肤因为渗漏或g管摩擦而发炎。如果肉芽组织太多，孩子的医生会处理它。医生通常会先用一点儿利多卡因凝胶帮孩子镇痛止痒，然后用硝酸银棒点灼肉芽组织。医生可能会让你在家重复这个过程几天，直到肉芽组织消失。在造瘘口周围正常皮肤上涂抹凡士林，有助于避免正常皮肤被灼伤。还有一种治疗方法是每日涂曲安奈德药膏3次。

有些父母想用其他方法治疗肉芽组织，你可以在得到医生许可后尝试。比如，一种方法是用稀释的桉树油（两滴桉树油加一匙水）。首先在孩子不太敏感的部位，如手臂或腿上测试，确保他没有过敏反应，然后用棉签轻轻涂在他的肉芽组织上。

* 如果g管被食物或药物堵塞了怎么办？用食用苏打水、蔓越莓汁或1/4匙嫩肉粉加2匙水，可能比单独使用温水溶解堵塞更有效。将10ml液体轻轻注入g管中，再慢慢地让它回流出来，直到堵塞被清除。不要用太大的压力，否则会很容易损坏g管。你可以顺着水流轻轻挤压g管，像挤奶一样帮助堵塞物通过。

* 皮肤敏感的孩子可能会因为胶带而过敏或发炎。你可以将胃管用别针别在孩子的衣服上，避免使用胶带。或者试着把胶带粘在他的衣服、裤子或尿布上，而不是粘在他的皮肤上。除了塑料胶带，你也可以试着用其他胶带，如布胶带或者纸胶带（医院有许多不同种类的胶带，你下次去医院的时候，可以问孩子的护士是否能给你

一些合适的胶带。大多数药店也有许多不同种类的胶带）。

* 造瘘口周围的感染很少见。但如果你发现纽扣或g管周围的红肿向外蔓延了约2cm，有异味，且这些症状一直不消失，那么你就应该带孩子去看儿科医生。最有可能的诊断结果是，皮肤只是受到了刺激而不是发生了感染，但是你要确保孩子得到了及时诊断和治疗，这样你也能心情放松。

* 如果孩子的纽扣或g管掉出来了，第一原则是不要惊慌。用干净的纱布垫或布盖住造瘘口，吸收渗漏。如果你的孩子在哭，花几分钟让他平静下来（你可能需要先让自己冷静下来，深吸一口气，默默鼓励自己："我可以处理，一切都会变好的"，要相信自己）。及时更换g管至关重要，理想情况是在2个小时之内更换，因为4~6小时以后，从皮肤到胃部的开口就会开始闭合。这种情况下请按照医生和护士的指示去做。他们可能会教你更换胃g管或纽扣，或者插入临时造瘘管，但你仍要去最近的医院急诊室寻求专家的帮助。更换g管后，医生会安排孩子进行X线检查以确保g管位置正确。在确定g管位置正确前，你不能用它给孩子喂食。

* 外出时，一定要带一个替代管或按钮，以防g管意外脱落。

从管饲到经口进食

对于大多数早产儿来说，管饲只是人生的一个小插曲，最终，他们都能经口摄入需要的食物。但是你可以帮他更快地朝着这个目标前进。基于孩子的问题、需求、好恶，你和治疗师制订的喂养计划会把你的孩子从一个里程碑带到另一个里程碑。在本书第482页，你可以找到关于这个过程更完整的阐述。

停止管饲起初是让人沮丧的，但是最终你会获得回报，最重要的是要记住你并不孤单。多去联系孩子接受管饲的父母，你可以在网上找到他们，喂养治疗师和医生也可以帮你联系你家附近的这些家庭。

孩子刚刚开始管饲时你肯定会觉得很艰难，但是不久你会惊讶地发现，你很快就成了一位管饲专家。所以你要相信，你现在感受到的焦虑很快就会消失，有一天你会对孩子正常的进食而感到欣慰。

通俗地解释：什么是脑瘫？

尽管孩子被诊断为脑瘫会给家庭带来极大的痛苦，但过度的悲观是无济于事的。很多人都把脑瘫等同于智力受损、只能依靠轮椅行动、无法独立生活。但事实上，大多数脑瘫患儿的智力都很正常（有的甚至很高）。他们身体问题的严重程度也有很大差异，这对孩子的未来有巨大影响。轻微的脑瘫可能轻微到几乎不会引起别人的注意，只有在做某些具体的事情时，如梳理长发或者用沉重的咖啡壶倒咖啡时才会被人察觉。虽然患有轻度脑瘫的孩子不能成为职业足球运动员或钢琴演奏家，但是他们几乎可以过上和其他同龄人一样正常的生活，如上学、做休闲运动、做游戏、结婚、生子、工作；但是，严重的脑瘫可能导致运动受限，包括影响说话和进食。很多患儿需要坐轮椅或者接受持续的物理治疗和药物治疗，但是仍然过着令人满意的生活。

接下来的几年里，孩子能做什么、不能做什么会很明显，孩子的处境也会越来越明确。这在很大程度上取决于他是否只患有一种残疾。如果他的大脑受损面积较大，那么他可能会患有轻度或重度的智力障碍（发生学习障碍或智力发育落后）。患脑瘫的儿童会比其他儿童更容易出现听力或视力障碍、癫痫、睡眠障碍、反流或行为问题。记住，

脑瘫不会随着患儿的成长而痊愈，但也不会变得更糟。如果你的孩子有轻度脑瘫，那么他未来不会有发展为重度脑瘫的风险。

根据身体受影响的部位，以及引起肌张力或运动问题的严重程度，脑瘫可分为不同的类型。

＊**痉挛型双瘫**。这是早产儿最常见的脑瘫类型。痉挛是指肌肉僵硬，双瘫是指主要受影响的部位是双腿和双脚（患痉挛型双瘫的早产儿也可能会有一些轻微的手部运动的问题），这意味着对他们来说，走路和跑步是困难的，如他们可能到两三岁还不能独立行走，需要支架的帮助才能独立行走。但是他们可以很好地活动上半身，保持上身直立，灵活地使用手和胳膊来吃饭、写字。幸运的是，许多患痉挛型双瘫的早产儿语言能力发展得很好，还避免了很多脑瘫的并发症。

此外，早产儿也可能患痉挛型偏瘫（仅影响身体一侧的上肢和下肢，并不影响另一侧）或痉挛型四肢瘫（影响四肢，通常还包括头颈和躯干）。痉挛型四肢瘫通常在孩子出生后的前6个月就能诊断出来。

＊**手足徐动型脑瘫**。有的早产儿可能患有手足徐动型脑瘫，其主要症状是肌肉张力在过低和过高之间变化。患手

足徐动型脑瘫的儿童通常很聪明，但可能在走路、坐、把手伸到特定的地方抓东西或举东西的时候存在困难。他们的面部和上半身经常有非随意动作。

＊**共济失调型脑瘫。**少数早产儿会患共济失调型脑瘫，特点为动作笨拙不协调、平衡感很差。患共济失调型脑瘫的儿童，智力通常不受影响，但可能会走路不稳、走路时双脚分得很开来弥补不良的平衡。对他们来说做快速或精确的动作很困难，如写字或扣扣子，而且他们在做随意动作时可能会颤抖，如伸手去拿一杯果汁的时候。

　　很多父母担心的是未来他们对患脑瘫的孩子的感情。面对有特殊需求的孩子，你可能会想：我会爱他吗？我能接受他身上发生的一切吗？有这些恐惧和担忧是正常的，但我们可以向你保证，你一定会爱他。同时拥有正常孩子和患脑瘫的孩子的家长表示，他们对不同的孩子的感情没什么不同。抚养正常孩子和患脑瘫的孩子，都经历了从焦虑、沮丧、疲惫到快乐、骄傲的过程。就像他们对正常孩子的爱，与孩子的测验分数和运动成绩无关一样，他们对患脑瘫孩子的爱，也与其发育评估的结果无关。

　　脑瘫的治疗重点不在于治愈（因为这是一个终身问题），而是帮助孩子最大化地挖掘他的潜力（你可以在下面读到，研究人员希望，如果新的实验疗法能持续有效，那么未来几年，也许可以修复部分儿童受损的大脑）。专家认为，孩子越早开始治疗，就越有可能改

善其异常运动并发展正常的能力。如果你的孩子被诊断为脑瘫，应该由专门的儿科医生或早产儿随访门诊对他进行全面的发育评估，为他安排合适、专业的干预措施。治疗患有脑瘫的孩子的方法包括：

＊**物理治疗。**帮助孩子提高大运动能力（如站立、行走、跑步），并推荐孩子使用一些特殊的设备，如矫正鞋垫或支架（保持孩子的脚和踝关节在正常位置）。

＊**作业治疗。**帮助孩子发展精细运动和自理能力，如吃饭、穿衣、洗漱、写字和画画，并推荐孩子使用一些特殊设备，如改造过的餐具或笔。作业治疗也有助于改善孩子可能会出现的感官问题，如讨厌某种质地（比如衣服或食物的某种质地）或者某类触摸（详见第480页）。

＊**言语—语言治疗。**脑瘫有时会影响孩子的嘴唇、下巴、舌头以及呼吸肌的运动方式，而这些部位都是说话必需用到的部位。

＊**医学治疗。**包括降低过高肌张力的药物或方法，以及对可能导致肌张力异常或运动异常的关节问题的治疗。

＊**家庭支持。**帮助父母和兄弟姐妹应对照顾患有脑瘫的孩子所面临的情绪上和实际生活中的挑战。

　　早期治疗的好处之一是治疗师可以帮助父母更好地了解孩子、与孩子相处。早期治疗非常有意义，因为肌肉问题不仅会影响孩子完成各种任务，还会影响孩子对父母的反应以及与父母的交

流。患有脑瘫的孩子在用非言语方式表达自己的需求方面会存在问题。例如，当他受到太多刺激、需要休息时，他可能做不出转头不理父母的动作，相反他经常会通过发脾气来表达自己的需求，这让父母感到被拒绝。治疗师可以让父母知道，孩子的一些反应和症状是由脑瘫引起的，而不是因为他不爱父母。

随着时间的推移，如果你有需要，医生会告诉你帮助痉挛型脑瘫患儿的医疗方法。大部分方法会放松孩子僵硬的关节和肌肉，但是可能会引起孩子的不适甚至疼痛（如间歇性或持续性的抽筋），也可能会干扰孩子运动。治疗的第一步通常是药物治疗，如口服地西泮（又名安定）或巴氯芬。口服药物对需要轻微降低肌张力或者广泛痉挛的孩子最有效[1]。

还有一些药物专门针对特定的肌肉。一种是肉毒杆菌素，这种被用来消除面部皱纹的流行药物，也被广泛用于治疗脑瘫。把这种药物注射到痉挛的肌肉中，可以降低肌肉张力，让肌肉更柔软。在许多轻度或中度脑瘫患儿中，这个方法很有效，能帮助孩子改善下肢的姿势，使其走得更好。肉毒杆菌素的效果是短暂的（3~6个月），但可以为物理治疗或纠正姿势提供很好的机会。有些孩子每3~4个月就会注射1次肉毒杆菌素。

治疗痉挛型脑瘫的另一种方法是使用巴氯芬泵。这是一种小型泵，通过手术植入腹部皮下，每隔几个小时会释放出一种肌肉松弛剂即巴氯芬进入脊髓液。这种疗法的优势在于可以放松身体大部分的肌肉，而不仅仅是特定某处的肌肉，而且很有效，通常在3岁以上的儿童中使用。

选择性脊神经后根切断术可以用于降低下肢过高的肌肉张力。这种方法选择性地阻断部分神经后根纤维，而不会影响支配肌肉运动的神经前根及运动功能，全面调整肌肉张力，使痉挛肌肉的肌张力尽可能接近正常状态。其好处是可以帮孩子减轻痛苦，改善肌肉平衡和肌肉力量，改善行走能力，且不论对于可以独立行走的孩子还是要借助助行器或拐仗才能轻松行走的孩子来说，疗效都是永久性的，但是在手术后的几周甚至几个月内需要强化物理治疗。你可以向孩子的医生咨询微创脊神经切断术，这种方法恢复时间要快得多，术后几天内孩子就可以开始接受物理治疗了。

上述治疗方法都有利有弊，在做决定之前，你应该与孩子的医生和治疗师详细讨论。请记住，高肌张力不是影响脑瘫儿童运动功能的唯一因素（肌肉平衡异常和肌肉无力也会影响脑瘫儿童的运动功能）。减少痉挛可以更好地改善儿童的某些运动功能。

非药物治疗脑瘫的主要方法是物理

1　国内目前早期以物理干预为主。

治疗。虽然物理治疗的有效性很难在研究中被证实（其中一个原因是很难进行对照研究，一些家长会因为实验的目的而拒绝让孩子接受物理治疗）。一般来说，人们认为物理治疗可以改善运动质量、减少肌肉挛缩的发生，父母应了解如何更好地帮助孩子。有些专家认为运动能力就像认知能力一样，可以通过大量的刺激来提高，从而弥补一些生理上的缺陷。作业治疗、言语—语言治疗也长期被广泛用于帮助脑瘫患儿提高日常生活技能。

你可能听说过很多新疗法，但在尝试之前一定要咨询孩子的医生。在这些新疗法中，家长们广泛推荐的是马术治疗（与受过专门训练的治疗师一起骑在马背上），家长认为这能帮助不能走路的孩子感受到运动的感觉，伸展四肢和背部，有助于其提高肌肉平衡、让肌肉更有力量，而且与动物亲密接触会让孩子很开心。至于日常锻炼，家长们建议让孩子和治疗师一起游泳。因为在水中肌肉会更放松，而且水中的浮力能让孩子有机会体验独立运动的兴奋感。

医学研究人员正在研究两项很有前景的实验疗法。迄今为止，人们仍普遍认为引起脑瘫的大脑损伤是永久性的，物理治疗的目的是尽量减轻其导致的僵硬或异常运动。正在研究的实验疗法让人们对真正治愈大脑受损部位燃起了希望。比如，在过去的十多年，治疗成年中风患者的强制性诱导运动疗法，最近越来越多地被应用于治疗患痉挛型偏瘫的儿童。在强制性诱导运动疗法中，孩子正常一侧的手臂被束缚，物理治疗师会帮他用另一只手臂进行重复运动，运动强度非常大，每天至少6小时且持续3周。最近的一项研究发现，即使在停止治疗后，孩子的病情仍有显著改善。例如，一个4岁的男孩原本不能用受影响的手臂打棒球，经过治疗后，他不仅可以带上经特别改装的手套辅助他打棒球，甚至还加入了一个小型棒球队。

机器人疗法的原理也与之相似。其最初被应用于治疗中风患者，对脑瘫患儿的使用还在测试阶段。进行这种疗法时，医生会把孩子的手臂放在与电脑屏幕相连的机器人手臂上，然后让孩子移动屏幕上的光标，要求孩子在1小时内精确移动数百次，如果他没有移动或移动方向错误，电脑会帮助他。早期的研究结果表明这种疗法对孩子运动有显著、持久的改善。

大多数患有脑瘫且智力正常的人，都能达到较高的功能水平和独立性。残疾儿童有接受高中教育的合法权利，还有相当一部分人可以继续上大学，甚至可以进入最好的大学；患中度脑瘫的成年人几乎可以做一切与脑力相关但不要求手部灵活度的工作，你会发现律师、医生、老师群体中都有中度脑瘫患者；患有严重脑瘫的成年人大多数时间可能会待在家里。如果辅助技术有了新突破（如声控电脑），也许他们也可以工作了。

大多数情况下，脑瘫患儿会比他们的父母活得更久，但是对于四肢瘫痪和有严重智力障碍的儿童来说，他们活到成年的概率比较低，大约为70%。

据专家介绍，一个有脑瘫患儿的家庭，在生活中会面临几个特别有压力的阶段。首先是确诊以及之后的一段时间，父母不得不调整自己的悲伤情绪，开始为孩子治疗；第二阶段的压力来源于孩子入学时；接下来是青春期，患有脑瘫的孩子，即使患病程度很轻，也可能在社交和自尊心问题上经历挫折；最后是成年期，这个阶段父母要安排孩子的生活，想办法让孩子获得他需要的特殊服务（以前可以通过学校系统或儿科诊所获得），还要考虑孩子如何面对成人世界的问题。

当你成功度过第一个阶段时，我们建议你花几分钟时间读一下第507页的延伸阅读"养育有特殊需求的孩子"，你可能会从中找到一些你所面临的问题的答案。许多父母都会问：我们的生活能回到从前吗？答案是否定的，对于所有父母来说都是如此。大多数父母会发现，有患脑瘫的孩子未必会让生活更糟。就像没有生过孩子的夫妇从没体验过拥有孩子的快乐，当然也意识不到每天为了孩子必须早早起床、失去每晚享受浪漫晚餐的机会有多么值得。同样，没有残疾孩子的父母也不会理解这样的孩子能给父母带来多少快乐。

一项关于脑瘫对家庭的影响的研究揭示了这一点。当被问及养育患有脑瘫的孩子的消极影响时，约65%的受访

家长表示，他们仿佛生活在"过山车"上，心情会起伏不定；约40%的家长表示，他们很难找到好的托管服务；约35%的家长表示，在某个阶段他们不得不辞掉工作，以照顾患有脑瘫的孩子。当被问到积极影响时，90%的家长表示，这个经历提高了他们的自尊水平，并使家庭关系更亲密。"我们知道，孩子残疾对父母来说意味着要付出更多的努力，但努力最终会有回报。"该研究的发起人总结道。

永远不要怀疑，你的爱和关怀能让孩子的生活变得丰富而有意义。在一项关于养育方式对脑瘫患儿的生活质量是否有重要影响的小型研究中，研究人员从两方面对每组父母进行了评分：他们给予孩子更多的控制和保护，还是给予孩子更多的自由；他们对孩子是更严厉、冷漠，还是更宽容和温暖。研究结论是，养育方式对孩子心理状况和社交生活质量的影响比其他任何因素都要大（包括脑瘫的严重程度）。那些父母给予了更多自由、宽容和温暖的孩子，拥有更高的自尊水平、更好的行为，社交问题和情绪问题也更少。

随着孩子的成长，专家会建议你允许他做任何他能做的事、避免溺爱孩子、学会倾听他的想法和感受，最重要的是注意并重视他的努力和成就。记住，你能给予孩子最宝贵的东西，不是某种新技能，而是充满爱的环境和帮孩子建立自尊的坚实基础。

预测智力

Q：我1岁的儿子在做某些事上要比他的双胞胎妹妹晚，早产儿诊所告诉我们，他的智力发育比正常孩子慢，这是否意味着他有智力发育落后？

A：虽然你很焦虑，但对于这个问题，我们还不能下定论。首先要注意，你观察到的他和双胞胎妹妹的差异，可能是因为性别不同而导致的。由于大脑发育的差异，女孩对语言的掌握往往比男孩更快，对社交也更感兴趣（男孩往往有更好的空间感和动手能力，但这些能力要等孩子到了学步期、开始玩拼图和积木时才会体现出来）。此外，尽管严重的智力缺陷在婴儿早期就能被诊断出来，但是专家通常无法辨别哪些早产儿最终会出现轻度的智力问题、哪些会发育正常。轻微的发育迟缓时有发生。在孩子上学前，你很难预测他以后是学得快还是学得慢、智商是高还是低。

总的来说，早产儿的平均智商的确比足月儿低，智力发育落后的发生率也更高（详见第497页"早产与智商"），但是平均值不能代表孩子的个体情况。

在最初的几年里，即便孩子有轻微的认知延迟，父母也有足够的理由保持乐观。

＊孩子年龄越小，他在未来发育测试中的得分越可能发生改变。最常用的婴

幼儿发育评估工具是贝利婴幼儿发展量表[1]，包含智力和运动两部分。贝利婴幼儿发展量表，适用于评估2～30月龄的孩子的发育（但不是测试智商）。让孩子接受贝利婴幼儿发展量表的评估非常有意义，因为通过测试能提早发现孩子是否存在发育迟滞，以确定哪些婴幼儿应该接受早期干预服务。

但是，贝利婴幼儿发展量表的得分并不能准确预测孩子未来的发展。首先，不同孩子的发育速度本就是有差异的；其次，孩子只有一小部分行为和能力可以被评估。随着孩子年龄的增长，他会展现出更多的能力，如一个婴儿可以够到他想要的东西，可以注意有趣的声音，但他无法制造飞机模型，也无法写一篇作文；最后，孩子的家庭环境、成长过程中的经历会对他的学习起重要作用。

在6个月时接受贝利婴幼儿发展量表测试的孩子中，只有1/4的孩子得分与3岁时测量的智力测验得分相关。如果在孩子2岁时接受贝利婴幼儿发展量表测试，那么量表的预测效度会有提高——3/4的孩子的测试得分可以预测其1年后的智力测验得分。但研究表明，由于家庭和老师的作用，以后孩子的智力测验得分也可能随着时间发生改变。

＊如果贝利婴幼儿发展量表的得分只是略低于平均水平，那么这种滞迟可能

1　国内常用的是Gesell发育量表。

只是由早产导致的。因为早产儿出生后的18个月内,其发育比足月儿慢,长期的住院和治疗会影响其接受刺激和学习,有些早产儿还可能发生某种疾病,有些早产儿可能会有暂时的肌张力问题(详见第445页)。在最初几年有轻微认知延迟的孩子对早期干预最敏感。在适当的教育和刺激下,当他们4~5岁准备上学前班的时候,相当一部分发育较慢的孩子已经能追赶上来了,智力测验得分也在正常范围内甚至高于正常范围。

* 非常低的贝利婴幼儿发展量表评分往往有很高的预测价值,这些孩子可能以后在发育测试中一直得分较低,而且之后接受的智力测验通常也会显示其有智力发育落后。严重的认知障碍通常可以在孩子18～24个月前被诊断出来,如果你的孩子有这种情况,你要知道绝大多数有严重智力发育落后的孩子依然可以学到很多,比你想象得要多得多,并且会随着时间不断进步。

神经学专家和儿科专家在评估婴儿的发展状况时,参照的是定义明确的里程碑(智力、身体和社交),这些里程碑反映了婴儿探索世界和学习的能力。婴儿在12个月之前通常能够达到的里程碑有:

* 良好的头部控制能力(可以抬起头并保持头部稳定,并可自如地转头);

* 指尖抓握(可以用拇指和示指捏起小物品);

* 可以双手握在一起,还可以双手同时握住两个物体,可以倒手;

* 可以用眼睛追踪移动的物体;

* 能够注意声音的来源;

* 上肢和下肢可以协调、交替地动(这对于迈出第一步很重要);

* 开始牙牙学语(说话的前奏);

* 可以模仿他人的行为和动作,如微笑或发出声音(这对社交和学习很重要);

* 能意识到客体永久性,比如他会寻找以前见过但不在眼前的物体(这表明他的注意力、记忆力和对世界的认识正在发展);

* 会提防陌生人,与亲人分离时会感到不安(这是对父母和照顾者存在安全依恋的表现,是婴儿认知发展和未来学业发展的强预测因子)。

孩子3岁以后,可以用一些专业的测验来测量他的智商。发展心理学家经常运用多种工具,在孩子进入学前班前评估其多种认知能力。发展心理学家的目标是确定一个孩子在特定学习领域的优势和弱点,以便用相应的方法帮助他。家长应该把孩子的每项测验结果都作为可能有用的信息,但也要注意这些测验的局限性。

* **运动或感觉障碍**(如脑瘫或听力缺失)可能会让孩子的表现低于实际智力水平。另外,孩子在测验中的行为表现(比如他无法集中注意力)、语言和文化因素（比如他的第一语言不是测验使用的语言），以及主试者对实施测验的熟练度都会影响评分。

＊**智商**可以随着时间而改变，这取决于孩子得到的支持和刺激。例如，贫困家庭的孩子一旦接受了高质量的学前教育，其智商就会提高（相反也是同样的道理，没有得到适当刺激的孩子，其智商也会随着时间而下降）。研究表明，为了提高孩子的智力水平，你应该关掉电视，多和他一起玩、给他读书、和他说话。

阿尔伯特·爱因斯坦可能只有一个（爱因斯坦是一个早产儿，他小时候被认为是一个反应迟钝的学生，但后来他却成了世人公认的天才），但是现实中的确有很多孩子，他们一开始被认为是差生，后来却在学业和生活中都获得了成功。因此，你要特别注意的是，不要随便对在智力测验中被评定为智商在正常范围的较低水平、智商处于临界值以及轻度智力低下的孩子做悲观的预测。

早产与智商

智商的正常范围是85～115。大约3/4的早产儿的智商在这个范围内，这表明他们智力正常。

当然，和足月儿一样，早产儿智商分布的范围也很广，有些早产儿智商高于正常水平，甚至远远高于正常水平，而有些早产儿的智商则低于正常水平。整体来看，早产儿的智商平均比足月儿低大约10分（根据近年的研究，早产儿的智商分数平均为93分，足月儿为103分）。人们认为，早产儿认知能力的不足可能源于干扰大脑发育的多种因素，如导致血流量或血氧不足的并发症、长期营养不良、感染、炎症，或接触到对大脑有不利影响的药物或刺激。

一般来说，体型较小、胎龄较小的早产儿要比体型较大、胎龄较大的早产儿智力测验得分低。但是有研究指出，家庭因素，特别是父母的受教育水平，比早产儿出生时的体重和胎龄更能预测孩子未来的智力水平。这是一个令人欣慰的消息，这表明充满爱和刺激的环境、学习机会以及父母的基因，可以平衡甚至超越早产可能对早产儿的智力造成的影响。

这并不意味着你要用学习闪卡或其他死记硬背的方式来过度教育孩子，否则可能会适得其反。相反，如果你每天花很多时间和他在一起，专心地陪他做游戏、看书、聊天，告诉他你在日常生活中做的事，就能提高他的认知能力和灵活性，这也是智力的基础。儿童发展专家也认为，与宝宝建立强烈的情感依恋对他的智力发展至关重要，因为这会令他有信心回应周围人，这有利于他探索、学习，与其他大人和孩子互动、适应学校、培养积极的自我意识，以及对抗混乱和失败。

不同程度的智力缺陷会导致显著不同的发展结果。10%～15%的人的智力测验得分在70～80分，这表明他们的智商处于临界值、学习能力较差，这在出生不足1000g的早产儿中发生率较高，发生率为15%～30%。边缘智力不等于智力落后，如果孩子所在的班级里学生的平均智商较低，那么他就很难被发现其智商略低于正常水平。但如果学习能力较差的孩子处于一个严苛的学习环境中，那么他的表现很可能不太好，甚至可能会因被认为是懒惰导致的表现不佳而遭受责备。如果给予他足够的早期干预和教育支持，边缘智力儿童几乎都可以在主流学校以正常的速度学习并取得进步。

智商低于70分属于智力发育落后。出生体重大于1000g的早产儿约有5%、出生体重低于1000g的早产儿有10%～15%智商在这个范围。而在人群总体中，智商低于70分的比例为2%～3%。早产儿的智力发育落后常常伴随其他残疾出现，如脑瘫或视力损伤，大多数这类儿童在接受多学科干预和特殊教育后会表现得很好。

大多数被诊断为智力发育落后的早产儿会有轻度（智力测验得分为55～70分）或中度（智力测验得分为40～55分）的认知障碍，他们能自己穿衣、吃饭、洗澡，能与人交流、学习、交朋友、找工作，并过上有质量的生活。家庭环境和特殊教育，对有轻度或中度智力发育落后的儿童的认知能力有很大影响。有轻度智力发育落后的人通常能达到6年级学生的学业水平，能拥有正常的社会和职业技能，半独立地生活。中度智力发育落后的人通常能达到2年级学生的学业水平，可以在有序的、熟悉的环境中独立工作，如在家或福利工厂工作。

有严重智力发育落后的儿童（智力测验得分为20～40分）可以发展语言能力，但通常要等到5岁、能够学会简单思考以后。有极严重智力发育落后的人（智力测验得分低于20分）通常需要持续的帮助和监护。

在得知孩子可能有智力缺陷的时候，家长是非常痛苦的。但是家长们应该记住，他们可以做很多事情，如在家中以积极的、充满爱的态度对待孩子，给孩子提供早期干预及有质量的教育来支持孩子的认知发展和日常功能。随着时间的推移，你也会发现，有轻度或中度智力发育落后的孩子可能学得很慢，但是他们的情绪反应通常是正常的，甚至比正常孩子还好，这让家长们也甚感欣慰。

发现学习障碍

Q：我们认为我们的儿子非常聪明，但是他学习阅读的速度比他的朋友们慢。早产儿更可能发生学习障碍吗？

A：如果你在一群正常的成年人中询问，你会发现有的人比其他人更早学会阅读，而有的人会晚一些。你也会发现，最终成为优等生的孩子学会阅读的时间可能也比较晚。有些孩子只是因为和阅读有关的中枢发育较晚，或者还没对阅读产生兴趣。或许你的儿子现在更热衷于了解恐龙世界或者玩玩具，而不是坐下来阅读。当他对阅读产生兴趣后，他的阅读能力就会尽快赶上来了。

然而，由于你的孩子是早产儿，所以你不能坐视不理。相比其他孩子，早产儿发生学习障碍的风险更大。如果你的儿子真的有学习障碍，早期诊断会对他很有帮助（最好在他上3年级以前接受诊断）。因为，学习障碍引起的学业问题可能会让孩子感到受挫，尤其是当他们被误认为是智力低下、缺乏天赋、努力不足或者不喜欢学校的时候。所以，你应该和儿科医生以及孩子的老师谈谈你的担忧。如果他们中有人认为你的担忧是合理的，或者即使他们觉得孩子没问题但你仍然担心，那么你可以请一位专门研究学习障碍的专家，对你的儿子进行评估。

学习障碍在一般人群中很常见，超过1/10的孩子都有学习障碍。然而智商正常的早产儿和足月儿相比，早产儿中学习障碍的发生率大约是足月儿的2倍，且主要出现在出生体重较轻、胎龄较小、并发症较多、社会压力较大的（比如贫困、父母受教育程度低、接受刺激不足或家庭环境欠佳）早产儿身上。学习障碍在有学习障碍家族史的早产儿中也更常见。

尽管一些影响学习的问题，如过动行为、注意力不集中、精细动作不协调（以后可能会影响孩子的书写能力），有时在孩子很小的时候就会显现，但是大多数学习障碍是在小学阶段才被发现的，因为上小学后孩子会面临阅读、拼写、写作、算术等更难的任务。当孩子的智力水平和他的学业表现之间出现巨大差距时，就会被诊断为学习障碍。与同龄孩子相比，有学习障碍的孩子在口语表达、书面语言表达、算术、记忆、推理、注意力和自我控制等方面可能存在更多困难。学习障碍不仅会导致孩子某一门甚至多门学科学业成绩落后，还可能会导致其出现社交问题。

即使你的孩子真的有学习障碍，孩子长期的发展前景仍可能很好。由于学习障碍只会影响发展的某些方面，通常不会限制孩子整体的学习潜力，所以特殊教育项目、辅导、咨询或药物治疗通常对有学习障碍的孩子有很大帮助。有学习障碍的孩子可以把上大学甚至接受更高水平的教育作为目标，找到最能充分利用自己天赋的专业，逐渐成为成功的、有成就的、能更好地适应环境的成年人。

早产儿与学习障碍

什么是学习障碍？这个宽泛的术语涵盖了学习领域中的许多问题。

* **阅读障碍**。在阅读方面存在困难被称为阅读障碍，它包括在阅读过程中存在的任何问题。比如，能识别单个字母，但不能理解字母组成的单词，或不能识别单词的各个音节，或不能记住以前读过的单词。其他阅读障碍的表现还包括可以识别单词，但无法理解概念，这个问题通常在孩子高年级时才能被发现。如果孩子很难根据书面句子形成心理意象，或者很难把读到的概念与记忆中的概念联系起来，就会出现这种情况。

* **书写障碍**。如果孩子很难写好字母、单词、数字，那么阅读障碍可能是导致该症状的原因，因为有阅读障碍的孩子难以识别或记住字母、单词、数字，所以也很难写好；也可能是因为孩子的视觉—运动协调能力存在问题，即不能协调、整合视觉和手指动作；精细运动发育延迟（如无法正确地握住和控制铅笔）也可能会导致这类问题的出现。视觉—运动协调能力存在问题的儿童在书写方面往往表现得不如同龄人，他们没有同龄人写得好、写得快。

* **数学学习障碍**。数学学习障碍主要表现为在识别数字和符号、记忆乘法表、学习数列（需要视觉—运动协调能力）或理解抽象概念等方面存在困难。

一些学习障碍因为影响范围太广，会影响孩子多门学科的表现，也会影响孩子的社交活动。

* **尽管听力正常，但在理解听到的语言上有困难（中枢听觉处理障碍或接受性语言障碍）**。这些孩子可能无法将一种声音与另一种声音区分开，或者不能理解听到的复杂句子，这会导致他们很难听从要求。

* **发音困难（构音障碍）、使用语言（表达性语言障碍）和读单词有困难或口吃**。这些孩子可能缺乏口头以及书面表达自己以及所学知识的能力，他们很难从记忆中提取学过的单词。

* **注意力集中困难（注意缺陷障碍，简称ADD）**。尤其在早产儿中，注意缺陷障碍会表现为经常做白日梦、容易分心以及不自觉地走神。如果还伴随出现烦躁、亢奋以及冲动行为，那么这种情况被称为注意缺陷多动障碍或多动症（简称ADHD）。任何注意力问题都会导致其他学习障碍更加严重。男孩比女孩更容易发生ADD和ADHD。

* **认知功能障碍**。包括逻辑思维、抽象思维以及记忆方面的问题，也包括执

行功能的问题，如做计划、解决问题以及独立完成作业等。这类孩子很难处理新信息、记住任务或者按计划行动。他们可能会表现出缺乏判断力、缺乏常识以及在决策时出现问题。认知落后通常在更多地运用抽象推理能力来完成学习任务的高年级学生中显现出来。有这种问题的孩子在其他领域可能会表现正常，智力水平甚至可能高于正常人。

* **非语言性学习障碍。** 这类孩子在理解空间和时间上存在问题。他们很难理解包括身体在内的物体会占多少空间，这可能会导致他们行动笨拙，或在谈论时间及在规定时间内做计划方面存在困难，这可能会影响他们作业的完成。这类孩子缺乏整体构思的能力，他们懂得很多，但是很难按正常的顺序写出一篇文章；他们很擅长做刻板的算术题，但是在解决数学应用题上有困难；他们也有存在社交问题的风险，因为他们不能像其他孩子那样熟练地读懂和使用面部表情。

* **自闭症谱系障碍。** 一些研究表明，早产儿患自闭症的风险比足月儿高。自闭症可能与多种学习障碍并发，比如注意缺陷障碍、多动症、大运动或精细运动问题、模仿手势和动作困难（会影响书写和绘画）以及阅读障碍（自闭症儿童可能有良好的认识文字的能力，但不能完全理解所读内容的含义），语言障碍也很常见。因此，大多数患有自闭症的孩子，包括智商很高的患有自闭症的孩子，都需要接受特殊教育。不过要记住，自闭症谱系障碍覆盖面很广，既包括轻微的自闭症，也包括其他相关疾病，如阿斯伯格综合征，所以患自闭症谱系障碍并不代表孩子不能接受主流的学校教育、过上正常的生活（患有阿斯伯格综合征的人可能不善于社交，但是他们可能非常聪明，能在科学和数学等领域取得巨大的成就）。

高达一半的出生体重不足1000g和1/3的出生体重小于1500g的早产儿由于存在学习障碍，需要接受特殊的辅导或教育。

学习障碍越早被发现、越早得到支持，孩子以后的表现就越好。如果孩子在某些方面有2年或更长时间的落后（例如，一个4年级的孩子只有2年级的书写水平），大多数小学就会对他进行评估。但如果家长和老师很早就发现孩子存在学习障碍，那么可以随时要求学校对孩子进行评估。如果你没有注意到这些迹象，也不要过分责备自己。特别是当一个孩子很聪明时，他可能已经找到了弥补轻度学习障碍的方法，并在学校中表现良好。另外，并非所有智力正常但学习成绩不好的孩子都有学习障碍，其中一些孩子可能是因为发展比较慢（在正常情况下，不同的能力发展成熟的时间是不同的）、存在情绪障碍、存在未被发现的视觉损害或听力缺失，或者只是缺乏学习动力。

专门研究学习障碍的心理专家对

孩子进行全面评估后，可以对孩子是否存在学习障碍做出诊断。家长可以自行预约专家，也可以请老师或儿科医生推荐。有时，心理专家会建议你带孩子去看其他专家，如听力专家、语言病理学专家、作业治疗师或特殊教育专家，以确认诊断结果。

学习障碍的根源在于大脑不同区域的连接方式存在问题，从而导致患者难以理解和应用来自感官或大脑其他部分的信息。科学家已经证明，患有阅读障碍的儿童的某些大脑区域较小，其功能也与阅读良好的儿童存在差异。教育干预可以改变他们的大脑的运作模式，使他们更有效率。

早产儿患学习障碍的风险可能更高，因为早产和因早产导致的不寻常的经历可能会影响妊娠晚期和婴儿早期脑细胞网络的正常形成方式。早产的相关因素（比如，感染或其他医疗并发症）也可能导致学习障碍的发生，这可能是由于神经细胞连接时受损。另外，阅读障碍有家族遗传倾向，科学家们发现了某些轻度的大脑功能障碍与遗传有关。

你应该认识到，有学习障碍的孩子通常很聪明，通过帮助，他们也可以在学业上取得优异的成绩，甚至超过正常孩子。在美国，联邦法律要求公立学校为学习障碍儿童提供特殊的学习项目，通常是与正常儿童分开上课，或者正常上课但课外接受特殊辅导。有些家长还会请私人辅导教师帮助孩子。如果你打算这样做，请先找专家评估后再做决定，这样你就能得到关于孩子的需求和优势的建议。即使是优秀的辅导老师也不会有万全之策，但他会告诉你，他是否有能力帮助你的孩子。如果没有，他会向你推荐更有经验的人（详见第556页"学习障碍"）。尽管学习障碍是终身存在的，但是通过给予孩子更多关注、了解解决孩子特殊缺陷的方法、让孩子保持对学习的兴趣等，特殊教育可以帮助孩子走向成功。

你也可以寻求教师以外的专家的帮助。

* **耳鼻喉专家**可以帮助孩子制定更好的策略，帮助他们听到和理解所听到的内容。听力不太好的孩子，有时通过使用助听器或扩音技术、使用放慢语速的电脑程序，能更容易理解声音。

* **言语—语言治疗师**可以帮助不能清楚说话的孩子通过模仿、玩耍和锻炼来练习特定的声音。

* **作业治疗师**可以帮助孩子改善精细动作的落后、改善孩子写字和绘画时的手部动作，协调视觉注意力。

* **医生**可以用药物治疗注意缺陷多动障碍。

* **心理治疗师**通常会结合行为疗法和家庭疗法，帮助孩子缓解不安情绪，提高他的注意力水平和学习能力。

无论你的孩子患有哪种学习障碍，治疗师都会教给你和他互动的方法，激发他对活动和玩具的兴趣，鼓励他做出适当的行为、发展相应的能力。由于一些有学习障碍的孩子不能很好地读懂面部表情，因此他们可能会说错话、做错事，或者封闭自己。所以，家长也应该试着帮助孩子学会如何通过理解他人的态度和感受交朋友。

如果你的孩子被诊断出有学习障碍，请记住他并不孤单，很多学龄儿童都有这个问题，他们并不是懒惰、执拗或不聪明。父母无条件的支持和乐观的态度能帮助孩子对上学保持积极态度，减轻学习障碍可能导致的不良心理后果（如退缩、愤怒、抑郁、低自尊）。

抚养有学习障碍的孩子需要极大的耐心，许多家长在寻找解决方案的过程中会向咨询师求助。支持团体、书籍和互联网资源也可以帮助家长更好地理解和应对孩子的学习障碍。

多胞胎

双胞胎中的一个有残疾

Q：我该怎么帮助双胞胎中有残疾的那个孩子呢？当她把自己和妹妹作比较时，她会很难过。

A：对于父母来说，没有什么比看到孩子在身体或情绪上遭受痛苦更难受的了。如果可以，你肯定宁愿替他承受。但是，痛苦是每个人生活的一部分，不论他是否有残疾。所有的家长都应该知道，他们能给孩子的最有价值的帮助，就是帮助他们发展健康的情绪和内在力量，帮助他们积极地面对一切障碍。

尽管你更关心有残疾的女儿是正常的，但你也要确保没有忽视另一个孩子的需求。与患有慢性病或者残疾的兄弟姐妹一起成长是很艰难的，有时也是痛苦的。尽量不要对有残疾的孩子的处境表现出气馁或沮丧，因为这些问题也可能带来意想不到的积极影响。许多在逆境中成长的孩子会有更强的自信心、同理心以及责任感。事实上，很多传记作家都注意到，21世纪许多杰出的伟大人物，都曾在童年时身处逆境，而不是我们现在努力提供给孩子的幸福的童年。像战士一样内心强大的孩子可以克服很多困难，并从中受益。

对你来说，最重要的是要经常和孩子们沟通他们的感受，无论是对残疾的女儿还是健康的女儿。理想情况下，你应该和她们发展一种健康的关系，让她们可以信赖你，把自己的感受告诉你并期待得到你的支持。

有时候，知道如何正确地帮助孩子对父母来说是个挑战，因为每个孩子都有自己特殊的困难。对于你有残疾的女儿，专家给出了一些建议。

* **肯定她的感受**。随着女儿的成长，她会越来越意识到自己与众不同，她可能经常会为此感到难过、自卑、生气、孤独、脆弱或气馁。当她有这些感受时，你要肯定她的感受，并允许她为此哭泣，然后抱抱她，让她知道你明白这对她来说有多难。不要说"振作起来"或"其他孩子可能有更糟糕的问题"之类的话，无论你出于怎样的好意，这都会让她觉得你无法接受她的感受或者不愿意倾听她的感受。

* **不要同情她。** 即使你感同身受，也不要同情她。在她知道你理解她的感受后，你可以告诉她，每个人都会感受到痛苦，残疾不能定义她的人生，也不会限制她的未来。你自己也要相信这一点是很重要的。

* **坦然面对她的残疾。** 和女儿公开讨论她的残疾是什么、是怎样发生的、未来会变得更好还是更糟。用清晰、简单、她可以理解的语言解释，而不是一次性告诉她很多她无法理解的细节。同时，你可以和她做一些关于同学问她或者议论她的情景模拟，并和她一起讨论应该如何回答。你可以在第555页、第558～559、第560页列出的书籍和网站资源中发现很好的建议。

* **做一个好榜样。** 通过你的日常行动，为她做出榜样。你要接受孩子的方方面面，并赞美她。当你碰到其他孩子的时候（比如，在某个社交场合或医院里），你要评价他的优点而不是缺点。如果他们有残疾，不要区别对待他们，而是要像对待其他孩子一样，对他们保持同样的态度和兴趣。如果你认为他们有一双美丽的眼睛，就直接说出来；如果他们擅长做某件事，或者已经完成了需要付出努力才能完成的事情，那就毫不犹豫地表达你的赞赏。

* **尊重她，并对她严格要求。** 如果可能，你要对她提出与其他家庭成员一样的要求、纪律和期望。有时这似乎过于苛刻了（不论对你还是对她而言），因为她必须为此付出更多并且寻求其他方法完成。但随着时间的推移，这会帮助她建立自尊。过度的保护和纵容会削弱她的能力。但是，有时候让她知道你注意到了她额外付出的努力，你很看重这些努力，也很重要。

* **表明你看重的是孩子付出了多少努力，而不是取得了多好的成绩。** 你要让有残疾的女儿意识到，你对她的称赞和爱与她是否残疾无关。记住，所有的治疗和药物都可能传达一个错误的信号：你在努力地让她变得正常，因为你对她感到失望。

* **尽力寻找一项可以让你的女儿脱颖而出的活动。** 每个人都想获得成就感，并会因此而自豪。成就感可能来源于任何事，无论是骑马、游泳、使用电脑还是阅读。当女儿告诉你，她特别喜欢做某件事的时候，当你从治疗师或特殊教育老师那里了解到她有一些擅长的事情的时候，你一定要留意。你要尽力让她多做擅长的事，并分享她的快乐！

＊**不要阻止她与其他残疾儿童交往**。虽然你可能想让她接受主流教育、尽可能过上正常人的生活，但是与其他有残疾的孩子认识、交流，有助于她建立社交自信。你也要指导和鼓励她主动去结识那些能成为她人生导师和榜样的成年人。

那么，你的另一个女儿呢？大多数研究表明，兄弟姐妹患残疾或慢性病的孩子，一般都能很好地适应。有研究表明，这样的生活经历让他们发展出更多优秀的品质，比如强大的社交能力、敏感性、对他人更富有同情心，但这并不意味着和有残疾或慢性病的兄弟姐妹一起度过童年，对他们来说很容易。他们的生活与大多数孩子不同，往往会更具有挑战性。你要理解他们的正常反应。

你正常的女儿可能会因为她的双胞胎姐姐获得了更多的关注而感到嫉妒，这是可以理解的。随着年龄的增长，她会意识到你可能因为她残疾的姐姐，而不得不经常取消出席她的活动或者举行家庭活动的计划。此外，因为你要带残疾的女儿去医院或见理疗师，她不得不经常与你分离。

正常的孩子经常会因为没有得到足够的关注而感到愤怒，并会因此而抱怨他的兄弟姐妹或父母，有的孩子甚至会认为是兄弟姐妹或父母造成了兄弟姐妹的残疾（在他还没有长大到能够理解之前）。正常的孩子在小时候，可能会担心自己也会有同样的残疾，或者觉得是自己的原因造成了兄弟姐妹的残疾，这都是很常见的现象。当他长大了，他可能经常会因为自己有个与众不同的兄弟姐妹而感到难为情，所以不想让同学知道他有个残疾的兄弟姐妹，但他又会因为自己有这样的想法而感到羞愧。有一些孩子还会因为自己是健康的而感到内疚。

下面是一些可以帮助正常孩子的方法。

＊**开诚布公地和妹妹讲姐姐的残疾以及会持续存在的问题**。给她想要的信息，但要用符合她年龄的方式沟通。比如，如果姐姐患脑瘫并戴着下肢行走支架，你应该告诉妹妹说："对她来说，把腿保持在正确的位置、像我们一样走路是很困难的，医生给她装的这些东西可以帮助她。"每次带姐姐看医生回来后，你都告诉妹妹有关姐姐的最新情况。一定要向妹妹解释，姐姐的残疾不会传染给她，也不是她造成的。这些误解很常见，但你可能没有意识到。

＊**单独陪她一段时间**。每天留一些时间给正常的孩子，哪怕只是睡前的一段时间，这样每周也有几个小时了。

在有残疾孩子的家庭中，正常的孩子单独跟父母在一起的时间通常很少，所以多单独陪她，是你对她表达爱的最简单的方式，也最能让她感受到你有多爱她。

* **有时，即使残疾的姐姐在场，你也要把注意力放在正常的孩子身上。**忽视残疾孩子的需求以及行为问题是很难的，但是你必须学会放开你的保护，偶尔关注一下另一个孩子。比如，当你在购物或者在拥挤的候车室时，即使残疾的孩子弄出了很大的噪声，即使你担心她打扰别人，也要试着回答正常的孩子问你的问题，满足她的期望，不要觉得她行为正常就忽略她。

* **花时间倾听她的感受。**你要对她表示，你理解她比其他孩子承受更大的压力，并鼓励她和你分享她的感受。不要批评她自私或者不善良，在合适的时候，你可以让她参与家庭决策，并考虑她的感受。

* **一定要像对待孩子而不是对待助手一样对待她。**让正常孩子参与照顾兄弟姐妹是一件积极的事情，不仅能够帮助残疾的孩子，而且可能会让正常的孩子感到无比自豪。当她还小的时候，可以让她做一些简单的事情，比如递尿布、给姐姐唱歌或者和姐姐一起玩。但你需要注意观察她发出的信号。让孩子参与照顾兄弟姐妹的目的是让他感受到被需要，让他了解自己有能力帮助他人，而不是让他背负沉重的负担。不要给他施加压力，不要

让他比同龄孩子承担更多的责任。一些孩子认为，他们必须要在学业上特别突出，或者必须要表现得更成熟、更懂事才能弥补父母的悲伤，因为父母照顾另外一个孩子很艰难。但是这样做的结果反而让他们失去了父母本应给予他们的重要的、合理的支持。

* **教她回应他人对姐姐的评论。**不幸的是，当她长大以后，她可能会面对来自同龄人的询问和嘲讽，这些都会伤害她。准确地教她应该说什么，和她进行角色扮演练习，等她以后真正面对这样的情景时，就能自然应对。你可以这样向她解释："有时候人们说一些伤人的话，只是因为他们并不了解残疾。"

* **明确表示你完全接受并欣赏两个孩子。**研究人员发现，当父母表现出对残疾的孩子无法接受时，正常的孩子更容易出现适应问题。

请记住，每个孩子都是不同的。无论是否涉及残疾问题，双胞胎的关系总是很复杂。有些兄弟姐妹从童年到成年一直都很亲密；有些兄弟姐妹关系一直都不亲密；还有的兄弟姐妹一开始亲密，但是他们长大后却渐渐疏远了；也有的兄弟姐妹一开始很疏远，但长大后却变得亲密了。即使你竭尽所能，可能也无法确定孩子们的关系在未来会如何发展。

延伸阅读

养育有特殊需求的孩子

一次你从未计划过的旅行

　　艾米莉·珀尔·金斯利是《芝麻街》的撰稿人，也是一位有特殊需求的孩子的母亲，她曾经把育儿经历比作被迫去一个从来没有计划过的地方旅行。她说，即将有一个孩子的感觉，就像正在计划去一个梦幻的地方旅行，如意大利，在那里你会度过一段非常美好的假期。但是，如果孩子有残疾，就好像飞机降落在了荷兰。

　　"所以，你必须买一份新的旅行指南，你必须学习一种全新的语言，你会遇到一群你从没见过的人。这是一个不同的地方，比意大利节奏慢，没有意大利华丽。但是，当你待了一段时间后，你平复呼吸，环顾四周，你会开始注意到荷兰有风车、郁金香、甚至还有伦勃朗……但是你认识的每个人，都还是匆匆去了意大利，又匆匆而归……他们还吹嘘说他们在那儿度过了多么美好的时光。如果你说："是的，意大利本是我该去的地方，那是我计划中的……"那你的痛苦永远不会消失……因为梦想破灭是令人痛苦的。如果你用整个余生哀悼没有去过意大利，那你就永远无法自由地享受荷兰的别样风光，以及在荷兰发生的有趣的事情。"

家庭如何应对有特殊需求孩子的出生

　　许多残疾儿童的父母曾回应过金斯利，他们不否认旅程一直很艰难，但随着时间的流逝，他们也都发现了"在荷兰发生的有趣的事情"。

　　社会学家罗莎琳·本杰明·达林是《普通的家庭，特殊的孩子》（*Ordinary Families Special Children*）一书的联合作者。她指出，尽管每个人的具体情况可能不同，但大多数遇到这种情况的父母都经历了相似的旅程，才让自己的生活回到正轨。

＊ **混乱或迷失方向。**孩子被诊断出残疾之后的一段时间，父母可能会迷失方向、感到困惑，由于许多计划和期望都破灭了，他们的日常习惯和心态也会彻底改变。混乱是一个消极的阶段。心理学家认为，在这个阶段，父母最开始的表现是震惊、麻木、有时候也会表现出否认或怀疑。一开始这个事实可能会让人难以接受。对一些父母来说，如果此时得到更多的信息或情感支持反而会引发他们的恐慌、

愤怒和绝望。即使父母想了解更多有关残疾的信息，他们通常也不知道去哪里寻找。无力感、自我怜悯与内疚感会交替出现，父母可能会感到迷茫，不知道该做什么打算，也不知道该如何寻找新的方向。

✱ **求助**。向有经验的人寻求帮助，是人们在混乱阶段的本能反应。为了重新建立生活的秩序，并找到意义感和解决方案，大多数家长会开始寻求资源帮助自己和孩子。他们可能会寻求医疗手段、干预计划或者教育和社会的支持。他们也可能要求家庭成员对孩子付出关爱，并要求朋友们的尊重以及社会的接受。通过将注意力放在有意义的目标上，大多数父母会逐渐开始改变期望，并接受现状。

寻求阶段可能永远不会完全结束，因为新的问题或障碍可能随时会出现，特别是当有残疾的孩子面临健康风险、发育障碍、或者在青春期和成年期出现新的问题时。心理学家和父母都表示，混乱阶段消极负面的情绪可能会定期重现（一些专家称为慢性悲伤，相关内容详见第457页）。但通过积累经验，这些问题会变得更容易处理。

✱ **回归正常**。一旦父母发现或想出解决问题的办法，或者接受了良好的医疗、社会和教育支持，大多数有残疾孩子的家庭都能回归正常生活。在大多数情况下，他们的生活方式与有正常孩子的家庭没有很大不同。大多数

父母仍然担心孩子的未来，但是同时，大多数父母也能看到希望。虽然很多有残疾孩子的家庭都表示，不愿意把一个残疾孩子带到这个世界，但他们都说，他们深爱着自己的孩子，他们也很有成就感。

早产儿父母会长时间处于混乱期

早产儿永久性的残疾通常在几个月后才能确诊，这延长了父母的混乱期。对他们来说，他们的"飞机"没有降落在荷兰，而是紧急迫降在一个还没被开发的地方。

对于这些家庭来说，悲伤的第一个原因是没能拥有一个足月儿，也不能立即带孩子回家。另外，如果早产儿又小又脆弱，还病得很重，那么对孩子可能无法存活的担心会让他们提前经历类似失去孩子的悲伤。早产儿住院期间，父母对其未来可能发生残疾的担忧也会存在。即使早产儿最终可以回家，未来的发展仍然有不确定性。而且医生只能告诉家人，早产儿未来发生残疾的风险会增加。有些父母面对这种不确定性，可以保持乐观的态度，而对另一些父母来说，这种等待就是一种折磨。

如果最终孩子被确诊为残疾，父母会受到很大的打击，他们会有很多痛苦的问题："我的孩子还能学会走路吗？他会一直坐在轮椅上吗？""我的孩子以后能看到我的样子吗？""为什么这种事会发生在我身上？我做了什么要承受这样的折磨？"父母对孩子的早产会

感到内疚，会责怪自己或医生没能阻止早产的发生，会越来越不能原谅自己。有的父母是毫无准备的，因为很多早产儿在医院时看起来很正常，等未来出现残疾问题时，他们会感到难以接受；而一直怀疑孩子是不是有问题的家庭，因为怀疑被证实，反而在孩子被确诊后会感到如释重负。

如果你刚刚发现你的早产儿有残疾，你可能还处于混乱阶段。放心，你的情绪是正常的。你需要完全接纳这些情绪，才能继续前进。但是不要绝望，你可以向你的伴侣、朋友或亲人寻求帮助。即便你的朋友很担心你，他们也会需要你的一句话或者一个暗示，才觉得方便和你谈论发生在你身上的痛苦的事情。如果你担心自己陷入抑郁，可以找心理治疗师谈谈（你可以向儿科医生咨询如何找到适合的心理治疗师）。通过这些方法，你会发现自己每天都在学习如何应对困难，慢慢地你就学会如何处理危机了。

继续前进：社会关系的作用

在孩子出生之前和出生之后不久，很多父母可能会对有特殊需求的孩子存在消极或矛盾的态度。人们总是认为，有个残疾孩子是家庭的悲剧。第一次面对孩子的现状时，父母不得不从一个从未想过的角度审视自己的想法，他们会想："这究竟有多糟糕？什么是可能的？什么是不可能的？"与残疾孩子建立亲密关系有时更困难，也需要花更长

时间，因为很多残疾的婴儿不会回应父母的关注和爱，不会有预期中的积极和正向的回应，如微笑、想让父母抱或变得平静（许多早产儿，无论是否残疾，都比足月儿更挑剔、更难照顾，因为他们的感觉和神经系统发育还不成熟）。

幸运的是，无论孩子的长相、表现如何，父母与孩子之间牢固的血缘纽带通常可以扫除父母与孩子关系中可能存在的各种障碍。一个接受社会学家达林采访的母亲说："随着时间的流逝，你会爱上他。你会认为，这个孩子是我的，没有人可以把他从我身边带走。"与其他父母一样，你会注意并欣赏孩子的独特之美，你会有想抱住他、保护他的强烈欲望，他也会被你越来越多的爱滋养，这也成为你力量的主要来源，可以帮助你摆脱大部分最初的负面情绪。

尤其是在一开始，一些父母不会公开和亲戚朋友们谈论孩子的残疾，这多是出于羞耻感、自我保护意识或担心给亲戚朋友们带来痛苦和焦虑。但后来，当充分了解孩子后，父母会开始向其他人寻求对孩子的注意和关心。社会学家达林曾做过有关采访，大多数父母都表示，他们的亲人、朋友、同事非常有同情心，是他们获得情感支持和实际帮助的重要来源。只有很少的亲戚朋友的反应是消极的，他们不愿意与残疾的孩子接触，或者区别对待残疾孩子（有时候表现得过于亲热，但不真诚）。

如果发生这种情况，不要太惊讶。出于自卫或无知而做出奇怪反应的人

们，往往会随着时间的推移而改变自己的行为。但即使你觉得有些关系让你感觉无法继续维系，你也不会被抛弃。你可以结识其他有残疾儿童的家庭，你会通过你的孩子遇到他们，你们会成为真正意义上的朋友和灵魂伙伴。

最初，带着一个残疾的孩子面对陌生人或熟人是很难的。如果孩子看起来没有异样，父母通常会选择不提及他的真实情况，或者说一个关于孩子年龄的谎言，让孩子的身高和体型看起来正常。不要觉得这样做不好，你没有义务对每个人敞开心扉。一个母亲或父亲对被问及的问题感到不舒服时，选择孤立自己以避免冲突或尴尬是可以理解的。但过了一段时间后，大多数父母带着孩子出现在公共场合时会觉得自己更强大、更有安全感，对他人提出的各种问题，甚至没教养的问题，也能更应对自如。父母还会发现，向别人解释自己的处境，有助于别人站在他们的角度看问题。慢慢地，家庭会恢复以前的习惯。他们带孩子去餐馆或购物中心时，不会觉得人们都盯着他们看。即使有人盯着他们看，他们也学会了不生气，不会因此而受伤，而是会选择无视。

有时一个家庭会因为孩子的问题而面临与世隔离的风险。比如，要避免孩子被传染疾病；外出时很难把他需要的辅助设备一起带走，孩子可能无法参与某些活动。因此，父母不会经常出门的原因可能是找不到合适的保姆，可能是担心孩子在他们离开时生病，或者可能是太累了而不想离开家。随着时间的推移，你会觉得带孩子出去走走，或不带孩子自己出门会更舒服。你可以和其他有残疾孩子的父母组成临时带孩子的互助小组（尝试联系当地早期干预机构和残疾人机构），也可以让几个愿意帮忙的亲戚朋友照顾你的孩子。你一定要把临时看护当作一个选择。临时看护是一种针对残疾人的临时性护理，提倡者称之为"时间的礼物"，看护地点通常是在你家或其他地方。这项服务可以让你从孩子的日常护理中解脱出来，获得宝贵的休息时间。临时看护的时间很灵活，可以是一夜、可以是每周或每月固定的几小时、也可以时间更长，让你足以好好享受一个假期。同时你可以更放心，因为照顾孩子的人都经过专业培训。

与医生的交流非常重要。在达林的研究中，许多父母表示他们的医生很有经验，一直在支持他们，能指出孩子病情的积极面，又没有让他们放松警惕，也帮助他们从最初的悲伤中走出来。但是很多父母表示，他们也遇到过缺乏同理心的医护人员。如果医生在和父母沟通孩子的残疾风险、确认诊断结果或者建议住院时用词或语气不当，没有考虑父母的感受，那么可能会深深地伤害到他们，给他们留下长期无法愈合的心理创伤。如果你对孩子的医生和治疗师不满意，你应该鼓起勇气去寻找其他让你感觉对孩子有利的专业人士。

父母如何成为研究者和专家

让父母摆脱混乱、回归正轨的一个有效方法，是去寻求问题的答案，并充分了解残疾。父母有时会感到特别孤单，因为周围没有人关心他们的问题，也没有人能回答他们的问题。支持你的亲人和朋友们根本没有办法提供有关养育残疾孩子的实用建议。儿科医生和全科医生也可能不太了解孩子特殊的残疾情况、最新的治疗方法和可以使用的干预措施。一些父母震惊地发现，儿科医生无法（更糟的可能是不想）处理孩子的病情或相关的并发症。因此，许多家庭决定自己寻找医疗信息和更专业的医生。

你应该阅读并参考一些关于养育残疾孩子的好书（其中一部分书目列在第558~559页上）。同时，你也可以在网上找到很多有用的信息。直接在搜索引擎搜索"特殊需求"，就会显示几十个相关网站，其中一些网站是由非营利组织或医学专业人士精心设计和定时更新的，有些还可以帮助你加入家庭支持小组。即使你是一个经验丰富的网络使用者，你也会为网上蓬勃发展的庞大而丰富的人际网络而感到惊讶。

相当一部分有特殊需求的孩子的父母表示，他们会经常使用网络，这是正确的，因为这是打破孤单的好方法。通过聊天群和电子邮件，你可以自由地和其他人分享你的喜怒哀乐。你可以发消息参加讨论，也可以只做一个安静的读者。许多家庭和孩子都创建了个人网站，并在网站上与感兴趣的人分享自己日常的照片和经历。有时，情感支持、指导、有价值的信息和你只有几秒钟的距离。要注意的是，当你在网上看到宣称奇迹的疗法或信息时，你要知道这些信息并不总是可靠的。一定要核查信息的来源，不要有错误的期望。尝试任何药物、疗法之前应向医生咨询，否则不仅会浪费时间和精力，还可能会伤害你的孩子。

如果你还没有感受到对知识的渴望，或者因为感到空虚或不知所措而无法主动学习，那就慢慢来。请放心，当时机到来时，你不会孤军奋战。你可以把它看作一项新的事业，一项如果没有可以指导你、与你分享智慧的人的帮助，就难以进行的冒险，这些人可以是有经验的残疾孩子的父母。除了加入在线互助小组和聊天群，你还可以和住在附近的人建立联系。你可以通过孩子的学校、早期干预计划、国家或地方的残疾人组织（相关资源详见第558页）找到他们。

其他残疾孩子的父母能给予你激励和深切的理解。从咨询师或儿童发展专家那里获得建议是一回事，看别人如何实践是另一回事。你可以向他们提问题、请他们分享经验、也可以表达自己的看法。通过其他父母的分享，你能学会如何更好地欣赏孩子的特殊需求和特别的天赋（他肯定有很多）。与他人联系能让你更快过上正常的生活。

从求助到回归正常

由于自己的努力，以及其他家庭提供的支持和建议，许多早产儿父母成了孩子的优秀支持者。你的目标应该是尽可能多地了解孩子的病情、现有的治疗方法、干预治疗的效果以及可用的教育和经济援助。

如今，得益于早期干预计划，婴幼儿在被诊断为残疾后马上就能获得发展性支持，有时甚至在确诊前就能获得相关支持（更多相关信息详见第466页）。尽管国家（美国）旨在为残疾儿童提供免费、合理的公共教育，但是在孩子上学前和上学期间，父母仍可能会面临一些困难。缺乏合格的特殊教育和健康服务人员、交通不便以及经济问题仍然会给残疾儿童家庭带来挑战，特别是当这些父母生活在服务不便的农村地区时。因此对父母来说，为孩子争取应得的权利，尽可能帮助他发展潜能是非常重要的。

换句话说，你应该不断地努力，不断争取孩子需要的帮助。但这不意味着你要变得充满攻击性和对抗性，因为你面对的学校和公共卫生部门的官员并不是你的敌人，他们往往是帮助你获得你想要的资源的途径。

很多父母和专家能提供让你和孩子过上满意的生活、让你的家庭步入正轨的建议。当你和孩子在一起的时候，试着不要再担心孩子的发育迟滞或缺陷，真正享受和他一起玩耍或放松的时光。学习如何经常表扬他，但不要太夸张。

你怎么表扬其他孩子，就怎么表扬他，尽量用一样的规则和纪律要求他。为他设置有挑战性的目标，避免对他过度保护和过分放纵，这样他才能真正做到最好。

请记住，和所有孩子一样，残疾孩子没有天生的技能，他们需要通过参与活动和他人的引导才能向前发展。一个孩子能有多大的成就，很大程度上取决于他的受教育情况、他想努力实现的目标以及他拥有的资源。没有人天生就会游泳、阅读、如厕、举止礼貌，这些都是通过教育和实践学会的。因此，你应该像对待正常孩子一样培养、教育你的孩子（虽然有时要用不同的技巧），这样你才能发现他的潜力，并帮助他实现目标。

和孩子开诚布公地谈谈，让孩子尽可能了解自己的情况，这有助于他坦然接受自己的情况。让他和有残疾的孩子、没残疾的孩子都交往，帮助他在两类群体中都能相处自在，这有助于孩子获得最好的教育机会——既不否认残疾带来的局限性，也不暗示其他残疾孩子不适合做他的朋友。由于你的努力、早期干预和特殊教育，你应该能看到孩子的进步，看到他们成为了快乐、适应良好的孩子。这会给你一种难以置信的成就感，这是你能获得的最重要的奖励。你很快就会意识到，你也可以成为一个骄傲、快乐的家长，你的家庭生活也可以很美好。

达林的研究表明，绝大多数有残

疾孩子的家庭都能很好地适应他们的处境，有些家庭甚至比残疾孩子出生前变得更好。大多数父母认为，家中正常的孩子不仅没有受到有特殊需求的兄弟姐妹的负面影响，反而还变得更负责任、更懂事、更富有同情心了，因为这些孩子要经常保护、照顾他们有特殊需求的兄弟姐妹。许多父母发现，孩子经过了这段特殊的经历后，收获了成长、变成了更好的人。很多夫妻在经历了这段经历后，会获得更深刻、更令人满意的关系。

但在某些情况下，特别是在混乱阶段，母亲和父亲可能会陷入不同的情绪反应，或者因为各自忙于寻求各种帮助而产生隔阂。此时，家中的正常孩子会感到被忽视，或者感觉他们的童年被家庭情况所绑架（你可以在第505～506页找到关于如何满足孩子需求的建议，这也适用于不是双胞胎的兄弟姐妹）。最重要的是要意识到可能出现的婚姻和家庭问题，努力保持家庭成员间的及时沟通。如果有需要，你可以及时寻求婚姻或家庭咨询师帮助你解决问题。

残疾的早产儿如何看待他们的生活

当有特殊需求的孩子的父母已经克服了强烈的失落感、重新享受生活的时候，他们仍然会对孩子的未来抱有痛苦的不确定感。"这个世界可能很残酷。""当他的朋友们开始约会时，他会有什么感受？""不能运动会不会让他很痛苦？"在幼儿时期，父母可以给孩子安慰、鼓励和保护，但是到了青少年时期，当塑造自我形象对孩子来说变得很重要时，该怎么办呢？

几项关于早产儿如何评价他们的青春期及之后的生活质量的研究，给出了令人欣慰的答案。在一项研究中，被试者是141名于1977～1982年在加拿大中西部安大略省出生的早产儿，其中83%出生时体重低于1000g，他们在12～16岁时接受了访谈。此外，9名有严重发育障碍的青少年的父母也接受了采访。由于这些孩子是极早产儿，所以他们中超过1/4的孩子都有严重残疾，如脑瘫、精神发育迟滞、失明或耳聋。然而，令研究人员和公众惊讶的是，绝大多数受访者，包括有残疾的受访者，都认为他们生活得很好。事实上，他们对自己生活质量的评价与没有残疾、足月出生、社会经济背景相似的同龄青少年没有明显差异。

在另一项研究中，同一批青少年接受了关于不同方面的自尊的采访，包括学业、社交、运动、工作、外表、异性吸引力、行为、交友能力。专家指出，青少年如何评价自己的这些能力以及整体的自我价值感，极大地影响了他们在生活中的选择。研究人员再一次发现了令人欣慰的结果：早产儿除了在运动方面的自尊较低外，其他方面的自尊水平与同龄的正常足月儿没有显著差异。

还有一项研究跟踪了在20世纪70年代末出生于美国俄亥俄州、出生体重不足1500g的早产儿，从幼年追踪到成年，并将他们与一群年龄相近的足月儿做比较。研究显示，在20岁时，早产儿对自己的情绪、身体健康、学业成就和工作表现的满意度与足月儿相同，自尊水平也很相似，唯一落后于足月儿的是身体适应能力，这会限制早产儿的运动、家庭出游等活动。这种自我感知的局限性在有神经感觉障碍的人群中更容易出现。

这些研究非常有意义，因为他们给了早产儿表达自己的机会，并让我们知道他们对生活的态度比公众、健康专业人士甚至父母想象得更加积极，这是多么令人振奋的信息啊！他们也许不会成为职业运动员，但很多人仍然可以把运动当作爱好。一个充满机会的世界对任何有能力的人都是开放的。报纸报道过加拿大一位出生体重仅640g的16岁早产女孩的故事。她虽然失明，但是会吹长笛（并且希望成为一名职业音乐家），是滑雪爱好者，还会骑双人自行车。从照片上看，她是一个充满活力、朝气蓬勃、自信满满、热爱生活的年轻女孩。

当然，我们必须要问，在这些研究中，残疾孩子是否由于防御心理隐藏了自己的真实感受，或者否认了自己的局限性？虽然不能完全排除这种可能，但更多证据表明了早产儿会积极适应、自我接纳和自我肯定。其他有关残疾青少年的研究（不是早产儿）也发现，残疾青少年的自我价值和生活质量很高。加拿大的研究者指出，这些孩子和他们的父母应该为孩子学会了如何应对残疾而受到表扬。这可能是这项研究传达的最重要的信息。

你是孩子的一面镜子，你看待他的方式将极大地影响他的自我意识。所以，你不应该否认他的残疾，尝试改变或隐藏他的残疾，而是应该努力接受他的残疾，甚至把它作为孩子的一部分去爱它。认真听一听那些和你的孩子一样残疾的人对生活的看法。很多残疾孩子都说自己的生活充实而美好，所以你有理由相信，你的孩子也可以很快乐，也能够实现自己的梦想。毕竟，这才是你和孩子真正重要的。

Part 4

其他要考虑的事情

Chapter 10

失去孩子

....

帮助你应对悲痛并指导你进行必要的安排。

....

本章介绍

本章的主题也许是这本书中最令人难受的话题了。失去孩子会破坏父母对新生命和未来生活的憧憬。现在，你的内心可能正遭受巨大的冲击，你在努力稳定自己的情绪，以便能在生活的道路上继续前行。

本章的内容不仅可以帮助你应对当下的问题（其中很多信息，你可能从未想过），还可以在你以后面临新问题的时候为你提供帮助。

虽然，每个人都要用自己的方式面对这段特别的经历，但是我们希望本章的内容能够让你少一点儿失落、少一点儿孤独。

当你失去孩子：悲伤又复杂的情感

没有什么比失去自己的孩子更令人痛苦的了。孩子离去时，你的一部分好像也跟着离去了。虽然最终你会从悲伤中走出来，重新获得快乐，回归到正常的工作和生活。但是，你永远无法忘记那个本该和你生活在一起的孩子。

大多数父母并不知道孩子离去后的感受是怎样的，应该做什么。许多人想知道，他们只是与孩子接触了很短的时间，但是现在却感到极度痛苦，这是否正常。因为没有失去过孩子的人是无法想象你的痛苦的，所以朋友和家人可能也不知道该如何安慰你，也可能会说错话。父母感到悲伤的另一个原因是，除了你自己，几乎没有人了解你的孩子、爱你的孩子。其他人可能很快就会忘记这个孩子对你的意义，但是你仍然渴望把他拥入怀里。

最初的感受：急性悲伤

失去孩子的悲伤可能比你预想得更强烈、更持久。虽然悲伤是令人痛苦的情绪，但是心理学家认为悲伤的情绪是健康且必要的。只有面对自己的真实感受，并将其表达出来，你才能真正治愈你的创伤并适应失去孩子后的生活。

悲伤和人一样，也是个性化的。人们已经写了很多有关悲伤的本质和典型阶段的内容，但是，你要记住，没有一个人的情感是遵循固定的模式的。你的生活中会有美好的日子，也会有糟糕的日子；会有美好的时刻，也会有糟糕的时刻，你也可能会同时感受到多种不同的情绪。

许多失去孩子的父母会同时出现情绪和身体的症状。身体症状通常是阵发性的，常见的有极度疲劳、头晕、疼痛、恶心、食欲不振、头痛、胸闷、呼吸急促、睡眠困难嗜睡等。有些母亲甚至说她们的手臂会痛，就像是抱着宝宝时手臂酸痛的感觉。你可能经常哭泣，

也可能很少哭泣，这说明不了你内心承受的痛苦的多少，只说明你释放了多少痛苦。

你可能会感到沮丧、麻木、无助或恐惧、愤怒（对自己、对医生，甚至对你的孩子感到愤怒）或空虚、想念或怀疑、内疚。几乎所有悲痛不已的父母都会感到内疚——对他们在怀孕期间做过或没做过的事情感到内疚——如果当时换个做法，也许宝宝就能活下来，过上幸福、健康的生活了。父母保护孩子的本能非常强烈，很多失去孩子的父母潜意识都会感觉辜负了孩子。永远要记住，没有一个父母是完美的，无论孩子的生命是长还是短，我们都会做一些令我们骄傲和后悔的事。不要有"要是当初……就好了"的想法，因为这种想法不仅不公平，还会对你造成伤害。

你可能会发现自己无法集中注意力，对以前喜欢的事物也不感兴趣了；你可能会每天花大量的时间回忆宝宝生活中的每一个细节；你可能会觉得自己正处于一种恍惚的状态，无视你身边的人，因为他们看不到你的痛苦；你可能想知道，如果一切都正常，周围的世界会是什么样。

经历了这么多令人不安的反应后，失去孩子的父母，在某些时候甚至会怀疑自己是不是疯了。你当然没有。你正在面对人生的丧失，由此引发的悲伤比日常的难过复杂得多。

虽然你正在经历的都是正常的，但你也可以通过心理咨询寻求帮助。产

科医生或医院的社工可能会向你推荐擅长创伤治疗的心理咨询师。还有一些特别为失去孩子的父母而成立的支持小组（相关内容详见第556页），与真正能理解你的经历的人交谈会令你感到安慰。他们可能会举行一些线下交流会，或通过电话和网络把父母们聚在一起。

当你面临巨大的婚姻压力时，比如反复出现自杀意念、做出自伤行为（包括酗酒和滥用药物）、睡眠问题和食欲不振持续几周、或者无法进行正常的日常活动，一定要寻求专业的帮助。

随着时间流逝

你什么时候能开始感觉好一些呢？值得庆幸的是，与身体受伤一样，悲伤程度可能很快就会减轻。但大多数人创伤治愈的过程远比他们预期得长。研究人员观察了失去孩子的父母在孩子死亡几个月后的表现，发现在孩子死亡8个月后，母亲的抑郁和焦虑症状已经大大缓解，但并没有完全消失。虽然失去孩子的父亲在孩子死亡的2个月后表现出显著的抑郁和焦虑，但是在8个月时，他们已经基本恢复了（这些父亲可能还有一些其他的悲伤症状，但本研究只考虑了焦虑和抑郁两个症状）。

大多数父母发现，在孩子死亡后的几个月，他们的心情会无缘由地起起伏伏。但在某种程度上，无论是7个月、1年还是2年，你最终都会接受这种丧失，并相信自己不会再像以前那么痛苦了。一些心理学家说，哀悼的目的是让你明

白，宝宝从你怀孕到短暂的人生结束，都没有剧烈的痛苦。

在接下来的几年，你可能会发现，在宝宝生日或忌日的前几个星期，你还会感到很痛苦。和一些父母一样，你可能想在这几天做一些特别的事情，如点蜡烛、以孩子的名义给图书馆捐赠儿童读物或者让家里每个人给孩子写几句话。

因为你永远是孩子的父母，在你的余生中，当某些事情激起你的回忆时，悲伤就会再次出现。但是这种悲伤的情绪不会让你更脆弱，事实上，很多父母会觉得，他们非但没有因为失去孩子而被打倒，反而因此变得更加优秀了——他们对生活和他人的痛苦更加敏感，并且变得更加坚强。

对婚姻的影响

孩子的死亡对婚姻的影响是非常大的。事实上，失去孩子的夫妻，一半以上会在几年内离婚。了解导致婚姻问题的原因，可以帮助你提前意识到婚姻中可能出现的问题。

悲伤有时无法让伴侣走得更近的一个原因是，即使你们在哀悼同一个人，各自的悲伤也无法真正与对方分享。每个人都必须处理好自己的情绪，因而没有精力帮对方减轻痛苦。还有一个原因是，夫妻可能会因为悲伤而感到疲惫不堪，以至于忘记了要鼓励对方。

男性和女性应对悲伤的方式往往不同，而他们往往没有意识到并且尊重这种差异。毫无疑问，没有两个人是完全

一样的。据观察，父亲往往通过忙碌应对悲伤。他们可能会全身心地投入体育活动、工作或个人爱好中，以此分散注意力。母亲则往往通过倾诉、阅读相关书籍、寻求支持团体、回忆过往的记忆应对悲伤。父亲往往更理性，母亲更感性（有些时候二者是相反的）。这很容易导致一方怀疑另一方对孩子的爱，或者觉得对方为了克服悲伤而不顾自己的感受。你的伴侣可能还会抱怨你逃避生活。如果一方渴望性生活带来的安慰感和亲密感，而另一方会因在悲伤时寻求快乐而感到内疚，甚至把它与孩子去世的记忆联系在一起，就会出现性紧张。有时，如果一方在几个月后比另一方恢复得更好，这种紧张就会加剧。

只要记住这些，就可能避免夫妻之间的紧张关系。尽量把夫妻间不同的应对方式视为一种差异，而不是正确的或错误的思考和行为方式。试着理解这些行为差异并不能说明对方对孩子的爱有多少。彼此要有耐心，最重要的是，当你们之间的关系变得紧张时，应尽快打开心扉相互沟通，不要让问题积累得越来越多。

问与答

在家或在医院离去

Q：我们被告知宝宝活不了多久了，他可以留在医院或者跟我们回家，等待生命的最后一刻。我们担心无法承受看着他在家中离去。

A：当你知道孩子即将离去的时候，害怕是最自然的情绪反应之一——你害怕不能减轻他的痛苦，害怕无法承受失去他的痛苦。

如果医生说你可以把宝宝带回家时，而你感到害怕，不要认为这种反应是不正常的或冷漠的，你可能只是有些脆弱。你要仔细考虑这个决定，不要在以后因为没有珍惜和宝宝在一起的机会而后悔。

没有几个濒临死亡的早产儿可以和父母一起回家。只有那些患不治之症但又能脱离呼吸机或其他重症监护技术生存一段时间的早产儿才可以回家。最常见的是患遗传性疾病或先天性疾病的早产儿，如严重的心脏病、肾病或脑部畸形。患短肠综合征（一种肠道疾病）的早产儿也可以在定时喂养的情况下在家中生存1~2周。如果你认为你的孩子符合上述描述，但医生没有问过你是否愿意带孩子回家时，你可以咨询医生是否可以带孩子回家。有些医院不向父母提供这种选择，但可能愿意考虑你的意愿。

你可能会担心，在家里照顾濒死的

宝宝会带给你更多无法承受的痛苦。你是最了解自己和家人的人，对于一些父母来说，让孩子在医院接受照顾可能是最好的选择，他们可以定期去医院探视。

我们想告诉你，许多最初和你有同样担忧的父母，最终会选择在家里照顾他们的孩子，他们比预期的更有信心，也很高兴能够这样做。大多数父母发现，他们很珍惜做父母的时光：在宝宝哭泣的时候抱着他，帮他擦嘴、擦鼻子、换尿布，给他喂奶，把宝宝放在婴儿床或自己身边，陪着他睡觉……未来这都将成为他们永远珍藏的回忆。

有大孩子的父母会担心，如果将早产宝宝接回家，让大孩子目睹小宝宝病重死去，会对大孩子造成伤害。然而研究表明，这实际上有助于大孩子与生病的弟弟妹妹共度这段时光。在一项有关癌症儿童的研究显示，那些经历了兄弟姐妹在家中去世的孩子，比兄弟姐妹在医院中去世的孩子恐惧感更少，也能更好地适应朋友离去。

医生和护士会教你如何照顾宝宝，以及当他的健康状况恶化时应该怎么做。询问医生你的宝宝是否会疼痛或不适，以及你应该如何做才能让孩子像在医院一样舒适。许多宝宝是不会遭受痛苦的，但如果宝宝很痛苦，医生和护士会教你在他需要的时候给他使用吗啡。NICU还会为你安排一位临终关怀护士，他可以帮助临终病人减轻疼痛，给予病人安慰。当然，如果你担心宝宝正在承受痛苦，或者觉得不能很好地照顾他时，你可以把他带回医院。无论是白天还是夜里，只要你有疑问，都可以致电咨询（如果医生和护士没有提到这一点，你不要犹豫，尽管去问）。

如果你很担心宝宝离去的时刻，害怕在宝宝去世的那一刻与他单独相处，你可以请家庭医生或者临终关怀护士到你家陪你（让医院的社工或新生儿科医生帮你安排），或者你可以在最后时刻把孩子带回医院。如果你把孩子带到了急诊室，请立即告诉医务人员宝宝来这里是为了接受舒适护理，而不是为了治疗。可以让新生儿科医生或家庭医生提前给当地急诊室打电话，以便他们了解你的诉求。

无论你做哪种选择：带宝宝一起回家还是把他留在医院，对你来说也许都不好过。你应该问问自己，哪种选择能让你更平静。

起名字和出生、死亡通告

Q：我们不知道该怎么给女儿起名字，她只活了很短的时间。我们应该按照原来的计划，给她取一个我们最喜欢的名字吗？我们应该发布出生和死亡通告吗？

A：虽然你的女儿只活了很短的时间，但她会永远活在你的记忆里，永远是你的孩子。几年后，如果你有了2个孩子，但当有人问你有几个孩子时，你会想："我有3个孩子，其中1个在几年前去世了。"

所以给宝宝起名是很重要的，你可以考虑给你的女儿起一个你一直想起的名字。每当有人提起这个名字，你就会想起她。当你和朋友谈起她时、当你和伴侣或其他孩子谈起她时，你都可以用她的名字指代她。你可以给她起一个好听的名字，这代表着你对她深厚的情感。

关于要不要发布出生和死亡通告，并没有绝对的答案。从个人经验来看，如果能给予宝宝这种认可，你会很高兴的。研究悲伤的专家表示，已故孩子的父母常常会感到很孤独，因为很少有人知道并记住他们的孩子。通告是让其他人了解宝宝出生和死亡的一种方式，也是希望他们在你悲伤时能够支持你的一种方式。通告可以很简单，可以仅包含宝宝的名字、出生日期、死亡日期以及你的一些感受。你的朋友和家人会被你对孩子的爱深深打动。

起名和发布出生通告是你能为宝宝做的为数不多的几件事之一，如果还有机会，相信你想为她做更多。

告别仪式

Q：我的宝宝很小就去世了，我的家人和朋友还没有见过他。举办告别仪式合适吗？

A：当你失去宝宝时就会发现，没有什么比失去孩子更令人痛苦了。不论你的孩子有多重、多大，你对他的爱都

不能用千克或者年来计算。

人们曾在很长一段时间里认为，如果能尽快消除有关宝宝的痕迹和记忆，父母就能快速恢复。但是如今看来，父母不会忘记他们的孩子。专家强烈建议失去孩子的父母能够把悲伤的情绪表达出来。从长远来看，对与宝宝告别的方式感到满意是很重要的。

当你还处于悲伤初期或悲伤麻木期时，很容易放弃举办告别仪式的想法，因为安排告别仪式既麻烦又费钱；你还会认为没有必要举办如此正式的仪式，因为与宝宝告别还有很多其他的方式。虽然这可能是事实，但是后来许多父母都认为追悼会或其他告别仪式是很重要的。告别仪式不一定盛大，可以像你期望的那样私密，只让亲人和朋友参加。你可以将宝宝介绍给亲人和朋友，或者让你的直系亲属表达他们对宝宝的爱。举办告别仪式并没有那么难，花费也不高。

另外，你可能需要知道下面几件事：

* **如何火葬？** 有些医院会免费向父母提供火葬服务，但是你一定要弄清楚，火化后是否会给你孩子的骨灰。如果没有，在纪念宝宝的时候，你可能会感到遗憾。

如果医院不提供火葬服务，你需要找一个殡仪馆。殡仪馆可以帮你安排一切：他们会去医院接宝宝的遗体，把他带到殡仪馆简单装扮后进行火葬

礼。如果你觉得成本太高，或想多参与一些，你可以承担其中的一些任务。有些父母会选择自己开车将宝宝的遗体从医院带到殡仪馆。如果你也想这么做，你需要询问是否需要携带特殊的许可证或宝宝的死亡证明。

如果你对殡仪馆的服务不满意或觉得报价太高，不要犹豫，直接换一家就好。

✳ **如何安放宝宝的骨灰？** 你可以想想把骨灰放在哪儿，比如一个特别的骨灰盒或者一个漂亮的容器。你可以选择把骨灰放在殡仪馆、将骨灰埋葬或带回家，也可以选择将骨灰撒在一个对你来说意义深刻的、美丽又宁静的地方。

如果你决定以埋葬的方式保存宝宝的骨灰，你可以选择一块位置好的墓地，或者是其他家庭成员也埋葬在那里的墓地。

不要因为和一些父母接触而感到压抑。这是你的孩子，你和其他父母一样需要照顾你的孩子。有些父母会把毯子、全家福照片、毛绒玩具和孩子一起安葬。有些父母会在骨灰盒上盖一床柔软的被子，有些父母会给宝宝穿上一套特别的服装。除了鲜花，你还可以让家人和朋友给宝宝带一些毛绒玩具和气球。

所有的一切都需要你自己决定，不用考虑太多，最重要的是让自己感觉良好。如果可行，建议你和你的伴侣都参加孩子的告别仪式，这样你们以后的遗憾会更小。

捐赠器官和母乳

Q：我们想把宝宝的一些东西捐赠出去，这样他就能以另一种方式"活"下去。我们能做些什么呢？

A：没有什么可以弥补失去孩子的痛苦，但是，有些父母希望孩子能以某种特殊的方式继续存在，或者能够让其他生病的孩子有活下去的机会。

如果你在考虑捐献宝宝的器官，你应该知道，许多父母最终都无法成功捐献，因为捐献器官对供体的死亡方式有非常严格的要求：在脑死亡时身体的其他器官都要运转良好才能满足捐献条件。有时，无法满足器官捐献条件的婴儿，如果没有传染病或遗传性疾病，可以捐献角膜、心脏瓣膜或其他组织，但是这对宝宝的年龄和体重有要求。因此，许多刚出生不久就去世的早产儿就被排除在外了。如果你仍然希望捐献宝宝的器官，可以咨询医生。在美国，每家医院都必须向当地的器官征购组织报告所有的死亡病例，该组织负责审查医疗事实，确定是否可以捐献器官或组织。如果你的宝宝符合条件，协调员会告知医生，并与你取得联系。

你还可以进行另一项有价值的捐赠：母乳。所有早产儿都可以从母乳喂养中获得无与伦比的健康益处。并不是所有早产儿的母亲都能为自己的孩子提供母乳。母乳库可以从早产儿母亲那里收集母乳，再把母乳提供给有需求的早产儿（正如第132页所说，早产儿母亲的母乳与足月儿母亲的母乳是不同的）。

如果你已经开始吸奶了，最简单的办法是告诉护士不要扔掉你为宝宝储存的母乳，NICU的医护人员可以联系离医院最近的母乳库，把你的母乳捐赠出去。一些早产儿母亲在孩子离去后仍会继续吸几天或几周母乳，以便能将尽可能多的母乳送到母乳库，她们说这有助于缓解她们极度的悲伤。由于母乳库经常缺乏供给早产儿的母乳，所以你的母乳将是一份非常珍贵的礼物。

尸检

Q：我们的宝宝刚刚去世，医生问我们是否要对宝宝进行尸检，我们为什么要这么做？

A：也许你现在最不愿意做的事情就是做决定，但是，是否进行尸检的决定要尽快做，因为尸检必须在婴儿死亡后的1～2天内进行，才能得出最准确的诊断。

通常，在宝宝死因不明的时候，父母会被问及是否要对宝宝进行尸检，一些医院是有这样的规定的。但是，在少数情况下，需要依法对宝宝进行尸检，比如在没有医生或护士照护的情况下，宝宝突然死亡（如果你的宝宝在家中意外死亡，就属于这种情况）。在这种情况下，即使医生不提，父母也有权利要求对宝宝进行尸检。

你可能也被告知，尸检的原因是促进医学进步，从而帮助其他的早产儿，因为尸检可以帮助医生明确婴儿死亡的真正原因，从而更好地做好预防工作。话虽如此，但是在这个极度痛苦的时刻，你做决定的依据应该是尸检对你来说是安慰还是伤害。一些医生建议尸检，因为他们发现，父母往往在孩子去世几周、几个月甚至几年的时间里都会有各种疑问，比如"孩子为什么会死亡？""医生是否做了该做的预防措施？""父母是否做了或者没做一些事情导致了孩子的死亡？"尸检会告诉你这些问题的答案，让你心安。虽然这些答案并不能减轻你的悲痛，但是至少可以让你不必带着怀疑或内疚的心情去悲伤。同时，你也应该考虑，是否需要有关未来怀孕的一些信息，以确保同样的问题不会再次发生。

另外，你可能发现，让宝宝接受尸检的想法会令你不安。宝宝已经经历了很多磨难，你不想让他遭受更多的痛苦了。但是在你放弃尸检的想法前，你要记住，宝宝现在很平静，不会再有痛苦了。至于尸检是否值得做，就需要你个人来做决定了。事实上，尸检不一定会给出满意的答案，你不一定能知道到底出了什么问题。许多父母没有对宝宝进行尸检，未来也不会后悔。

尸体解剖通常由病理医师在医院进行。如果你所在的医院没有病理医师，那么宝宝会在其他医院接受尸检（你要问清楚这个问题，这样你就会知道孩子在哪里进行尸检）。切口肯定会存在，这样病理医师才能更仔细地检查孩子身体内部的器官和组织，不过切口最终会被孩子的衣服或婴儿毯盖住，不会露在外面。你可以对尸检提出一些限制要求，如一些父母要求只检查孩子的肺部，或要求孩子的头部不能有切口等。如果你也有一些限制要求，一定要在尸检许可书上注明再签字。

尸检通常是免费的，但你也要询问当地医院的规定。一般来说，初步的尸检结果在尸检后的1~2周就可以拿到，完整的报告（包括实验室检测结果）可能要等几个月后才能拿到。拿到报告后，父母通常会和医生一起讨论报告结果。建议你在和医生讨论前列出所有的问题，因为你很有可能当场会忘记一部分问题。但是如果你发现和医生见面后还有其他问题要问，你也可以再次给医生致电。

是否要进行尸检，通常没有一个绝对的答案——只要你觉得这个决定令你舒服就好。

如何帮助年长的孩子

Q：我们不清楚大女儿对小宝宝的离去会有何反应，我们不知道应该让她参与多少，也不知道应该对她说什么。

A：父母很难知道孩子面对其他孩

子的死亡时会有什么感受。通常，当被告知家中有人去世时，年幼的孩子最初并不会有什么反应，也不会表现出明显的悲伤。然而，人们普遍认为，孩子的确会悲伤，但是表现方式与大人不同。

7岁之前，大多数孩子都不知道死亡是永恒的，他们会一直在想小宝宝什么时候会回来。但是每个孩子，无论年龄多小，都能感觉出家里出了事情，他们会以强烈的情绪做出回应，如恐惧、内疚、愤怒和悲伤。如果这时候，你因为自己的痛苦而变得孤僻，那么你的孩子将会面临又一次伤害：暂时"失去"母亲或父亲。

不要指望孩子能说出他的感受。孩子的悲伤主要是通过行为和他提出的问题表达的（你可能会被孩子谈论死亡时的直率和真诚所打动。这不太符合成年人的处事准则，但是父母通常会觉得这种方式很好）。

每个孩子都会用自己的方式来面对死亡和悲伤，这部分取决于孩子的年龄和性格，部分取决于其他影响因素，比如孩子和小宝宝相处时间的长短、其他家庭成员的悲痛程度等。成年人通常会在小宝宝死后的一两年很悲伤，头两个月最强烈。虽然这方面的研究还不够深入，但是对于失去了弟弟或妹妹的孩子来说，感到悲伤的时间基本和成人相似。

以下是孩子的一些典型反应，你应

该准备好如何去回应他们的这些反应。

✳ 恐惧。当家中有人去世时，孩子最常见和最强烈的感受可能就是恐惧。他的脑海里会隐约浮现这些问题："下一个离开的会是谁？""如果我的父母离开了，谁来照顾我？""如果我离开了，我会去哪里？"

你可以帮助你的女儿理解小宝宝离去的原因，并让她相信你和她在很长一段时间内都不会离去。你可以告诉她，大多数人是在年老或病得很严重的时候才会离去。在解释小宝宝的离去时，你要使用简单易懂的语言。如果你的女儿还很年幼，你可以对她说："他出生得非常早，所以他非常小。"或者"他出生得太早了，所以他病得很严重。"如果她年龄稍大一些了，你可以对她说："他的肺还没准备好呼吸。"诚实、直接地回答孩子的提问，不要给她不必要的复杂的信息。

要注意的是，孩子会从细节中归纳总结。举个例子，如果你说小宝宝是因为生病而离去的，孩子可能会认为每次生病都会死。所以你要向孩子说明日常疾病和严重疾病之间的巨大差异，并反复提醒孩子注意。

不要以为用童话般的描述来形容死亡，孩子会更容易接受，这反而会增加孩子的恐惧。如果你说："小宝宝到很远很远的地方旅行去了。"那么当你不在她身边的时候，她会感到害怕。

✳ 内疚。许多孩子无法完全理解发生了什么。当家中有人离去时，他们会感到非常内疚，他们会担心："是我造成了他的死亡吗？""是我让他生病了吗？""我的爸爸妈妈会生我气吗？"你的孩子可能会特别的担心，因为当你去医院看望另一个孩子时，她曾经感到过嫉妒和愤怒。

即使你的孩子没有向你提出上述问题，你也可以相信孩子是有这些顾虑的。你需要做的是解决这些问题，让她放心，她没有做过任何导致小宝宝生病的事情。一定要告诉她你的心烦意乱是因为失去了小宝宝，而不是因为她做了什么。

✳ 行为问题。弟弟妹妹离世时，孩子会表现出一些常见的行为问题，这可能是孩子想吸引你注意的方式，因为他们一直渴望得到你的关注，而你却一直被悲伤所困。孩子还会出现一些退行行为，如尿床、吸吮大拇指或像婴儿一样说话，这些行为是寻求安慰的方式，他们想让你像他们小时候那样照顾他们。

有时候，给予孩子更多的关注就会有不同的结果，因为这能够增强孩子的安全感。如果你觉得现在很难像往常那样和她说话或玩耍，那么就多抱抱她，通过触摸来与她交流。

＊**承担过多的责任**。有些孩子认为他们有责任解决这场家庭危机。他们可能认为，如果他们表现得好，麻烦就会自动消失，他们也可能会寻找其他方法减轻你的痛苦。曾经有个孩子不停地和妈妈说他要爬上高高的梯子、登上一架大型喷气式飞机飞向天堂。他热切地看着妈妈说："这就是我要做的，这样你是不是就不会再伤心了？"如果你有大孩子，他们甚至可能会承担家务，或者给你提供一个可以依靠的肩膀。

孩子的这类小举动是一种付出，但是不要让他们负担太重。对于孩子来说，要成为一个超级成功者或做父母的家长，是一个沉重的负担。试着去安慰你的孩子，让他相信不管他调皮还是听话你都爱他。告诉你的孩子，他不需要做任何特别的事，只要做好自己，你就已经很开心了。尽管你现在很难过，但是你不会永远难过下去。

通常情况下，你要做好孩子表达的悲伤行为与成人不同的心理准备。孩子可能会表现得好像什么都没有发生一样，然后突然变得沉默和悲伤。他们可能会让自己沉浸在喧闹的游戏中，或用游戏理解已经发生的事，比如假装毛绒玩具或是自己死了。当他们无法处理自己或你的情绪时，可能会表现出行为不当或傻笑。

大多数专家认为，父母不应该为了保护孩子而隐瞒弟弟妹妹死亡的事实，不让他参与告别仪式。如果家里的氛围很悲伤，又没人和孩子解释，对孩子来说会更糟糕。

试着多了解一些你的大孩子对小宝宝死亡的想法。大多数心理学家认为，如果孩子已经7岁了，应该被允许甚至鼓励他去参加小宝宝的葬礼。但是不要强迫他去，一定要提前向他解释会发生什么，让他有心理准备。如果你的孩子还小，那么是否让他参加葬礼由你决定，如果你不想让孩子参加葬礼的部分原因是，你担心自己在葬礼上的反应会让他难过，那么你可以试着用其他方式让他参与，比如让他给弟弟妹妹选一个玩具或画一幅画，把它和小宝宝一起安葬。也许这些做法现在对你的女儿来说意义不大，但未来对她会非常重要。

当你失去了一个孩子，可能会发现很难面对另一个孩子，你希望不受打扰地为小宝宝悲伤。这个时候不要责怪自己不是一个称职的父亲或母亲，因为你要知道，就你所经历的一切而言，这是不可避免的。一个好的方法是，请你的母亲或身边的其他人来与你同住，就像你之前计划的那样，在孩子出生后让他们过来同住。他们可以帮助你照看孩子，同样你也可以从这段亲密的关系中受益。你的孩子需要你的帮助，同时孩子也会帮助你，给你爱和使命感，让你的精神得到极大的振奋。

随着孩子长大：他们对死亡的理解

虽然，不同的经历和宗教信仰会影响孩子对死亡的认识，但孩子对死亡的理解很大程度上还是取决于他的年龄。以下是一些一般性的指导方针。

* **4岁以下的孩子。** 大多数4岁以下的孩子不会真正理解死亡，但是他们确实能感受到周围人的痛苦。3~4岁的孩子可能会认为死亡是可逆的、暂时的，或认为死者是去其他地方生活了。他们也可能会相信某些情绪和行为会导致死亡。

* **4~6岁的孩子。** 这个年龄段的孩子对死亡开始有一些生理方面的理解，比如死亡代表没有呼吸、没有心跳、不能思考。他们也能更好地谈论死亡。六七岁的时候，有些孩子开始理解死亡是永恒的，但是还有一些孩子依然

认为死亡是可逆的。他们可能还会认为死亡是一种惩罚方式，死者死亡是因为他们犯了某些错误。学龄前的儿童经常担心死亡会"传染"，他们需要反复确认身边没有人再会死去。

* **7~11岁的孩子。** 这个年龄段的孩子对死亡的理解开始逐渐向成年人过渡。他们会对死后身体的变化、墓地、棺材很好奇。他们也会关心弟弟妹妹死后，他们的生活会有什么改变。

* **12岁及以上的孩子。** 到了这个年龄，大多数孩子都有抽象思维了，对死亡的理解也会和成年人一样。但是，他们可能不太会表达自己的感受和反应。在这个阶段，孩子开始思考生命的意义，并探索死亡在宗教、哲学方面的解释。

多胞胎

失去一个孩子

Q： 双胞胎中的一个孩子离去了，我们非常痛苦。悲伤的同时，我们还要照顾他的弟弟。

A： 虽然一个孩子离去了，但无论现在还是未来，你永远都是双胞胎的母亲。如果你有机会养育双胞胎，你也需要在两个孩子之间分配你的时间和精力。现在，你同样面临着这个问题，在哀悼一个孩子的同时，也要努力成为另一个孩子的称职的父母。

这里我们会给出一些建议，帮助你用自己的方式应对这种复杂的情况。尽管我们在这里谈的是双胞胎，但同样也适用于三胞胎或更多孩子的父母。

* **不要停止对即将离去或已经离去的那个孩子的告别，不要觉得你需要马上去照顾幸存的那个孩子。** 许多父母认为要平均分配照顾两个孩子的时间，但这不是你现在应该考虑的。你还有足够的时间给健康的孩子无限的爱，但是你不会再有机会跟即将离去的孩子在一起了。如果你现在没有花足够的时间抱抱他、和他道别、整理他的纪念品、默默地哀悼，你未来可能会后悔。所以，不要为暂时忽略了幸存的孩子而感到内疚。如果幸存的孩子已经回家和你一起住了，你可以请他的祖父母、外祖父母或其他人帮忙照顾他。你刚刚失去一个孩子，你也需要平复的时间。大多数人是不可能同时做到一边哀悼离世的孩子，一边照顾、关注幸存孩子的。

* **一定要尽可能收集孩子的纪念品。** 比如，宝宝的照片、帽子、小袜子、一绺头发，孩子的纪念品能帮你从悲伤中恢复过来，在未来的岁月里成为你的至宝。如果照片中的呼吸机和其他医疗设备让你觉得不舒服，你可以考虑为孩子画一幅画。一些父母说，随着时间的推移，能代表双胞胎特殊关系的纪念品对他们来说越发珍贵，比如两个孩子的合成照片或者放在婴儿床上的一对泰迪熊。

* **如果你觉得面对幸存的孩子时有怨恨情绪或者想跟他保持距离，不要担心。** 因为一开始活下来的孩子时刻提醒你失去了一个孩子，让你更加痛苦。你可能会因为害怕再次失去心爱的孩子而与幸存的孩子保持一定距离。别担心，这些感觉都是正常的，应该很快就会消失。如果你没有花足够时间去悲伤、悼念离去的孩子，那现在就去做吧。你会发现，即便只离开家几天，你也能获得一些宝贵的空间。但是，你如果长期都想远离幸存的孩子，就要找专业人士咨询了。如果你的抑郁挥之不去，活下来的宝宝就得不到该有的爱和关注，专业人士可以帮助你。

* **当你开始放松，更加依恋幸存的孩子时，不要觉得这是对离去孩子的背叛，离去的孩子会永远活在你心中。** 努力去接受这种释然吧，毕竟欢笑和泪水都是走出悲伤的必要条件。

* **为一些无意的冒犯做好心理准备。** 可以肯定的是，你的亲戚或朋友中会有人说一些冒犯你的话，如"至少你还剩了一个孩子"或"真庆幸你只需要照顾一个孩子而不是两个"。父母听到这种话时，会觉得没人能理解他们正经历什么。事实上，失去双胞胎中的一个孩子的父母与失去独生子女的父母一样，都受到了失去孩子的沉重打击。然而研究也表明，家庭成员、

朋友和医院的工作人员，常常会低估双胞胎之一离去带来的影响，认为父母的悲伤没有那么强烈。试着去原谅他们吧，他们并不是有意要伤害你，只是缺乏经验，无法感同身受。如果你觉得特别孤独，你可以联系那些和你有相似经历的父母，他们能理解你的悲伤和经历。他们知道，你不仅为失去孩子而悲伤，也为失去双胞胎父母的身份而悲伤，这对你来说是重要的一部分。如果你感兴趣，可以向NICU的医护人员咨询一下相关的支持团体（具体信息详见第556页）。

＊**谨防过度保护幸存的孩子。**许多父母对幸存的孩子表现出异常依恋。尽管他们的孩子在一天天长大、变得强壮，但他们依然会有一种孩子可能会离开的感觉。一些父母甚至发现他们需要两三年的时间才最终相信孩子能活下来。这些反应都是正常的，但是你要知道，受到过度保护的孩子可能会变得恐惧、没有安全感，社交方面也有困难。

＊**当有人问你有几个孩子时，你会感到不安。**这个问题一定会被问到，关键是要提前想好该如何回答。刚开始，你会把离世的孩子也算在内，即便接下来你还要向别人解释，但这样会让你觉得舒服些。但是随着时间的推移，你更可能回答你有几个活着的孩子，来避免向别人解释这个问题。在大多数父母的内心深处，这个问题永

远没有最佳答案。

＊**如果你生了两个以上的孩子，不要惊讶别人可能会把三胞胎当成双胞胎，把四胞胎当成三胞胎。**如果这让你感觉不舒服，请及时调整自己的心态。即使是知情的医护人员也可能会无意中说错，更何况那些根本不了解情况的人。对于一些父母来说，这无所谓，但另一些父母会认为这是对他们的伤害。你要知道，这个错误是可以理解的，不要因此去责怪别人，但如果这让你觉得不舒服，你可以如实表达出来。

＊**你以后可能想知道双胞胎是否一模一样。**专家表示，在孩子刚去世的时候，母亲通常不会好奇这个问题，但是之后又很想知道。因为随着时间的推移，她们想要尽可能完整地想象自己的家庭和孩子。医院记录的血型、他们是否有相同的胎膜或胎盘可以作为判断他们是否相同的依据。同样，你也可以通过DNA检测获得答案。但是，你要迅速做决定，因为医生需要在孩子死后的几个小时内，用棉签在孩子的脸颊内侧取样，再送到专门的实验室进行分析。

＊**你不必清除离去孩子的所有痕迹，但也不要让幸存的孩子活在离去孩子的阴影里。**对于一些父母来说，马上清理离去孩子的衣物会让他们感觉好些，而另一些父母则反对这样做。做你觉得正确的事就好，只要记住，随

着时间的推移，你可以让已故的孩子成为家庭和生活中的一部分，让每个家庭成员都知道并记得他，而不是让他成为一个在活下来的孩子面前不能提及的人。如实地告诉幸存的孩子有关他孪生兄弟姐妹的离去，不要隐瞒他。但是一开始，你要把幸存孩子的生日和已故孩子的忌日分开纪念。随着时间的流逝，你的痛苦会减轻，同时庆祝生日、哀悼纪念才会变得更容易。

对幸存的孩子的影响

　　许多父母想知道，幸存的孩子会不会感到孤独，失去孪生兄弟姐妹是否会对他产生心理影响。答案是，我们也不清楚，目前还没有相关研究。有些成年人的孪生兄弟姐妹在出生前或出生后不久就去世了，他们表示会感到孤独、悲伤和内疚，他们仍然会介绍自己是双胞胎中的一个孩子。有些父母表示，幸存的孩子需要更多的与他人亲密的身体接触，好像在寻找某种缺失的东西。一些成年人甚至说，他们总感觉失去了一个孪生兄弟姐妹，但是没有证据能证明。只是一种感觉，觉得本该有个人在那里。当然，也有许多乐观的、适应良好的孩子，他们似乎没有失去孪生兄弟姐妹的记忆。一些研究双胞胎的科研人员认为，失去孪生兄弟姐妹会对幸存的孩子产生持久的影响，但他们也强调，目前还没有可靠的科学证据支持这一观点。

Chapter 11

我也是一个早产儿

· · · · · · · · · · · · · · · ·

在新生儿医学取得新进展之前，就有很多名人是早产儿。

· · · · · · · · · · · · · · · ·

尽管早产儿不得不面对生活中的种种障碍，但是以往没有哪个时代比现在更适合早产儿生长了。在人类历史上，很早就有早产儿出生。即使是在以前，一些早产儿也是可以活下来并茁壮成长的。我们可以在历史资料和传记中找到很多早产儿的痕迹——有些人能确定是早产儿，有些人只能通过长得小或者有早产并发症大致推断出是早产儿。有很多科学家、艺术家、伟大的运动员、演员、政治家都是早产儿，这些人证明了早产儿虽然出生时发育得不太充分，但潜力是无穷的。

让我们看看这些杰出的早产儿吧。

先知摩西

摩西（公元前14世纪～公元前13世纪）：旧约的先知、立法者、把人民从奴役中解放出来的领袖。如果摩西是早产儿，那他一定是第一个有历史记录的早产儿，也是人类历史上最有影响力的人之一。据《圣经》记载，埃及法老下令杀死所有的犹太男孩，摩西的母亲把他藏了3个月，后来姐姐又把他放在篮子里，藏在了尼罗河旁的芦苇丛里，才逃过一劫。许多《圣经》评论家说，摩西妊娠6个月时出生，埃及间谍3个月后才

来寻找他，因为他非常安静，才没有暴露自己。其他学者说，摩西的母亲提前生产是因为她在结婚前就怀孕了。不过大家都认可的一点是，早在婴儿时期摩西的伟大就初现端倪，部分是由于他出生时的特殊环境。

现代天文学奠基人之一开普勒

约翰尼斯·开普勒（1571～1630）：现代天文学奠基人之一，行星运动三大定律的发现者，这三大定律至今仍被科学界广泛认可，对日后"日心说"被人

们普遍接受奠定了基础。开普勒专于精确计算，绘制出了当时最精确的天文图表，甚至计算出了母亲怀他的时间：224天9小时53分钟（对我们来说是7个月）。他曾经是一个身患多种疾病的虚弱的孩子，通过接受教育成了科学史上最有影响力的人物之一，让世人了解了宇宙的真相。

现代物理学的创始人之一牛顿

艾萨克·牛顿（1642～1727）：英国数学家和物理学家，现代物理学的创始人之一。传说花园里一个熟透了的苹果从树上掉下来，正好砸到了牛顿的头上，让他发现了万有引力定律。牛顿说自己刚生下来的时候特别小、发育特别不成熟，很多人担心他到底能不能存活。

著名作家和哲学家卢梭、伏尔泰

让·雅克·卢梭（1712～1778）、伏尔泰（1694～1778）：法国最著名的哲学家和作家，他们生活在同一时代，有着极大的影响力而观点却截然相反。伏尔泰相信教育和理性是人类高于野兽的原因，而主张平等的卢梭认为教育是腐败的，它会把人与自然隔离开来。他们两个人的态度都很强硬，且都对对方不屑一顾。但是他们也有一个共同点：他们来到这个世界时都是小小的早产儿。卢梭出生的时候差点儿活不下去，伏尔泰出生时病得很重，甚至家人还为他进行了临终前的洗礼仪式。

世界文坛最伟大的人物之一歌德

歌德（1749～1832）：德国诗人、剧作家、小说家，世界文坛最伟大的人物之一。歌德是一个早产儿，他的出生促进了法兰克福为助产士提供更好的培训，因为当时歌德的祖父是法兰克福的市长。

英国浪漫主义诗人济慈

约翰·济慈（1795～1821）：英国浪漫主义诗人，济慈是一个早产儿，他的生命也很短暂。26岁就死于肺结核，但他留下的诗作一直誉满人间。

美国作家马克·吐温

马克·吐温（1835～1910）：美国作家，幽默大师。马克·吐温有两部著名的文学作品《汤姆·索亚历险记》和《哈克贝利·费恩历险记》。他是一个提前了2个月出生的早产儿。马克·吐温的母亲曾经说："曾经有人对我说，你很难把这个孩子养大。可我说，虽然他看起来很弱小，但我会努力把他养大。"

英国首相丘吉尔

温斯顿·丘吉尔（1874～1965）：出生于英国贵族家庭，"二战"时期的英国首相。他与美国和苏联结成同盟，并协助策划了让希特勒战败的战略。在父母婚礼后的7个半月，丘吉尔就在远离伦敦的乡村出生了。丘吉尔的父亲在寄给其岳母的信中写道："这个孩子长得漂亮极了！虽然是早产儿，但是很健康。"丘吉尔是一位天生的战士，冲动而勇敢，他在就任首相后的第一次声明中说："我没有什么可以奉献，有的只是热血、辛劳、眼泪和汗水。"

相对论的发现者爱因斯坦

阿尔伯特·爱因斯坦（1879～1955）：相对论的发现者爱因斯坦彻底改变了当代物理学，他是天才的代名词。爱因斯坦小时候是一个孤独、害羞的孩子，直到3岁才开口说话，在学校的表现一直都不出色。爱因斯坦说："我有时会问自己，为什么是我发现了相对论。我想是因为，正常的成年人可以一直思考空间和时间的问题，从小就可以思考。但是我的智力发展得很慢，等我长大了才能开始思考时间和空间。"

舞蹈家帕夫洛娃

安娜·帕夫洛娃（1881～1931）：美丽的俄罗斯芭蕾舞演员。帕夫洛娃是当时最著名的舞蹈家，因在芭蕾舞剧《天鹅湖》中的独舞《垂死的天鹅》一举成名。尽管学习芭蕾舞需要艰苦的练习，但是她的身体从未变得强壮。"你必须认识到，你的优美和脆弱是你最大的财富。"一位老师曾告诫年轻的帕夫洛娃。最终，她做到了，用罕见的表现力、细腻和流畅的动作征服了观众。

美国职业赛马冠军休梅克

比尔·休梅克（1931～2003）：美国职业赛马骑师。他出生得比预产期早很多、长得很小，成年后他的身高只有152cm，体重只有43.5kg。他充分利用了自己身材的优势，在赛马场上展现出卓越的智慧和力量。在长达42年的职业生涯中，休梅克赢得了11次三冠王赛马比赛，赢得了超过1.23亿美元的奖金。据说休梅克出生的那天晚上，他的祖母把他放在了烤箱旁边的鞋盒里才让他活了下来。

美国著名灵魂歌手、作曲家汪达

史提夫·汪达（1950～ ）：美国著名灵魂歌手、作曲家。一个10岁前就学会了钢琴、口琴、鼓的天才。在20世纪40年代和20世纪50年代初期，很多早产儿因视网膜病变致盲，汪达也是其中之一。他曾经说过，失明没能阻止他做同龄孩子能做的事，或许还促进了他的音乐天赋。

其他名人

杰奎琳·布维尔·肯尼迪和美国第35任总统约翰·菲茨杰拉德·肯尼迪的第三个孩子帕特里克是一个妊娠34周出生的早产儿，2天后就死于呼吸窘迫综合征。帕特里克短暂的一生却对世界产生了巨大的影响，推动了早产儿医学的研究发展。随着医学的进步，如今妊娠34周出生的早产儿已经不会再受呼吸窘迫综合征的威胁了。

还有很多名人是早产儿，如法兰西第一帝国皇帝拿破仑·波拿巴、埃及国王法鲁克、自然选择之父查尔斯·达尔文、法国作家雨果、印象派画家皮埃尔·奥古斯特·雷诺阿、哲学家托马斯·霍布斯。当代也有很多名人是早产儿，如演员科林·法瑞尔、迈克尔·J. 福克斯、西德尼·波蒂埃，歌手苏珊娜·维加以及职业橄榄球运动员提基和郎德·巴伯。

又有谁能知道今天出生的早产儿中有多少人会成为伟人呢？

附　录

附录1

早产的风险因素有哪些？哪些人群容易早产？[1]

　　虽然这部分介绍了一些早产的风险因素，但请不要用这些因素给你自己或任何怀孕者下确定性的结论。因为在孕期出现的任何医疗问题，都比书里写的复杂得多。这些风险因素的影响力有强有弱，并且往往是相互作用的。而且，很多有一个或多个风险因素的孕妇仍然能够在预产期或临近预产期生产。请记住，只有医生能够充分评估你的个人情况，并对你的孕期和孩子的情况做出正确的预测。

孕产史

* **早产史**。早产史是最重要的导致早产的风险因素之一。如果你生过一个早产儿，那你再次怀孕时，将有20%~50%的概率早产。但是别灰心，之前导致你早产的风险因素可能会被校正，在怀孕期间注射黄体酮可以大大降低发生早产的风险（详见第17页"曾经早产再次怀孕还会早产吗？"）。

* **孕中期引产史（怀孕第3~6个月）**。引产手术需要全面扩张宫颈，将对宫颈造成破坏，从而导致宫颈功能不全。早产风险也会因女性孕早期流产次数的增加而增加，但只是轻微的增加，即曾经有1次流产会增加1%发生早产的风险，多次流产会增加2%~3%发生早产的风险。

* **距上次分娩不到6个月再次怀孕**。这时你的身体还没有完全恢复，还没准备好再次怀孕。

* **不孕症**。有生育问题的女性，包括在治疗不孕症期间怀孕的女性，发生早产的可能性更大。但目前还不确定早产的发生风险是由当初造成不孕症的病因导致的，还是由辅助生殖治疗时的副作用导致的（详见第35页"如果你接受不孕不育治疗后只怀了一个孩子"）。

生殖器官的问题

* **子宫畸形**。如果女性有子宫肌瘤或子宫畸形，那么她的子宫可能无法伸展到足以容纳一个足月的宝宝，所以这样的女性会更容易产下一个比正常婴

---

[1]　这里讲的大多数早产的风险因素在第一章有详细的解释。如果你想详细了解，可以翻到相应页码阅读。

儿小的婴儿或早产。但是，子宫畸形大多是可以通过手术矫正的，手术后足月生产的概率会大大提高。

* **宫颈功能不全。** 有些女性有宫颈功能不全或宫颈内口松弛症。她们的宫颈（子宫的门户）往往在孕期过早打开而导致早产。宫颈功能不全可能是天生的，也可能是既往的妇科或产科手术，或不明原因导致的。曾经在怀孕时出现宫颈功能不全，并不意味着以后怀孕都会出现宫颈功能不全，但是这增加了早产的风险。你可以在第21页阅读更多有关宫颈功能不全和宫颈环扎术的内容，这个手术是在孕期实施的，目的是保证你的宫颈不会过早打开。

妊娠并发症

* **多胞胎妊娠。** 怀双胞胎的孕妇有25%~50%的概率在足月前生产，随着胎儿数量的增加，早产的发生风险也会增加。导致这个现象的主要原因是：胎儿使子宫膨胀，而子宫膨胀是诱发宫缩的主要刺激。但是有些多胞胎早产是由其他原因引起的，如妊娠期高血压、胎儿在子宫内发育不好或者双胎输血综合征，这是怀同卵双胞胎时可能会发生的严重问题（相关问题详见第34页"双胞胎更容易早产吗？"）。

* **怀孕期间出血。** 虽然，大多数怀孕期间的阴道出血并不需要担心，但是，

医生需要检查你是否存在胎盘早剥和前置胎盘的情况，这两种情况会损害母亲和胎儿，是导致选择性早产的常见原因。胎盘早剥是指部分胎盘从子宫壁脱落，因此，不能再将营养物质和氧气从母体传递给胎儿；前置胎盘是指胎盘覆盖在子宫颈内口上，分娩过程中，子宫颈扩张或胎儿娩出压迫胎盘时，很容易造成撕裂或出血。你可以在第24页阅读更多关于阴道出血、胎盘早剥和前置胎盘等方面的内容。

* **羊水过多或过少。** 羊水过多是指在胎儿周围有过多羊水。过多的羊水会使子宫膨胀，有时会导致宫缩提前或早产。由于胎儿通常会吞咽大量的羊水，所以任何影响胎儿吞咽能力的因素都可能会导致过多的羊水积聚，具体可能是胎儿的口腔、颈部或胃部出现问题，或是神经系统出现问题，但通常难以确定原因。羊水过少意味着羊水量不足，可能是胎膜早破导致羊水渗漏、胎盘血流量不足或胎儿泌尿系统异常导致的（因为羊水主要是由胎儿的尿液组成的）。当胎盘血流量不足时，可能导致胎儿生长不良和胎儿窘迫，并导致选择性早产的发生。你可以在第41~42页读到更多影响羊水量的因素和相关的治疗方法。

* **先兆子痫。** 先兆子痫是一种只在孕期发生的疾病。如果你有先兆子痫，你的血压会很高，你的尿液里会出现蛋

白。先兆子痫会导致血管收缩，包括通向胎盘的血管，因此，会减少流向胎儿的血液量，从而阻碍胎儿的生长发育。如果病情严重，先兆子痫还会导致危及母体生命的并发症出现。先兆子痫是选择性早产最常见的原因。幸运的是，在分娩后的几天内，它就会消失，你可以在第13页读到更多关于先兆子痫的内容。

＊**胎儿生长受限**。如果胎儿在子宫内发育不良，通常意味着他没有获得足够的营养和氧气。如果问题严重，还会对胎儿造成伤害，甚至导致胎儿死亡。产科医生可能会通过选择性分娩预防这些风险，早产也就随之发生。

感染

几乎所有发生在孕妇身上的严重感染都会对自身和胎儿造成威胁，并导致早产。如果你发生了感染，仍有足月生产的可能性。但是，也有一些隐性感染被认为是导致大量孕妇早产的原因。比如，已经有研究将通常存在于女性泌尿生殖系统中的细菌与胎膜、胎盘和子宫的低度感染联系起来。这些细菌会引起持续数周或数月的慢性炎症，导致早产或胎膜早破（相关内容详见第25页"无症状的感染也会导致早产吗？"）。

孕妇的慢性病

如果你有慢性病，应该与医生讨论一下慢性病对怀孕的影响。很多疾病如果不是很严重，是不会对怀孕产生实质性影响的。但是，母亲的某些慢性病可能会影响胎儿的生长发育，也可能在孕期由于身体状况变化而恶化。有时，母亲需要服用本来已经在孕期停用的、可能危及胎儿生长发育的药物。在这种情况下，她们的妊娠期可能会被选择性地缩短，以便能够再次安全地服药。一般来说，可能导致早产的最常见的两种慢性病是糖尿病和高血压。

＊**糖尿病**。如果你患有糖尿病（糖尿病分为1型、2型和妊娠期糖尿病），那么你患高血压或先兆子痫的风险会更高，这两种疾病都有可能让你或你的宝宝发生危险的并发症，从而导致选择性早产。糖尿病会影响胎儿在子宫内的生长。大多数情况下，如果母亲的血液中含有过多的糖分，会导致胎儿生长过快。但如果糖尿病的持续时间很长、病情很严重，就会导致胎盘血流量不足，使胎儿的发育速度减慢。在孕期，你要密切监测血糖，并向医生咨询如何改变饮食和运动习惯。如果有必要，你还可能需要注射胰岛素。好消息是，患有妊娠期糖尿病的孕妇通常能够较好地控制血糖，避免高血糖对自身和胎儿的伤害。有时，为了避免难产（胎儿由于摄入糖分过多而长得很大），或者防止母亲和胎儿发生严重的健康问题，医生会在足月的前几周让孕妇进行选择性早产。你可以在第15页读到更多关于糖尿病的内容。

✳ **高血压**。高血压可以单独发生，也可以伴随心脏病、肾病或其他疾病发生。高血压可能会导致早产，因为血压高会损害胎盘，而且患这种严重的潜在疾病还继续妊娠会对母亲和胎儿造成伤害。已患高血压的女性更容易患先兆子痫，先兆子痫往往会导致早产。

出生缺陷

2%~3%的婴儿在出生时会有严重的先天缺陷。早产儿出现先天缺陷是很常见的，这往往与其他风险因素有关，如羊水过多或羊水过少、胎儿生长不良、母亲的慢性病或发生感染。然而，有时早产的原因并不明确。如果你发现孩子有严重的缺陷，就要和医生制订分娩前、分娩期间和分娩后对你和宝宝最好的治疗计划。

生活方式

你可以在第11页阅读更多关于"生活方式的选择与早产"的内容。

✳ **吸烟**。孕妇吸烟会减少胎盘的血流量，从而减少胎儿的氧气供给，导致胎儿发育不良，这会直接导致早产和胎膜早破。香烟中的尼古丁也会增加胎盘早剥和前置胎盘的发生风险。请记住，戒烟永远不晚，即使是在孕期的后半段，戒烟也能降低早产的发生风险。

✳ **饮酒**。孕期每周饮酒超过7杯的孕妇相比不饮酒的孕妇发生早产的风险高很多。偶尔在晚餐或聚会时小酌一杯不会对胎儿造成伤害，但是孕妇在孕早期饮酒与新生儿出生缺陷有关，之后饮酒也可能会导致胎儿发育不良。

✳ **消遣性毒品**。孕妇使用可卡因和安非他明可能会导致早产、胎儿发育不良和新生儿出生缺陷。此外，可卡因还会增加胎盘早剥等的发生风险。其他非法毒品，包括大麻和海洛因，虽然不会增加发生早产的概率，但是如果经常使用，会阻碍胎儿的宫内发育，或在出生后发生戒断反应。

✳ **性生活**。一般来说，孕期的性行为与早产无关。但如果你发生过早产、胎膜早破或有出血现象，大多数产科医生会建议你避免性生活。这是因为性高潮会刺激子宫收缩，并且性交可能会对宫颈造成轻微的损伤或造成子宫感染，因此而造成的炎症可能会导致早产的发生。

种族与社会因素

✳ **种族**。美国黑人女性的早产率要高于同等社会经济条件的西班牙裔女性和白人女性。原因尚不明确，研究人员还在积极研究中，但原因可能涉及身体（遗传）、社会和其他环境因素（更多相关内容详见第10页"早产和家庭或种族有关系吗？"）。

✳ **很少或根本没有产前保健**。总的来说，贫穷和受教育程度较低的女性更有可能发生早产。由于很多社会和行为风险因素是同时存在的，很难评估单个因素对早产的影响，但在孕期很少或没有接受过产科医生或助产士产前护理的女性更有可能发生早产。然而，额外增加产前保健并不能降低早产率。

母亲的体重和年龄

＊母亲体重较轻。 在怀孕初期体重不足45kg的女性或怀孕期间体重增加过少的女性，发生早产的风险会增加。孕妇营养不良会影响胎儿的生长发育。你的产科医生会在整个孕期监测你的体重变化，如果体重不足，医生会建议你多吃或吃得更有营养。如果没有医生的许可，不要在饮食中自行添加维生素、矿物质等营养补充剂，因为一些补充剂，特别是在大量服用时可能会伤害到你的宝宝。

＊超重。 如果你超重，但是没有其他早产发生的风险因素，你很有可能会在足月的时候生下一个健康的宝宝。但是，超重女性患糖尿病和高血压的风险会增加，这两者都会增加早产的发生风险。

＊年龄小于18岁或大于40岁。 如果你的年龄小于18岁或大于40岁，即使没有其他早产发生的风险因素，早产的概率也会增加，但是只是轻微增加。

附录2

生长曲线图

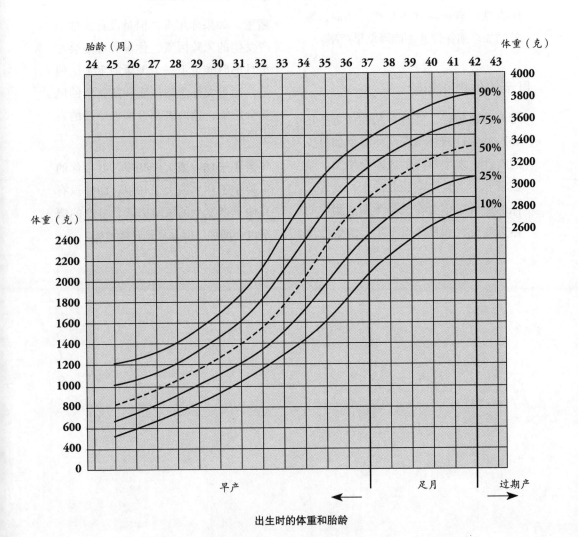

出生时的体重和胎龄

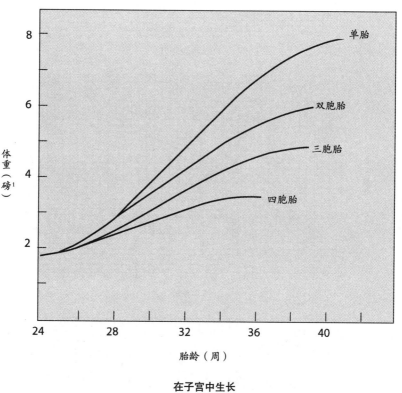

胎龄（周）

在子宫中生长

注：1磅=453.59克。

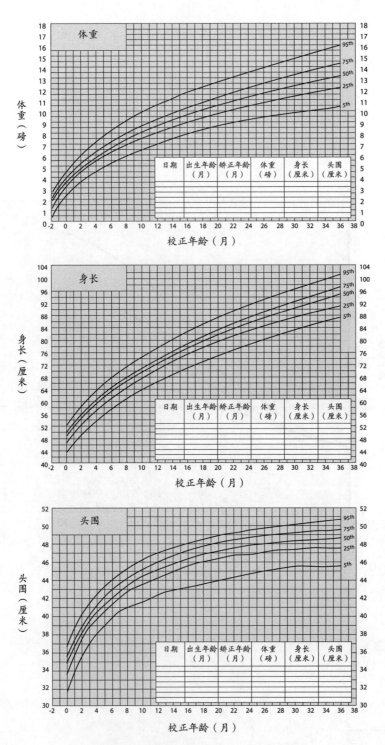

出生体重小于1500g的早产女孩0～3岁生长曲线图

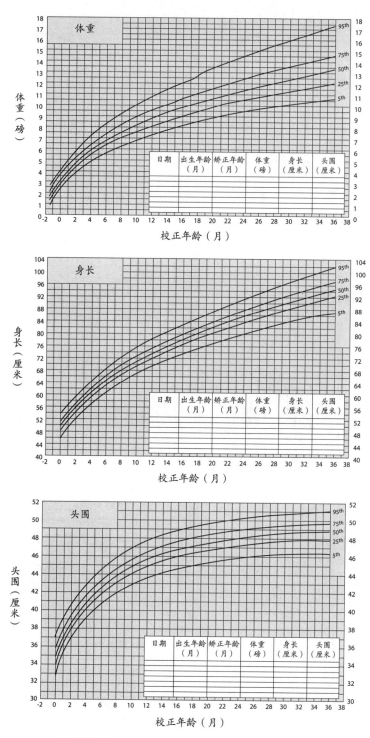

出生体重在1500～2500g的早产女孩0～3岁的生长曲线

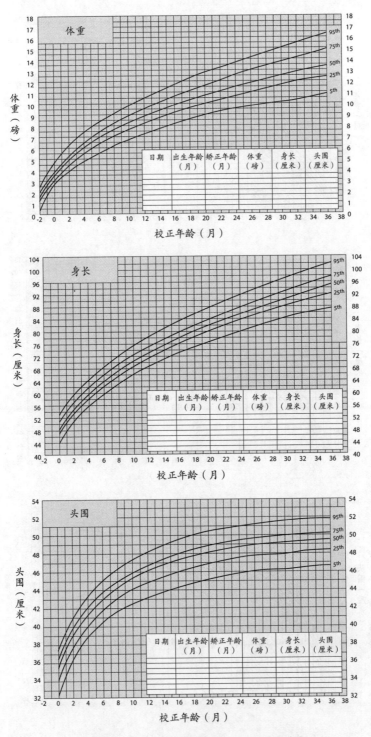

出生体重小于1500g的早产男孩0~3岁的生长曲线

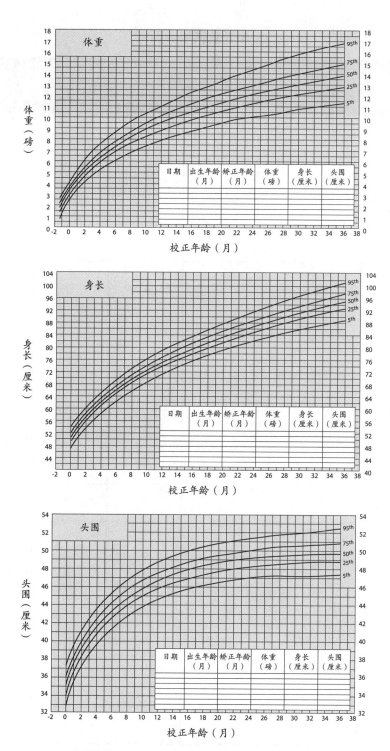

出生体重在1500~2500g的早产男孩0~3岁的生长曲线

生长数据记录表

日期	出生年龄 （月）	矫正年龄 （月）	体重 （磅）	身长 （厘米）	头围 （厘米）

附录3

养育多胞胎的时间安排表

三胞胎之A

时间	喂养			小便	大便
	喂奶	食物	配方奶		
0：00					
1：00					
2：00					
3：00					
4：00					
5：00					
6：00					
7：00					
8：00					
9：00					
10：00					
11：00					
12：00					
13：00					
14：00					
15：00					
16：00					
17：00					
18：00					
19：00					
20：00					
21：00					
22：00					
23：00					

三胞胎之B

时间	喂养			小便	大便
	喂奶	食物	配方奶		
0：00					
1：00					
2：00					
3：00					
4：00					
5：00					
6：00					
7：00					
8：00					
9：00					
10：00					
11：00					
12：00					
13：00					
14：00					
15：00					
16：00					
17：00					
18：00					
19：00					
20：00					
21：00					
22：00					
23：00					

三胞胎之C

时间	喂养			小便	大便
	喂奶	食物	配方奶		
0：00					
1：00					
2：00					
3：00					
4：00					
5：00					
6：00					
7：00					
8：00					
9：00					
10：00					
11：00					
12：00					
13：00					
14：00					
15：00					
16：00					
17：00					
18：00					
19：00					
20：00					
21：00					
22：00					
23：00					

附录4

0~1岁婴儿的心肺复苏

如果你不是一个人，请让旁边的人帮你呼叫救护车

打开 呼吸道

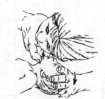

（1）以压额推下巴法打开呼吸道。

（2）通过观察、倾听，感受婴儿的呼吸。

人工 呼吸

（1）施救者的嘴和婴儿的口鼻密合。

（2）向婴儿进行2次人工呼吸。

（3）观察婴儿胸部起伏的情况。

判断 循环情况

（1）判断婴儿是否有脉动迹象。

（2）如有，则每3秒给婴儿进行1次人工呼吸（每分钟进行20次人工呼吸）。

（3）若无，则每进行30次胸部按压后进行2次人工呼吸（每分钟进行100次按压）。

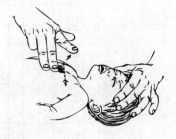

如果你是一个人，需要先进行5轮按压（每轮包括30次按压和2次人工呼吸，大约2分钟），然后再呼叫救护车。

附录5

早产儿父母资源

这是一些可能对你有帮助的组织、网站和书籍。这些组织、网站和书籍的观点不一定是我们赞同的，我们只是提供一些线索，让你得到可用的资源。在我们写这本书的时候，以下电话号码和网站地址是正确的，但是随着时间的推移可能会有改变。

防过敏产品

Allergy Control Products，网址：www.allergycontrol.com

Allergy Free Shop，网址：www.allergyfreeshop.com

母乳喂养

北美母乳银行协会（提供有关母乳库和母乳如何处理、如何订购以及如何成为捐赠者的信息），网址：www.hmbana.org

国际泌乳顾问组织（寻找母乳喂养顾问），网址：www.ilca.org

国际母乳会（为母乳喂养的母亲提供信息和支持，并帮助找到母乳喂养顾问），网址：www.lllusa.org

Ameda公司（销售吸奶器），网址：www.ameda.com

Medela公司（销售吸奶器），网址：www.medelabreastfeedingus.com

脑瘫

《在家中护理患有脑瘫的孩子》（*Finnie s Handling the Young Child with Cerebral Palsy at Home*），伊娃·鲍尔（Eva Bower）主编，Butterworth-Heinemann2008年出版（这本书可以帮助脑瘫患儿父母应对日常生活和情绪的常见问题）

美国国家神经紊乱和中风研究所（提供脑瘫信息，包括可用的治疗和研究），网址：www.ninds.nih.gov/disorders/cerebral_palsy/detail_cerebral_palsy.htm

美国脑瘫协会（为脑瘫和其他残疾人提供广泛的信息和支持），网址：www.ucp.org

衣物与用品

亚马逊网站（销售各种各样的早产儿服装和用品，你可以搜索早产儿、早

产儿衣服、早产儿尿布等关键词），网址：www.amazon.com

Children's Medical Ventures（出售旨在促进早产儿发育的产品，如特殊奶嘴、定位设备、保育箱套和尿布），网址：www.childmed.com

Earlybirds（销售为早产儿设计的有机、棉质衣服），网址：www.earlybirds-babywear.com

Jacqui's Preemie Pride（销售为早产儿设计的棉质衣服），网址：www.jacquispreemiepride.com

The Preemie Store...and more（销售来自众多供应商的早产儿服装和其他产品），网址：www.preemie.com

Zutano（销售为早产儿设计的时尚、鲜艳的衣服），网址：www.zutano.com

早期干预

早期干预支持（提供关于行为和发展的早期干预和育儿信息，销售有特殊需要的孩子养育用品），网址：www.earlyinterventionsupport.com

First Signs（帮助家长和专业人士了解自闭症和相关疾病的早期预警信号），网址：www.firstsigns.org

NECTAC（美国国家幼儿技术援助中心，提供关于联邦政府支持的婴幼儿早期干预服务和学前特殊教育的信息与你所在州的项目的联系信息），网址：www.nectac.org

喂养和管饲

《**我的孩子：以爱和良好的感觉喂养（第二版）**》（*Child of Mine：Feeding with Love and Good Sense，2nd ed*），艾琳·萨特（Ellyn Satte）著，Bull Publishing2000年出版（一本关于营养、喂养和从怀孕到童年期喂养关系的书）

《**看似美味：让你的孩子吃健康食物的简单秘诀**》（*Deceptively Delicious：Simple Secrets to Get Your Kids Eating Good Food*），杰西卡·宋飞（Jessica Seinfeld）著，William Morrow2007年出版（一本让孩子健康饮食的书）

《**为有特殊需求的儿童提供营养**》（*Feeding and Nutrition for the Child with Special Needs*），玛莎·邓恩·克莱因（Marsha Dunn Klein）、特蕾西·德莱尼（Tracy Delaney）著，2006年出版（一套资料表，介绍主要的医疗问题和喂养设备，并提供处理特殊儿童喂养问题的指导）

《**如何让你的孩子吃好，但不要吃得太多**》（How to Get Your Kid to Eat...But Not too Much），艾琳·萨特（Ellyn Satter）著，Bull Publishing1987年出版（一本关于如何处理儿童喂养问题的书）

Mealtime Notions LLC（为有特殊喂养问题和进食挑战的孩子提供建议和资

源，并提供自制管饲食物食谱），网址：www.mealtimenotions.com

New Visions（为家长和专业人员提供处理孩子的喂养问题信息及相关设备和教育研讨会的信息），网址：www.newvis.com

育儿小贴士：怎样让孩子吃蔬菜（一个提供隐形蔬菜食谱的网站），网址：www.essortment.com/family/parentingtipsh_sasb.htm

《狡猾的厨师：在孩子们最喜欢的食物中隐藏健康食物的简单策略》（*The Sneaky Chef: Simple Strategies for Hiding Healthy Food in Kids' Favorite Meals*），Missy Chase Lapine著，Running Press2007年出版（一本烹饪书，教你如何将健康但孩子不喜欢的食物悄悄放进孩子喜欢的食物中）

胃食管反流

儿科/青少年胃食管反流协会（提供关于胃食管反流的信息和支持），网址：www.reflux.org

听力缺失

Alexander Graham Bell 聋人和重度听力缺力者协会（为失聪或重听儿童的父母提供有关听力缺力、经济援助和支持的广泛信息），网址：www.agbell.org

美国言语—语言—听力协会（提供相关服务和健康保险福利，以及如何找到ASHA认证的儿科听力专家和言语—语言病理学家的信息），网址：www.asha.org/public/

儿童听力研究所（为听力受损或耳聋儿童提供支持和教育项目，重点帮助那些可以通过人工耳蜗技术得到帮助的人），网址：www.childrenshearing.org

加劳德特大学（一所大学，也是聋人和重度听力缺力研究中心，它的网站提供了关于听力缺力的广泛信息），网址：www.gallaudet.edu

The Listen Up Web（为有听力障碍儿童的父母提供信息、教育计划、资源和支持），网址：www.listen-up.org

SilkaWear（销售专门用于固定助听器的帽子），网址：www.silkawear.com

高危妊娠

高危妊娠（美国国家医学图书馆和国家卫生研究院提供的信息），网址：www.nlm.nih.gov/medlineplus/highriskpregnancy.html

Sidelines（为正在经历复杂怀孕或卧床休息的孕妇提供信息和支持），网址：www.sidelines.org

家庭健康护理

亚伦的气管造口术页面（为有接受气管造口术儿童的家庭提供有关家庭护理和支持的信息），网址：www.tracheostomy.com

美国联合解剖学协会（为有肠造瘘的孩子的家庭提供相关信息、教材和支持），网址：www.uoa.org

脑积水

脑积水协会（提供有关脑积水的信息、家长支持和资源），网址：www.hydroassoc.org

学习障碍

国际读写障碍协会（为有读写困难的孩子的家庭提供相关信息、服务和支持），网址：www.interdys.org

美国学习障碍协会（提供关于学习障碍的信息和支持），网址：www.ldanatl.org

注意缺陷障碍协会（提供有关注意缺陷障碍的信息和支持），网址：www.add.org

学习障碍国家中心（提供有关学习障碍的信息、支持和资源），网址：www.ncld.org

丧失和悲伤

多胞胎支持中心（为失去多胞胎的父母提供支持），网址：www.climb-support.org

富有同情心的朋友（为失去孩子的父母提供支持），网址：www.compass-ionatefriends.org

Hygeia 基金会（为在怀孕期间或分娩后失去孩子的父母提供支持的项目），网址：www.hygeiafoundation.org

现在我要睡去（一个国家级摄影师网站，网站的摄影师无偿为在医院里死去的婴儿拍照），网址：www.nowilaymedowntosleep.org

分享（为在怀孕期间或分娩后失去孩子的父母提供支持），网址：www.nationalshare.org

《当坏事发生在好人身上》（*When Bad Things Happen to Good People*），哈罗德·S.库什纳（Harold S. Kushner）著，Anchor 2004年出版（一位身为神学家的父亲写的一本书，他面对自己儿子的致命疾病，回答了很多家长疑问："为什么是我们？"）

按摩

国际爱的触摸基金会（提供婴儿和早产儿按摩的培训和信息），网址：www.lovingtouch.com

触觉研究所（对早产儿按摩进行研究，并提供关于早产儿按摩的书籍和工作坊），网址：www.miami.edu/touch-research

早产问题（多种多样的）

《亲爱的佐伊：给我神奇孙女的信》（*Dear Zoe: Letters to my Miracle Grandchild*），马克斯·德布里（Max De Pree）著，Harper Collins1999年出版（作

者写给他早产孙女的一本书，探讨了爱、完美和信仰的问题）

一角募捐步行基金会（为早产儿募款的美国著名公益组织，为父母在NICU期间和之后提供广泛的信息和支持，并开展关于早产的全国性宣传），网址：www.marchofdimes.com/prematurity

一角募捐分享你的故事（为早产儿父母设立的网上社区和论坛），网址：www.shareyourstory.org

国家儿童健康和人类发展研究所提供的极早产儿预后数据（为在妊娠22～25周出生，没有遗传障碍或重大出生缺陷的早产儿提供预测结果的统计数据网站）你需要知道宝宝的胎龄、体重、性别、单胎还是多胞胎以及你是否在宝宝还未出生时注射过类固醇来促进他的成熟。一定要让医生帮你分析数据。请记住，任何关于早产儿长期预后的预测都只是估计。网址：www.nichd.nih.gov/about/org/cdbpm/pp/prog _epbo/epbo_case.cfm

《早产儿》（*Premature*），斯科特·兰兹鲍姆（Scott Landsbaum）写的诗集（在其侄子和侄女于NICU住院时写的诗集，表达了对医疗技术、适应力、生命力量的情感和思考），网址：www.prematurepoems.com

迈克尔·T.海曼（Michael T. Hynan）的演讲（一位心理学家、早产儿父亲，提供了关于父母如何在情感上应对高危儿的

观点），网址：https://pantherfile.uwm.edu/hynan/www/LIFER .html，https://pantherfile.uwm.edu/hynan/www/MIN NAEP.html

《珍贵的回忆》（*Treasured Memories*），丽贝卡·A.尼斯特拉特（Rebecca A.Niestvath）著（早产儿和患病儿父母写的日记）网址：www.amazon.com/Treasured-Memories-Rebecca-Niestrath/dp/0967474000/ref=cm_lmf_tit_7_rsrsrs0

感觉加工（多种多样的）

感觉加工障碍基金会（为有感觉加工障碍孩子的父母提供相关信息、教育资源和支持），网址：www.spdfoundation.net

兄弟姐妹的问题

《没有什么比我的泰迪熊大》（*No Bigger than My Teddy Bear*）瓦莱丽·潘科（Valerie Pankow）著，Family Books2004年出版（一本图画书，从孩子的视角介绍了重症监护室）

《罗西和乌龟》（*Rosie and Tortoise*），玛格丽特·怀尔德（Margaret Wild）和罗恩·布鲁克斯（Ron Brooks）著，DK Children1999年出版（一本图画书，讲的是罗西害怕抱她早产的弟弟）

兄弟姐妹支持项目（一个为有特殊需求孩子的兄弟姐妹提供信息、资源和支持小组的国家项目），网址：www.

siblingsupport.org

特殊需求

Achievement Products（出售有特殊需要的儿童专用的运动工具和其他产品），网址：www.specialkidszone.com

《**为有特殊需求的孩子提供突破性的育儿方法：提高期望值**》（*Breakthrough Parenting for Children with Special Needs：Raising the Bar of Expectations*），朱迪·温特（Judy Winter），Jossey-Bass2006年出版（这本书为父母提供关于如何与专业人士合作、了解法律、规划未来、帮助有特殊需求的孩子充分发挥潜力等方面的指导）

儿童发展媒体（出售有关儿童发展和有特殊需求儿童的视频、书籍和教育材料），网址：www.childdevelopment-media.com

《**有特殊需求的孩子：智力鼓励与情感成长**》（*The Child with Special Needs：Encouraging Intellectual and Emotional Growth*），斯坦利·I.格林斯潘（Stanley I. Greenspan）、塞蕾娜·维德（Serena Wieder）和罗宾·西蒙斯（Robin Simons）著，Perseus Books1998年出版（一本关于如何识别孩子的能力与挑战，如何鼓励情感和智力发育的书）

蜻蜓玩具有限公司（出售有特殊需求儿童的玩具、日常生活辅助用品），

网址：www.dragonflytoys.com/

家庭村（为有特殊需求的儿童和家庭提供资源的网上目录，主题有辅助技术、法律权利和立法、特殊教育、娱乐机会、有用的产品和医疗信息），网址：www.familyvillage.wisc.edu

特殊儿童互联网资源（一个汇集了有关特殊儿童的网站链接的网站），网址：www.irsc.org/disability.htm

《**超越母亲：当你的孩子有特殊需求时，如何过上充实平衡的生活**》（*More than a Mom：Living a Full and Balanced Life When Your Child Has Special Needs*），希瑟·福西特（Heather Fawcett）和艾米·巴斯金（Amy Baskin）著，Woodbine House2006年出版（这本书讲的是根据母亲的经验，面对抚养有发育障碍的儿童的挑战时，如何创造充实的生活）。

国家残疾儿童传播中心（提供各年龄段关于儿童残疾的国家资料源，包括特殊教育和法律权利，有英语和西班牙语版），网址：www.nichcy.org

《**没有人是完美的——和有特殊需求的孩子一起生活和成长**》（*Nobody's Perfect—Living and Growing with Children Who Have Special Needs*），南希·B.米勒（Nancy B. Miller）、苏茜·伯梅斯特（Susie Burmester）、黛安·G.卡拉汉（Diane G. Callahan）、珍妮特·迪特尔（Janet Dieterle）和斯蒂芬妮·尼德梅尔（Stephanie Niedermeyer）著，Brookes

Publishing1994年出版（为指导有特殊需求的孩子如何适应生活提供信息，包括4位母亲的个人感想）

《**特殊儿童：为发育障碍儿童父母编写的资料**》（*The Special Child: A Source Book for Parents of Children with Developmental Disabilities*），西格弗里德·M.普赛尔（Siegfried M. Pueschel）、帕特里夏·S.斯科拉（Patricia S. Scola）、莱斯利·E.韦德曼（Leslie E. Weidenman）、詹姆斯·C.伯尼尔（James C. Bernier）著，Brookes Publishing1994年出版（关于儿童残疾的检测、预后和治疗的家庭参考书，也提供相关教育、干预和倡导的信息）

《**特殊的孩子需要特殊的父母：为有特殊需求的孩子父母提供的资源**》（*Special Kids Need Special Parents: A Resource for Parents of Children with Special Needs by Judith Loseff Lavin*），朱迪思·洛夫芙·拉文（Judith Loseff Lavin）著，Berkley Publishing2001年出版（这是一本能提供有用信息的、鼓舞人心的手册，内容基于对医疗专业人员、治疗师、教育者、名人、父母和特殊孩子的采访）

《**不同寻常的父亲：抚养残疾孩子的思考**》（*Uncommon Fathers: Reflections on Raising a Child with a Disability*），唐纳德·J.迈耶（Donald J. Mayer）著，Woodbine House1995年出版（一本由父亲们写的关于残疾孩子生活经历的文集，对父亲、母亲和整个家庭都有帮助）

《**当你的孩子有残疾：日常和医疗护理的完整资料（修订版）**》（*When Your Child Has a Disability: The Complete Sourcebook of Daily and Medical Care Revised Edition*），马克·L.巴特肖（Mark L. Batshaw）编，Brookes Publishing2001年出版（这本书提供了有关养育有特殊需求孩子的日常问题和长期护理问题的信息和建议）

《**你会有新的梦想：由残疾儿童父母讲述的鼓舞人心的故事**》（*You Will Dream New Dreams: Inspiring Personal Stories by Parents of Children with Disabilities*），斯坦利·D.克莱因（Stanley D. Klein）、金·席弗（Kim Schive）著，Kensington Books2001年出版（收集了残疾儿童父母讲述的关于康复、面对、生存和重获快乐的真实故事）

双胞胎和其他多胞胎

超级双胞胎或多胞胎母亲（为三胞胎、四胞胎以及其他多胞胎孩子的父母提供支持、建议和资源），网址：www.mostonline.org

全国双胞胎母亲俱乐部组织（提供当地的多胞胎俱乐部的联系方式，并提供关于养育多胞胎的信息和建议），网址：www.nomotc.org

三胞胎联合会（为准父母、三胞胎、四胞胎及其他多胞胎父母提供建议和支

持），网址：www.tripletconnection.org

《双胞胎杂志》（关注多胞胎相关话题的全国性杂志），网址：www.twinsmagazine.com

双胎输血综合征

双胎输血综合征基金会（为有患双胎输血综合征孩子的家庭提供信息、情感和经济支持），网址：www.tttsfoundation.org

视力障碍

美国盲人基金会（为家庭和专业人士提供与视力障碍有关的信息和资源），网址：www.afb.org

美国盲人印刷厂（为视力障碍人士提供专门的书籍、游戏、玩具及辅助设备），网址：www.aph.org

家庭联系（一个由美国盲人基金会和国家儿童视力障碍父母协会联合建立的网站，为父母提供支持、建议、玩具指南和其他资源），网址：www.familyconnect.org

哈德利盲人学校（为养育有视力障碍孩子的家庭提供免费的远程教育课程），网址：www.hadley.edu

全国视力障碍儿童家长协会（提供信息、支持和电话转诊服务，为有视觉障碍的儿童提供专业的咨询或服务）

国家盲人、身体残疾人士图书馆服务（可借阅儿童盲文图书和有声读物，全美国免费邮寄），网址：www.loc.gov/nls/children/index.html

布莱叶儿童盲文书籍（提供大量可供购买的布莱叶盲文书籍，供14岁以下儿童阅读），网址：www.seedlings.org

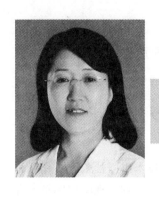

我想说的话

用了1个多月晚上10点以后的时间把这本书的译稿审完了。哦不，严格意义上说是拜读。

作为一个拥有20多年临床经验、10多年早产儿随访经历的儿科医生，我想说，这本书无论在美国还是在中国，无论对于从事早产儿相关医疗工作的专业人员还是早产儿家庭都称得上Bible（圣经）。它深深地打动了我，甚至让我有一种惊艳的感觉。

这本书的主要作者米娅·韦克斯勒·多伦博士是美国北卡罗来纳大学医院的新生儿特护专家，达娜·韦克斯勒·林登（《福布斯》杂志编辑，毕业于哈佛大学）和艾玛·特伦特·帕罗利（意大利科学和医学机构Zadig的通讯记者）分别是两位早产儿家长，这本书是写给早产儿家庭的科普读物，旨在帮助那些和她们有同样经历的早产儿家庭，但我以及和我一起审校书稿的其他同行读后同样收获颇多。

这本书涵盖的知识足够多并且足够专业，最重要的是通俗易懂。即使作为一名早产儿随访医生，对于为什么早产、早产儿在NICU经历了什么（第一个问题涉及产科，第二个问题涉及NICU及相关各专业：神经科、眼科、耳鼻喉科等），出院后除了医疗问题还涉及残障康复，包括更细致的学习障碍的分型及描述，我对以上内容很多都是一知半解，看完这本书才觉得对早产儿这个群体了解得比较通透了，可见作者的专业功底及用心。

无论是对早产儿家庭还是对早产医疗工作者而言，这本书都足够有温度。孩子早产让一个家庭陷入混乱或迷失方向，让父母充满无力感和愧疚感，毫无准备地踏上无法预期的旅途。本书用特别贴切的语言描述了早产儿父母和孩子的各种心路历程，不仅温暖了早产儿父母，也让作为医生的我们更加了解早产儿父母的心理感受，给予他们专业帮助的同时能够理解和接纳他们；早产有太多可能和不确定性，医疗工作者不仅要有精湛的专业技能，更需要足够被信任，书中"医生的视角"章节温暖了医生，也促进了家长对医生的理解和信任。

中美医疗存在一定的差异性，尤其是早产领域，有些专业或者项目在国内还没有开展，有些开展了但不够细致和专业。在本书的编审过程中，依然保留了这些专业内容，希望呈现给专业人员完整的知识体系，给家长更多的希望。救治早产儿的路上，我们一起努力。

尽管如此，交稿之后感觉诚惶诚恐。因时间仓促且本书涉及专业范围甚广，本人能力有限，难免有纰漏。欢迎广大早产儿医疗工作者及早产儿家长以各种方式给予反馈，便于再版时修正。

感谢：

带我进入早产儿领域的前辈们；

让我成长的早产儿家庭；

推荐给我这本书的小D妈妈大J。

特别感谢：

北京科学技术出版社刘宁主任和她的团队为这本书能够呈现给中国早产儿家庭所做的一切；

各位慷慨地贡献自己的时间和专业知识并且为求证每个专业知识点不惜请教国内外同仁的审稿专家；

当然还有我的家人、儿子。

北京医学会早产与早产儿分会委员兼秘书
李月萍
2018年9月9日于北京